全身病

しのびよる脳・内分泌系・免疫系汚染

白木博次

藤原書店

口絵①　妊娠ネズミの全身オートラジオグラフ

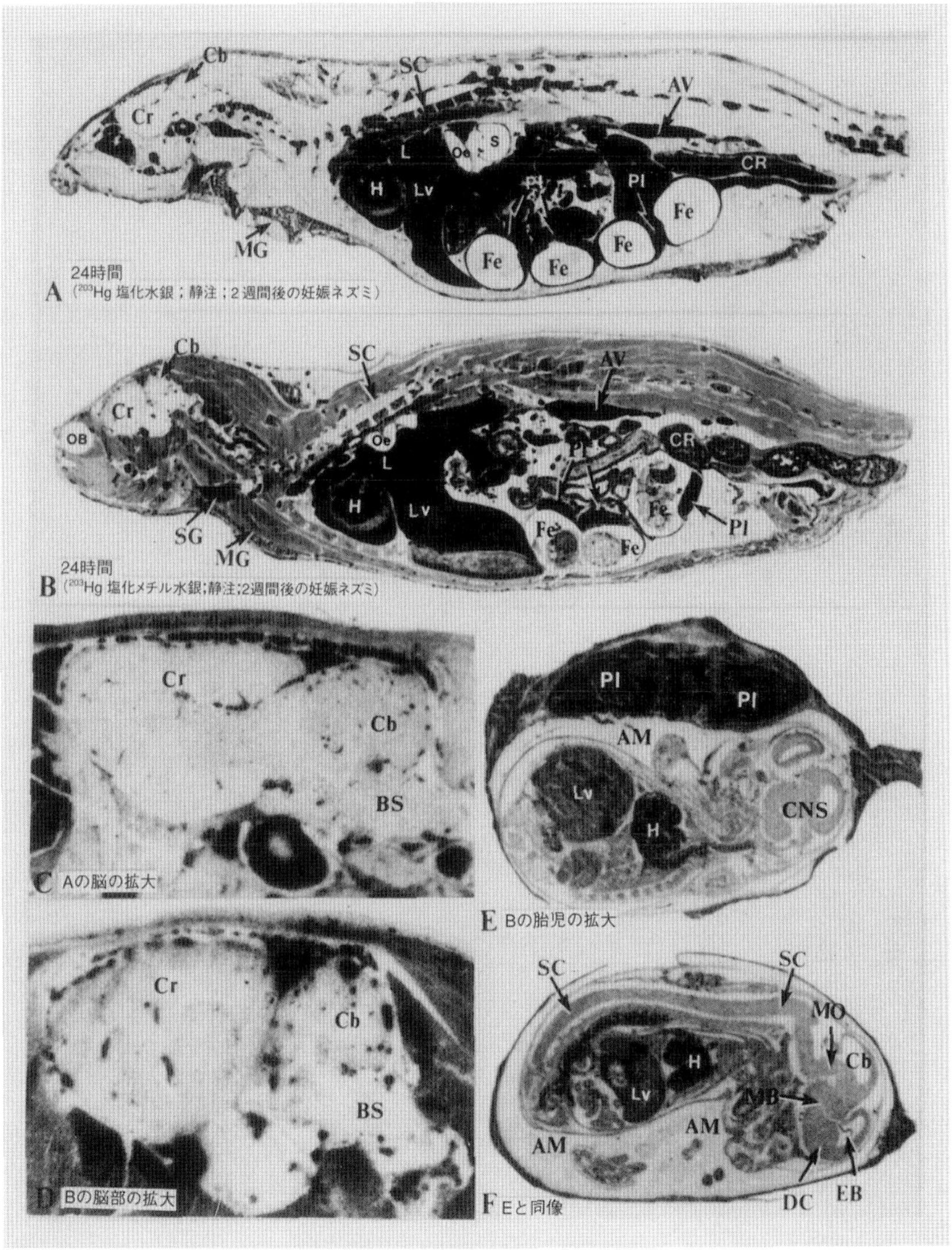

A 24時間 (^{203}Hg 塩化水銀；静注；2週間後の妊娠ネズミ)

B 24時間 (^{203}Hg 塩化メチル水銀;静注;2週間後の妊娠ネズミ)

C Aの脳の拡大

D Bの脳部の拡大

E Bの胎児の拡大

F Eと同像

口絵② 標識水銀化合物を投与後の正中断したサルの全身オートラジオグラフ

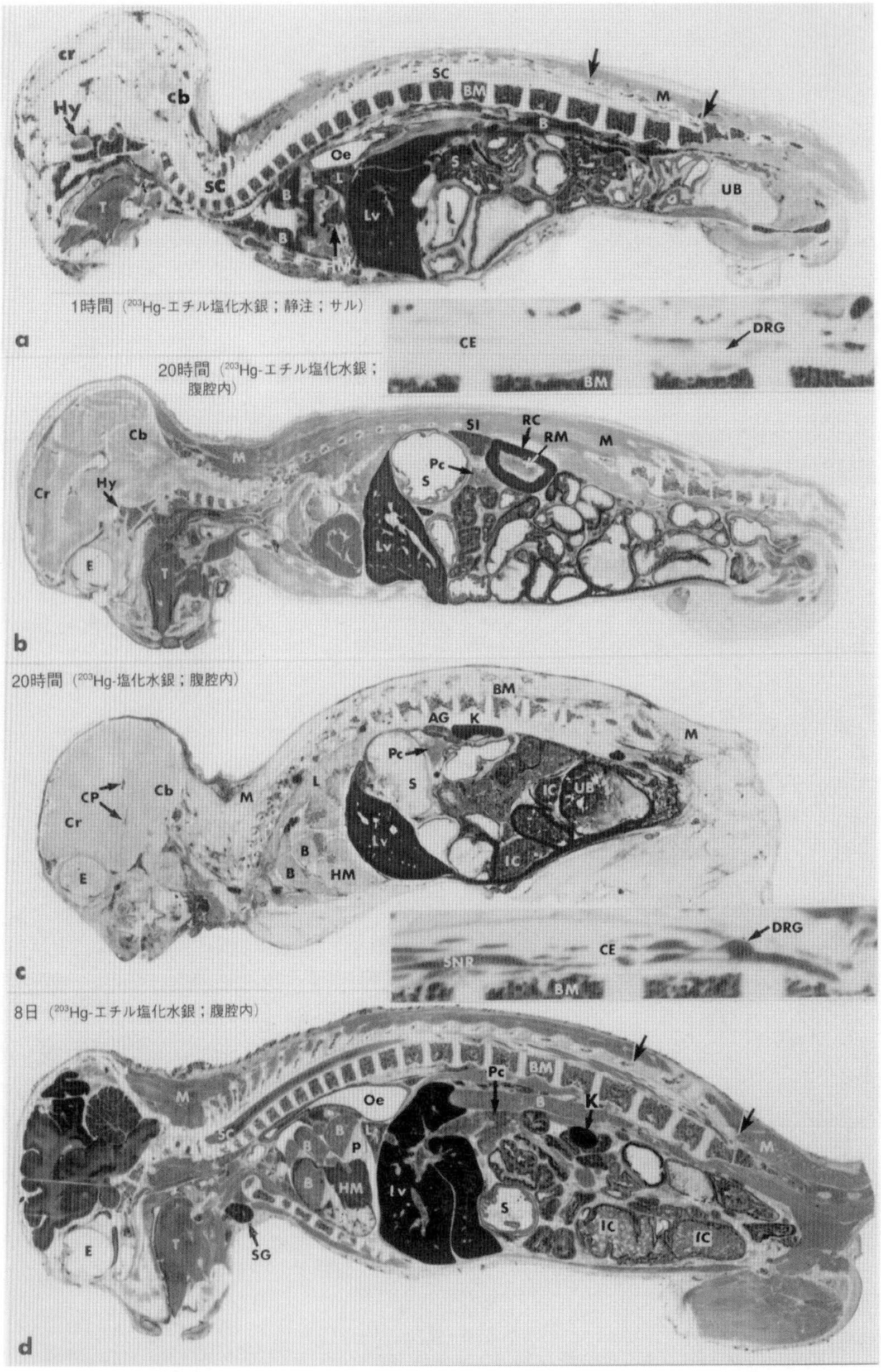

（a）^{203}Hg-エチル塩化水銀（800μg/Hg/kg/100μCi）を静注して１時間後のもの。（倍率0. 59倍）（a）の↑印の領域の拡大像。（倍率2. 5倍）
（b）^{203}Hg-エチル塩化水銀（800μg/Hg/kg/96μCi）の腹腔内注入して20時間後のもの。（倍率0. 45倍）
（c）^{203}Hg-塩化水銀（800μg/Hg/kg/96μCi）の腹腔内注入して20時間後のもの。（倍率0. 35倍）
（d）^{203}Hg-エチル塩化水銀（800μg/Hg/kg/100μCi）の腹腔内注入して８日後のもの。（倍率0. 56倍）（d）の↑印の領域の拡大像。（倍率2. 2倍）

口絵③　大脳皮質第17領野の強拡大像

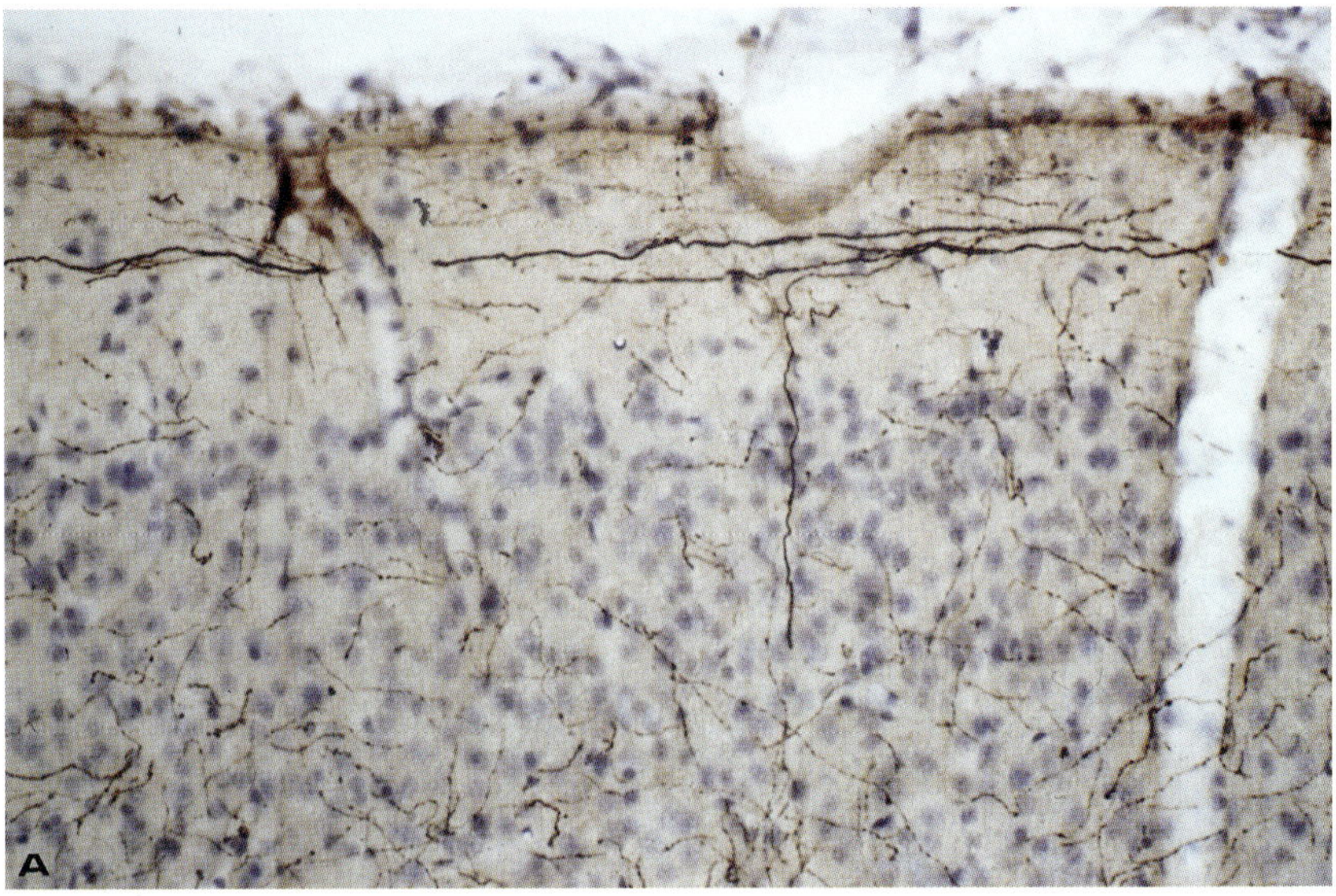

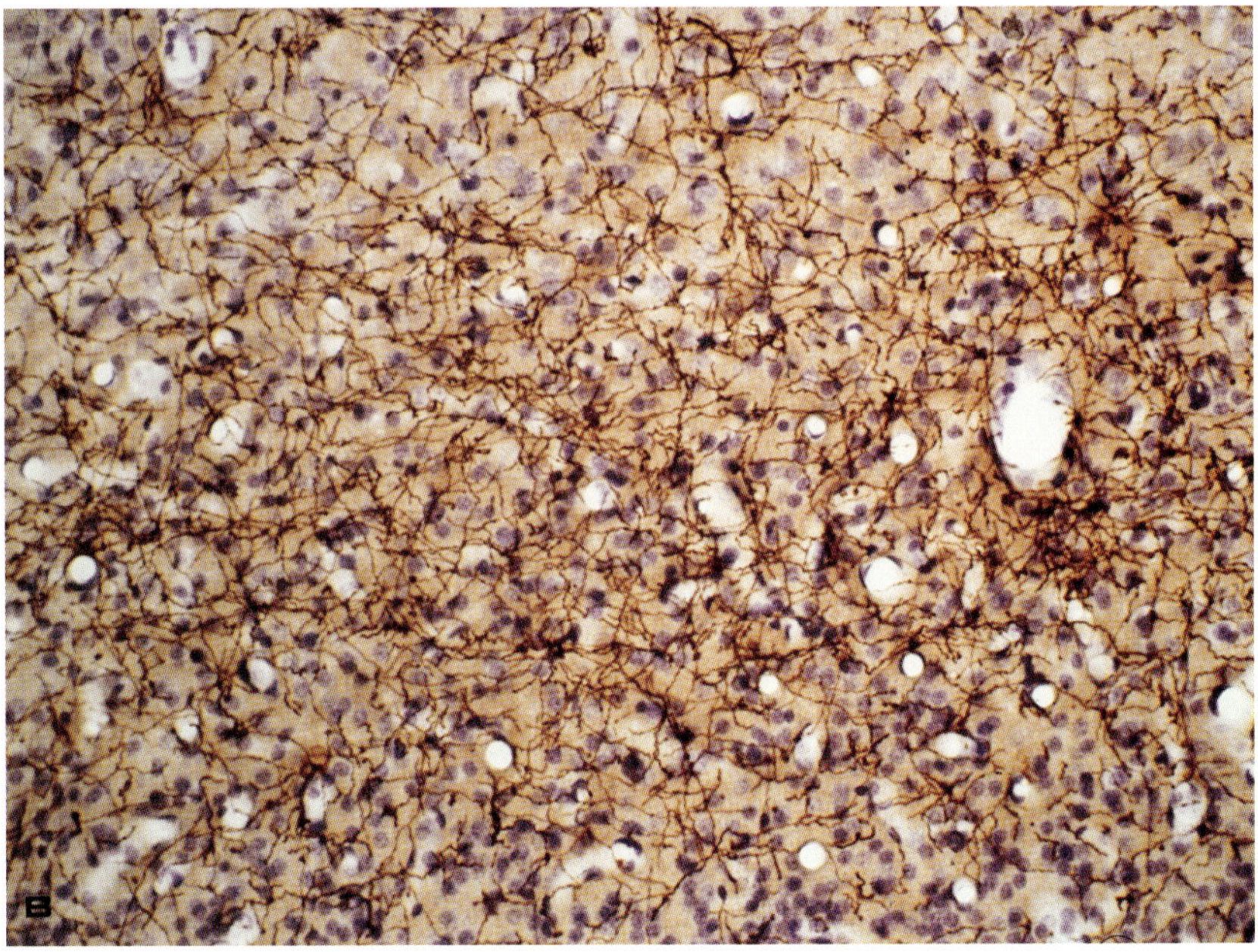

口絵④　スモンの神経病理

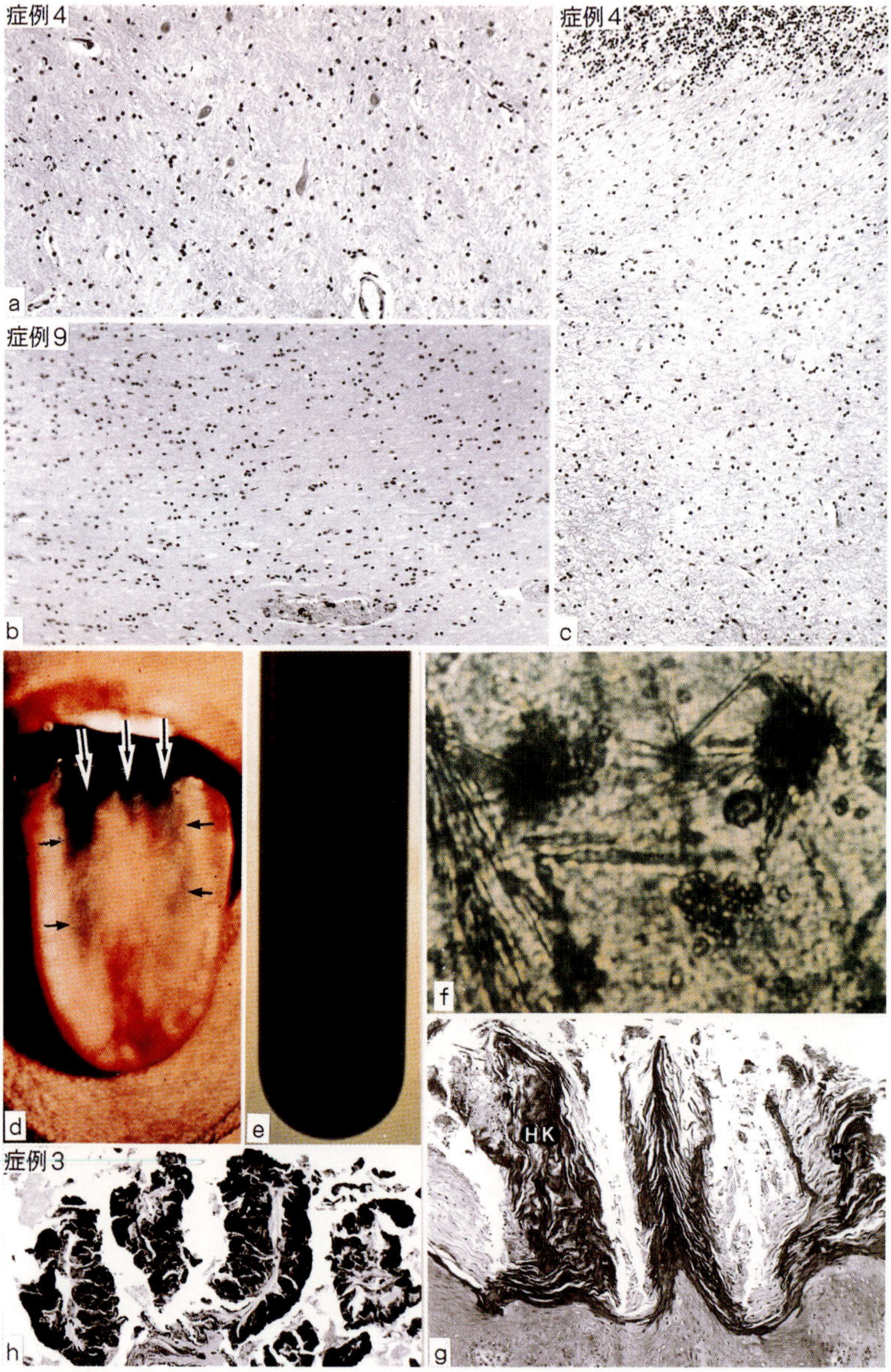

（本文表５―１　ａとｃ：症例４，ｂとｄ-ｇ：症例９，ｈ：症例３）

（ａ）淡蒼球実質内のグリア細胞の汎発性増加はあるが，神経細胞はよく保たれている。（倍率133倍）

（ｂ）後頭葉の皮質下白質。実質内のグリア核の増加が汎発。（倍率120倍）

（ｃ）小脳の小顆粒細胞層（上部）の皮質下白質。（ｂ）と同様。（倍率110倍）

（ｄ）いわゆる緑舌。これはとくに下の背後側に著しい（↑印）。

（ｅ）試験管にとった“緑尿”。

（ｆ）（ｅ）内から得られた針状，緑色のキノホルム結晶。

（ｇ）舌の表層。著しい角化（H. K. ）。（倍率８倍）

（ｈ）舌表層。顕著なPAS陽性の沈着物が著しい角化層の幹と分枝上に著しい。（倍率89倍）

（ａ-ｃ：H. E.，ｇ：アザン，PASの各染色）

全身病　目次

全身病

しのびよる脳・内分泌系・免疫系汚染

はじめに

水俣病の教訓

私は最近書いた本『冒される日本人の脳――ある神経病理学者の遺言』（藤原書店、初版一九九八年十二月）の中で「水俣病は終わっていない」と明確に記載した。その後、新潟県の坂東克彦弁護士が出版された『新潟水俣病の三十年――ある弁護士の回想』（ＮＨＫ出版、二〇〇〇年一月）の中でも、水俣病の長い歴史的経過をふまえて「終わっていない」ことが極めて見事に書かれているので、その要点を紹介したい。

まず坂東氏は、新潟第一次訴訟の判決（一九七一年九月二九日）を以下のように総括している。

「第一に、昭和電工の加害者責任を確定することによって、足尾銅山以来あいまいにされ続けてきた公害加害者の法的責任を明確にし、公害被害者が得る金額は、見舞金でも徳義金（この用語は、足尾鉱毒事件の鉱山主の古河市兵衛が示談契約書に使った）でもなく、不法行為に基づく賠償金であることが明確にされた。第二に、公害裁判における立証責任についての新しい考えが示された」

この判決により、たとえ公健法が成立していようがいまいが、事実に対する法的解釈は真実であるし、熊本に続く新潟第一次訴訟の判決の「工場汚染悪水論」、言葉の意味を幅広く取れば「無過失責任論」という考え方が、法的にも定着したかにみえた。そこには、その後の第二次新潟水俣訴訟の「和解」などといったあいまいな考え方が入り込む余地はなかったといえる。

ところで私は、一九八八年二月十六日、第二次新潟水俣病訴訟に初めて参加して新潟地裁において五回にわたって証言を繰り返した。その判決は九二年三月三十一日に下されている。その要旨は坂東弁護士によって、以下のように総括されている。

一、原告が水俣病患者であるかどうかについては、水俣病の認定基準として「四肢末梢性感覚傷害が存在する者について、疫学条件が高度であり、かつ右感覚傷害が他疾患によるものでないことの鑑別ができるか、他疾患によるものである可能性が極めて低い場合にも、その感覚傷害は水俣病によるものと推認できる」とし、原告九十一人中八十八人を水俣病に罹患していると認定し、昭和電工に賠償金の支払いを命じて、国の認定行政に断を下した。

二、損害額については八百万円が三十一人、六百万円が五十三人、三百万円が四人となっており、補償協定の適用を受けた患者の一時金と年金を併せて四五〇〇万円を超えている第一次新潟水俣病に比べて、はるかに低額に抑えられていた。

三、国の責任について、六一年以前には、水俣病の原因物質およびその発生・生成過程が明らかではなかったので、国はこれを知ることはできず、国が昭和電工の有機水銀排出に加担したと見る余地はないとしている。

そのうえで坂東氏は、判決について

「原告側の主張を国はすべて否定し、国には賠償義務はないとしている。私たちが裁判所に期待したのは、行政をチェックすることだったが、この期待は裏切られた。裁判所は、新潟がわが国の第二水俣病であるという紛れもない事実を直視せず、国の法的責任を免罪にしたのである」

と厳しく批判している。

さらに坂東弁護士は次のように述べている。

「司法による認定基準の度重なる批判は、国に対してその根本的な見直しを迫るものであった。環境庁はこれを受けて八五年十月、急拠医学専門家会議（委員長井形昭弘氏）を招集し、認定基準の再検討を始めた。その結果を要約すると、司法によって水俣病と認定された患者を水俣病患者ではないとした上、新たにボーダーライン、つまりグレイゾーンを設定して、その基本的対策を検討しようとした。その結果打ち出されたのが『水俣病総合対策医療事業』であった。この医療事業はその対象者を『水俣病患者』とはせず、ボーダーライン層、つまり健康に不安を抱く者としてとらえ、これに一定の医療費などを支払い、同時に、事業の対象者から水俣病認定申請をしている者および新たに申請しようとする者を排除しようとするものであった」

「それは、患者の切実な要求に応える形をとりながら、この制度を通じて水俣病問題の決着、つまり『幕引き』を企図するものであった。事実、ここで示された水俣病問題解決にあたっての患者の位置付けが、裁判所に対する和解申立、裁判所による和解勧告、福岡高裁の和解所見、政府の解決案へと引き継がれていったのである」

ここに出てきた福岡高裁の和解案の基本的考え方は次のようなものであった。

①水俣病像に関しては、医学的考え方に対立があり、決着をつけることは出来ない。したがって、和解対象者を水俣病患者とはせずに「和解における対象者」とする。

②国に国家賠償法上の責任ありとすれば、国の和解参加が期待できないことから、その責任を「解決責任」にとどめる。

③救済は「広く浅く」行う。したがって被害者が求めている一時金の額は大幅な譲歩を要する。

そしてこの考え方は各地の地裁・高裁へとそのまま波及して行き、全国連（患者・弁護士の両団体から構成される）は、福岡高裁のこの和解所見を大筋で評価し、これを土台に運動を進めることにした。また訴訟原告で組織する水俣病被害者の会は九二年八月に出水市（鹿児島県）で総決起集会を開き、この和解案を受け入れることを決定した。

和解裁判で決定した一時金は一人当たり二百六十万円、治療代月三万円であったが、例えばわが国のとくに血液製剤による「エイズ」罹患に対する補償金が四千万円、治療代が月三十万円が支払われる事態と比較してみると、問題にならぬ低額であったのである。

それまで坂東弁護士が弁護団長を務めてきた新潟水俣病被害者の会は、次の五原則によって闘ってきた。

①昭和電工と国は、被害者および国民に謝罪すること

②原告被害者全員を水俣病と認めること

③昭和電工と国の責任に基づく解決であること

④被害者に対する補償体系は、賠償一時金、継続補償、医療補償であること

⑤新潟水俣病全被害者に迅速に補償できるルールをつくる

ここで再度、坂東弁護士の考え方を述べると、

「私はこの和解の進行の中で、熊本の被害者が和解の道を選ぶことに反対したことはない。ただ、和解の道を進めば進むほど、水俣病問題自体の本質があいまいにされて行くことを恐れた。私は三十有余年にわたり被害者とともに闘い抜いてきた。しかし私と被害者との間に保たれていた糸は、この瞬間に切れてしまった。それ以後、私に残されたのは団長辞任の時を選ぶことだけだった」

私自身も定年前に自発的に大学を去った事情があり、この坂東弁護士の苦悩と心痛の程は、並大抵のものではなかったことは推測に難くない。

今、あらためて「環境ホルモン」の視点から

ここまで私は、水俣病を法律的・経済的・社会学的視点にたって、「まだ終わっていない」と述べてきた。そこで次に、医学的・生物学的視点から残された大切な問題を考えてみたい。

私はT・コルボーンほか著『奪われし未来』（翔泳社、一九九七年）を読んで大きなショックを受けた。この

本の中では、有機塩素化合物のひとつＰＣＢによる地球規模の汚染と、食物連鎖が進むにつれて動物の体内に含まれるＰＣＢが急速に濃縮されていく様子が具体的に描かれている。さらにもうひとつは、人間がつくった化学物質がヒトや動物の体内に入ってホルモン作用を攪乱し、たとえばメス化現象を引き起こしているとして、いわゆる「環境ホルモン」問題を世界的に提起したのである。

振り返ってみると、私たち医学者や化学者は水俣病の原因はメチル水銀だったことを突き止めた。私自身について言えば、標識有機水銀を動物に静注してつくった全身オートラジオグラフ等によって、胎児性水俣病の発症メカニズムを解明した。しかし当時の私たちは、環境ホルモンという視点を持ち合わせていなかった。

環境ホルモン物質ではないかとされる数多い物質のリストの中に、メチル水銀がちゃんと載っている。このことに気付いた私は、改めて体内のホルモン系・免疫系・神経系の三系の臓器にメチル水銀がどのように侵入しているかを、「環境ホルモン」の視点から見直さなければならないと痛感したのである。

日本では「環境ホルモン」の学会が最近発足したばかりであり、この分野の研究は欧米が先行し、日本は緒に就いたばかりであるといわれる。しかし日本にはまさに人体実験とも言える「水俣病」があるではないか。

とくに水俣病は、後述のスモンとちがって、標識したエチル水銀化合物によるサルの経時的全身オートラジオグラフに基づいて本文中に詳細に述べているように、決して脳を中心とする神経系だけのものではなく、とくに血液を中心とする免疫系、また脳下垂体を中心とする内分泌系、また随意・不随意両筋組織や肝臓その他の系との相関性が強く示唆されるという意味で、「全身病」という表現を採用したわけである。

さらに環境庁は第三水俣病の存在を否定しているが、私は熊本の第一水俣病、新潟の第二水俣病の延長線上に複合汚染的な第三水俣病が存在するという立場をとっている。そしてその第三水俣病についても、

「環境ホルモン」の視点で再検討されなければならないことに気付いたのである。そして膨大な量の水俣病関係の標本や資料、動物実験結果などに改めて目を通し、まとめあげたのがこの本である。

また、かつて食用油の製造過程でPCBが混入したカネミ油症事件というのがあった。多数の被害者が出たのだが、もう三十年も前のことであり、世間から忘れられかけている。しかし被害女性が産んだ子供の肌が黒いという問題が、二代、三代といまだに続いているということを最近知った。これもまた、まさにPCBによる「先天性と後天性の人体実験」そのものであった。そこでカネミ油症についても環境ホルモンの視点から論評を試みたつもりである。

水俣病、あるいはカネミ油症のようなことは欧米には全く見られなかったことであり、言葉は悪いが、日本は「人体実験」に関する限り先進国そのものであるといえるのではないか。水俣病、カネミ油症を単なる中毒性疾患としてではなく環境ホルモンとしてとらえることによって、一億分の一や一兆分の一という超微量単位でも、体内のホルモン系や免疫系そして神経系に至大の悪影響を及ぼす点を警告したい。この点に注意を払わないかぎり、日本唯一の天然資源である脳が次第に冒されてゆき、日本の将来は最早悲観的と考えざるを得ない。

なお、今回の本の中で最大の柱であった二大裁判、つまり水俣病とスモンの両裁判にかかわる記述中に掲載されている多数のヒトの顕微鏡写真や動物実験、特に経時的全身オートラジオグラフ等は、いずれも自著英文の著書から転用したものである。

水俣病に関しては、*Handbook of Clinical Neurology*, Vol. 36, Intoxications of the Nervous System, Part I, pp. 83-145, North-Holland Pub Comp, Amsterdam-New York-Oxford, 1979 である。

一方、スモンは、*Handbook of Clinical Neurology*, Vol. 37, Intoxications of the Nervous System, Part II, pp. 141-198, North-Holland Pub Comp, Amsterdam-New York-Oxford, 1979 である。

この私の二つの論文の題目のみを以下に述べておこう。水俣病については、"Neuropathological aspects of organic mercury intoxication including Minamata disease" であり、スモンのそれは、"Neuropathological aspects of the etiopathogenesis of subacute myelo-optico-neuropathy (SMON)" である。

序　増大するヒトの異常

ヒトにもメス化現象が

環境ホルモンの問題を提起し、世界的に大きな衝撃を与えた『奪われし未来』という本にも書かれているが、環境ホルモンによる影響のひとつはメス化、あるいは統計的にみて女性が男性よりも高率で生まれるという性比の問題がある。また、ダイオキシンなど幾つかの化学物質汚染によって出生性比が崩れ、男より女が多く生まれるという報告も出ている。

一般に出生児数は女より男が多く、その出生性比は女一〇〇に対し男一〇六といわれている。しかし最近、化学物質汚染地帯での出生性比の変化が指摘されている。国立水俣病総合研究センターの坂本峰至氏ほかの方々が、一九九九年二月、千葉での日本衛生学会で発表したデータがあるので紹介しよう。同センターでの動物実験でも、メチル水銀の高濃度投与により出生性比が崩れることを示唆する結果が得られており、水俣病における高濃度かつ広域なメチル水銀が性比に対して影響しているのではないかと懸念された。

そこで同センターは、保存している一九五三年から六九年までの水俣市における出生票のデータを解析し、メチル水銀汚染の出生性比への影響を検討した。このような広汎の出生票の収集は、同センターでなければできるものではない。

同センターはまず水俣市における出生票のデータから、出生時の住所が水俣市になっているものを抽出した。一九五三〜六九年までを五年ごとの期間に区切って（ただし、最初の期間は五三〜五四年）、①水俣市全体、②患者多発地区（袋地区）、③漁民（父親の職業が漁業と記載されている、最もメチル水銀の暴露量が高かったグループ）等の子の出生比（男／女）を求めた。典型的な胎児性水俣病患者は、二番目の期間に相当する五五〜五九年

表序—1　水俣市における住民と漁民の子孫の性分布

（1953年から1969年まで。5年毎に区切っている）

年	子孫数								
	水俣市			袋地区			漁民		
	男性	女性	比率	男性	女性	比率	男性	女性	比率
1953-54*	1205	1131	0.76	83	77	0.87	18	12	0.34
1955-59	2238	2312	0.002*	140	165	0.052	23	42	0.0095*
1960-64	2131	1979	0.61	106	91	0.59	28	42	0.17
1965-69	2207	2055	0.46	87	73	0.42	14	17	0.49

＊最初の期間データ：1953-54。熊本県における期待された性比と比較（1953-54は約1.05と、1965—6.9、1965—6.8、1955-59と1960-64は約1.06）。X^2適合度検定による対照からの有意差（P＜0.01）。

に生まれた。

本研究では、五年間ごとの水俣市全体、患者多発地区及び漁民の男女の出生児数と、対照として熊本県の出生性比から得られる期待値とをX^2適合度検定で比較した。熊本県の女と男の出生性比は、五三～五四年および六五～六九年が一・〇五、五五～五九年及び六〇～六四年が一・〇六と一定している。

五年ごとの男女の出生児数（**表序—1**）をみると、水俣市全体の男女児の出生数は、五三～五四年は対照である熊本県と有意な差は認められなかった。しかし五五～五九年は女が男より多く生まれ、男女出生数は対照と有意（P<0.01）に異なっていた。漁民の子の出生数は六〇～六四年、六五～六九年に女が男より多かったが、対照である熊本県と有意な差は認められなかったのに対して、五五～五九年の性比は、対照地区一・〇五～〇六、水俣市全体〇・九七、患者多発地区〇・八五、漁民〇・五五と、汚染の高度なグループほど低下していた。

今回、熊本県全体と比較して水俣市全体及び同市の漁民の子で、男より女が多いという出生性比の乱れが示され、その時期はメチル水銀汚染の最も激しかった五五～五九年と一致していた。さらに、メチル水銀高濃度暴露群ほどその傾向が顕著であったことから、メチル水銀高度暴露が水俣市全体、とくに漁民の出生性比に影響を与えていた可能性が示唆された。

八五年の日本衛生学会総会で、土井睦夫氏らもメチル水銀の性比への影響の検討を報告し、水俣市における性比の低下を指摘している。

メチル水銀汚染で、男の出生数が女より減少する理由の一つとして、胎児期には男が女より汚染に弱く、男が流産や死産で淘汰されたことが考えられるが、同センターでは、メチル水銀汚染地において性比が崩れていたことの原因及び機序については、更なる討議が必要だとしている。

奇形児発生の調査

一九三八年、英国の内科医のドッスらは、体内でエストロゲンに似た作用をする化学物質の合成に成功し、これはＤＥＳ（ジエチルスチルベストロール）と呼ばれた。ＤＥＳはＤＤＴとよく似た化合物質で、流産や早産を予防すると考えられ、さらに事後に飲む経口避妊薬として処方された。今から考えると、この物質は化学的に合成されたものであり、ホルモン攪乱作用を起こす可能性があったのである。

胎盤には有害物質が胎児へ通過するのを防ぐ機能があると長い間考えられ、「胎盤による防御」という神話が医学界に存在した。しかし、ＤＥＳを使ったサリドマイド剤服用によってアザラシ肢症が発生した、いわゆるサリドマイド事件（一九六二年）によって、この神話は崩れ去ったのである。

サリドマイドは、精神安定剤や「つわり」を抑える薬剤として妊婦に使用されたが、生まれた子のアザラシ肢症その他の障害を生み、さらにマサチューセッツ総合病院の医師グループは、十五歳から二十二歳

表序—2　サリドマイドの影響を受けた先天異常数

西ドイツ	?5, 850	フィンランド	?50
英国およびウェールズ	>435	アイルランド	36
日　本	309	ベルギー	35
ブラジル	204	オランダ	>26
スコットランド	184	オーストラリア	26
スウェーデン	?158	デンマーク	?20
カナダ	>122	ＵＳＡ	17
イタリア	86	ノルウェー	11

アルゼンチン、エジプト、フランス、イスラエル、ケニア、レバノン、メキシコ、ペルー、ポルトガル、スペイン、ウガンダ——それぞれ10名以下

表序—3　ＩＣＢＤＭＳ加盟プログラム摘要(1993年)

国　名 プログラム	対　象	全出生数	生産児数	死産児数	診断時期	基準死産児
オーストラリア	人口ベース	164, 793	164, 040	753	退院時	20週または400g
チェコ	人口ベース	121, 470	121, 025	445	生後５日	1, 000g
デンマーク	人口ベース	67, 677	67, 375	302	１年	28週
英国とウェールズ	人口ベース	676, 884	673, 048	3, 836	生後10日	24週
フィンランド	人口ベース	65, 097	64, 826	271	１年	22週
フランス中東部	人口ベース	99, 571	99, 077	494	１年	26週
フランス、パリ	人口ベース	40, 000	NA	NA	１カ月	180日
フランス、ストラスブール	人口ベース	13, 148	13, 083	65	１年	26週
ハンガリー	人口ベース	117, 458	117, 033	425	１年	28週
イスラエル	病院ベース	15, 823	15, 737	86	生後４日	28週
イタリア、ＩＭＥＲ	人口ベース	24, 533	24, 456	77	生後７日	28週
イタリア、ＩＰＩＭＣ	人口ベース	63, 073	62, 730	343	生後５日	180日
日　母	病院ベース	112, 774	111, 891	883	生後７日	22週
メキシコ	病院ベース	56, 279	55, 406	873	72時間	20週または500g
ニュージーランド	人口ベース	NA	61, 526	NA	生後７日	28週
北オランダ	人口ベース	19, 387	19, 274	113	１年	
ノルウェー	人口ベース	60, 142	59, 555	587	生後９日	16週
南アフリカ	病院ベース	NA	59, 863	NA	生後７日	
南アメリカ	病院ベース	207, 818	203, 929	3, 889	生後３日	
スペイン	病院ベース	82, 925	82, 358	567	生後３日	24週または500g
ＵＳＡ、アトランタ	人口ベース	39, 088	38, 697	391	退院時	20週または500g
ＵＳＡ、1200病院	病院ベース	188, 905	188, 677	228	生後７日	20週
ＵＳＡ、カリフォルニア	病院ベース	301, 174	299, 263	1, 911	１年	20週

の若年層に生ずるごくまれな膣ガンが、母親が妊娠中に服用していたＤＥＳと関連していることを突き止めたのだった。

その後男性へのＤＥＳの影響が研究され、その結果、母親の胎内でＤＥＳに暴露された男性には、精巣の下降不全、精巣の発育不全、その他の生殖器障害が生じ、また奇形化した精子、生殖力の減退、生殖器腫瘍のほか、本来発生の過程で消滅するはずの女性生殖器の一部が残ることが分かった。

つまり化学物質は胎盤をなんなくすり抜け、生まれる子供への影響は思春期以降にならないと表面化しない。このことは胎児がいかに弱い存在であり、また、胎児が発育過程でいかに重大な段階を経ているかを物語っている。ここで明らかになったことは、人体が合成化学物質（例えば、殺虫剤、ＤＤＴ、ケポンなど）とホルモンとを混同または誤認してしまうという事実である。

一九六〇年代初めのころ、西ドイツを中心に多発したアザラシ肢症が、妊婦のサリドマイド剤服用による薬剤先天異常であることが分かるまでに五年余りかかったため、被害者は全世界に及んだのである（**表序―2**）。この悲劇をきっかけとして一九七四年、当時先天異常モニタリングを行っていた先進十カ国が参加して、**表序―3**に示すように少しでも多くの対象から先天異常発生状況と環境因子をモニターしようと、国際先天異常交換機構（ＩＣＢＤＭＳ）が設立され、以後国際的規模で活発なサーベイランス・システムがこれに参加し、ローマのセンターで集計・分析を行い情報交換が行われている。

この先天異常モニタリングとは、ある種の先天異常児の出生増加や新しい種類の先天異常児の出生情報を迅速かつ正確に収集し、その分析を行い、環境中に導入された催奇形物質の早期発見を行うための継続的な監視システムである。

先天異常の発生を継続的に監視することによって、主として環境要因による先天異常の発生を、予防または減少させることが先天異常モニタリングの目的である。またモニタリングのデータは、わが国の主な

表序—4　わが国における先天異常モニタリングプログラム(1993年)

モニタリングプログラム	対　象	全出生児数				死産児基準	基準値	
		全出生児数	生産児数	死産児数	診断時期		期間	出生児数
日　母 (1972〜)	病院ベース 全国	94, 933	94, 189	744	7 days	22 weeks	1982 〜 1985	507, 473
東京都立病・産院 (1979〜)	病院ベース 東京都	6, 453	6, 372	81	7 days	16 weeks	1979 〜 1980	40, 986
鳥取県 (1974〜)	人口ベース 県単位	6, 684	6, 651	33	7 days	22 weeks	1974 〜 1983	33, 022
石川県 (1981〜)	人口ベース 県単位	9, 688	9, 378	310	7 days	22 weeks	1981 〜 1986	67, 221
神奈川県 (1981〜)	人口ベース 県単位	44, 890	44, 662	228	7 days	22 weeks	1981 〜 1983	106, 043

先天異常の有病率の変化や発生要因の解明にも寄与するものである。近年ダイオキシンなど環境ホルモンの人に対する影響等が懸念されているが、先天異常モニタリングで得られる情報が、人への影響を推定する疫学研究に役立つかを検討するのも目的の一つである。

わが国の先天異常モニタリングプログラムは、欧米諸国に比べ遅れてスタートした。最初は一九七一年に鳥取県で発足した衛生環境部、県医師会、鳥取大学の三者よりなる、鳥取県健康対策協議会の活動の一部として、今日まで続けられている。次いで一九七二年から日母の先天異常モニタリングが始められた。この調査は、全国の主な約二七〇病院の全出産児を対象とした外表奇形等調査で、わが国では唯一の全国規模の病院ベースによるモニタリングシステムで、今日まで二十五年間継続されている（**表序—4**）。

神奈川県立こども医療センター院長である黒木良知氏ほかの小児科医による「先天異常モニタリング等に関する研究」の一環として行われた、一九九八年度の報告書がある。

神奈川県における先天異常モニタリングプログラム（ＫＡＭＰ）では、奇形の発生状況を継続的に監視し、ベースラインとの比較において、異常発生の有無を判定している。九七年度に、発足当時の八一年十月から九七年末までの十六年間の調査結果を一括報告しており、今回は九八年一年間の奇形発生状況についてまとめた。その結果は次のようなものである。

県内出産のほぼ半数に当たる年間約四万人の生産児・死産児を対象に、生後一週間以内に診断できる奇形の有無を調査している。九八年の観察児数四半期あたりほぼ八四〇〇人で、奇形児頻度は〇・八三％であった。多胎児頻度は、八・一七／千分娩とほぼ同じで、三胎以上分娩も百万分娩当たり二八一と前年並であった。

個々の奇形発生に統計的に有意な増減は観察されなかった。無脳症、脳瘤、水頭症などの重症な中枢神経奇形は低頻度で推移した。ただし、協力施設からの報告の遅延や報告漏れなどで、奇形頻度が大きく変動することも例年度通りであった。調査方法の統一と定時報告の徹底がモニタリング精度を保つ上で最も重要である。

本調査では疫学研究上の問題として性比の変動もみている。北欧、米国、カナダなどの工業先進国性比の変動は、デービスらの**図序―1**に示すように、過去三十～四十年間に男児の出生率が有意に減少してきたことを報告している。性比は最も基本的な指標で、どの国でも偏りなく観察できるし、人の健康被害を感知する見張り番的なものといえる。

そのうえで医療センターは、性比減少の原因は不明としながらも、殺虫剤やアルミ製造工場で働いている男性を夫に持つ婦人から生まれた子供の性比が低下しているというデービスの報告や、一九七六年のイタリアのセベソでの化学工場爆発で高濃度のダイオキシンに暴露された人たちからは、七年間にわたって男児が女児の半分しか生まれず、全体的な産児数も減少したという報告を引用して、環境ホルモンを含む環境要因の影響も否定できないとしている。

そこで医療センターでは、わが国の人口動態統計資料を用いて、一九〇〇年から一九九五年までの性比の推移を検討した。その結果、多少の増減はあるものの、一九〇〇年から一九七〇年までの七十年間の性比は、上昇傾向（男の出生比率が上昇）を示し、ついで、**図序—2**に示すように、その後は一転して低下している事実が明らかになった。七〇年以降をさらに詳細に検討すると、七〇年から八三年までは男児の出生比率が低下しているが、**図序—3**に示すように、その後はほぼ一定で推移している。

このように欧米先進国での男児出産の減少傾向は、わが国でも確認された。わが国のプラスチック生産量の推移と性比の低下が逆相関を示すことや、日本人のPCB摂

図序—1　北欧, 米国, カナダにおける性比の変動

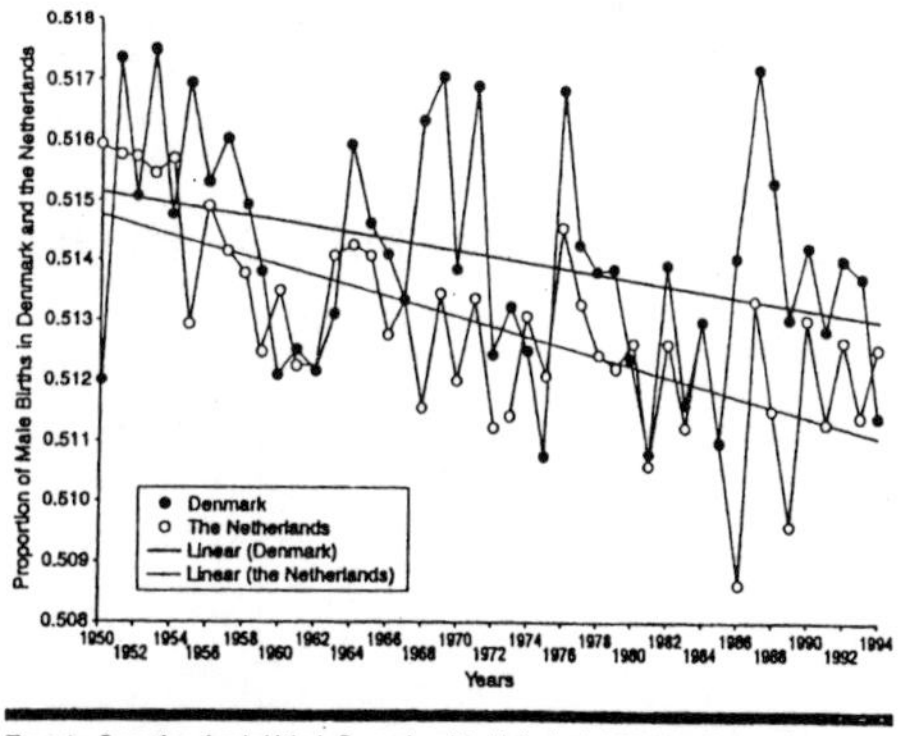

Figure 1.—Proportion of male births in Denmark and the Netherlands, 1950-1994. Data are from van der

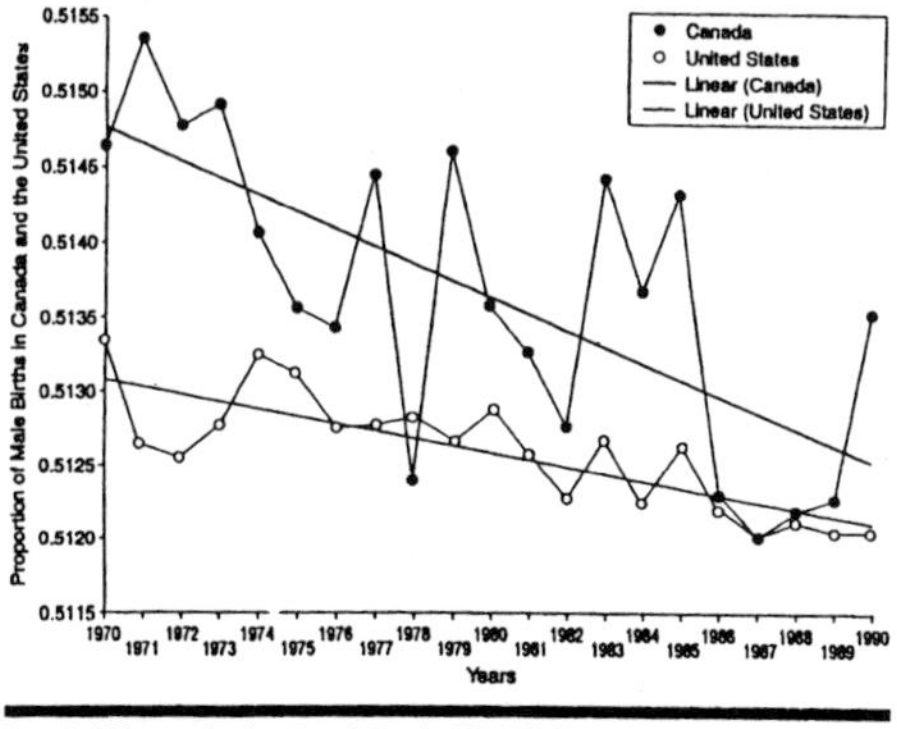

Figure 2.—Male proportion of newborns in Canada, 1970-1990. Data from Allan et al.[9]

Davis et al:*JAMA* 279:1018-1023,1998

取量が一九八〇年から着実に減少している事実などを考慮すると、性比の推移と環境ホルモン等の関係を否定し去ることはできないと医療センターでは分析している。

この点についての私の意見としては、例えばＰＣＢの摂取量が確実に減ったというデータは余り信用できないと考える。その理由は、ＰＣＢは脂肪組織中には溶けるが、水溶性は全くなく、八二年の佐久病院のデータでは、体中の脂肪組織中のＰＣＢは増加しつつあり、その後の公式データを私は見たことがない。しかし、食事習慣が少なくとも都市においては欧米式になったかも知れないが、その確実なデータはないのではなかろうか。

尿道下裂の発生状況について、米国ＣＤＣ（疫病対策センター）のパウロッチらは九七年、米国の大規模な先天異常サーベイランス調査の資料を用いて、七〇年から九三年までの間に尿道下裂の発生頻度が、全米ではほぼ二倍に増加していると報告した。同様の傾向はヨーロッパでも認められている。増加の原因は不明であるが、重症型の増加が顕著であることから診断精度がよ

図序—２　男の出生比率（全国, 1900-1995）

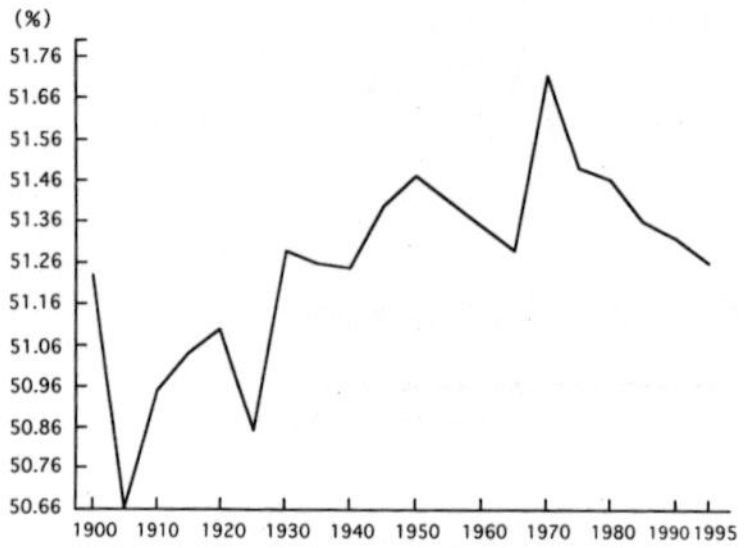

図序—３　男の出生比率（全国, 1970-1996）

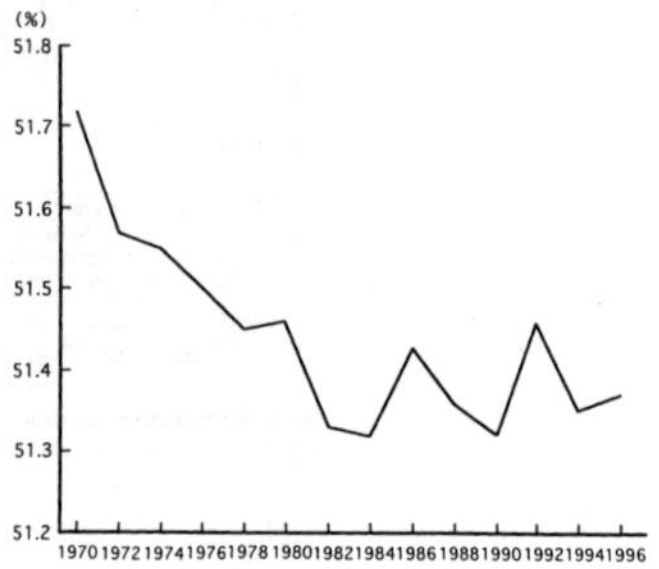

（出所）ともに厚生大臣官房統計情報部「人口動態統計」

図序—4　尿道下裂発生の年次推移(KAMP, 1981–97)

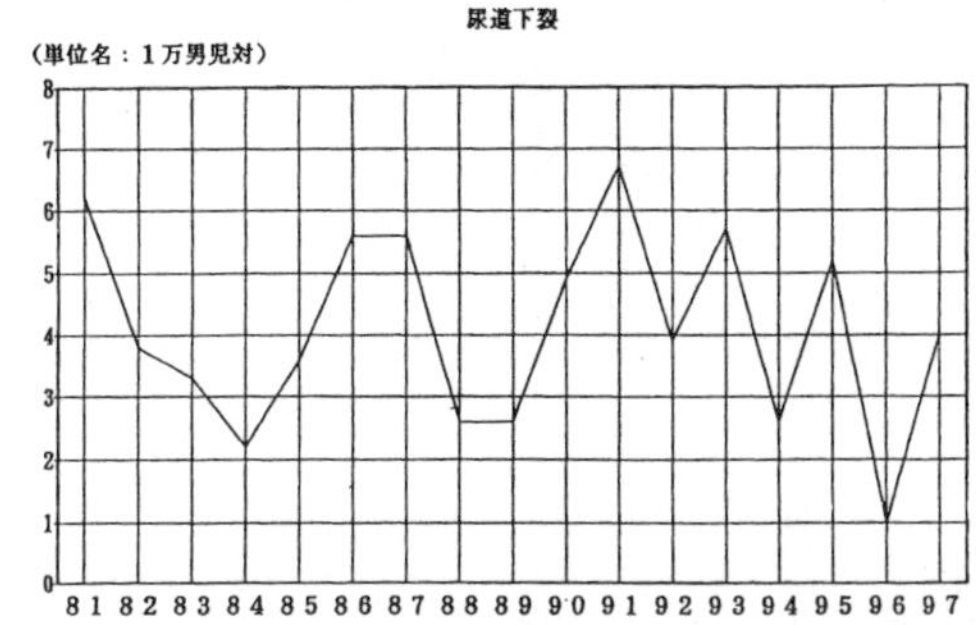

図序—5　日本における先天奇形児の発生状況

(『ＡＥＲＡ』1998年11月30日号)

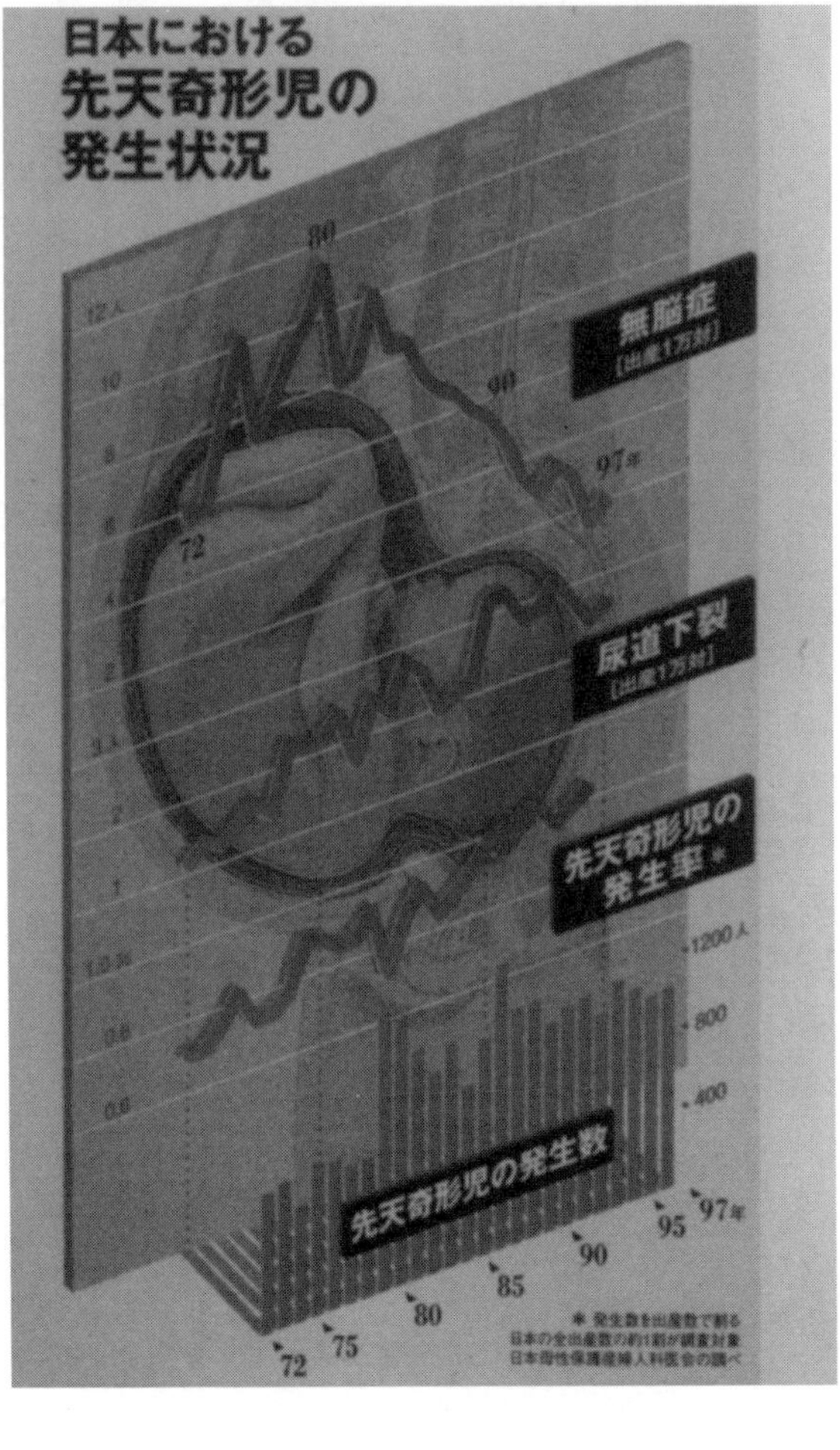

くなったという人為的なものではなく、真の増加傾向があるのではないかとしている。

医療センターでは、神奈川県の人口ベースモニタリング資料から尿道下裂の発生状況を調べた結果、**図序—4**で見る限り増加傾向は認められないとしている。ヨーロッパでの増加傾向は八〇年以降のものしかなく、わが国でも七〇年代に同様の傾向があったか否かは不明であるというのである。

国際先天異常交換機構の日本支部である横浜市愛児センターの住吉好雄所長の表（三五頁、表序—IX参照）をみると、七二年から九五年までの主要先天奇形の発生頻度では、尿道下裂の頻度は一万に対して二・二であって、三〇位までの順位中、尿道下裂は一五位で丁度真ん中に位置しているのを、どう考えるかという問題が生ずる。住吉氏は超音波では発見は難しいとしているが、発見できたら生後に手術すればよく、生命にも別条はないとしている。ただし、男性器の女性器化の処置は容易ではないとも述べている。

雑誌『アエラ』（一九九八年十一月三十日号）に載った**図序—5**をみると、無脳症と先天奇形児の発生率に対して、尿道下裂の発生率はその中間よりやや下位に位置している。しかし、七二年から九七年にかけては、尿道下裂は漸増の形態を示している。したがって、尿道下裂のみは正直なところ、出生児が産婦人科滞在中にどう処理されたかが問題視されてしかるべきかもしれない。

これまで述べてきた先天異常モニタリングは、方法論的にはすでに研究段階を終えている。先天異常モニタリングは、人口ベースと病院ベースという異なった方式の調査を行うことが重要である。わが国には、病院ベースのものとしては日母の調査がある。これは日本全土を広くカバーし、集団サイズのわが国の総出産数の一割を占める極めて大きなものである。

それに対して、人口ベースのモニタリング調査は、大規模なものは神奈川のものだけに過ぎず、環境要因など地域特性を明らかにするためにも、大規模な人口ベース調査を日本各地で展開する必要がある。

また、先天異常モニタリングで早期発見された先天異常患児の医療や福祉を充実させ、彼等のＱＯＬ（生活の質）を向上させるために、先天異常医療システムを整備し、遺伝カウンセリングの普及・定着を図ることが重要である。同時に、社会一般の人たちに対して、先天異常や遺伝病を持つ人たちの実態を正しく知ってもらい、遺伝差別を無くするように努力することが、今後我々に残された課題である。

無脳症、ダウン症候群

また住吉所長その他の産婦人科の医師の方々を中心とする、無脳症とダウン症に関する業績が、『産婦人科治療』（六八巻、一九九四年２号）に掲載されている。前記の一九九八年十一月号の『アエラ』にもその一部が紹介されている。

無脳症は原因不明の多因子による致死的な奇形で、日本母性保護産婦人科医会の外表奇形等調査によると、二十〜二十四歳、二十五〜二十九歳、三十〜三十四歳の母親別外表奇形の中で、**表序―5**に示すようにそれぞれ第一位の順位をしめている。一方、ダウン症候群は、四十七の染色体数のうち二十一番目がトリソミー（三個の染色体が一組になっている）であるのに加えて、精神薄弱を主徴とする疾患である。この疾患は**表序―5**に見るように、母親年齢三十五〜三十九歳、四十歳以上の両群で第一位を占めている。

近年、超音波診断や、羊水検査、胎児血液検査、絨毛《じゅうもう》検査など出産前診断が普及したのに伴い、無脳症の発生数は、欧米等では十年前に比べると減少傾向にある。またダウン症候群についても減少傾向を示しつつあるが、逆に増加傾向を示している報告もないでもない。

愛児センターでの調査対象と方法は、全国の調査協力施設（約二七〇病院）にあらかじめ外表奇形等調査用紙を送付しておき、毎月妊娠二十四週以降（九三年からは二十二週以降に変更）に分娩した児について、生後一週間までに発見された奇形について翌月の十日までに記入した調査用紙を返送してもらい、コンピューター

表序―5　母親年齢別外表奇形等順位(日母, 1979-90)

	<20	20～24	25～29	30～34	35～39	40+
1	水頭症	無脳症	無脳症	無脳症	ダウン症候群	ダウン症候群
2	多指症	口唇・口蓋裂	口蓋裂	口唇・口蓋裂	口蓋裂	口唇・口蓋裂
3	無脳症	口蓋裂	口唇・口蓋裂	口蓋裂	口唇・口蓋裂	耳介低位
4	二分脊椎	多指症	多指症	多指症	多指症	耳介変形
5	口唇・口蓋裂	水頭症	合趾症	ダウン症候群	無脳症	鎖肛
6	合趾症	合趾症	水頭症	合趾症	耳介低位	臍帯ヘルニア
7	腹壁破裂	鎖肛	多趾症	口層裂	合趾症	水頭症
8	臍帯ヘルニア	口唇裂	口唇裂	水頭症	口唇裂	口蓋裂
9	多趾症	多趾症	鎖肛	鎖肛	鎖肛	口唇裂
10	鎖肛	二分脊椎	ダウン症候群	多趾症	耳介変形	無脳症

表序―6　無脳症年別頻度(『産婦人科治療』第68巻)

年	出産児数	発生数	期待数	発生数／期待数	発生数／一万対
1979	160, 563	160	139. 7	1. 1	10. 0
1980	158, 145	178	137. 6	1. 3	11. 3
1981	140, 736	112	122. 4	0. 9	8. 0
1982	122, 474	100	106. 6	0. 9	8. 2
1983	126, 727	127	110. 3	1. 2	10. 0
1984	126, 313	106	109. 9	1. 0	8. 4
1985	131, 266	110	114. 2	1. 0	8. 4
1986	159, 081	116	138. 4	0. 8	7. 3
1987	145, 809	98	126. 9	0. 8	6. 7
1988	139, 831	90	121. 7	0. 7	6. 4
1989	119, 895	68	101. 7	0. 7	5. 8
1990	115, 426	63	119. 0	0. 5	5. 4
1991	114, 785	54	99. 9	0. 5	4. 7

表序―7　無脳症の胎児診断(出典は表序―6と同じ)

年	症例数(24週以後)	24週以前(率)	胎児診断数および診断妊娠週数(例数)
1985	110	37 (25. 2%)	10, 13, 16 (5), 17, 18 (3), 19, 20 (6), 21 (9), 22 (5), 23 (5)
1986	116	44 (27. 5%)	14, 15 (5), 16 (2), 17 (4), 18 (7), 19 (6), 20 (3), 21 (6), 22 (3), 23 (7)
1987	98	47 (32. 4%)	12, 13, 14 (4), 15 (4), 16 (4), 17 (2), 18 (4), 19 (5), 20 (5), 21 (5), 22 (4)
1988	90	51 (36. 2%)	12, 14 (5), 15 (4), 16 (2), 17 (3), 18 (3), 19 (4), 20 (11), 21 (5), 22 (4)
1989	68	59 (46. 5%)	12 (3), 14 (2), 15 (2), 16 (5), 17 (3), 18 (5), 19 (2), 20 (8), 21 (5), 22 (12), 23 (12)
1990	63	56 (47. 1%)	12, 13, 15 (3), 16 (7), 17 (11), 18 (6), 19 (5), 20 (6), 21 (6), 22 (4), 23 (6)
1991	54	43 (44. 3%)	12 (2), 14 (7), 15 (1), 16 (3), 17 (4), 18 (11), 19 (2), 20 (4), 21 (3), 22 (4), 23 (2)

に入力し、四半年期ごとにデータの分析を行っている。

無脳症の発生状況は**表序—6**に示すように、八三年には出生一万に対し一〇・〇であるが、その後は年々減少して九一年には一万に対し四・七と、約二分の一に減っている。これは一見、改善されたデータのように見えるが、実情は決してそうでないと私は考える。

妊娠二十四週以降の届け出数の減少は、真の発生数の減少を示すものか、或いは胎児診断が普及した結果、妊娠早期に異常が発見され、致死的奇形と診断された後、人工妊娠中絶が行われているための見せかけの減少なのかを知る目的で、愛児センターでも八五年からは、調査協力施設に出生前診断の現状調査を平行して行っている。

その結果、**表序—7**に見るように、一番早いものでは妊娠十週に異常が診断されており、八五年は、二十四週以前に胎児診断した症例は三十七例（二五・二％）であったが、九一年には、四十三例（四四・三％）と急増している。全症例数は八五年一四七例で、発生数／期待値＝一・二八、九一年には全症例数九十七例で、発生数／期待値＝〇・九七と減少傾向は見られていない。即ち、妊娠二十四週以後の報告数が減少しただけで、実際の発生数は減少していないことになる。つまり、先のデータは人工流産によって、一見減っただけに過ぎないことを示している。

この関係を図で示すと**図序—6**のごとくになり、二十四週以後の報告数（●）は年々減少しているが、二十四週以前の症例数（〇）は逆に上昇しており、その全症例数（×）は九〇年までは横ばい状態を示している。もっとも九一年はやや減少傾向を示している。要するに、これは今まで述べてきた私の考え方にある程度よく合っているように思われるのだが、もう少しその後の経過を見て行かないと何とも言えないと判断される。

なお、母親の年齢を二十歳以下と二十歳以上を五歳ごとに分けて、無脳症の発生数との関係を調べてみ

図序—6　無脳症(出典は表序—6と同じ)

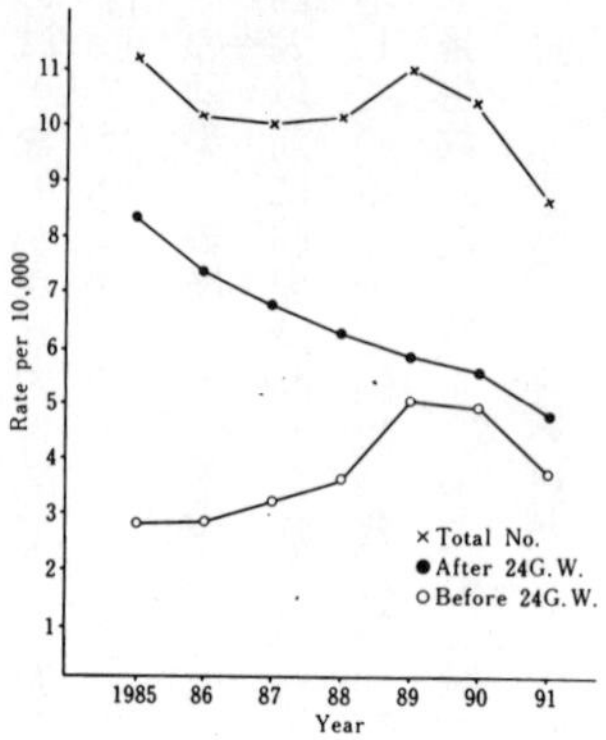

図序—7　無脳症の国際的比較(1974-1988。出典は表序—6と同じ)

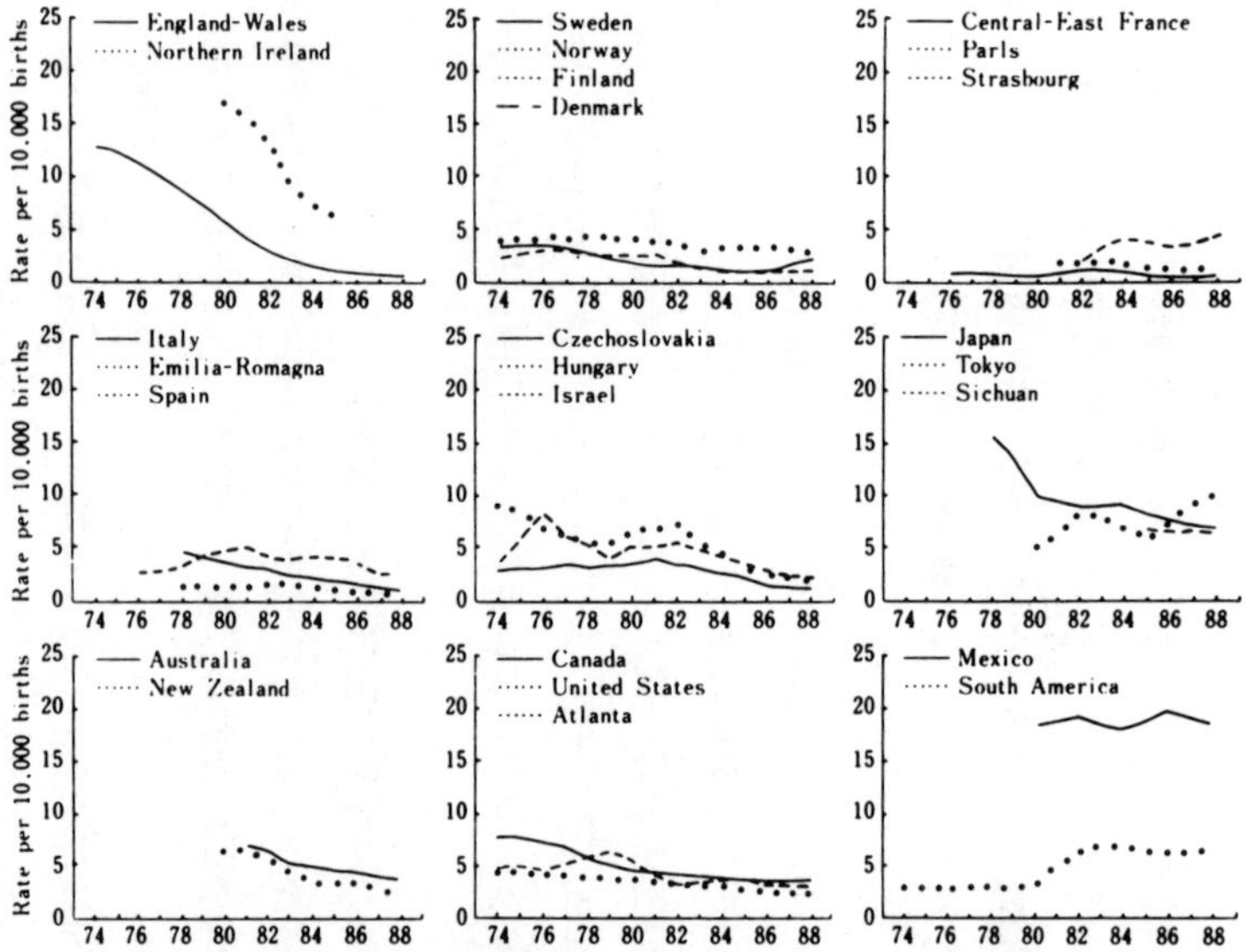

表序—8　無脳症(JAMW, 1979-1990)

Maternal Age	No. of Delivery	No. of Patient	Reta per 10,000
<20	12,954	9	6.9
20～24	238,787	206	8.6
25～29	782,045	639	8.2
30～34	467,461	385	8.2
35～39	113,214	79	7.0
40+	13,493	10	7.4
total	1,627,954	1,328	8.2

ると、表序―8に示されるように、一万出生に対する数はほとんど変わらず、母親年齢との関係には見るべきものはなかった。

国際先天異常交換機構に加入している国々のデータのうち、無脳症の推移を示したのが図序―7である。国によって対象の妊娠週数が異なるが、おおよそ妊娠二十～二十八週以後の出産・死産児を対象としている。図の中のJapanは日本の成績を、Tokyoは都内日赤五病院と都立病院の成績を示している。無脳症では、英国、ウェールズ、イタリアなどは日母と同様の減少傾向を示しているが、各国も日本も見せかけ上のものであることを意味すると考えて大過ないであろう。

一方、ダウン症候群の年齢頻度（発生数／期待数との割合）は、毎年一・〇前後の差で変動は見られていない。ダウン症候群の胎児診断は、八八年一七・七％、九〇年一八・一％と胎児診断の割合がやや増加した。しかし、他の年は八・八％～一二・九％とほぼ同じ割合を示している。

この推移を図示すると、図序―8のようになる。妊娠二十四週以後の報告数（●）と全症例数（×）とは同じ推移を示し、二十四週以前の胎児診断（○）は、これらの数にはほとんど影響を与えていない。

ダウン症候群は、前述のように二一トリソミーという常染色体異常が病因の疾患で、母体年齢の上昇に伴って発生頻度が上昇することが知られている。日母のデータも母親年齢三十五～三十九歳、四十歳群ともに統計学的に有意の差を伴って他年齢群に比べ高い発生頻度を示している。

日母のデータ同様、諸外国も横ばい状態を示している所が多いが（図序―9）、北アイルランド、ストラスブール（フランス）、カナダ、オーストラリアなどは、やや上昇傾向を示している。

以上のことから、わが国における無脳症は、二十～三十四歳までの母親から生まれる先天異常児の中で第一位を占める疾患であるのに対して、ダウン症候群は三十五歳以上の母親から生まれる先天異常児の中で第一位を占める疾患である。

図序—8　ダウン症候群(出典は表序—6と同じ)

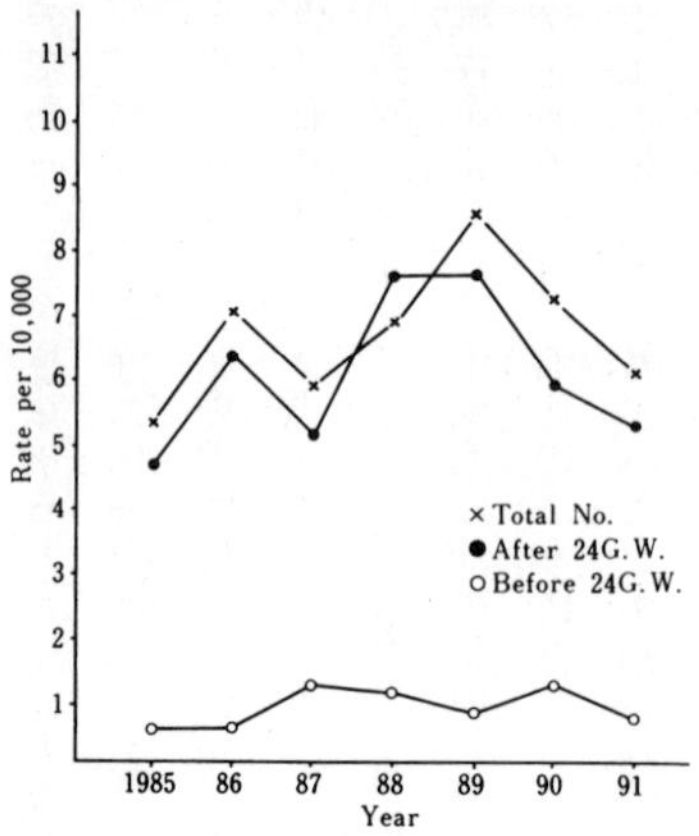

図序—9　ダウン症候群の国際的比較(1974-1988。出典は表序—6と同じ)

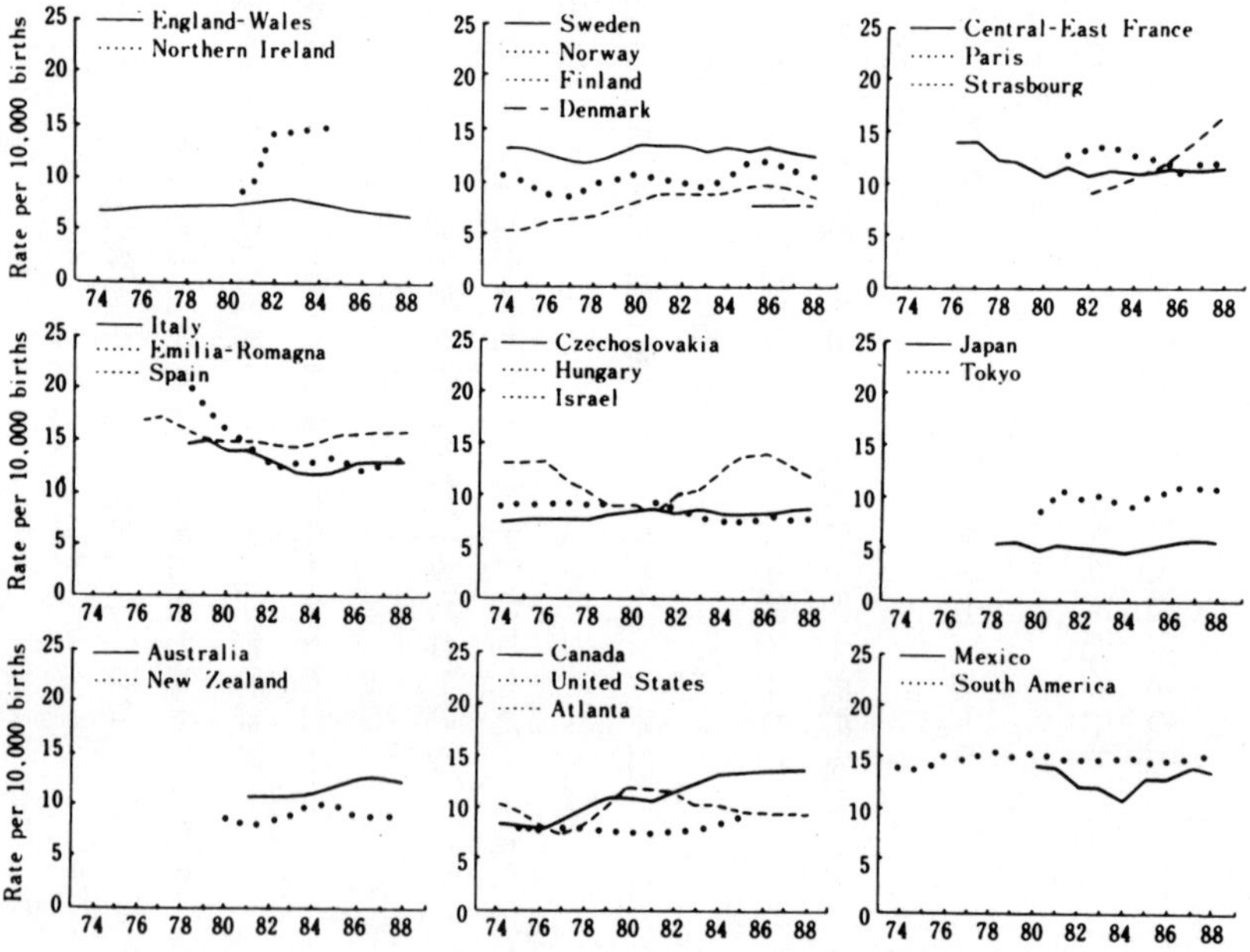

近年超音波診断装置の発達、普及はめざましく、また羊水細胞、胎児血、絨毛などの染色体検査、DNA検査などが広く行われるようになり、出生前に診断される症例が全奇形児の三〇%を超えている。ちなみに無脳症では九二%は妊娠中に診断されているが、ダウン症候群ではわずか三%しか妊娠中に診断されていない。

EC(現EU)に属する十三カ国二十プログラムでは、八一年からはEUROCAT NETWORKと称して、統一フォームで先天異常の登録を行っているが、最近の報告によると三十五歳以上の妊婦全員に羊水細胞の染色体検査を行うべきだというガイドラインを出している。

実施率はスイス(ローザンヌ)の八八%、ドイツ(ベルリン)の五〇%、デンマークの六五%、フランス三四・二~六二・〇%、イタリア五〇・一%、オランダ二八~五一%、イギリス一一・〇~四四・一%と報告されている。

そして、二一トリソミーと診断されたうち九八%は、両親の希望により人工妊娠中絶が行われているという。国により法律、宗教、人種、習慣などが異なり、胎児診断即人工妊娠中絶ということではないが、今後、先天異常モニタリングに影響を与えることは事実で、人工妊娠中絶胎児の先天異常と平行してモニタリングしていくことが、集団発見に欠かすことができないというのが大方の意見となりつつある。私もこの考え方には一応賛成であるが、現状はそれが一般的常識となるのは必ずしも容易ではなく、まだ歳月を必要とするであろう。

この異常はどこから

次に「無脳症とダウン症候群」と同様、横浜市愛児センター所長である住吉氏ほか産婦人科医師たちの業績である「先天異常モニタリングの結果」(『産婦人科治療』七五巻一号、一九九七：七)を紹介する。住吉所長らの調査結果によると、二十四年間の対象出産児総数は、二八八万一五三八人で、奇形児総数は二万五九七八人、奇形児出産頻度は〇・九〇％。毎年の奇形児出産頻度は〇・七三〜一・一六％で有意の変動は見られていない。また暦月別奇形児出産頻度も〇・八六〜〇・九三％でとくに差異は見られず、また妊娠した季節による差異も認められない。

さらに初産、経産別奇形出産頻度も初産婦〇・九三％、経産婦〇・八八％で、やや初産婦に多いが、有意の差はない。

また母親年齢別奇形児出産頻度も、四十歳以上では二・〇一％と他の年齢層と有意水準五％で増加している。次いで三十五〜三十九歳の一・一八％、十九歳以下〇・九九％、二十〜二十四歳の〇・八九％、三十〜三十四歳の〇・八七％、二十五〜二十九歳の〇・八五％の順であり、四十歳以上がやや問題視される。

奇形児の性別は、男性〇・九五％、女性〇・七九％で、女性を一〇〇とすると、男性一二〇で、男児に有意(五％)に多く見られた。水俣病についてはどうであるかは、今後の調査が望まれるところである。

また、一般に奇形を持つ児は子宮内発育遅延が多く、二四九九グラム以下の低出生体重児の占める割合は三四％と高く、正常児における低出生体重児の占める割合の約五・六倍に相当する。

次に奇形児の診断時期の推移を見ると、**表序—9**に示されるように、七九年から妊娠中の発見率が一五・九％と前年七八年の八・九％の一・八倍に増加している。さらに八九年には約三一％、以後は三〇〜三五％は妊娠中に診断されている。これは超音波診断装置の普及及び精度の向上によると考えられる。この種の詳細な研究が、水俣病或いは水俣地区で行われているかどうかは、私の知る限りではない。

わが国における主要先天異常の発生頻度は、**表序—10**に見るように、七二〜九五年の二十四年間でみると、一位全口唇裂(一三・九／出生一万対)、二位口唇／口蓋裂(二〇・一／同)、三位無脳症(七・三／同)、四位

表序―9　奇形児診断時期別頻度(1974-1995)

年	1974	1975	1976	1977	1978	1979	1980	1981	1982	1983	1984
妊娠中(%)	9.6	11.0	9.6	11.1	8.9	15.9	18.1	16.9	17.8	21.1	22.6
出産時(%)	76.5	76.9	78.8	75.9	77.0	60.3	58.9	59.9	59.8	57.8	57.1
出産後(%)	12.6	12.0	11.6	13.0	13.1	23.8	23.0	23.3	22.4	21.1	20.2
年	1985	1986	1987	1988	1989	1990	1991	1992	1993	1994	1995
妊娠中(%)	24.5	21.0	24.6	28.8	30.5	31.4	35.7	31.7	34.4	33.1	35.1
出産時(%)	53.5	59.0	57.6	57.6	47.1	47.5	46.0	47.9	41.0	45.3	40.5
出産後(%)	22.0	19.9	17.8	13.6	22.4	21.0	18.3	20.4	24.6	24.6	24.4

表序―10　主要先天奇形の発生頻度(1972-1995)

奇形の種類	出生1万対	奇形の種類	出生1万対
1. 全口唇裂	13.9	16. 合趾症(中央列)	2.2
2. 口唇／口蓋裂	10.1	17. 多指症(小指列)	1.9
3. 無脳症	7.3	18. 臍帯ヘルニア	1.9
4. 口蓋裂	6.4	19. 小顎症	1.7
5. 多指症(母指列)	5.8	20. 外耳道閉鎖	1.7
6. ダウン症候群	5.5	21. 食道閉鎖	1.5
7. 水頭症	4.5	22. 短肢症(下肢)	1.5
8. 鎖肛	3.8	23. 腎欠損・形成不全	1.4
9. 多趾症(小趾列)	3.1	24. 合指症(中央列)	1.4
10. 耳介変形	2.9	25. 合指症(小指列)	1.2
11. 耳介低位	2.8	26. 小頭症	1.2
12. 横隔膜ヘルニア	2.8	27. 腹壁破裂	1.1
13. 髄膜瘤	2.6	28. 脳ヘルニア	1.0
14. 合趾症(小趾列)	2.2	29. 小耳症	1.0
15. 尿道下裂	2.2	30. 耳介欠損	0.7

口蓋裂（六・一／同）、五位多指症（五・八／同）……の順であった。

また先天異常の予防について愛児センターは、①葉酸の投与による神経管欠損（二分脊椎、無脳症、脳瘤）などの予防、②ビタミンAの適量摂取の徹底、③喫煙と口唇・口蓋裂、④肥満と先天異常、⑤サリドマイドがエイズ治療薬として再登場、⑥マグネゾール（$MgSO_4$）により極小未熟児の脳性麻痺の減少、などを挙げている。

先天異常モニタリングの究極の目的は、先天異常発生の予防にある。そのためには各国がしっかりした先天異常モニタリング体制を確立し、実施することが必要である。その上で国際先天異常交換機構に加入している国々との情報交換ならびに調査の協力が可能となる。一方では、先天異常発生時期の確立ならびに遺伝子レベルの基礎的研究の発展が、先天異常の予防に不可欠の要素で、わが国における各分野の益々の発展が強く望まれる、とこの報告書は結んでおり、私も全く同意見である。

1　全身病としての水俣病

公害病の原点

水俣病は熊本の第一水俣病、新潟の第二水俣病、さらにそれに加えて全国的とも言えるかも知れない第三水俣病の三つから構成される。第一水俣病は一九三二年、水俣市のチッソ水俣工場で第一期アルデヒド・合成醋酸設備が稼働開始され、廃水が百間港へ無処理のまま放流されたことにより発生したメチル水銀中毒による障害である。その後、水俣病患者が続発するに及んで濾過器らしきものが設置されたものの、故障しがちであったにもかかわらず、修理中にもそのまま生産を続けていた。また廃水口が百間港から水俣川河口に変更されたため、水俣病の発生は不知火海全体にまで広がった（図1―1）。当時の患者の毛髪中濃度の平均値は、三三八・四PPMという極めて高い数値（熊本大医学部水俣病研究所『水俣病――有機水銀中毒に関する研究』一九六六年）だった。最初の患者は一九五三年に報告され、五五年以降になると急激に増加し、二〇〇人以上が水俣病であると認定された。さらに五五年から五九年にかけては多くの胎児性水俣病患者も出た（図1―2）。

水俣病発見のきっかけとなったのは、工場廃水が直接流入し、汚染が最大であった百間港に隣接する漁村地区の住人であった田中姉妹が一九五六年四月、新日窒工場付属病院で受診し、第一水俣病の最初の患者になったことだった。これについては、この病院の院長だった細川一医師が工場廃水を投与して実験した有名な「ネコ実験」の成果があった。しかし、この時はまだ、原因物質が有機水銀であることが分かっていなかった。

一方、新潟の第二水俣病は一九六三年、昭和電工鹿瀬工場がアセトアルデヒド・合成醋酸の製造に、廃水をほとんど無処理のまま阿賀野川に放流していたことにより起きた。しかし初発患者の名も時期も不明

図1―1　不知火海周辺での水俣病の発生

これは図の説明にある通り，昭和46（1971）年までに認定された患者（121人）についてのみに言えることであり，天草列島ではなく，すべて動物の問題にすぎなかった。

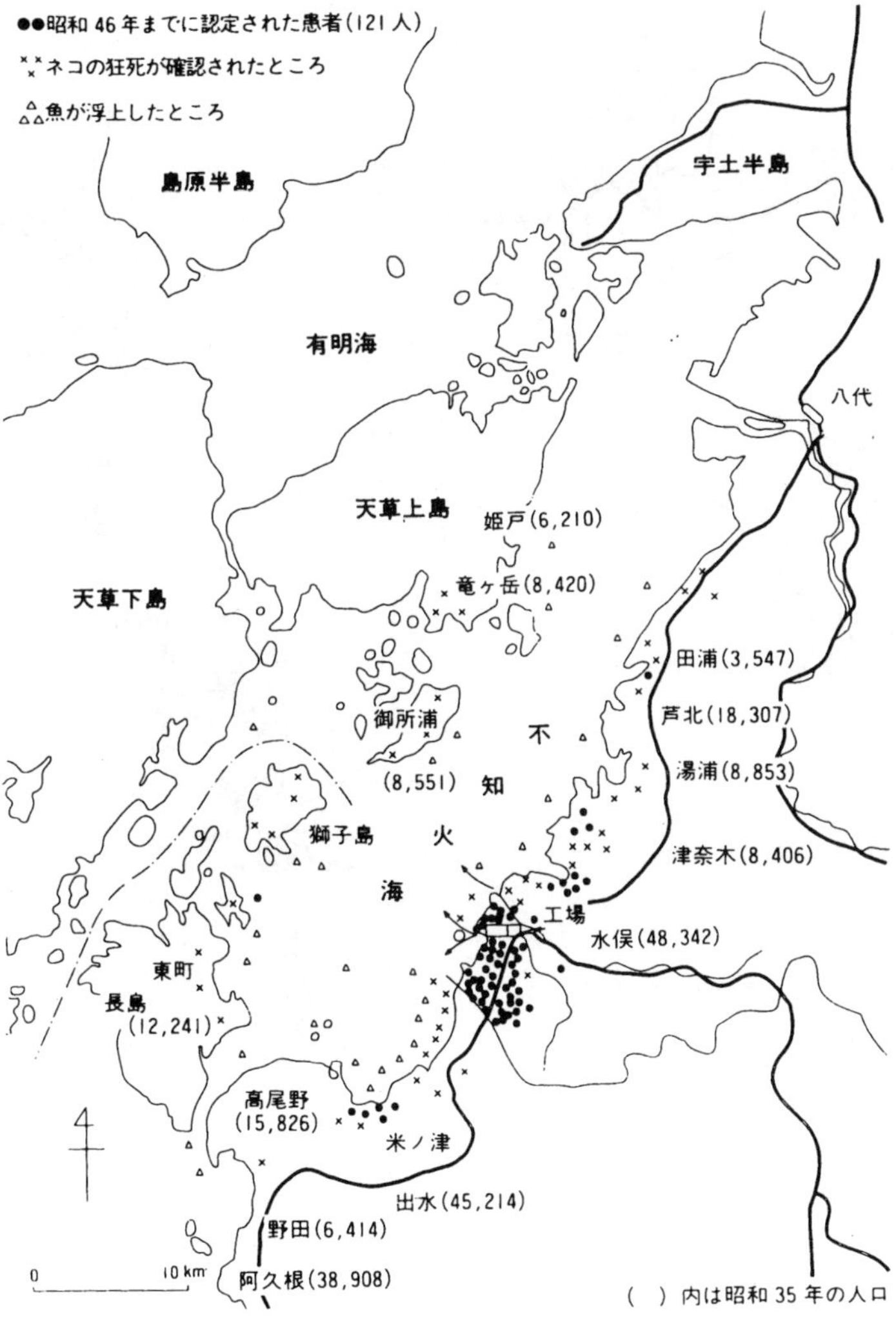

（原田正純氏作成）

図1―2　先天性水俣病患者の新分布図

(Harada, 1980)

廃水が百間港だけでなく，その副水路が水俣湾河口に変更された場合以後の問題を含んでいる。

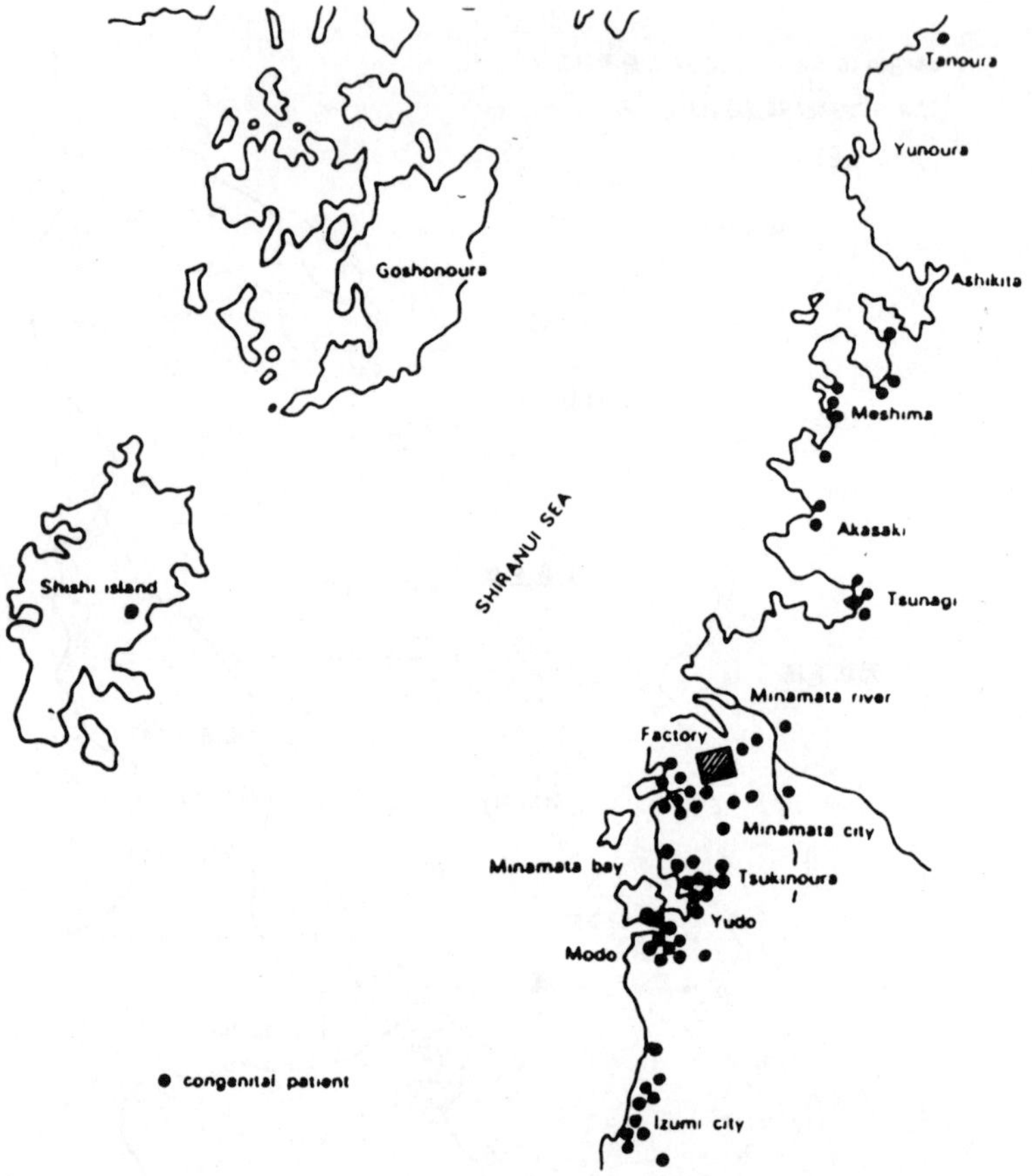

瞭であった。東大から新潟大脳研の神経内科部門に赴任した椿忠雄教授が六五年一月十八日、患者を診察して有機水銀中毒症を疑ったのが最初であった。新潟における調査の方法は、第一水俣病である熊本水俣病とは違って、阿賀野川の中流から下流にかけてが主流であって、工場廃水口に近接した地域の調査は、ほとんど皆無に等しかったと言ってよい。その理由ははっきりしないが、工場側の直接・間接の妨害行為があったと聞き及んでいる（図1―3A）。

しかし家系調査の点では熊本の第一水俣病と違って、ほぼ完璧に近かった（図1―3B）。にもかかわらず胎児性水俣病の存在が実質的にみて皆無に等しかったのは、廃水口周辺である上流での調査が不完全であったのに加えて、第一水俣病の廃水は不知火海という湾内での海水の流れがあったのに対して、第二水俣病は日本海への直接放流であったという地域差・海流差も関係していたかもしれない。

いずれにしても、両地区の水俣病は公害病の原点と言われ、また日本の経済成長のゆがみの象徴的存在であったことは疑いない。そして、長い間続いた裁判の結果は、原告・患者側が勝訴したことになっているが、裁判の途中から参加した私からみると、とても満足できるものではなかった。その理由は、私が最初から参加していたスモン、ワクチン禍両裁判と違って、裁判の最も基礎となる病因・病像論という原則論について、原告側として確固たるものを持ち合わせていなかったことであろう。そのために被告のチッソと昭和電工はもとより、県や国の行政を徹底的に打ち破ることができなかったのである。

熊本の第一水俣病のあと、私が参加した新潟の第二水俣病の第二次訴訟では、こうした反省から水俣病の病像論を確立した上で、とことん裁判で争うことになるかも知れないと覚悟を決めていたし、その用意もしていた。しかし結局は患者一人当たりわずか二百六十万円という一時金で和解してしまい、後の交渉で多少の進展はあったものの、極めて不満足な結果に終わってしまったと言ってよい。

私が水俣病とかかわることになったきっかけについては、前著『冒される日本人の脳』で詳しく触れた。

図1—3　新潟水俣病の分布と家系調査

A　新潟水俣病患者の分布図

（昭和61〔1986〕年現在。『よみがえれ阿賀　新潟水俣病Q＆A』24〜25頁，新潟水俣病研究会，1986年）

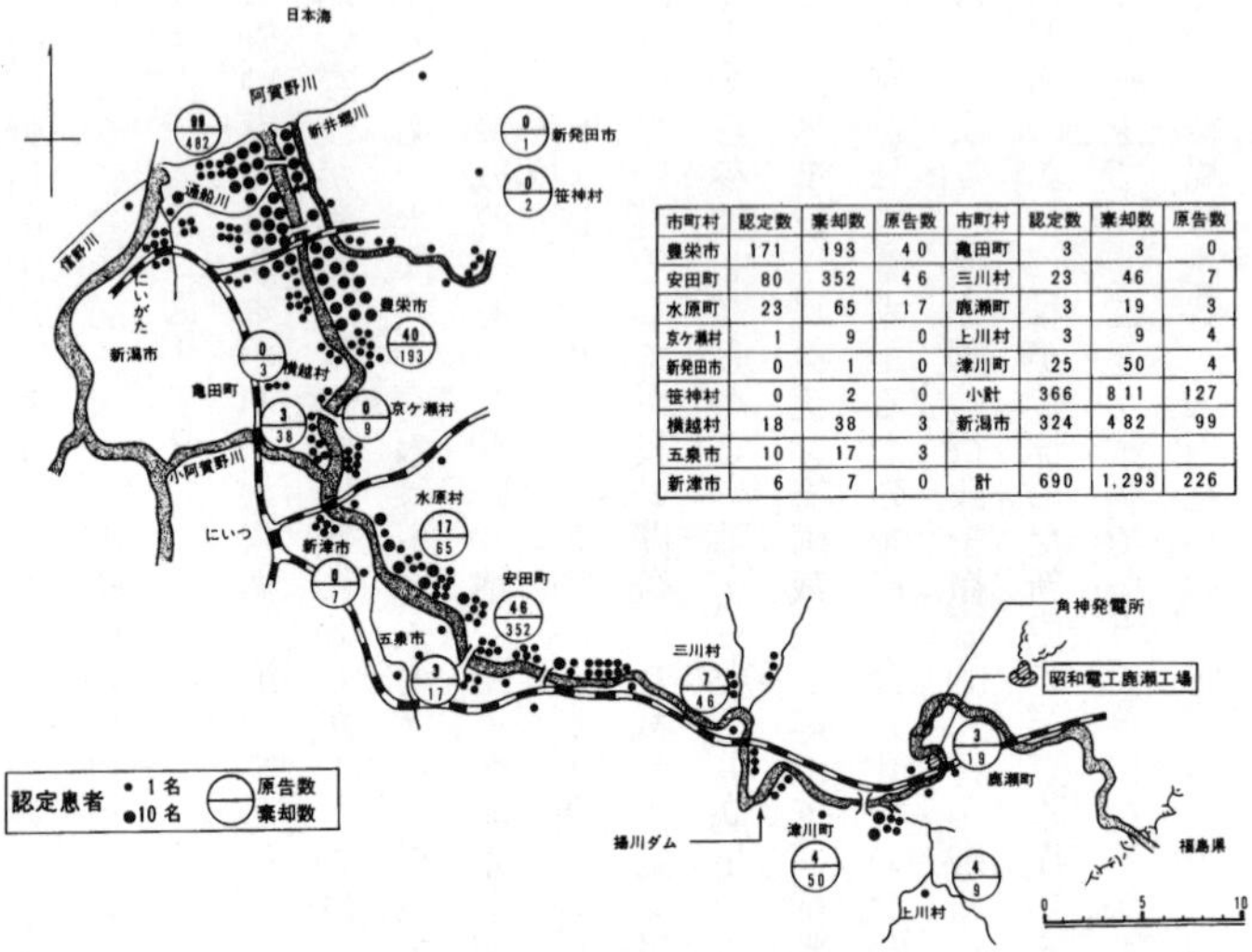

市町村	認定数	棄却数	原告数	市町村	認定数	棄却数	原告数
豊栄市	171	193	40	亀田町	3	3	0
安田町	80	352	46	三川村	23	46	7
水原町	23	65	17	鹿瀬町	3	19	3
京ケ瀬村	1	9	0	上川村	3	9	4
新発田市	0	1	0	津川町	25	50	4
笹神村	0	2	0	小計	366	811	127
横越村	18	38	3	新潟市	324	482	99
五泉市	10	17	3				
新津市	6	7	0	計	690	1,293	226

B　新潟水俣病の家族集積性について

（斉藤恒「新潟水俣病と認定ランク」，『医学評論』No. 79, 39-50頁, 1985年）

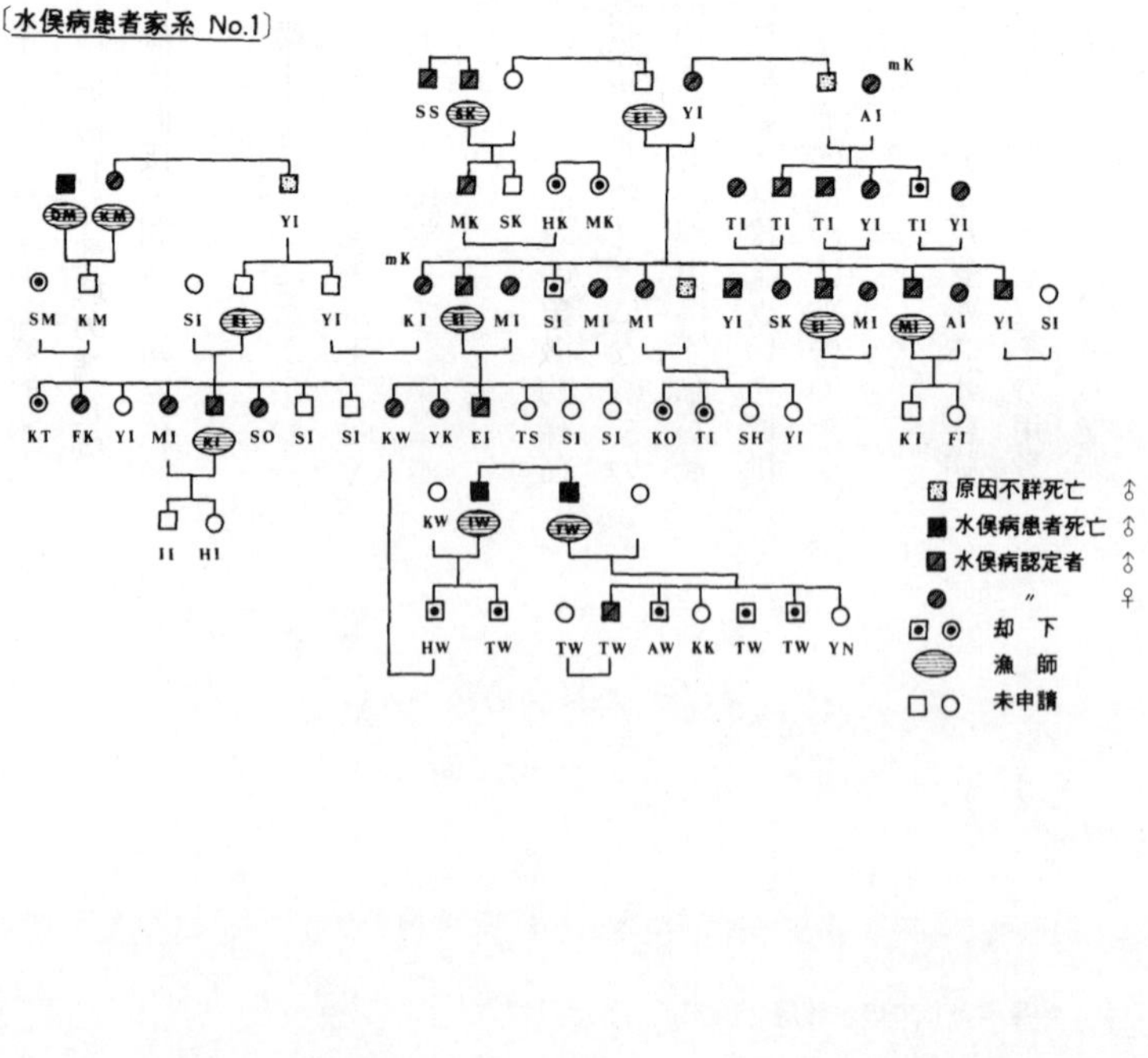

一九五八年、ＮＩＨ（米国立衛生研究所）の神経疫学部長だったカーランド博士からの依頼で、熊本市での多発性硬化症の発症頻度を調査するためイギリスのマッカルピン教授が来日した。彼は荒木淑郎博士と共著で、水俣病のタリウム中毒説の論文を『ランセット』という英国の科学雑誌に発表した。しかしタリウム説に確信が持てなかったマッカルピン教授はある日、東大脳研究所の私のところへ、水俣病の小脳その他の標本を持ってきた。そこで私は顕微鏡写真を撮り、有機水銀中毒説を強く主張すると共に、イギリスのラッセル教授のところへこの写真を送って、その当否を問うように助言した。私はラッセル教授とは国際学会で知己を得ていたし、彼女の業績をよく知っていたからである。

ラッセル教授の業績というのは、一九四〇年、イギリスの水銀農薬工場に働く労働者四人が神経系の中毒になり、そのうちの一人が十五年後の五五年に死亡、彼女が解剖したことから生まれた。この患者は典型的な神経系の中毒症状を引き起こし、その後、持続性の高血圧症（最高一九〇、最低一三五）となり、この症状は後にハンター・ラッセル症候群と名付けられた。

私はこの剖検例の報告を見た瞬間に、有機水銀の吸収ルートは違うが、水俣病と共通する多くの臨床像を持っており、しかも、水俣病は神経系だけでの病気ではなく、「全身病」だと考えた。

ハンター・ラッセル症候群の一剖検例を見ていくと、その臨床は後出の**表1―2**の症例13（本文五四〜五五頁）にみるように、水俣病と同様の臨床像を示していた。しかもその死因は、心臓発作と肺栓塞であると明記されていると同時に、剖検後に心臓には急性期に生じたと考えられる古い冠動脈硬化症があることが分かる。また、心筋の血液循環も悪く、その傷跡として線維化が起こり、また腎臓の皮質（尿を分泌する部分）には、急性期の断血機転（血流がとまること）に基づく古いハンコン形成（古傷跡）があると、はっきり記載されていた。

マッカルピン教授は私の勧めによって、すぐさま顕微鏡写真をラッセル教授のもとへ送り、約半年後にイギリスへ帰った。その後、ラッセル教授から私のもとに、手紙を添えて未染色の標本が送られてきた。その後、私自身も二週間ほど熊本に滞在して、熊本大学の病理教室の許可を得て、水俣病の各年齢、各時期の標本を見せてもらった。この時も、私はもちろん有機水銀中毒説を強く支持した。

水俣病の臨床症状

その後、私は冲中重雄、勝木司馬之助両教授と共に、神経病理学の顧問の資格で、水俣病研究班に参加している。私は椿忠雄班長の水俣病研究班の会議の度に、ラッセル教授の剖検所見からすると、水俣病は決して単なる神経系だけの病気ではなく、全身病、それも血管を中心とする全身の臓器や組織に対する影響がみられるのに、どうしてそれを考慮に入れないのかと何度も主張したが、聞き入れてもらえなかった。私が熊本大学で見た、後述の死亡した十歳以下の小児の全例は、単に心臓の冠動脈硬化症や、その結果に基づく心筋のハンコン形成のみでなく、腎動脈はもとより、腎の皮質、膵臓、脾臓その他の組織病変をみせており、まさに全身病といえる実態があった。

熊本における第一水俣病と新潟における第二水俣病の症状は質的にはそれほど異なっているとは言えない(図1―4、5)。しかし量的にみると、各神経症状の上で大きな差異が認められるかにみえる。第一水俣病は視野狭窄と知覚障害が一〇〇%であるが、第二水俣病では表在性感覚障害が一〇〇%近くであり、他の神経症状にもかなりの差異が認められる。

これらはいずれも急性期の症状であるが、この差異をどう解釈するかの点についての決定的要因は今のところないと言ってもよい。第一水俣病の要因は海水魚、第二水俣病は淡水魚であり、前者は発生源に近く、後者はより遠いという違いはあるが、これらが決定的要因であったという証拠にはならないであろう。

図1―4　熊本の水俣病における各神経・精神症状の出現率
（患者・34例，1960。徳臣晴彦「水俣病」，有馬澄雄編『水俣病』273-290頁，青林舎，1979年）

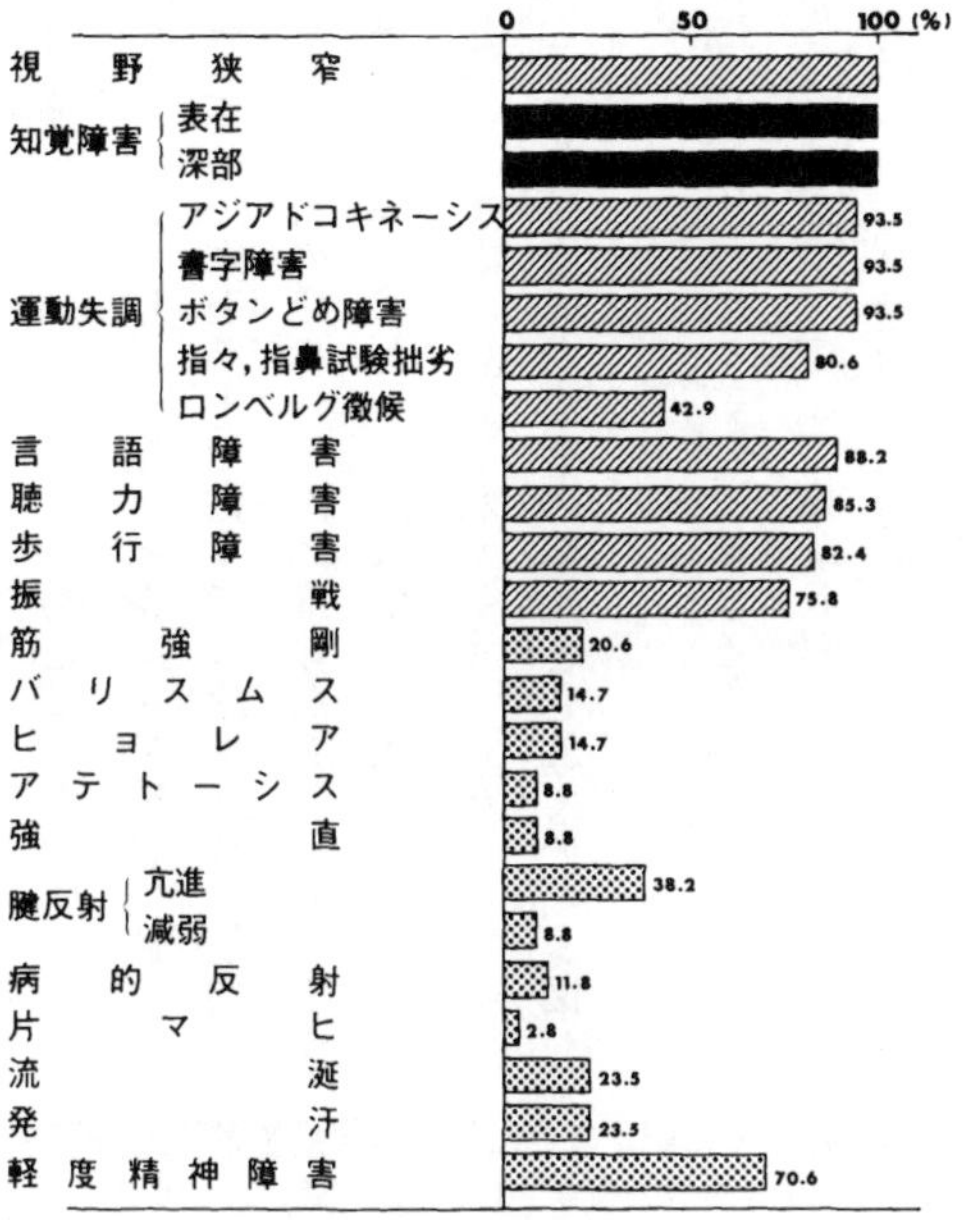

図1―5　新潟の水俣病における各神経・精神症状の出現率
（患者・26例，1965。徳臣晴彦，同上291-300頁）

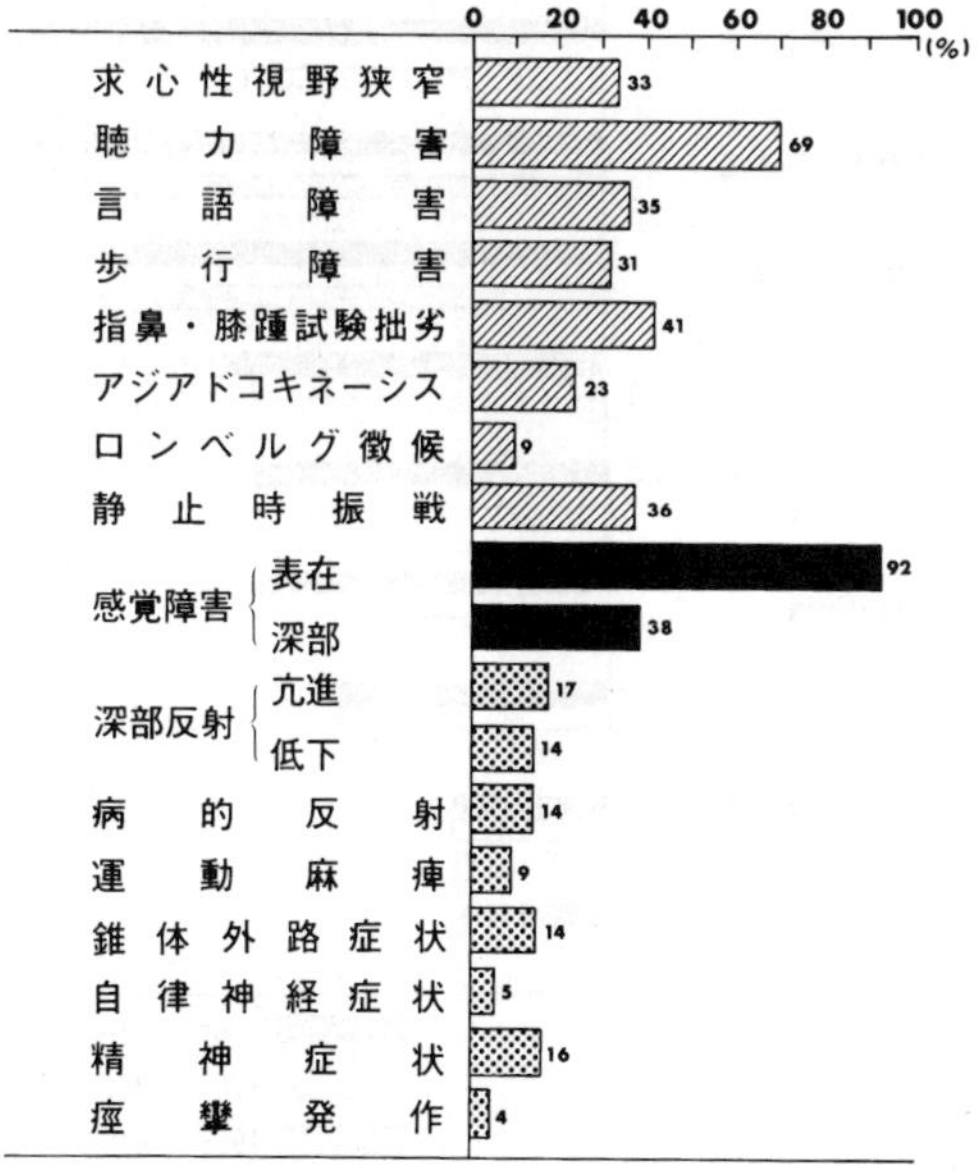

新潟大の白川健一氏らが熊本へ行き、三十八人の第一水俣病患者を診察した結果によると、表在性知覚障害が第一位となっている。それは一九七二年の業績であって、一九六〇年から十年程経過しているので、急性期と慢性期の差異を考慮していくと、この時期差からは決定的な結論を引き出すことも容易とは言えない。

白川氏らの第二水俣病に関する業績中で注目に値するものとしては、六五年十二月までに認定された新潟水俣病患者二十人の症状の年次的推移がある。その中には客観的な神経症状として数量化し、数値化し、客観化することができない諸症状が数多く存在した。そのため、それらは奇妙な患者の訴えとされていた（**図1―6**）。

白川氏らは、同年に第二回に関する新潟の水俣病患者とその家族の調査で二対照群と比較して、三十二の質問事項について自覚症として取り上げたのが**図1―7A**である。これを見ると対照群Ⅰ、Ⅱに比し、認定された患者三十九人においては、患者家族の百二十六人に比べてどの質問事項についてもその頻度が高い。しかも対照群に比べてその違いは歴然としている。

図1―6　1965年12月までに認定された新潟水俣病患者20人の奇妙な症状の年次的推移
（白川健一ほか「新潟水俣病の疫学と臨床」,『神経進歩』16(5), 881-891頁, 1972年）

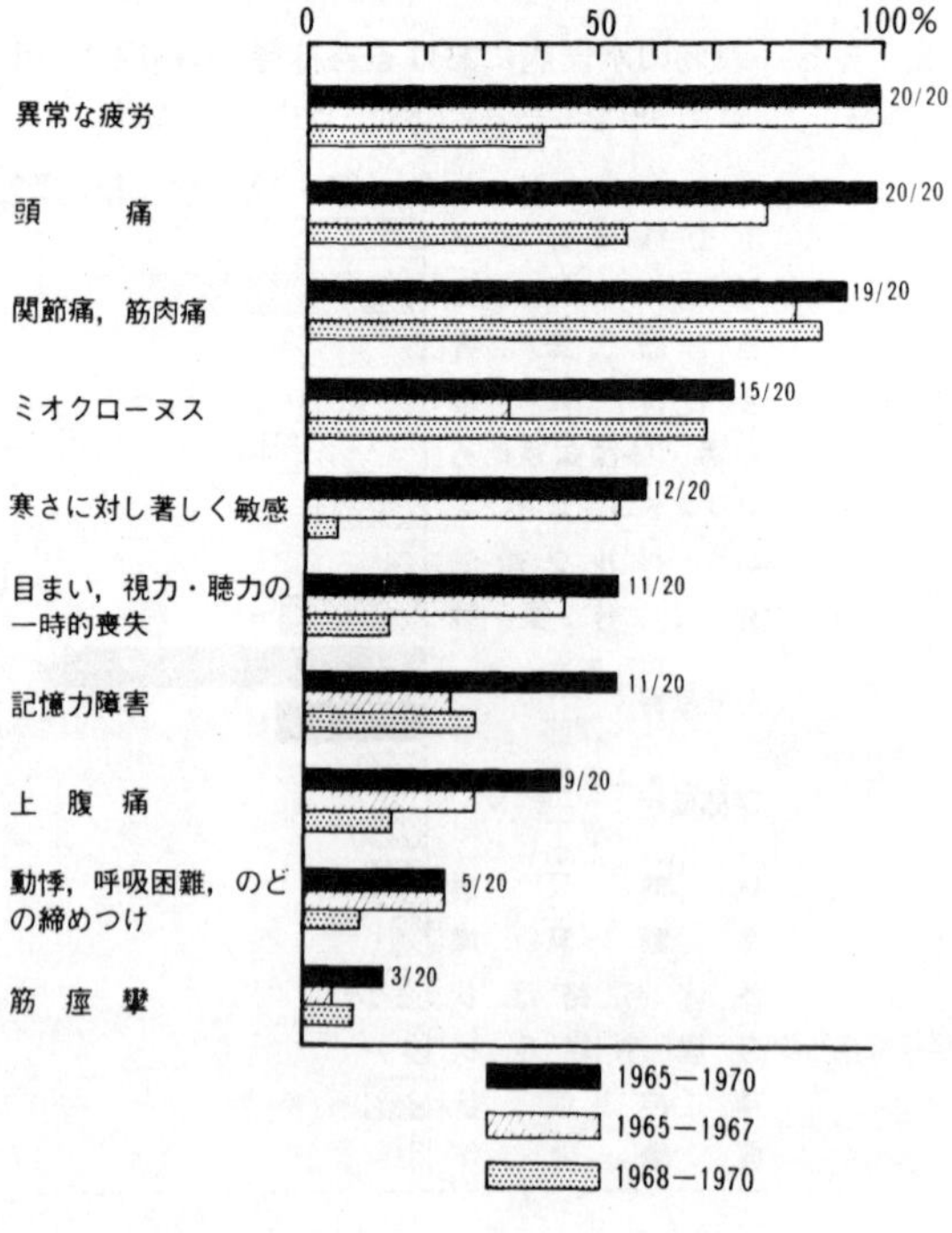

図1—7

A　第2回一斉検診アンケート(ハイ・イイエ)による新潟水俣病患者・家族・2対照群別にみた自覚症頻度

(白川健一ほか「新潟水俣病の疫学と臨床」,『神経進歩』16(5),109-119頁,1972年)

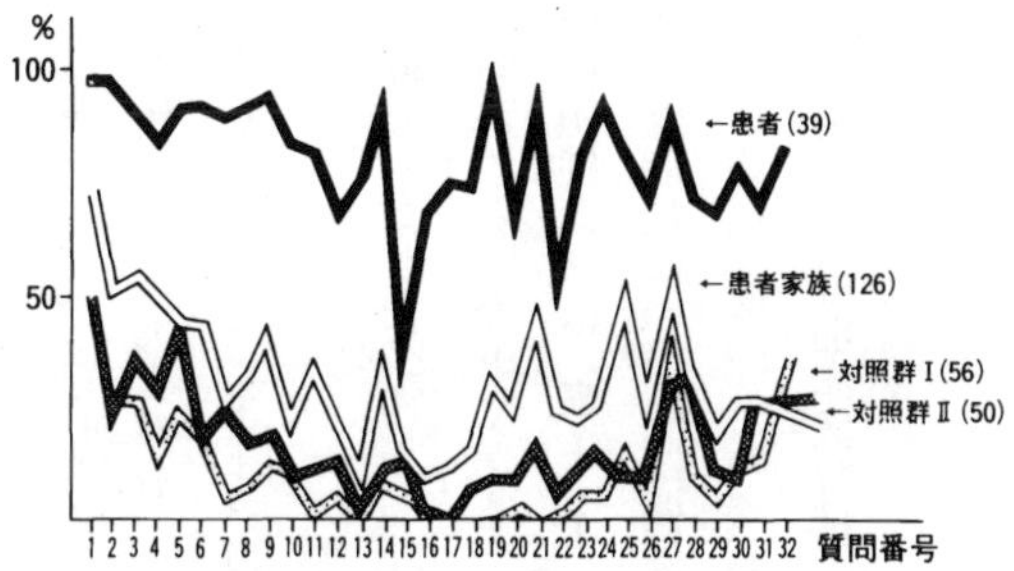

B　新潟水俣病患者にみられる自覚症状(白川健一ほか,同上881-891頁)

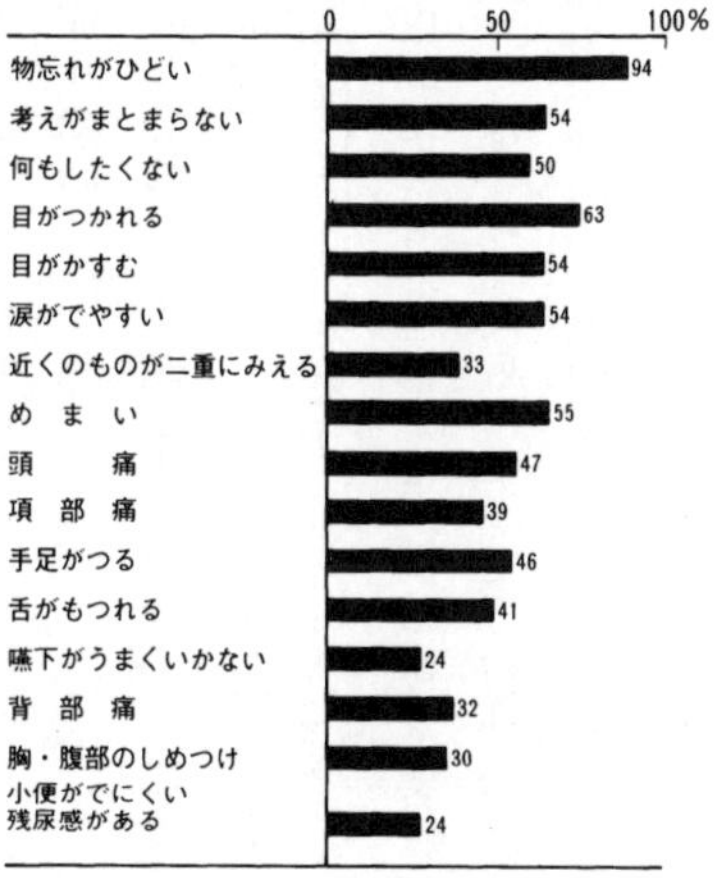

※しびれ，耳鳴・難聴，筋～関節痛は除外

患者79名(男53名，女26名)

(1972，2～3月，追跡検診)

C　赤崎地区検診結果(自覚症状の出現頻度)

(藤野糺ほか「水俣病の底辺」,『社会医学研究』91-107頁,社会医学研究会,1985年)

( )：%

自覚症状	男53名，女68名　計 121 名	
1．しびれ感	102	(84.3)
四肢	56	(46.3)
上肢のみ	16	(13.2)
下肢のみ	15	(12.4)
2．疲れやすい	95	(78.5)
3．物忘れする	91	(75.2)
4．頭痛	87	(71.9)
5．めまい	75	(62.0)
6．手足の力が弱い	72	(59.5)
7．からす曲り	68	(56.2)
8．耳鳴	64	(52.9)
9．不眠	62	(51.2)
10．耳が聴えにくい	61	(50.4)
11．倒れやすい	58	(47.9)
12．腰痛	56	(46.3)
13．ぼんやり見える	56	(46.3)
14．いらいらする	56	(46.3)
15．物をとり落す	52	(43.0)
16．筋肉のぴくつき	52	(43.0)
17．ことばが出にくい	52	(43.0)
18．スリッパがはきにくい	50	(41.3)
19．頭がボーとする	49	(40.5)
20．指先がきかない	48	(39.7)
21．手がふるえる	47	(38.8)
22．何もしたくない	46	(38.0)
23．手足の痛み	41	(33.9)
24．舌がもつれる	40	(33.1)
25．嗅覚障害	38	(31.4)
26．まわりが見えにくい	32	(26.4)

その内訳は図1―7Bに示される通りであり、上位の四つは「物忘れがひどい」「考えがまとまらない」「何もしたくない」「目が疲れる」等になっている。しかもここに挙げた他の諸症状は、いずれも国の委員会によって認定された患者全てに認められた自覚症状である。

白川氏は、彼自身ですら当初は数量化できなかったこれらの主観症状について、患者は嘘をついているのかもしれないと何度も疑ってみたとの感想を周囲の方々に述べている。しかし、診察を重ねて行くうちに、次第にこの主観症状は、真実そのものであるとの確信に近い考え方に変わっていったとも述べている。

この白川氏の自覚症の考え方とデータは熊本の医師たちをも感動させ、同じような自覚症のより詳細な検査が熊本の各地でも行われていったのである。一つは藤野糺氏らによって行われた赤崎地区における自覚症の出現頻度が図1―7Cである。ここでは一種の感覚障害に酷似する「しびれ感」が第一位で、ついで「疲れやすい」「物忘れする」などである。

また熊本大の原田正純氏らは、表1―1に見るように、水俣地区の若年者の臨床症状を総括している。神経症状のうち自律神経症状については欄外に＊印で説明しており、いずれも原始的感覚障害に属するものであって、数値化し客観化し難いものであった。一方、上段の諸症状も自覚症のカテゴリーに属するものといってよいが、それらが年齢別に区分けされているところに、一つの特徴があるとみてよいかもしれない。

水俣病認定要件の変化

水俣病の臨床について述べる前にどうしても述べておかなければならないのは、環境庁の水俣病の認定要件が、いかに時代と共に激変していったかという点である。

まず、藤野氏らの水俣病認定審査会の認定率の推移の図1―8を見ていただきたい。これを見ると、当

表1―1　臨床症状(水俣地区:若年者)

(原田正純ほか,『日本体質学雑誌』46, 86-100頁, 1982年)

	全体で	5〜7歳	7〜10歳	10〜13歳	13〜17歳
頭痛	47 (33. 0)	7 (24. 1)	14 (33. 3)	14 (35. 8)	12 (37. 5)
疲れやすい	42 (29. 5)	7 (24. 1)	10 (23. 8)	15 (38. 4)	10 (31. 2)
乗物酔い	36 (25. 3)	5 (17. 2)	10 (33. 8)	14 (35. 8)	7 (21. 8)
腹痛	36 (25. 3)	8 (27. 5)	15 (35. 7)	11 (28. 2)	2 (6. 2)
立ちくらみ・めまい	29 (20. 4)	1 (3. 4)	4 (9. 5)	11 (28. 2)	13 (40. 6)
食欲不振	25 (17. 6)	8 (27. 5)	7 (16. 6)	6 (15. 3)	4 (12. 5)
朝起き困難	25 (17. 6)	6 (20. 6)	3 (7. 1)	5 (12. 8)	6 (18. 7)
気が遠くなって倒れる	18 (12. 9)	1 (3. 4)	3 (7. 1)	9 (25. 0)	5 (15. 6)
動悸	17 (11. 9)	4 (13. 7)	4 (9. 5)	4 (9. 5)	5 (15. 6)
からすまがり(こむら返り)	16 (11. 2)	0	2 (4. 7)	7 (17. 9)	7 (21. 8)
顔色不良	15 (10. 5)	3 (10. 3)	5 (11. 9)	5 (12. 8)	2 (6. 2)
転びやすい	10 (7. 0)	0	2 (4. 7)	3 (7. 6)	5 (15. 6)
気分が悪くなる	10 (7. 0)	1 (3. 4)	2 (4. 7)	6 (15. 3)	1 (3. 1)
しびれ感	10 (7. 0)	0	2 (4. 7)	3 (15. 3)	5 (15. 6)
痙攣発作	8 (5. 6)	2 (6. 8)	1 (2. 3)	4 (9. 5)	1 (3. 1)
神経症状	19 (13. 3)	5 (17. 2)	3 (7. 1)	4 (9. 5)	7 (21. 8)
起立性調節障害様症状	35 (24. 6)	5 (17. 2)	6 (14. 2)	14 (35. 8)	10 (31. 2)
自律神経症状＊	36 (25. 3)	4 (13. 7)	9 (21. 4)	15 (38. 4)	8 (25. 0)
知能低下	13 (9. 1)	3 (10. 3)	3 (7. 1)	3 (7. 6)	4 (12. 5)
全対象数	142 (100)	29 (100)	42 (100)	39 (100)	32 (100)

＊手掌発汗過多, 皮膚紋画症, 手足末端冷厥, チアノーゼ等

図1―8　水俣病認定審査会の認定率などの推移(%。『公害研究』11巻4号, 8頁, 1981年)

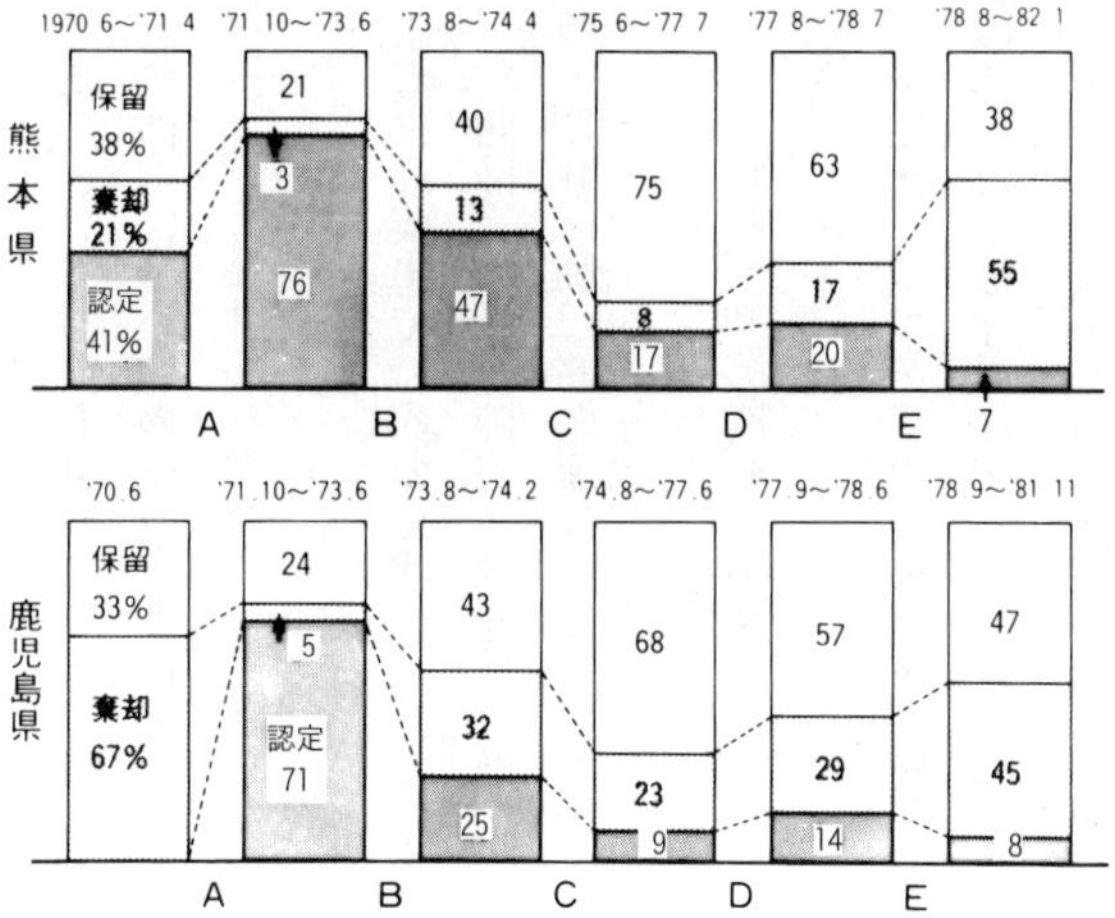

A：行政不服と事務次官通知　B：第三次水俣病問題とそれに対するまき返し

C：てたらめ検診と審査会の長期中断

D：環境庁判断条件を発表　　E：新次官通知, NO_2基準緩和

初の熊本県はまだしも、鹿児島県では認定率は皆無であったことが明瞭である。七〇年代には、すでに廃水口は百間港から水俣川河口にとっくに変更されていたので、第一水俣病は主として不知火海の南北両方向に伸びていったはずである。したがって、これは明らかに認定委員会の誤認定であることは明白である。

水俣病認定が最高に達するのは、七一年十月から七三年六月であり、ここでは棄却は熊本県ではわずか三%であり、認定は七六%、保留は二一%、鹿児島県でもほぼ同率であるという激変を見せている。これは「公害に係る健康被害の救済に関する特別措置法：水俣病の認定の要件」についての環境庁事務次官の通達（七一年八月七日）が、時の環境庁長官であった大石武一氏の指導によって発せられたために他ならない。その内容は以下に要約できる。

①水俣病は、魚介類に蓄積された有機水銀を経口摂取することによる神経疾患で、次の症状を呈する。

イ、後天性水俣病――四肢末端、口囲のしびれ感にはじまり、言語障害、歩行障害、求心性視野狭窄、難聴などをきたす。また、精神障害、振戦、痙攣、その他の不随意運動、筋肉硬直などを来す例もある。

主要症状は、求心性視野狭窄、運動失調（言語障害、歩行障害を含む）、難聴、知覚障害である。

ロ、胎児性または先天性水俣病（引用者註――これについては別の項で私の意見を述べる）。

②上記の①の症状のうちのいずれかの症状がある場合において、当該症状の全てが、明らかに他の原因によるものである場合に水俣病の範囲に含まないが、当該症状の発現または経過に関し、魚介類に蓄積された有機水銀の経口摂取の影響が認められる場合には、他の原因がある場合であっても、これを水俣病の範囲に含む。

なおこの場合の「影響」とは、当該症状の発現または経過に、経口摂取した有機水銀が原因の全部または一部として関与していることを言う。

③②に関し、認定申請人の示す現在の臨床症状、既往症、その者の生活史および家族における同種疾患の有無等から判断して、当該症状が経口摂取した有機水銀の影響によることを否定し得ない場合においては、法の趣旨に照らし、これを当該影響が認められる場合を含むものである。
④法第三条の規定に基づく認定に係る処分に関し、都道府県知事等は、関係公害被害者認定審査会の意見において、認定申請人の当該申請に係る水俣病が、当該指定地域に係る水質汚染の影響による場合はもちろん、認定申請人の現在に至るまでの生活史、その他当該疾患についての疫学的資料から判断して、当該地域に係る水質汚染の影響によるものであると認め、すみやかに認定を行う。

私は、この環境庁の次官通達については、時の環境庁長官の大石武一氏の判断が特に正当であったと考える。つまり、長官の判断は、水俣病は民事訴訟である以上、「疑わしきは罰せよ」という法哲学がその根底にあったと考えるほかはないからであり、それは全く正当そのものであったといえる（**図1―8**）。

しかし、その後の次官通達によるものは、年を経るに従って次第に厳しいものへと変換していき、熊本県、鹿児島県とも認定委員会の判断によって認定患者率は激減し、棄却、保留両率が激増していったのである。そこで言えることとは、環境庁長官の指示はほとんど反映されないか、それとも次官にまかせきりか、その後厳しくなった通達を鵜呑みにしたとしか考えられない。さらにまた認定委員会の構成員にしても、次官通達にしたがったとしか考えられない。**図1―9**は認定率と棄却処分の率とを熊本県で要約したものであり、同様の比率逆転現象は新潟県においても**図1―10**にも明示されている。

このような極端な逆転現象は、医学が属しているといわれる自然科学においては、原則として起こり得べきものではない。とするとこの現象は、まさに自然科学以外の分野において生起した現象に基づくものに外ならないと考えざるを得ない。これについては二つの考え方が成立するであろう。

図1―9　水俣病の認定・棄却処分状況図(熊本県:1986年12月31日現在)
(「危機に立つ公害被害者の人権」,『第30回人権擁護大会シンポジウム　第2分科会』73頁,1987年,熊本市民会館)

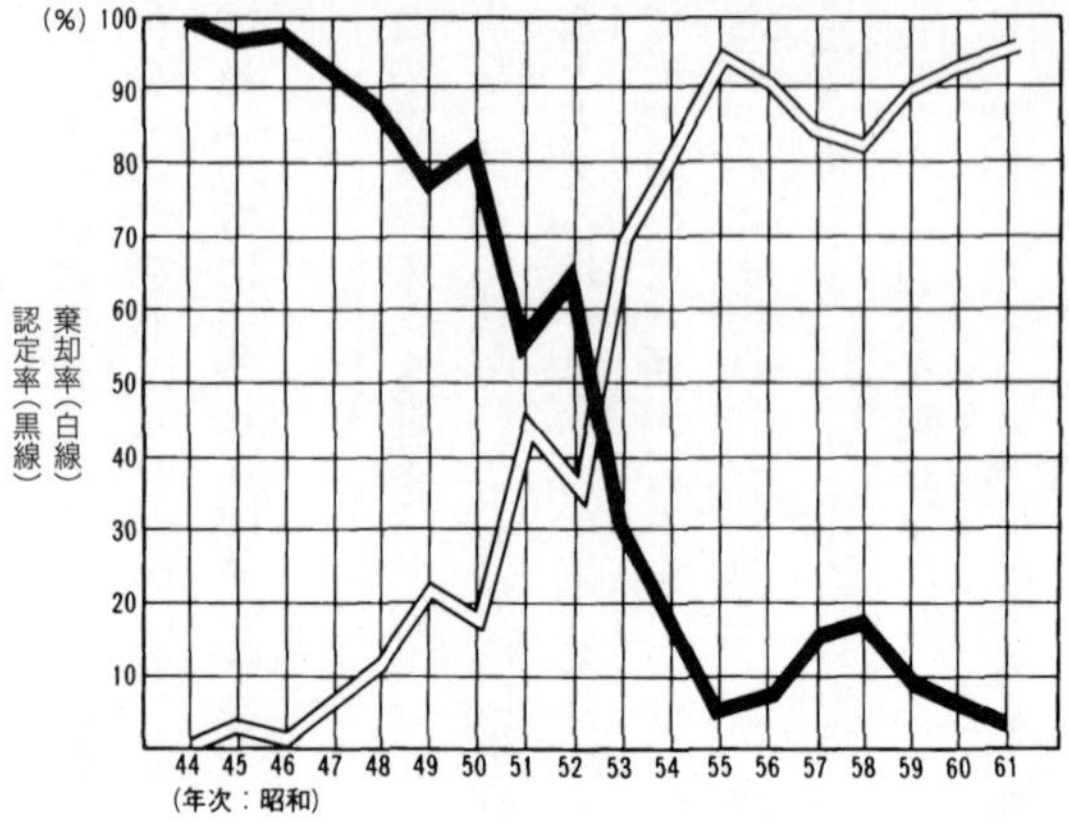

図1―10　新潟水俣病の認定・棄却の年次的変化
(『朝日新聞』1982年6月19日)

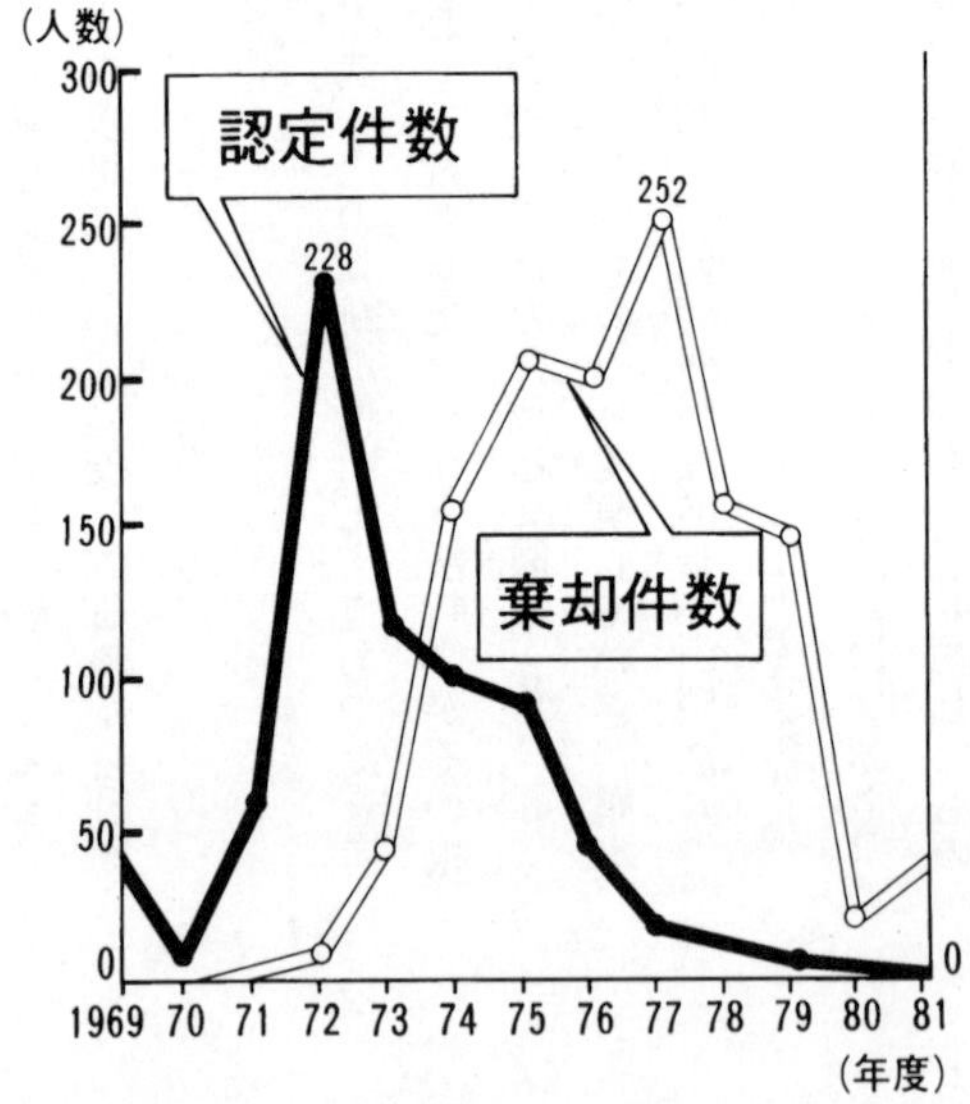

一つは、医学そのものは一応自然科学に属しているとは言え、それは物理学や数学のような厳密な意味での自然科学の領域に属していると言えるのか言えないのかという基本的疑問である。私自身は、ヒトの医学は動物実験のような意味での厳密な条件づけができるとは考えていない。言葉をかえると、それはむしろ経験科学の領域に属している。

第二の考え方は、少なくとも特にヒトの医学は、経験科学そのものであるとすると、自然科学以外の政治、経済、その他を含む社会科学はもとより、哲学、倫理学を含む人文科学とも関連せざるを得ないということだが、ここではこれ以上述べない。

しかしそこにはオイルショックによる経済上の落ち込みがあり、経済的・政治的な配慮が強力に働いたと考えざるを得ない。しかしこうした考え方が、患者である原告側に適用される根拠は何もないと断言できる。

有機水銀中毒の神経病理学

ここで、水俣病の臨床像を見ていくことにしよう。**表1—2**を見ていただくと、症例1から10までは主として熊本、一部に新潟の水俣病が混在している。11、12例は、皮膚病（疹癬）に対してメチル水銀を含む軟膏を塗布した有機水銀中毒であり、症例13はハンター・ラッセル症候群の一例であり、症例14はスモンとエチル水銀の二重中毒例という珍しい例である。最後の15、16、17の三例は熊本の胎児性水俣病の諸例であり、これについては改めて述べる。

メチルまたはエチル両基を持つ有機水銀中毒例は、それぞれその摂取ルートは異なるものの、神経病理学的にはほとんど共通する病理像を示していると言える。ただし、脳血管の病変に関する限り、多少の差

症例番号	年齢・性別（職業・地域）	全水銀量（ppm）	疾患の全過程	主要臨床症状
●疥癬に対し，0.2%のメチル水銀チオアセトアミドの溶液を含む軟膏塗布による経皮性中毒症				
11	35歳・男子（セールスマン・東京）	脳：11.0–48.2 肝：20.8 腎：51.4 （3カ月にわたって塗布）	28日	手のしびれ，背痛，視力障害，同心円性視野狭窄，聴力障害，介助なしに歩行不能，障害性会話，全肢の不随意運動，筋強剛，失調性歩行；意識障害，夜間うわごと，精神運動興奮
12	19歳・男子（学生・岡山）	不検査（5カ月にわたって塗布）	9カ月	急性期～亜急性期：両手・舌と両下肢のしびれ，視力障害，聴力障害，介助なしに歩行不能，諸腱反射昂進，病的諸反射，舌が左に曲がる，失調性歩行，両上肢の失調，言語不明瞭，発汗過多；意識障害 中間期～慢性期；失外套症候群，失皮質性強剛，痙攣多発，末期の重症黄疸
●メチル水銀化合物を含む農薬塵埃による Hunter-Russell 例				
13	38歳・男子（農薬工場工員・イギリス）	不検査（4カ月にわたってメチル水銀化合物を肺から吸入，皮膚からも吸収）	15年	急性期～亜急性期：両手指・両腕・口唇並びに舌のしびれ，両手指先の２点識別障害，立体感覚障害，同心円性視野狭窄，軽度聴覚障害，会話障害，両側性眼瞼下垂，腱反射減弱，失調性歩行，ヂスヂアドコキネーシス（一種の小脳性失調症），ヂストニア（不随意運動の一種），ニスタグムス（一種の眼球運動障害） 慢性期：左眼失明，右視野狭窄，嚥下障害と歩行障害，両側性眼瞼下垂，粗大失調，ニスタグムス；持続性高血圧（190/135） 死因：心不全と梗塞症
●先行するスモンと末期の液状人血漿（LHP）の静注による急性エチル水銀中毒の合併症				
14	13歳・男児（東京）	脳：17.9–20.8 肝：43.3 腎：12.5–21.2 （ほぼ連続的に 29 日にわたって 0.01%のエチル水銀化合物を含むLHP の9.000 ml）	終末期の10日間	終末期におけるHunter-Russell症候群：手指・手と口唇の両側のしびれ，全身の掻痒感，四肢強直，会話障害，呼吸困難，両手の不随意運動，企図振戦（何かやろうとするとふるえが始まる），発汗過多；精神運動興奮，昏睡 基礎疾患として13年間のタンパク喪失腸症；ひどい下痢，腹痛，貧血，タンパク尿，血液の低タンパク症，腎症，高血圧，腹水 7歳時にスモン（→経過）：Qf（キノフォルムの略語）235g，4日間→下肢の不快感，足の筋力の減退，ロンベルグ症状（一種の失調症），正常知覚→Qf 97g，52日間→筋力減退→自転車には乗れる→Qf 14g，14日間→Qf 63g，35日間

症例番号	年齢・性別（職業・地域）	家族歴	主要臨床症状
●熊本における胎児性水俣病			
15	4歳10カ月・女児（漁師の娘）	全家族は健康 いとこが水俣病	母親は10カ月の妊娠，正常分娩；生下時体重3.2kg；出生後12日たって痙攣，白痴，座位・立位また摂食不能，発語の遅滞，顕著な“はさみ足”，小脳，錐体路・錐体外路と自律諸機能の諸障害，原始反射陽性，瞳孔反射の軽度障害，視力と聴力の減退，失禁，ミオクローヌス発作（局所筋の痙攣），強直性痙攣，周期的発熱
16	6歳・女児（漁師の娘）	母親は非典型的な水俣病；ニスタダムス，ロンベルグ陽性，軽度失調性歩行，知的障害；他の同朋もこの女児と同症状	3歳時の頭髪の水銀量は57.8ppm；ひどいやせ，身体発育の遅滞，四肢の強剛性攣縮，舞踏病・アテトーゼ様運動，典型的“はさみ足”，失外套症候群；持続性痙攣のもとに死亡；脳重630g
17	2.5歳・女児（漁師の娘）	この子が生まれる 10 カ月前父親が水俣病で死亡，母親は妊娠中の全指のしびれ感	出生3カ月後に視力障害；痙攣発作，身体発育遅滞，四肢の痙性麻痺，自発運動不能，所見反射昂進，眼球偏位，自発言語険性，発熱，頻回の痙攣発作，呼吸困難，死亡；脳重650g

表１—２　各種アルキル水銀中毒の臨床像の総括

（「危機に立つ公害被害者の人権」,『第30回人権擁護大会シンポジウム　第２分科会』73頁, 1987年, 熊本市民会館）

症例番号	年齢・性別（職業・地域）	全水銀量（ppm）	疾患の全過程	主要臨床症状
●メチル水銀化合物に汚染された海魚（淡水魚）または魚介類を食することによって惹起された水俣病				
1	34歳・男子（漁師・熊本）	脳：9. 60 肝：70. 5 腎：144. 0	19日	四肢と口唇のしびれ, 聴力障害, 痙性両下肢麻痺, 手と下肢のふるえ, 失調性歩行, 不明瞭言語；精神運動興奮, 昏睡, 痙攣頻発
2	19歳・男子（工場職員・新潟）	脳：10. 76 -11. 79 腎：13. 0 （川魚を多食）	40日	全指のしびれ, 聴力障害, ゆっくり歩行, バビンスキー反射陽性, 構音障害, ふるえ, 全肢と頸が固い, 不明瞭言語, 発汗過多；精神運動興奮, 意識障害, 閑黙, 拒絶症
3	29歳・女子（漁師, 家族２人罹患・熊本）	脳：8. 59 肝：39. 5 腎：40. 5	53日	全指と口唇のしびれ, 聴力障害, 諸腱反射陰性, 手指のふるえ, 舞踏病様運動, バリズム様運動, 失調歩行, 不明瞭言語, オピストトーヌス（そっくりかえりの姿勢）；精神運動興奮, 昏睡
4	58歳・女子（漁師の妻・熊本）	脳：21. 3 肝：42. 1 腎：106. 0	60日	全指のしびれ, 聴力障害, 失調性歩行, 全肢が固い, 不明瞭言語；昏睡
5	50歳・女子（家婦・熊本）	脳：4. 86 肝：36. 2 腎：29. 2	90日	口唇と全肢のしびれ, 四肢の感覚低下ならびに痛覚低下, 聴力障害, 諸腱反射昂進, 病的腱反射, 失調性歩行, 不明瞭言語, 舞踏病・アテトーゼ様運動, 嚥下障害；精神運動興奮, 意識障害, 昏睡
6	28歳・男子（農夫・新潟）	脳：8. 3–14. 4 肝：35. 6 腎：47. 2 （川魚を多食）	98日	口唇と全肢のしびれ, 視力障害, 聴力障害, 座位・立位とも不能, 諸腱反射昂進, 病的反射, 構音障害, 左側への眼球偏位, 嚥下困難, 企図ふるえ, 眼球運動異常, オピストトーヌス（そっくりかえりの姿勢）；精神運動興奮, 失皮質性症候群（失外套症候群とも言う）
7	4歳5カ月・女児（漁師の娘・熊本）	脳：5. 25 肝：26. 0 腎：37. 4	553日	全盲, 痙性四肢麻痺, 諸腱反射昂進, 病的諸反射, 構音障害, 失調性歩行, 不明瞭言語；精神運動興奮
8	8歳・女児（漁師の娘, 家族２人罹患・熊本）	脳：1. 30 肝：6. 35 腎：12. 8	993日	失明, 失聴力, 痙性四肢麻痺, 諸腱反射昂進, バビンスキー反射陽性, 足間代, 嚥下困難, 協調運動障害, 失調性歩行, 不明瞭言語, ニスタグムス（一種の眼球運動異常）, 強迫笑；痙攣多発
9	6歳10カ月・男子（漁師の息子・熊本）	脳：2. 22 肝：5. 44 腎：5. 9	1467日（4年と7日）	急性期〜亜急性期：全盲, 強度の聴力障害, 痙性四肢麻痺, 病的諸腱反射, 協調運動不能 慢性期：失外套症候群または無動無言症（一種の植物状態） 死因の一つ：麻疹ウイルス感染が脳にも合併
10	23歳・女子（漁師の娘, 同朋３人罹患・熊本）	脳：5. 3–9. 1 肝：0. 15–0. 42 腎：5. 4–5. 9	18年	急性期〜亜急性期（5歳9カ月の時発病）：視力と聴力の両障害, 痙性四肢麻痺, 座位・立位とも不能, 病的諸腱反射, 足間代, 全指・頸並びに全肢のふるえ, 構音障害, 嚥下障害, 頸部強直, ケルニッヒ陽性 慢性期：頻回の痙攣, 失皮質症候群, 全盲, 失外套症候群または無動無言症, 呼吸困難, 気管切開 脳重：775g

異が見られなくもないと考える。

また水俣病を議論する時、大脳にその起源があるとして中枢神経系を重視して、末梢神経系を度外視するという極論がある。しかし私は、両者とも存在しているという証拠を動物実験の成果からだけでなく、人間の場合にも証明できるという経験を持っている。

ここで、これらの神経病理学的解説を述べるにあたって、まず正常な脳の断面像の概略を説明しておこう。中枢神経系の側面図（図1—11）を見ると上から大脳、小脳、脳幹（中脳、橋、延髄）と続き、その下の細長く伸びた部分が脊髄であり、これらの総体を中枢神経系という。また末梢神経の右が運動神経、左が感覚神経のごく一部を表している。この図はごく簡略化したもので、実際の全体像はもっと複雑を極めるものであり、大脳の末梢神経系は省略してある。

左右の脳半球を真ん中で切り分けた正中断という断面（図1—12）は、脳幹、小脳、上部脊髄などを表している。脳神経系は、頭蓋骨と脊椎骨との中に収められていて、頭蓋骨の内側には硬膜、クモ膜下腔があり、その中に脳脊髄液が存在し、さらにその中に中枢神経

図1—11　中枢神経系と末梢神経系
（R. S. Snell『医学生のための臨床神経解剖学』第二版, 1987年）

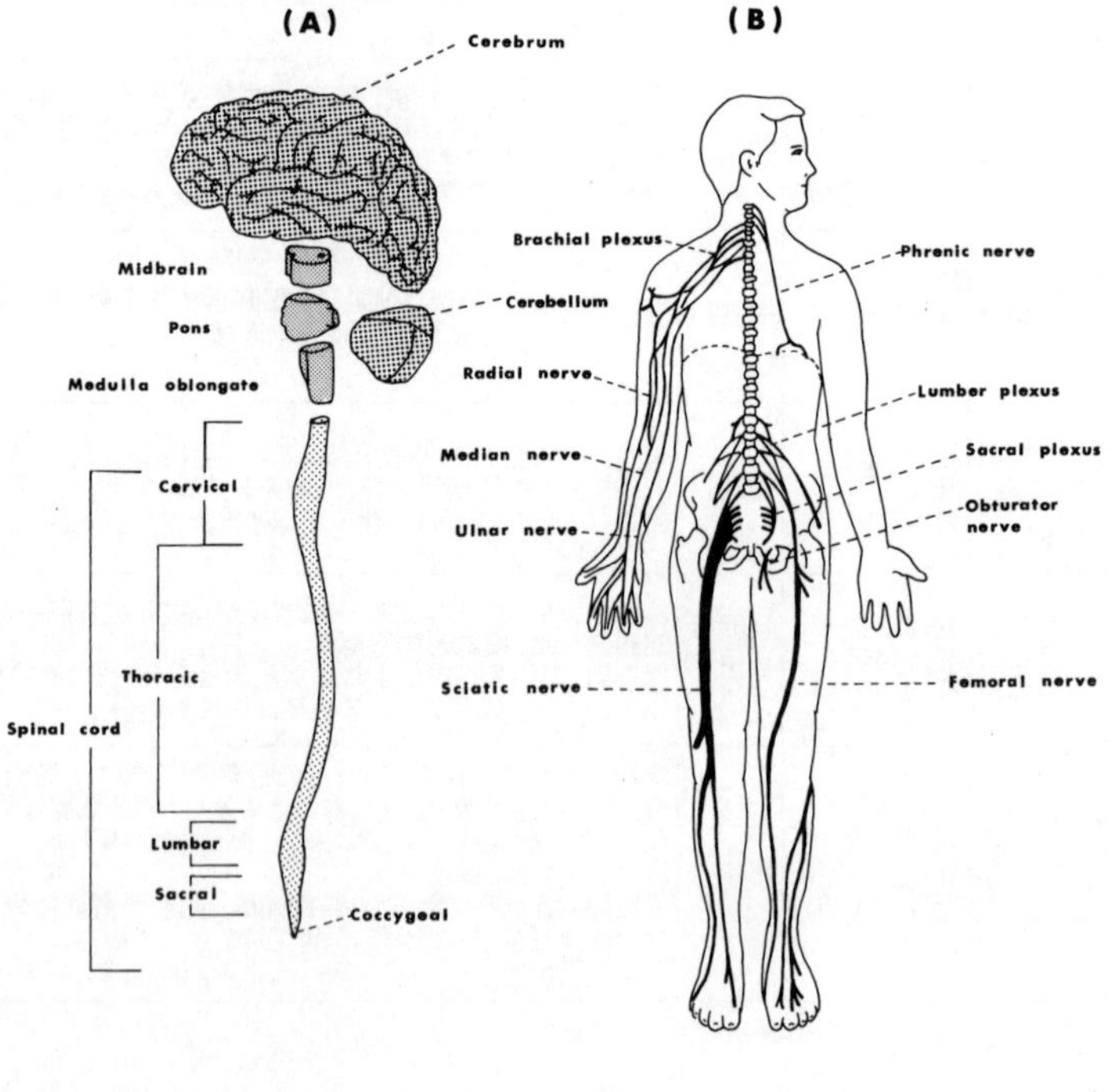

図1—12　頭頸部の正中断図と中枢神経系の大別

(Nieuwenhuys『図説中枢神経系』3頁, 1983年)

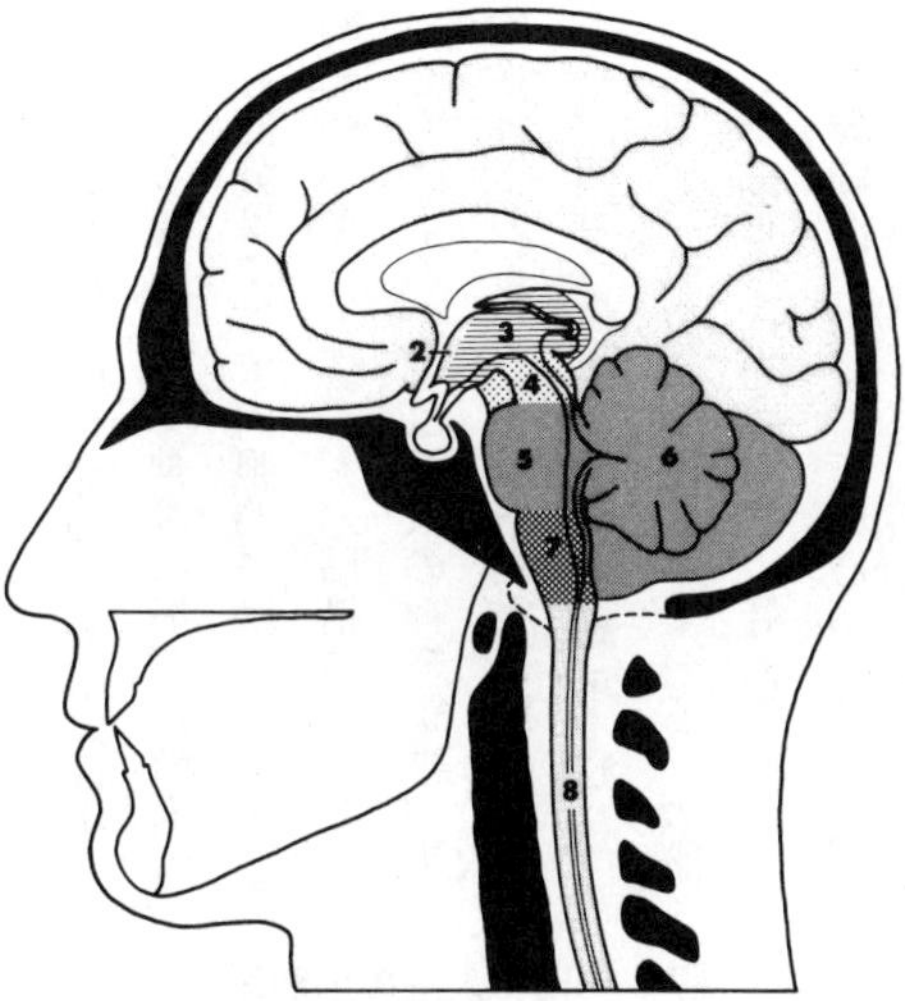

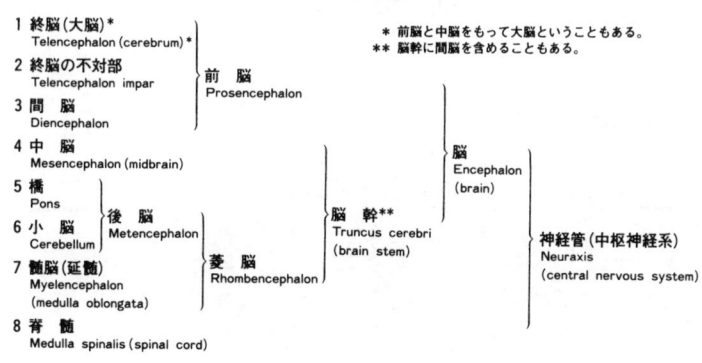

1 終脳(大脳)*
Telencephalon (cerebrum)*

2 終脳の不対部
Telencephalon impar

3 間　脳
Diencephalon

（1〜3）前　脳
Prosencephalon

4 中　脳
Mesencephalon (midbrain)

5 橋
Pons

6 小　脳
Cerebellum

（5〜6）後　脳
Metencephalon

7 髄脳(延髄)
Myelencephalon
(medulla oblongata)

（5〜7）菱　脳
Rhombencephalon

（4〜7）脳　幹**
Truncus cerebri
(brain stem)

（1〜7）脳
Encephalon
(brain)

8 脊　髄
Medulla spinalis (spinal cord)

（1〜8）神経管(中枢神経系)
Neuraxis
(central nervous system)

* 前脳と中脳をもって大脳ということもある。
** 脳幹に間脳を含めることもある。

が位置している。一方、大脳、間脳を前脳、橋と小脳を後脳、さらに中脳から延髄までを脳幹と称する分け方もある。以上すべてをひっくるめて脳と呼び、さらにその下の脊髄を含めて中枢神経系（神経管）と総称する。

頭蓋骨や硬膜をはがした両脳半球の前額断（図1―13）は、頭の頂点から顎に向けて垂直に切った断面である。表面の黒い部分は皮質で肉眼的には灰白色をおび、そこに神経細胞が多くの場合、六層構造をなして配列している。その直下の白質は多数の神経線維の集団によって構成されている。一方、灰白質は脳の深部にもあって、それが間脳に相当する領域（図1―12）であり、その下の真中に小脳皮質が位置している。大脳の中央部にT字形で左右対称的に空白に見える部分は脳室といって、脳脊髄液がつまっている領域である。

前額断面図と直角の方向に切った断面を水平断という（図1―14）。上部が前方、下部が後方である。これらの断面は、生前に放射線や磁気線を利用したCTやMRIでもとらえることができ、臨床検査の場合にはよく用いられる便利な方法である。しかし、死後の病

図1―13　大脳の前額断
（出典は図1―11と同じ）

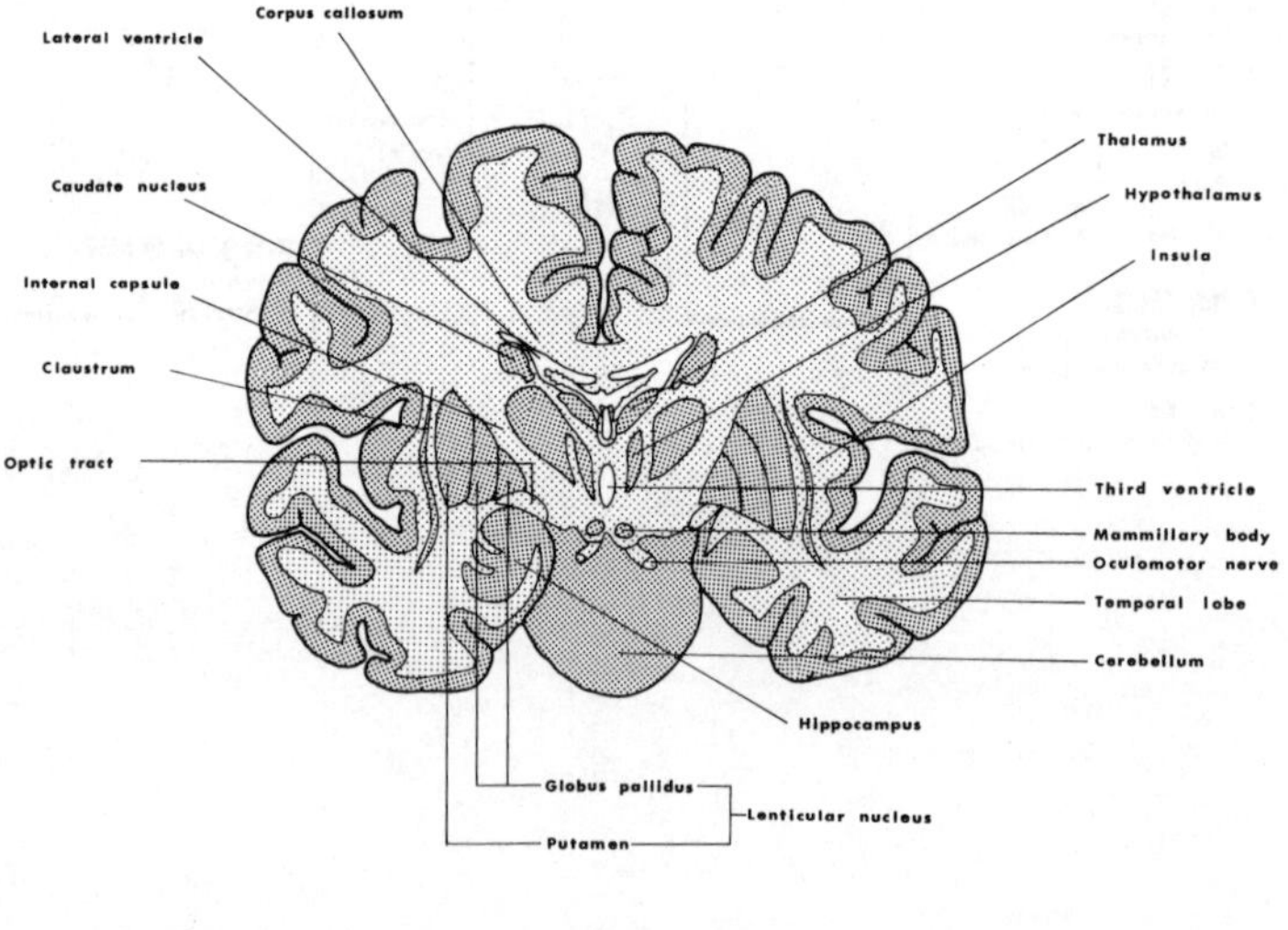

図1—14　水平断した大脳半球と脳室

（出典は図1—11と同じ）

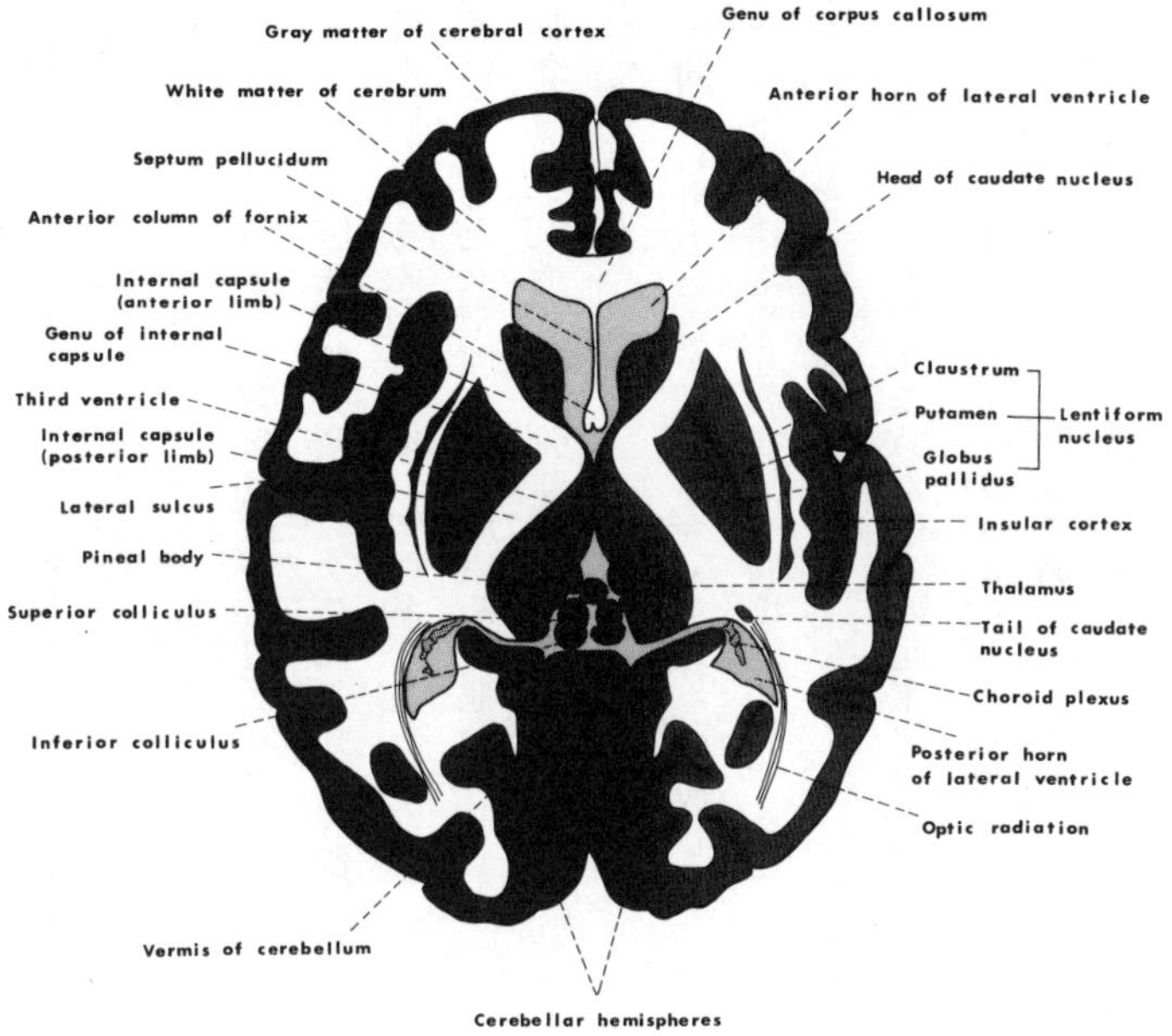

図1—15　脳脊髄液の循環動態の模式図

（出典は図1—11と同じ）

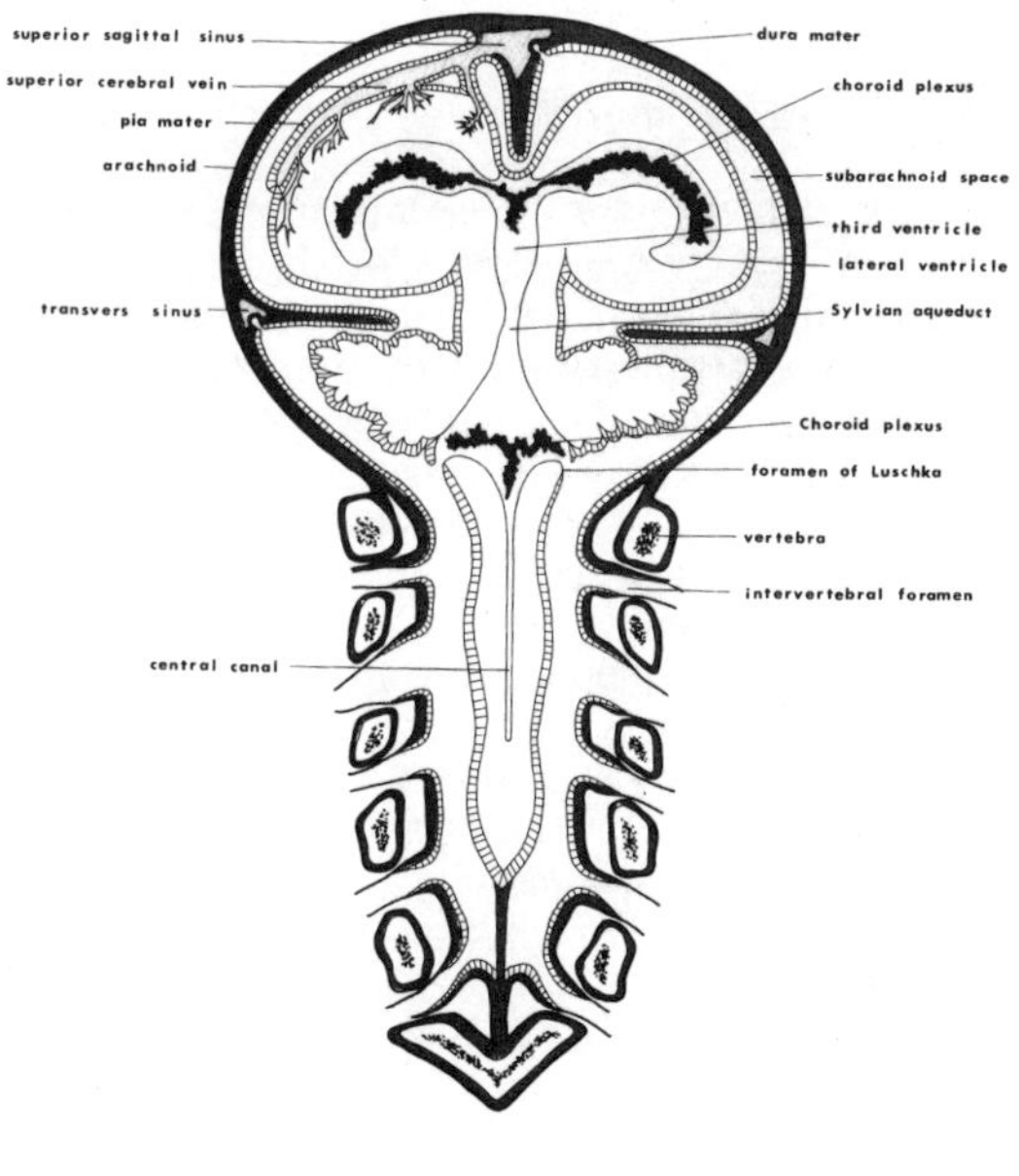

理像のように、その病変の詳細を読み取ることは到底不可能である。

図1—15は、脳から脊髄にかけて縦断したところを模図的に、また脳室を中心としてかなり誇張して表現している。外膜には硬膜、その下のクモ膜下腔には脳脊髄液がつまっている。脳脊髄液は脈絡叢という血管網で生産され、大脳や脊髄の脳室、クモ膜下腔、脊髄の中心管内にもゆるやかに循環している。柔らかな中枢神経系はこうしたクモ膜下腔、脳室その他をはじめとする脳脊髄液で保護されており、また頭蓋骨や脊椎骨によって外傷から守られている。この脳脊髄液を、脊椎骨の間から針のついたチューブを入れて採取し、脳脊髄内の病変の性格やその有無を間接的に調べることもできる。

さて、神経病理学と関連深い水俣病の臨床像の典型例を若干説明しておく。これらの神経病理学の断面像は、大部分が前額断に各種の染色を施したものであるが、時には水平断や正中断が加わっていることもある。

図1—16は視覚の最高中枢である後頭葉皮質病変と、一部は皮質下白質が淡明化したものであり、水銀量、

◀

表1－2（ａとｃ→症例11／ｂ→症例5／ｄ→症例2／ｅ－ｊ→症例８）に対応。

（ａ）回溝壁に面する視覚皮質。神経細胞の脱落と肥大性星状グリアはとくに第２層（ａ）と第３層表面（３ａ），３ｂ，４，５と６；３，４，５と６各層の深部にも著しい。（倍率100倍）

（ｂ）視覚皮質の第３層損傷部の拡大像。増殖した星状グリアには太い線維形成が目立つ。（倍率200倍）

（ｃ）穹隆部の後頭皮質。断血性，萎縮性の神経細胞は拡大した周囲腔が目立ち，第２層（２）と第３層上部(3)にも著しい。矢印は冒されていない大型の神経細胞を示す。（倍率115倍）

（ｄ）（ｃ）の部の強拡大像。典型的に断血性に萎縮した神経細胞が明らか。（倍率460倍）

（ｅ）後頭葉。視覚領野皮質（ＶＣ）は著しく萎縮し，回溝が開いて見えるし，その部の白質にも脱随が目立つ。Ｘ印は拡張した脳室を示す。（倍率1．0倍）

（ｆ）後頭極部。（ｅ）と同様。（倍率1．0倍）

（ｇ）（ｅ）の視覚領野の弱拡大像，拡大した回溝（Ｘ印）に面する皮質は海綿状に著しく萎縮するが，穹隆部の皮質は余り冒されたようには見えない。（倍率5．2倍）

（ｈ）（ｇ）に↑で示した皮質の弱拡大像。（２）と（３）の各層の神経細胞は比較的よく残っているように見えるが，その多くは，石灰化している。（１）は分子層を示す。（倍率86倍）

（ｉ）（ｈ）内の石灰化神経細胞の拡大像。（倍率570倍）

（ｊ）（ｇ）の↑印の皮質の強拡大像。粗大な大小の空腔が形成され，その中に少数の顆粒細胞（その中に分解した脂肪が残っている）が残っている。（倍率460倍）

（ａ：チオニン，ｂ：カハールの鍍銀，ｃ，ｄとｇ－ｊ：ヘマトキシリン・エオジン，ｅとｆ：ウェルケ髄鞘の各染色）

図1—16　人の有機アルキル水銀化合物中毒における後頭葉損傷
（白木博次「水俣病を含む有機水銀中毒の神経病理学的視点」,『臨床神経学』第56巻, 1979年）

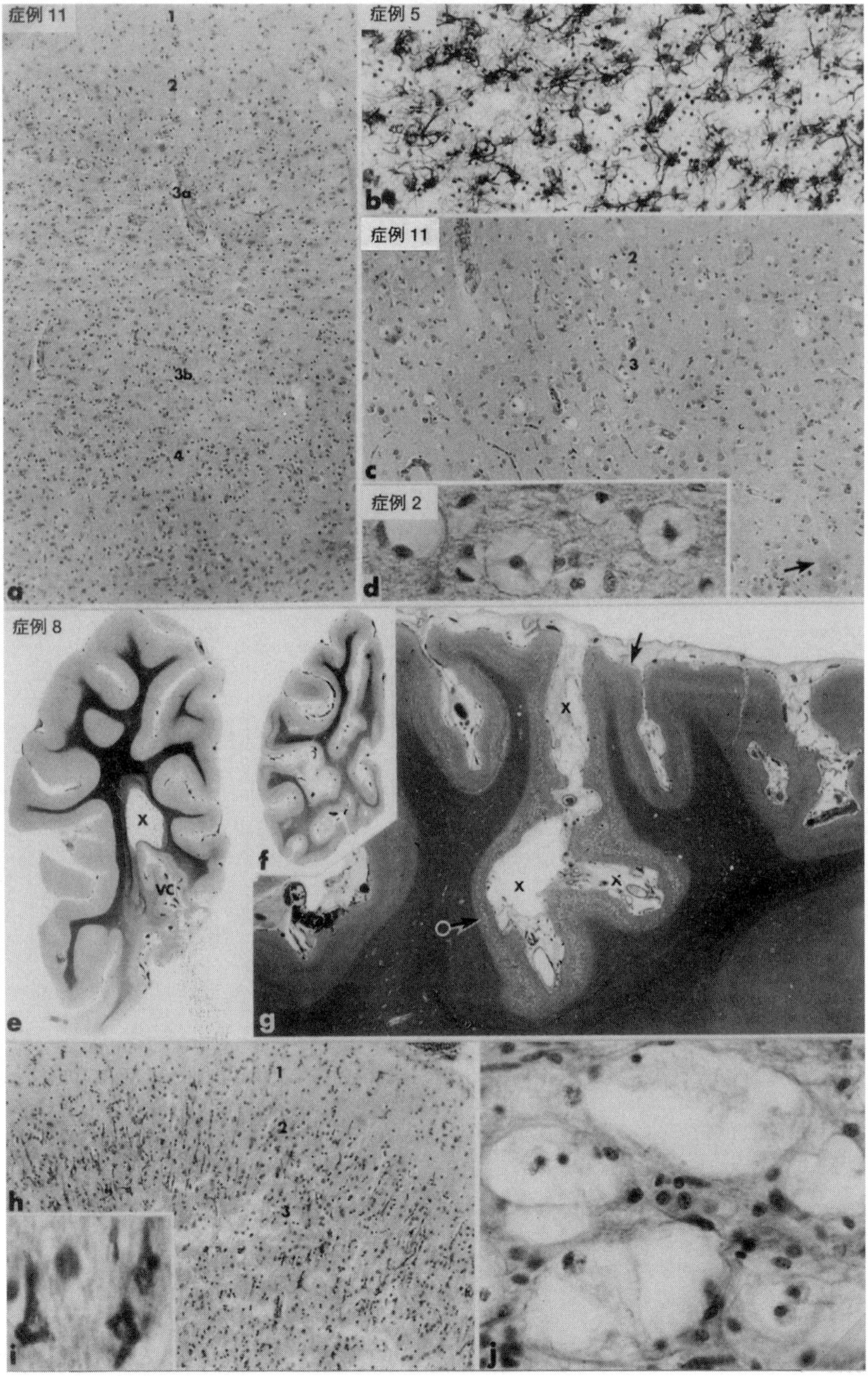

図１—17　水俣病における後頭葉病変
（出典は図１—16と同じ）

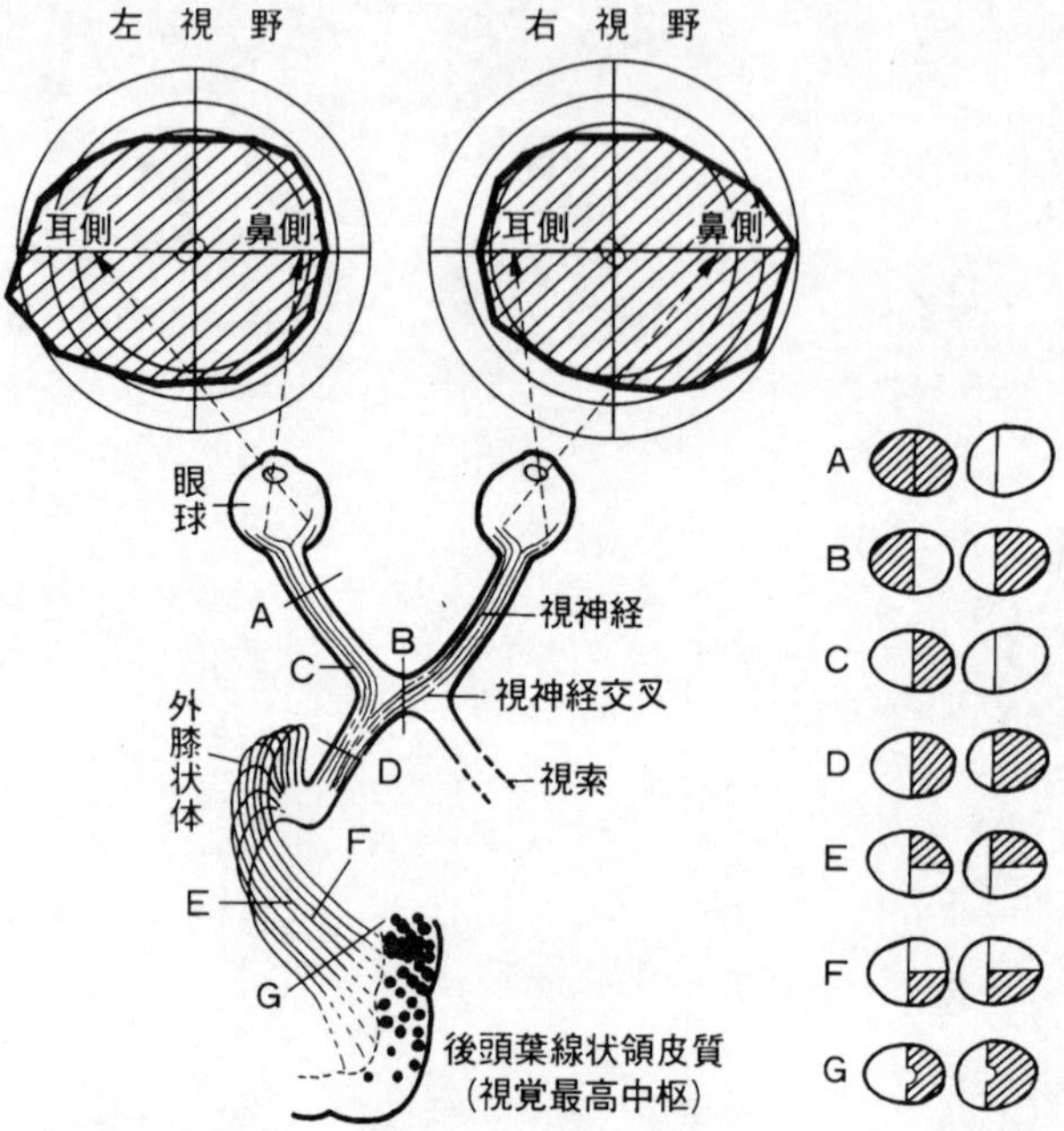

◀
表１－２（a→症例１／b-d→症例４／e→症例２／fとg→症例３／h→症例７／i→症例９／j→症例12）に対応。

（a）プルキンエ細胞層の主として直下から小顆粒細胞層（g）が消失する。（倍率28. 0倍）
（b）すべての小葉における小顆粒細胞のほぼ完全な消失が生じる。（倍率8. 0倍）
（c）（b）の拡大像。プルキンエ細胞はよく残っているが，小顆粒細胞層（G）は完全に近く消失。MO：分子層に異常はない。（倍率86倍）
（d）（b）の拡大像。強度に侵されたプルキンエ，小顆粒両細胞層。↑印はグリア灌木叢は消失したプルキンエ細胞の突起が消失した跡を示す。♂印は唯一残存するプルキンエ細胞を示す。（倍率86倍）
（e）ひどく損傷を受けた顆粒細胞と，残ったゴルヂ型細胞は，↑印として示してある。（倍率113倍）
（f）著しい粗大海綿状態がプルキンエ細胞層のすぐ直下に発生。（倍率133倍）
（g）（f）の強拡大像。血漿が実質内に浸潤している（X印）。Prはプルキンエ細胞層を示す。（倍率133倍）
（h）皮質損傷があったため，萎縮した結果，開大した回溝は主として小葉深部に著しい。一方，穹隆部皮質はよく残っている。（倍率33倍）
（i）矢印はプルキンエ細胞の軸索に生じたトルペード（軸索の局所性肥大）を示す。（倍率115倍）
（j）歯状核（DN）のまわりの白質には中等度の脱随が生じている。（倍率5. 0倍）
（a-dとh：チオニン，e：ルクソールファースト青とクレシールビオレット，fとg：ヘマトキシン・エオヂン，ビールショウスキー鍍銀，j：ウェルケ髄鞘の各染色）

図1—18　人のアルキル水銀化合物中毒における小脳損傷

（出典は図1—16と同じ）

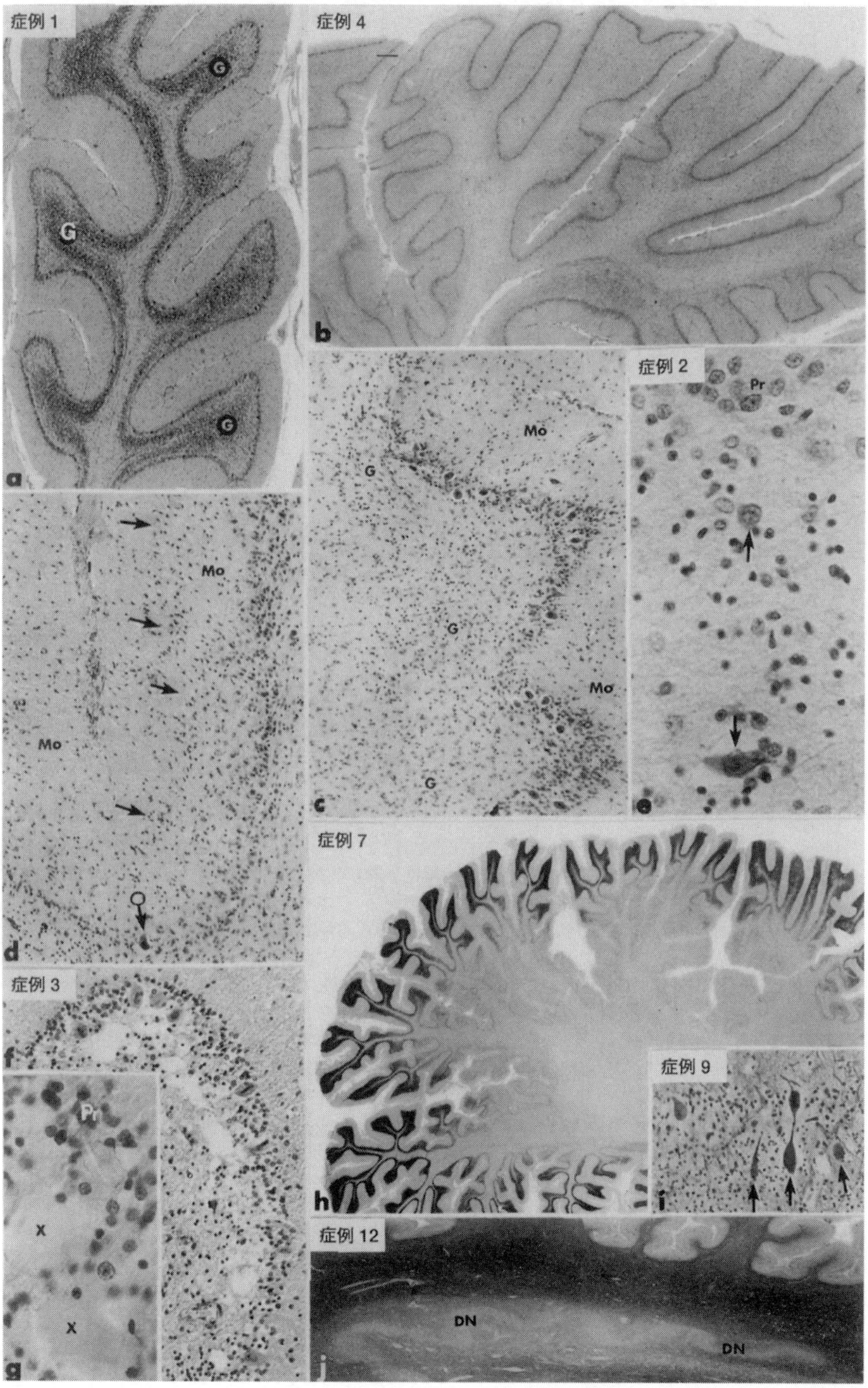

全経過日数、臨床像等は**表1―2**を参照されたい。また**図1―16** a〜jの場所その他の詳細は説明を参照されたい。しかしこれらは専門的に過ぎるので、若干の説明を加えていく。

図1―16の中で、最も重要と思われるのはe、f、g、jである。なぜなら、この図の臨床像の模図は、まさに**図1―17**を示しているのであって、視野は左右とも高度の視野狭窄（斜線の部分）を示しており、わずかに中心部のごく狭い領野しか残っていない。

したがって症例8は、**表1―2**の臨床像においては失明と記されているのも至極当然であり、それは図e、fからも理解できる。しかも模図（**図1―17**）は眼底から視神経、途中の中継核であり、外膝状体等には全く異常はないが、後頭葉線状領皮質の神経細胞が見事に消失している。この皮質領野の前部の神経細胞の消失は周辺視野と関連し、中心視野を支配する後部皮質の視野は、原則としてよく残るのを常とする。

本例8は八歳の幼児であり、ほぼ全領域が冒されていることは本図のeとfに明らかである。これを拡大したのがgであり、その♂印の部分をさらに拡大した

◀
表1－2（a-dとj→症例11／e→症例1／fとh→症例9／g→症例8／i→症例12）に対応。

（a）上側頭葉皮質。断血性に萎縮した神経細胞と活性化した棹上細胞が第２層（2）と第３層の上，下（3a，3b）に目立つ。(4)は第４層を示す。（倍率105倍）
（b）（a）の上部３層の拡大像。微小かつチオニン陽性顆粒が萎縮した神経細胞（X印）のまわりに見られる。↑印は萎縮し曲りくねった神経細胞の分枝を示すが，これらは断血像を示唆する。（倍率1250倍）
（c）被殻。小型神経細胞の消失が目立つが，大型のそれはよく残っている。（倍率89倍）
（d）（c）の強拡大像。三つの小型神経細胞はグリア細胞による食現象を示す。（倍率475倍）
（e）被殻。断血性に萎縮した小型神経細胞（♂印）。一方，大型神経細胞（↑印）はほぼ正常像を示す。（倍率900倍）
（f）間脳の前額断面。前交連（AC）は完全に脱随。著明な粗大海綿状態と言うより，空砲が被殻（Pt）と島葉皮質（In）に生じている。尾状核（CN）内のX印は人工産物である。GPは淡蒼球を示す。（倍率3.8倍）
（g）頭頂葉皮質（PrC：前頭頂皮質・PoC：後頭頂皮質）。著しく粗大海綿状態と言うより，一種の嚢胞が全層にわたって発生する。したがって，両皮質に面する回溝は著しく開大する。（X印）（倍率4.0倍）
（h）頭頂葉皮質。この染色では，（g）の著しい皮質崩壊がもっと明瞭化するし，一方，白質にもグリオーシスが汎発性に発生している。（倍率4.0倍）
（i）上部頸髄。左右対称性の二次変性性脱髄が側（LCT），前の両運動路（ACT）に発生する。（倍率4.2倍）
（j）頸髄前角の運動神経細胞の強拡大。典型的な膨化像が見られる（倍率513倍）
（a-d：チオニン，e，gとj：ヘマトキシリン・エオジン，f巣鴨髄鞘，ホルツァー，i：ウェルケ髄鞘の各染色）

図1—19　人のアルキル水銀中毒の大脳と脊髄損傷

（出典は図1—16と同じ）

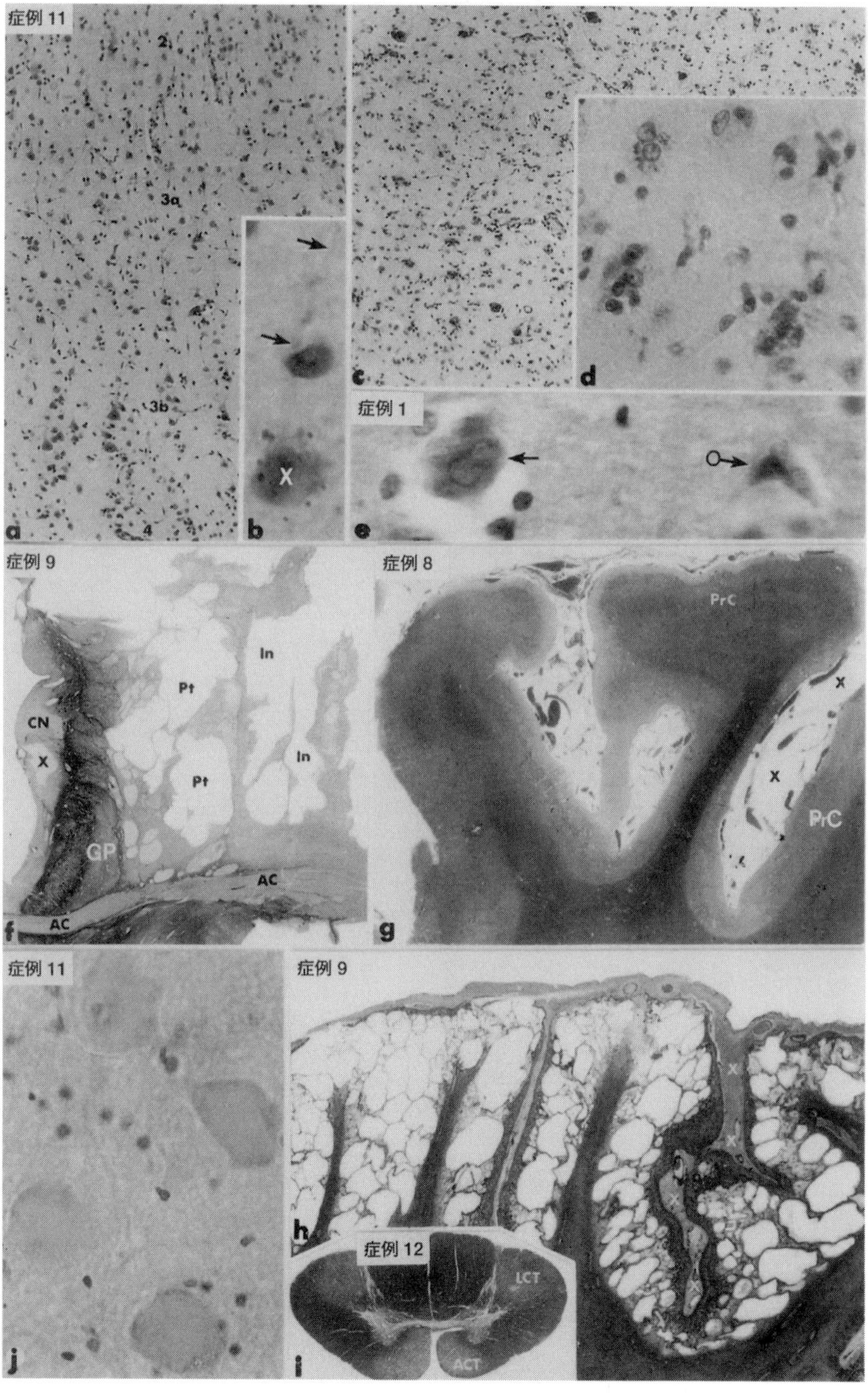

のがjであって、同部分の神経細胞は完全に脱落し、穴ぼこだらけになっている。つまり、本例の臨床像は失明となっているのも無理なく理解できる。

一般的に中心視野まで冒されることは少なく、周辺視野のみが冒される。正常人は、自動車などが後ろから来ても周辺視野が残っているのでそれが見えるのだが、水俣病患者は車が真正面に来ないと見えないので、事故を起こしやすいのも当然であろう。

図1—16の他の写真を見ると、視覚の最高中枢の皮質以外の後頭葉皮質には、髄鞘染色では一見、著変がないように見えるかもしれないが、他の各種の染色を施してみると、大脳皮質の六層構造のうち表層部の第一層から第三層にかけて、変化が発生していることが分かる（a〜d）。とくに症例8のh、iでは神経細胞は既に死滅して石灰化しており、その機能は全く失われていることは明らかである。

これらの病変がメチル水銀の直接の影響によるものか、それとも血流の減少によるものかは、他の諸例や後述の経時的オートラジオグラフ実験の成果とも相まって総合的に判断していくべきであろう。

図1—18は、小脳の障害像を示している。その主要症状は運動失調（言語障害、書字障害、歩行障害、失調性歩行その他）を含んでいるが、小脳障害の有無を調べる客観的な神経学的諸検査ももちろん存在する。ここにあがっている小脳障害像を読む場合にとくに重要なのは、それが初期のものか、末期のものかという点である。

小脳は錐体《すいたい》外路系（六三頁参照）の重要な一環をなし、その出力系路は錐体路中に組み込まれている。また小脳も皮質と白質に分かれていて、皮質は大雑把に言って主として大型のプルキンエ細胞層と小型の顆粒細胞層の二つから構成されている。有機水銀は小型顆粒細胞層を冒しやすいものの、原則として大型のプルキンエ細胞へはあまり侵入しない。しかし、これも原則論であって、プルキンエ細胞が冒される場合もある。

図a、hなどが初期像であり、小型顆粒細胞はプルキンエ細胞の直下から脱落しはじめることは、a、cなどに明らかである。しかしひどい場合は、dのようにプルキンエ細胞の樹状突起が分子層（MO）内で落ちる場合もあり、さらにひどい場合は、bのように全皮質層が脱落し、プルキンエ細胞の軸索突起が脱落したあとが、jの小脳歯状核（DN）周辺の脱髄層となって表れていることもある。

いずれにしても小脳にはひどい変化が起こっても、前図**1―16**jや**1―19**hのように、皮質全体がぼろぼろになるということは私の経験の範囲内にはない。その臨床像の一つの失調性書字障害の典型例は、ハンター・ラッセルの**図1―20**を見ていただきたい。小脳障害はその程度にもよるが、他の皮質に比べて柔軟性に富み、機能回復がより早いという臨床特性の一端を示しているのかもしれない。

大脳皮質のクモ膜下腔の動脈管の病変（**図1―21**）を見ると、a、b、cは水俣病であり、e、f、g、h、iは皮膚にメチル水銀を塗布した血管障害の疾患（疹癬）である。それらはいずれも中、小動脈管の内皮細

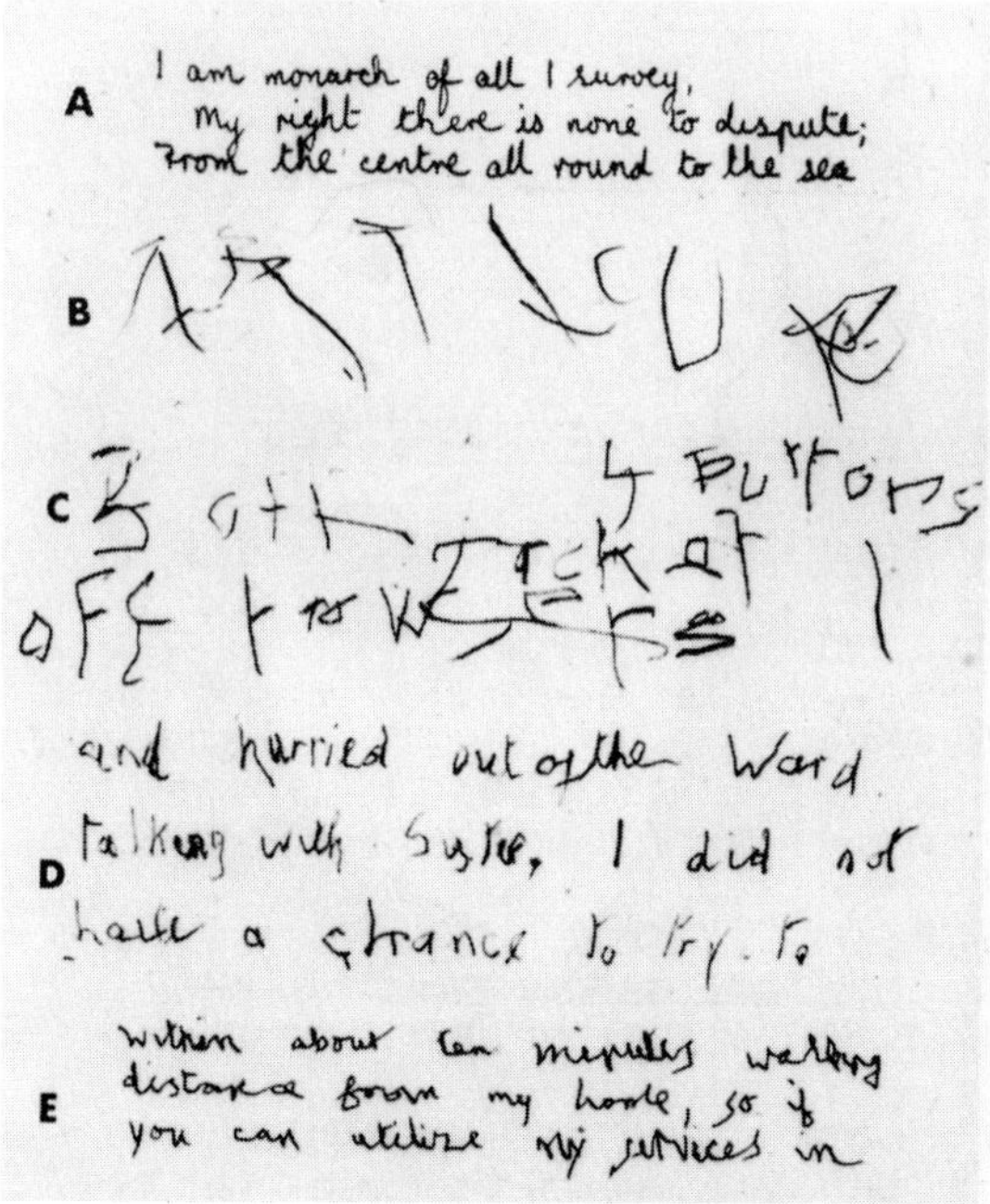

図1―20　メチル水銀中毒患者の書字
（表1―2の症例13。出典は図1―16と同じ）

A　患者の生前の健康時の書字

B～Eは、それぞれ発病直後、後九カ月、十二カ月、百八十カ月の各書字を示していた。この種の失調性書字障害は、長年月経過するうち、次第に回復しているが、なお健康時のそれには及ばない。

胞の同心円性の増殖・肥厚像を示している。

問題はこれらの病変の成立機転である。従来は皮質損傷に基づく二次性のものと考えられてきた。つまり、皮質病変が強烈であることにより、動脈からの血流供給がなくなったためという考え方である。これに対して新しい考え方は、皮質損傷は結果現象であって、血流が十分でなくなったための一次性病変というものである。私が後者の考え方を取るのは、bは脳底動脈の分枝であるが、その支配領域である延髄その他領域の病変が全く見られないからである。その年齢分布はaが六歳十カ月、bが四歳七カ月、cが二十歳と、いずれも若年齢に属している。

さらにe、f、g、h、iは十九歳の疹癬に対するメチル水銀軟膏の塗布例で、全経過は九カ月である。**表1―2**に見るように、中間期から慢性期にかけて全皮質の急速な機能喪失、つまり、失外套症候群が起こると同時に、クモ膜下腔の動脈は、ほぼその全領域にわたって広義の動脈硬化症が生じ、中にはiに見るように、増殖した中膜層内に小血管の再生像が生じている。

◀
表1－2(a→症例9／b→症例7／cとd→症例6／e-i→症例12)に対応。

(a)損傷された前頭・側頭回内のクモ膜下腔内の動脈。内膜の結合組織の中程度の同心円性増殖があり，血管腔をせばめている。(倍率97倍)
(b)延髄レベルの脳底動脈。栓塞形成は血管腔を二分している(X印)。PT:延髄の錐体路。(倍率82倍)
(c)視覚領野。開大した開口部はX印で示してある。(倍率6.0倍)
(d)(c)内に↑印で示してあるクモ膜下腔内の拡大像。その像は(a)また(b)と同様である。
(e)後頭葉。重篤な萎縮は，視領(VC)のみならず，他の皮質にも生じている。また白質全体も汎発性に蒼白化するが，視覚線維(VF)は侵されていない。X印は脳室を示す。(倍率1.7倍)
(f)(e)内に↑印で示した皮質の拡大像。神経細胞は完全に消失し，粗大海綿状態が全層に生ずる。(倍率86倍)
(g)～(i)前頭・側頭各回の大～小の口径を持つクモ膜下腔。
(g)泡沫細胞が内皮細胞下に動員され，動脈周囲腔に結合線維が増殖する。(倍率82倍)
(h)(g)内の血管の強拡大像。中等度に増殖した内皮細胞(IL)，内膜下に泡沫細胞があり，そのため血管腔を狭めている。
(i)内皮細胞層の著しい増殖があり，その中に二つの血管腔の再生現象(X印)が生じており，多少に拘らず損傷された内弾力板を伴う泡沫細胞が局所性(↑印)また、かなり汎発性に発展している。(倍率82倍)
(a，b，d，fとh：ヘマトキシリン・エオジン，c：ルクソール青とクレシール・ビオレット；ウェルケ髄鞘，gとi：ワンギーソン・エラスチカの各染色)

図１—21　人のアルキル水銀中毒における脳動脈硬化性病変

（出典は図１—16と同じ）

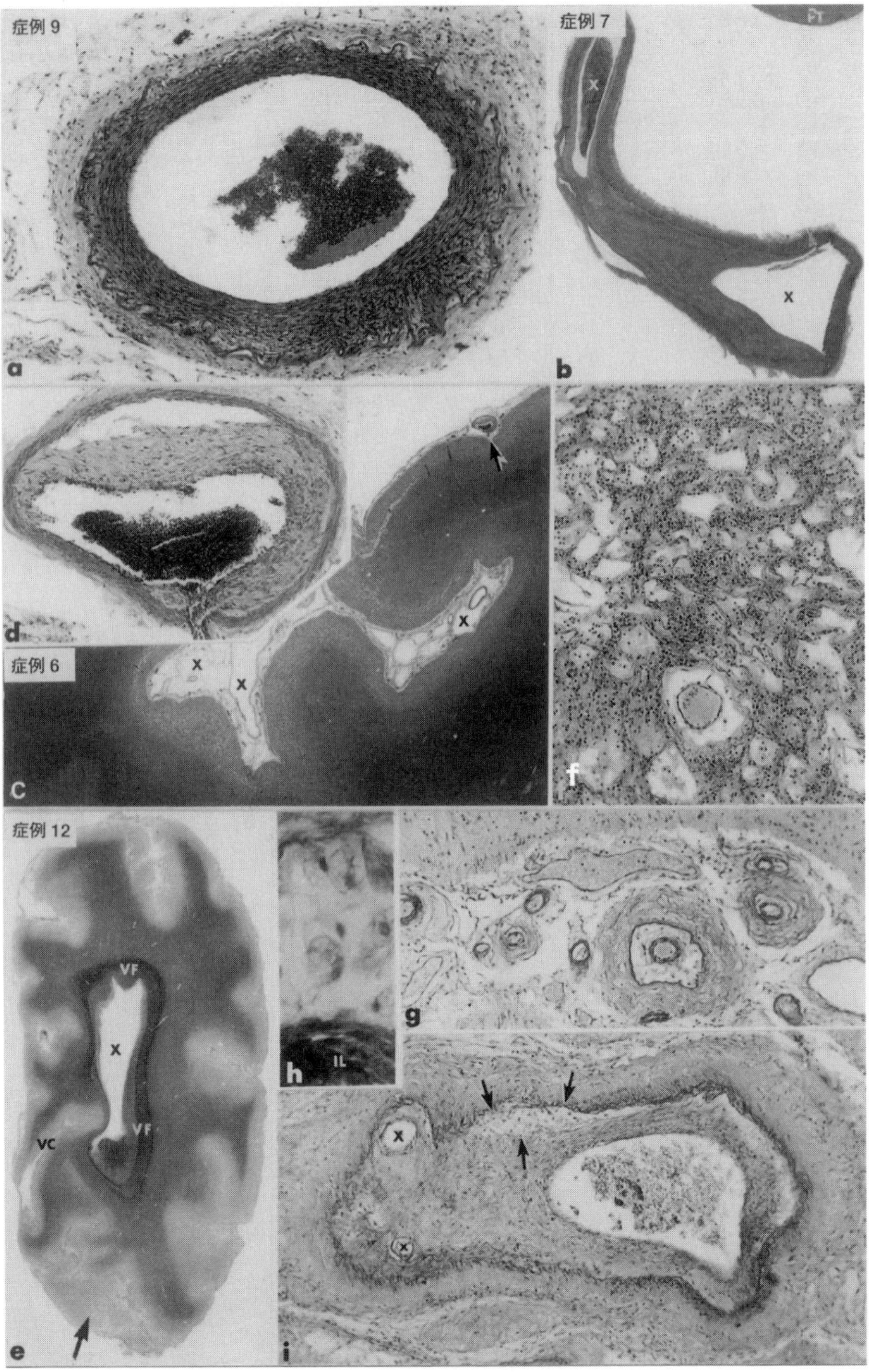

こうした動脈管の所見を総合して考えていくと、有機水銀中毒の動脈管病変は、二次性ではなく、一次性である可能性を否定できなくなってくるのは、ひとり私だけの考え方であろうか。

図1―21と関連して、新潟大の白川健一氏らによって主張された遅発性水俣病の存在とその考え方がある。四十歳以下の五例の水俣病の臨床像があり、いずれも臨床的にみて水俣病であることに問題はない。その初発症状はいずれも、「しびれ」や「ふるえ」であり、汚染魚を食する機会は全くなくなったにもかかわらず、或いは水銀値はむしろ下降の一途をたどっているにもかかわらず、後になって片麻痺の症状が生じている。

例えば**図1―22**に見るように、初発時期が一九六四年であるのに、一九六七年になると片麻痺の症状が加わり、しびれや失調等の症状も拡大化をきたしている。さらに最後になると、視野狭窄の症状が両側性に生じてきて(**図1―23**)、時間を経るに従ってその程度が重篤化していく例がある。**図1―24**の例についても全く同様の視野狭窄の経時的進行性がみられる。

この時間的経過では、全例において汚染魚を新しく

図1―22 症例3～8(I家3兄弟夫婦)の感覚障害の推移
(白川健一「遅発性水俣病」, 有馬澄雄編『水俣病』青林舎, 1979年)

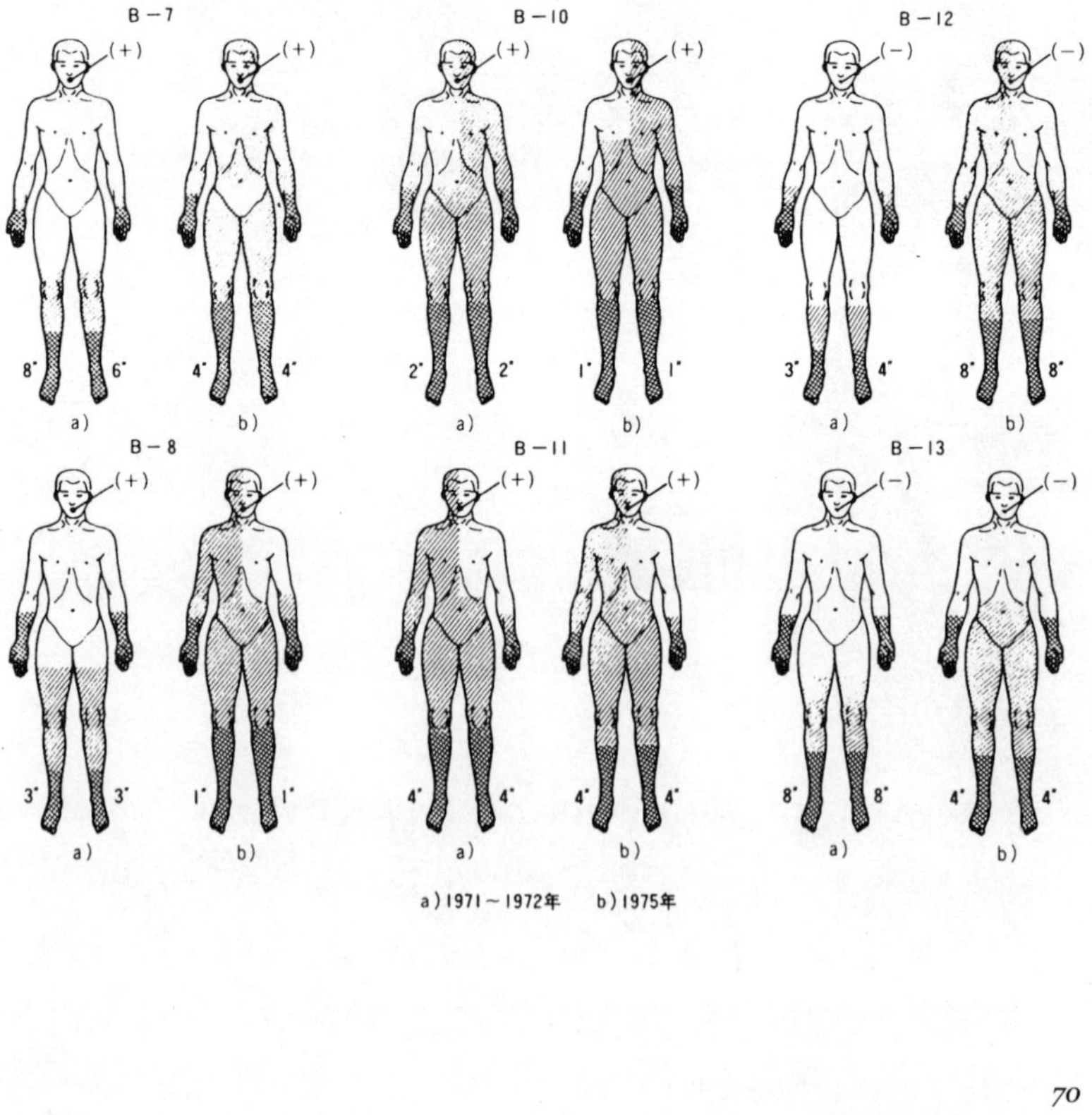

図１—23　両側性の視野狭窄（１）

（出典は図１—22と同じ）

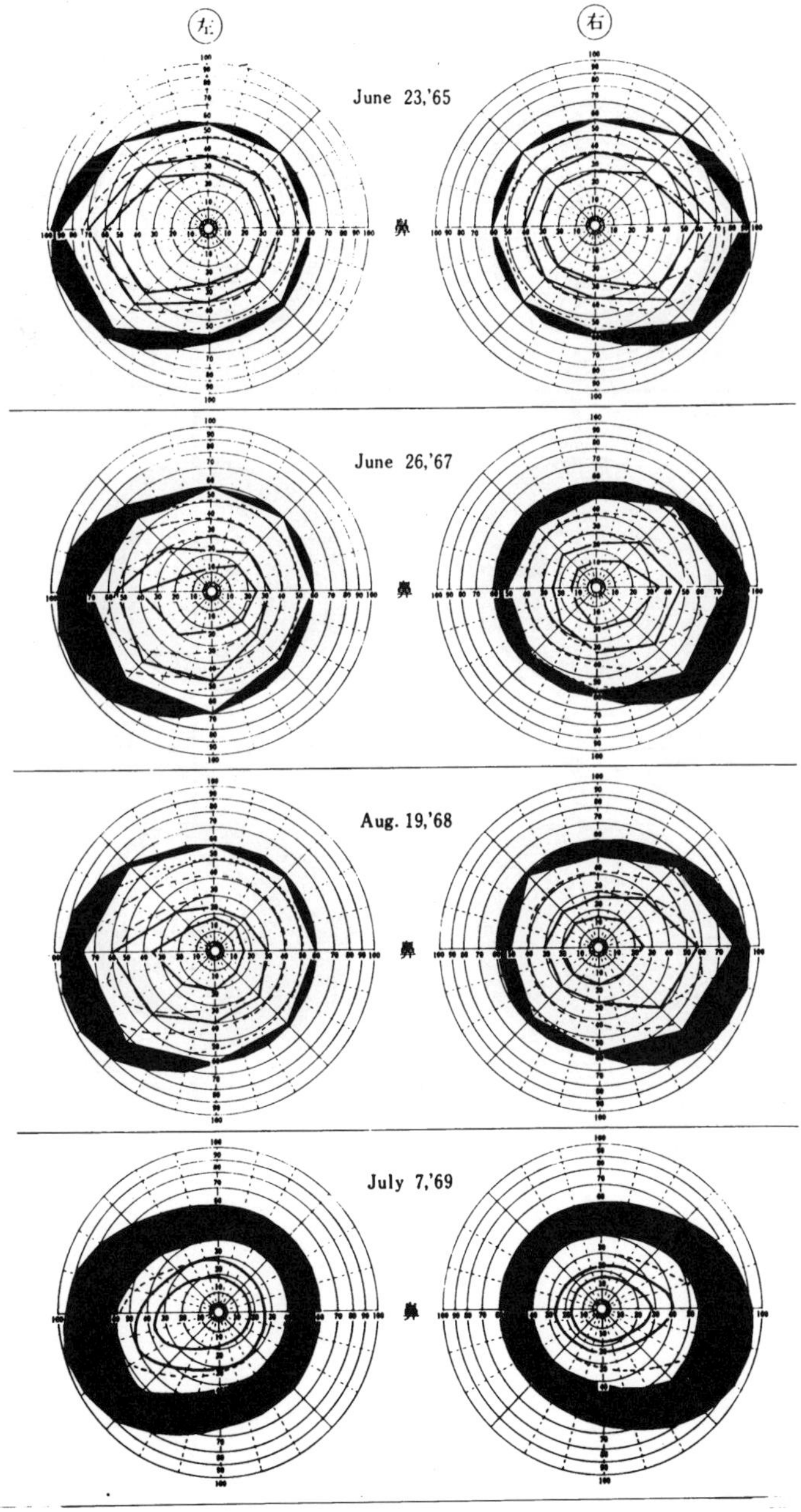

図1—24　両側性の視野狭窄(2)

（出典は図1—22と同じ）

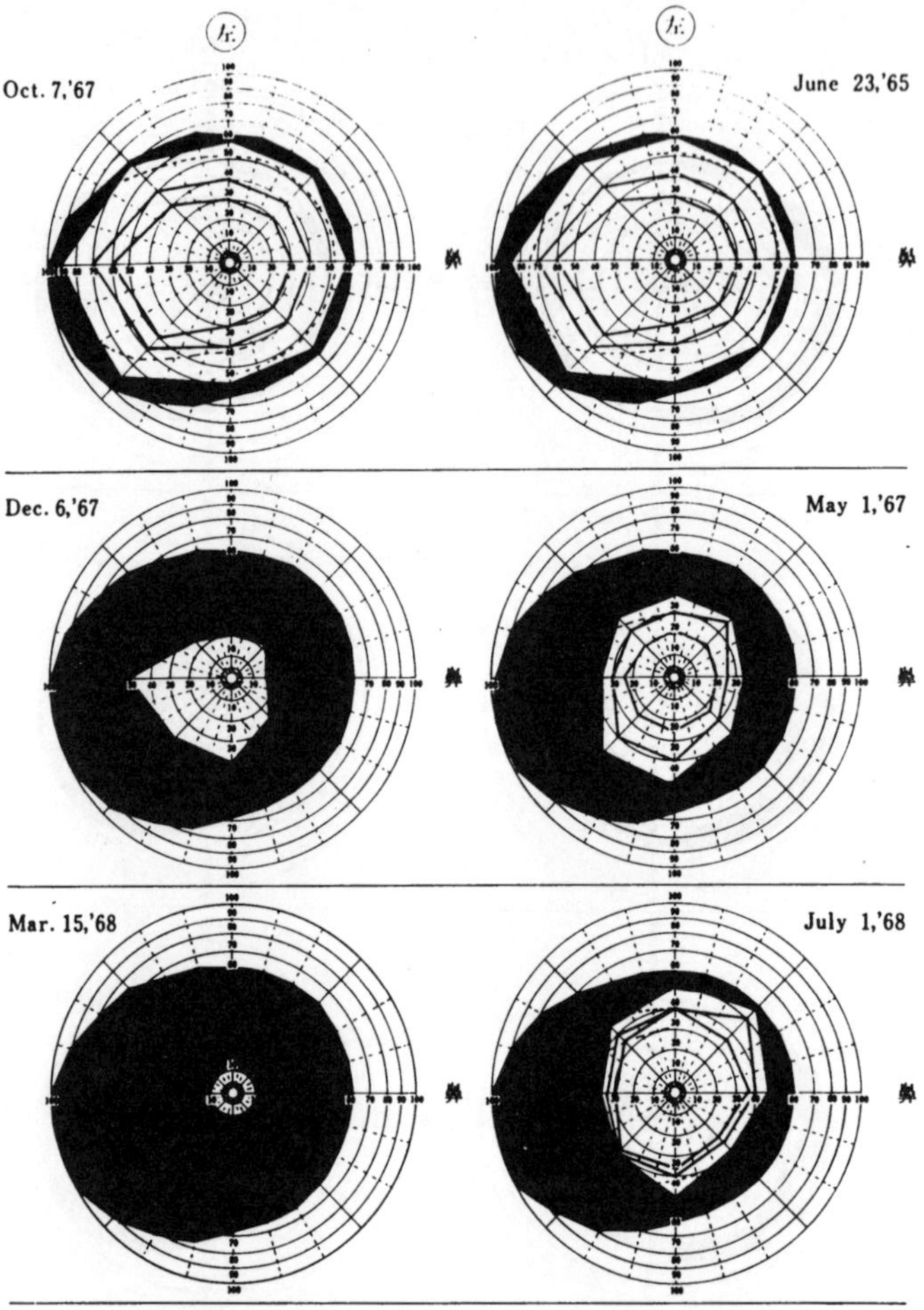

図1—25　人のアルキル水銀化合物の病巣分布の模図

（出典は図1—16と同じ）

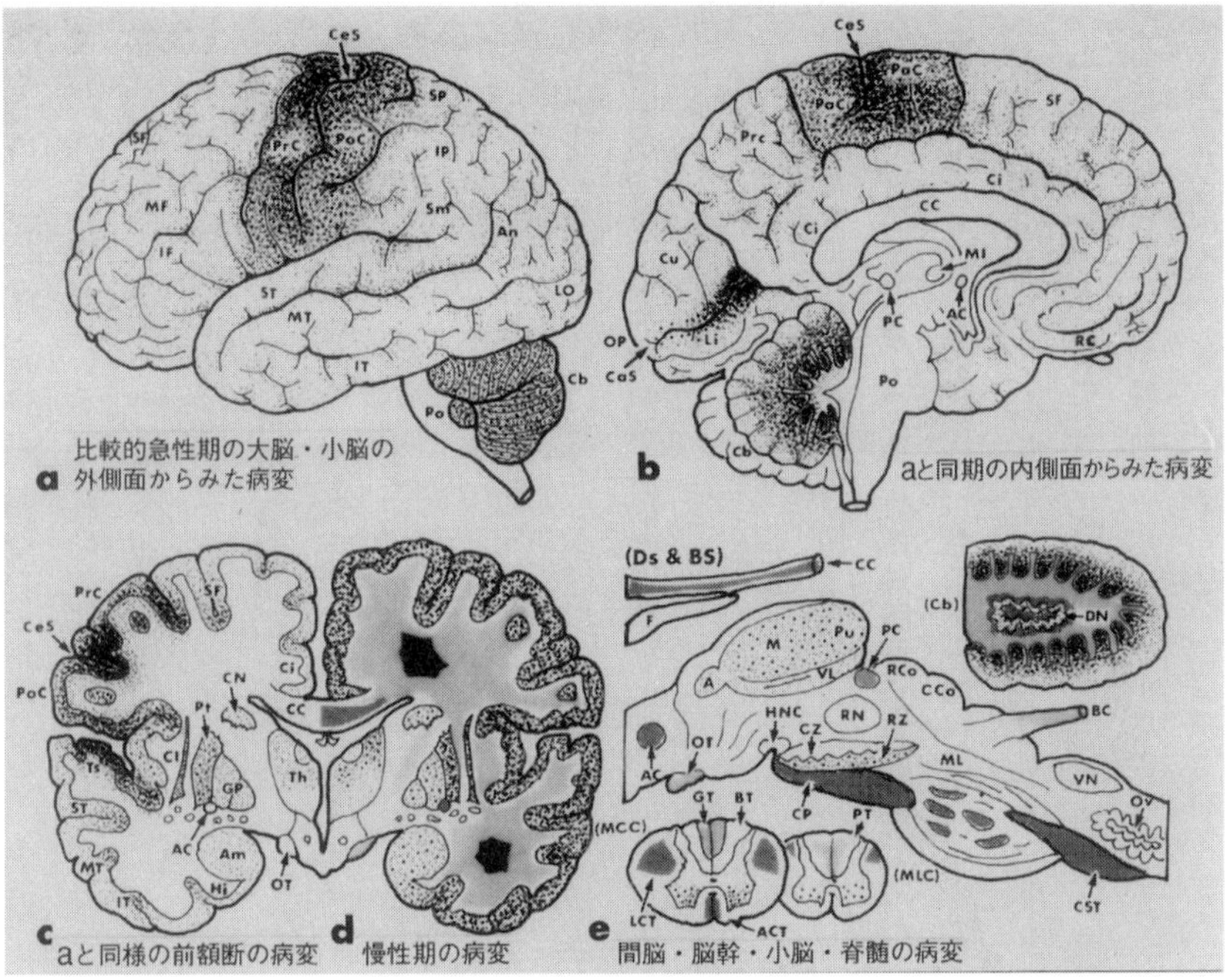

（a，b，c）急性と亜急性各期における扁桃核（Am）を通る脳半球の矢状と正中両断の側面ならびに内側面の両図。（d，e）間脳（Dc），脳幹（BS）と小脳（CB）ならびに中部頸髄（MCC）と中部腰髄（MLC）を通る断面図であるが，症例9と12（表I—2）のように，ひどく侵された小児と若い成人における比較的慢性期の模図である。

〈略称〉

A：視床前核　Am：隅回　BT：ブルダッハ索　CaS：視覚回溝　CCo：後部丘　Ces：中心溝　Ci：帯回皮質　CN：尾状核　Cu：隅回　Z：黒質の緻密帯　F：フォルニックス　GP：淡蒼球　Hi：海馬回　HNC：視床核　IF：下前頭回　IP：下頭頂回　IT：下側頭回　Li：舌回　ML：中部感覚体　MT：中側頭回　OP：後頭極　Ov：オリーブ核　Po：橋　PoS：後中心皮質　PrC：前中心皮質　RCo：前丘　RN：赤核　RC：直回　RZ：黒質の網様層　Sm：上辺縁回　SP：上頭頂回　ST：上側頭回　Th：視床　Ts：トランスバース回　VL：腹側性視床　VN：前庭神経核

食したという既往歴は全くない上、頭髪の水銀値はむしろ下降の一途をたどっている。それなのに症状的には、水俣病の主要症状が時間を経過するうちに完成され、重篤化していく例である。したがって、遅発性水俣病という呼称の正当性の裏付けを考えざるを得ない。ただし、残念ながらこの種の例は、熊本では見出されていないし、本例は残念ながら剖検に付されてもいない。

本例をどう解釈するかという点については、動脈血管硬化症が時間の経過とともに次第に進行していくと考えれば説明がつくが、剖検例がないので、私としてもこれ以上述べる資格はない。

難聴、とくに高音の難聴は、上側頭葉皮質（TS）が冒されているためにほかならない（**図1―25**ｃ）。一方、ｃ、ｄ、ｅ、ｆにみるように、錐体外路系にも問題がある。また、ｇ、ｈ、ｉ、ｊは、頭頂葉の前後の運動・感覚の両皮質系にも問題が生じており、**図1―25**のａ、ｂ、ｃにも問題が生じたことを物語っている。

皮質・皮質下灰白質の両領域もボロボロに大小さまざまの空胞形成となってしまい（図ｆ、ｈ）、白質領域

◀
表１－２（a-c→症例10。武内忠雄教授提供／f→症例２／g-i→症例14）に対応。

(a)大脳半球の水平断。皮質の萎縮は，視覚皮質（ＶＣ），聴覚皮質（ＴＣ）など。視覚皮質下は櫛津の著しい蒼白化。ＳＦ：上前頭皮質　ＰｒＣ：前頭頂皮質　ＰｏＣ：後頭頂皮質　Ｃｉ：シングレート皮質　ＣＮ：尾状核　Ｐｔ：被殻　ＧＰ：淡蒼球　ＩＣ：内包　ＡＨ：海馬角
(b)小脳皮質分子層の強拡大像。大きい白丸はプルキンエ細胞の分枝を示す。小さい黒丸印は，“カクタス”構造を示すが，その中心は泡沫状であり，そこから周辺に向かって放射状の分枝を送っている。
(c)大脳皮質の神経細胞内には水銀陽性顆粒が見られる。
(d)小脳半球と中部橋（Ｐｏ）前額断面の水銀顆粒（小点）の分布は点で濃淡様々に表わされている。ＤＮ：歯状核　ＢＰ：橋結合腕
(e)(a)における切片の水銀陽性顆粒（小点）が示されている。
(f)大脳皮質。同じ染色性を示す水銀顆粒は活性化した棹状細胞内（↑印），また星状細胞（♂印），さらに二つの神経細胞周辺（♂印）にみられる。（倍率570倍）
(g)小さな水銀顆粒はベルグマン・グリア細胞（ＢＧ）の突起内にあるが，プルキンエ細胞（ＰｒＣ）内には見られない。（倍率900倍）
(h)視覚皮質第３層の神経細胞の強拡大像。同じような水銀顆粒は変性した神経細胞の胞体内にみられる。（倍率1200倍）
(i)後頭葉白質の強拡大像。同じような水銀陽性顆粒は星状グリア細胞の胞体とその突起内にみられる。（倍率1200倍）
（ａ：ルクソール青とクレシール・ビオレット，ｂ：ボディアン，ｃ：坂井らの鍍銀法，ｆ：Ｔｉｍｍ法の変法の各染色）

図１―26　人間の最慢性期の水俣病（表１―２の症例10）と水銀化合物の組織化学

（出典は図１―16と同じ）

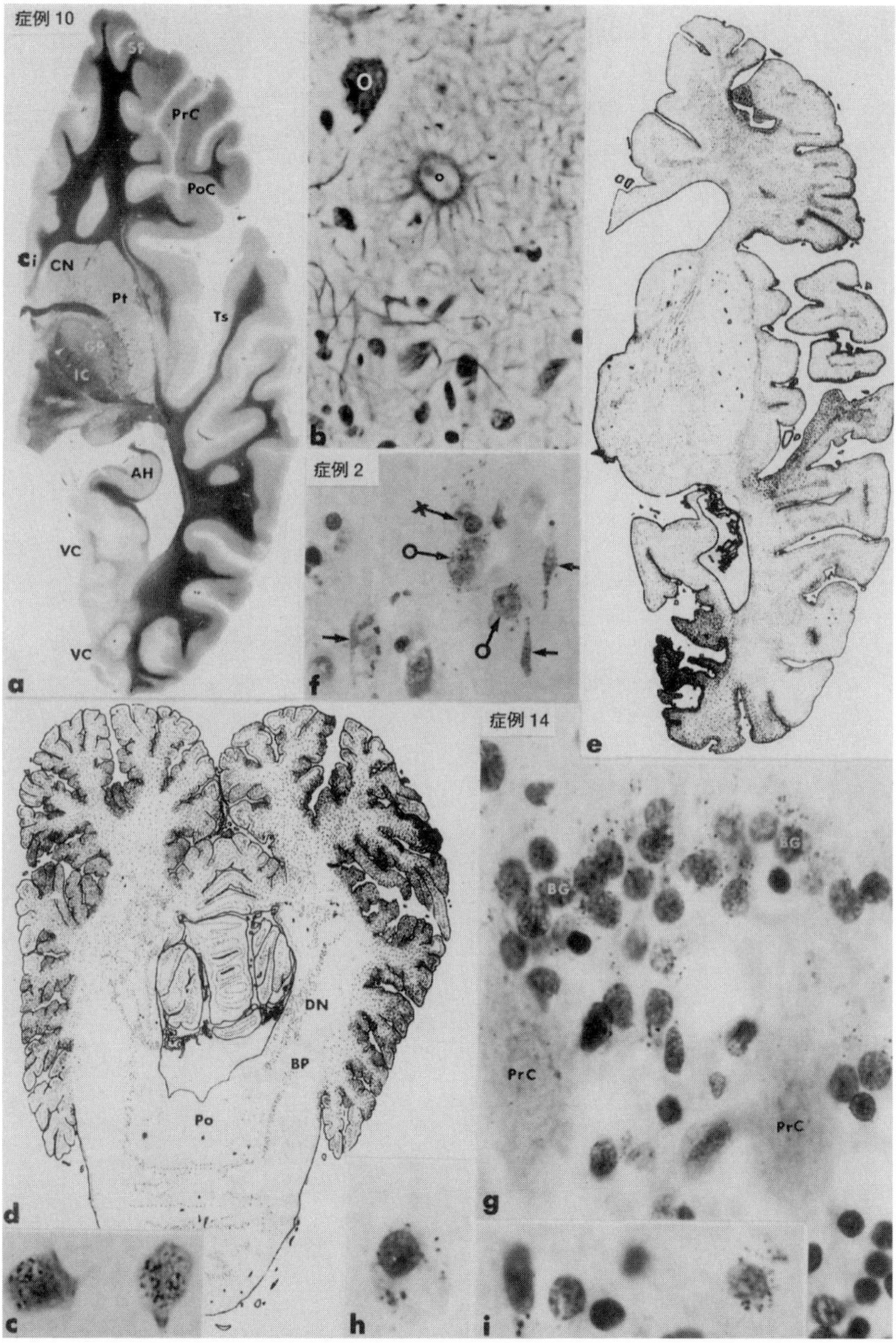

も冒され（図1—25）、その中に軟化巣までも発展する場合もあることを意味している（図1—25ｄ）。表1—2の症例９は六歳十カ月の小児例であり、これは後述のハンター・ラッセル例よりも極めて重篤な障害を意味する急性激症例であって、後天性水俣病の中では急性かつ激烈を究める症例である。

本例を含めて頭頂葉の運動領域にこの種の変化が起こるわけであるから、出力系に属する脊髄錐体路・錐体外路両系に二次変性が生ずるのも当然であろう（ｉ）。

図1—26は表1—2の症例10であり、五歳九カ月の時に水俣病を発病し、直ちに入院加療して、二十三歳の時に死亡している。したがって、最慢性期の幼児発症例であって、図1—26中のａ、ｂ、ｃ、ｄ、ｅは水平断の標本である。

それを見ると後頭葉、それも視覚の最高中枢（ＶＣ）が強烈に冒されている（ａ）。とくにｃ、ｄ、ｅの標本は、Ｔｉｍｍ法と言って、無機水銀を染め出すことができる染色を使っている。これを見ると、メチル水銀は長年月を経過するうちに分解されて無機水銀に変わってしまい、それが神経細胞内に存在していることが明らかである（ｃ）。しかしｆ、ｇ、ｈ、ｉのような比較的急性か亜急性の例では、水銀顆粒はアストログリアかミクログリア（グリアについては次節参照）内には存在するものの、神経細胞内には存在していないことが分かる。

ｄ、ｅは、症例10の無機水銀顆粒の分布像を示したもので、熊大病理の武内忠雄教授の門下生の見事な業績である。無機水銀顆粒が、皮質はもとより白質内にも存在していることを示唆している。

特に図ｃに示すように、もともとあってはならない無機水銀が神経細胞内にある以上、単にメチル水銀のみならず無機水銀それ自体も神経細胞に対して有毒性を発揮し、いずれは神経細胞自体が崩壊していくであろう可能性を示唆している。したがって本例は、十八年を経過して二十三歳まで生き延び得たものの、結局は、それが死因の一つとなったと考えられる。

b図は小脳分子層のプルキンエ細胞の樹状突起病変を示しており、これは前述の十五年の長期生存例であったハンター・ラッセル症候群と同様の病変を示唆している。

神経細胞に栄養素を送るグリア

さてここで、脳の発達を支えているものとして見逃せないもうひとつの要素である、グリアと脳血管の問題を簡単に述べなければならない。グリアは血管と神経細胞との間を埋めていて、血流の中のブドウ糖や酸素などを神経細胞に送り込む役割を果たしている。**図1―27**はグリアの古典的分類表である。グリアというとニューロン、つまり神経細胞とその軸索、またその樹状突起の間を埋めている要素としてのグリアの存在を無視することはできない。その種類としては、胎生期のマクログリアから、後に生じるアストログリアとオリゴデンドログリアの両者に分かれてくる。

　アストログリアは皮質部と白質部とではやや形態が違っている（**図1―27**Ａ・Ｂ）ものの、いずれも胎児

図1―27　ニューログリアの古典的分類

（W. Haymaker & R. D. Adams『神経系の組織学と病理組織学』1982年）

グリアは，個体発生学的また主としてその樹状突起の形態によって，次のように分類されている．

- マクログリア（大膠細胞，macroglia）〔外胚葉性〕
  - アストログリア（星状細胞，astrocyte）
    - 原形質性（protoplasmic）
    - 線維性（fibrous）
  - オリゴデンドログリア（乏突起膠細胞，oligodendroglia）
    - ニューロン付随性（perineuronal satellite）
    - 束間性（interfascicular）
- ミクログリア（小膠細胞，microglia）〔中胚葉性〕

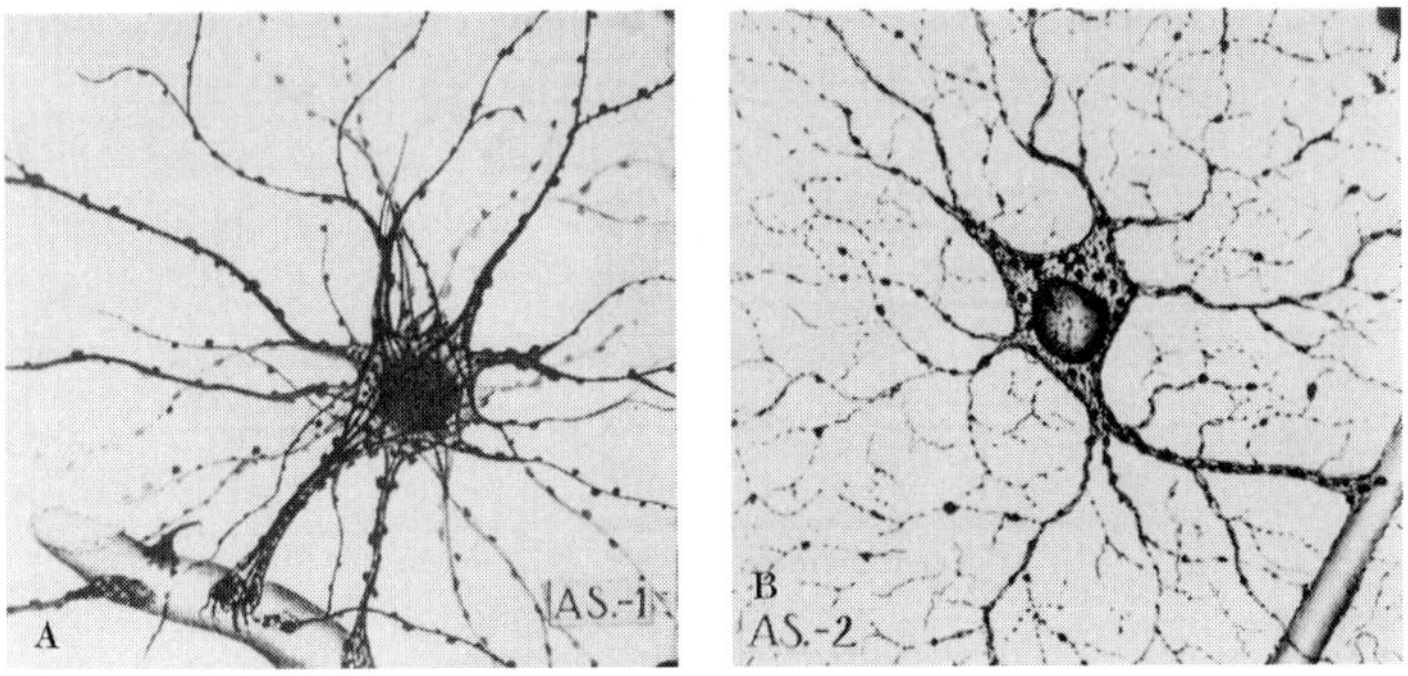

Ａは白質内のアストログリア，Ｂは皮質内のアストログリアを意味するが，両者とも血管とぴったりくっついている。但し，前者の突起は太く，コブも大きいが，後者のそれは全体として，より繊細である。

期の神経組織の基盤となっている外胚葉性要素にその起源がある。その働きについてはいろいろな説があるが、大別して二つに分かれてくる。一つはアストログリアまたオリゴデンドログリアのように、血管を通じて栄養素をニューロンへ送り込む積極的働きを演じているもの。かつては単なるニューロンの支持組織としての単純な機械的働きをなしていたという考え方だったが、最近はもっと積極的機能性の方向に次第に変わりつつあり、目下研究中の重要課題となっている。

もう一つの働きは、アストログリアのようにニューロンが壊れた後の穴埋めをする機械的な働きである。またオリゴデンドログリアはニューロンの絶縁体である髄鞘を生後も再生的に修復するという重要な役割も演じているという説もある。いずれにしても、オリゴデンドログリアは胎生期から生誕後に、神経線維の最重要要素である軸索に対して、その絶縁体としての髄鞘を形成していくという積極的機能をも演じていることを忘れてはならない（図1—28、29、30）。一方、老年期に入り、神経細胞とその突起の機能が衰えると、髄鞘もその再生機能を次第に失い、グリアの機能も衰

図1—28　オリゴデンドログリアと神経髄鞘の模図

（佐野豊『神経科学——形態学的基礎Ⅰ　ニューロンとグリア』金芳堂，1995年）

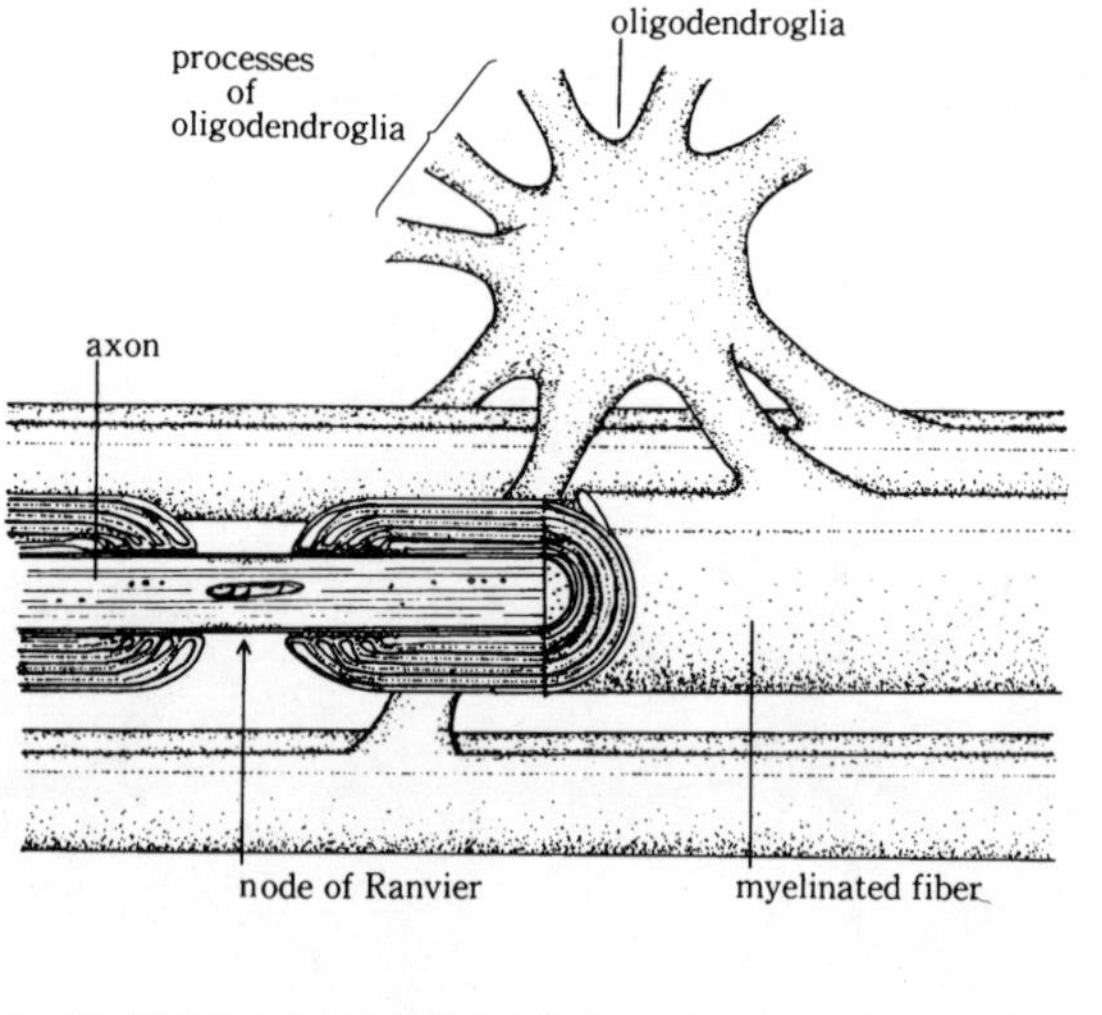

白質内のオリゴデンドログリアの突起は髄鞘内に巻き込まれており，その真ん中に軸索があるが，他側の胞体からの突起は目立たない。この場合はシュワン細胞の突起がオリゴデンドログリアの代わりとなっていた。

図1―29　オリゴデンドログリアと神経髄鞘の染色像
（出典は図１―27と同じ）

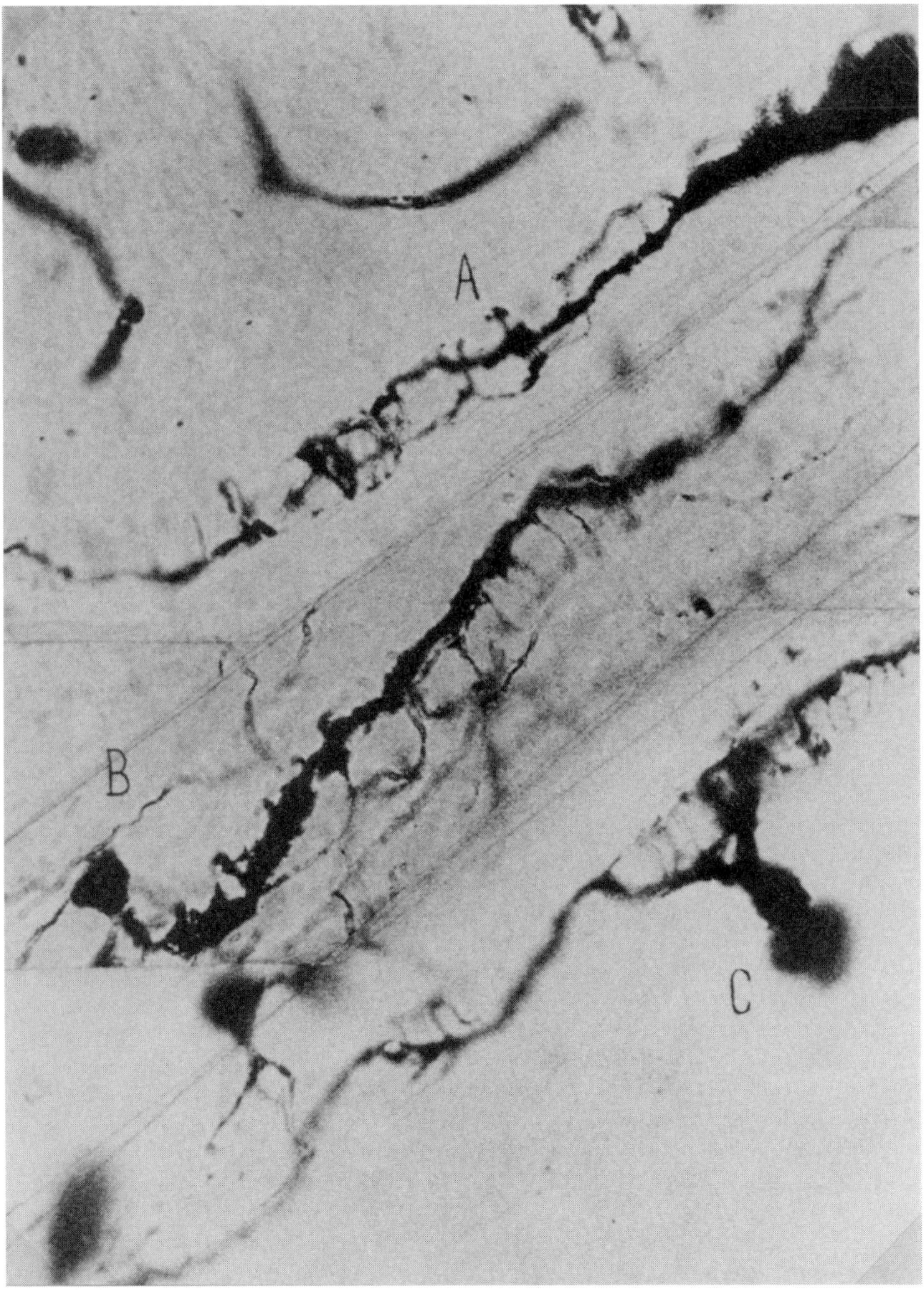

退していくと考えられる。

これに対し、外胚葉性でなく中胚葉性起源と言われていたミクログリア（**図1—31**Ａ～Ｅ）は、アストログリアと並んで脳組織が損傷された場合、広く清掃、傷跡形成を補うという二次的働きが今までは重視され過ぎてきた。しかし最近では「ミクログリアもニューロン発達、増殖などの働きに積極的に関与する」との研究結果も無視できなくなっている。

つまり、すべてのグリアは中枢神経系の発達と退行に関与し、かつ機能するという二面性があるという考え方である。いずれにしても、全てのグリアが脳の発達、ひいては生後も分裂・増殖過程に積極的に貢献しているわけである。考えようによっては、グリアは神経細胞と同等か、場合によってはそれ以上の役割を演じている可能性も否定できなくなる時がくるかもしれないし、現に神経科学の重要な研究課題となりつつある。

ここで水俣病の臨床の話に戻ると、**図1—32**はラッセル教授から私の手元に送られてきた無染色の標本を染め直したものである。この貴重な臨床像については、

図1—30　オリゴデンドログリアと髄鞘との関係の模図
（出典は図１—28と同じ）

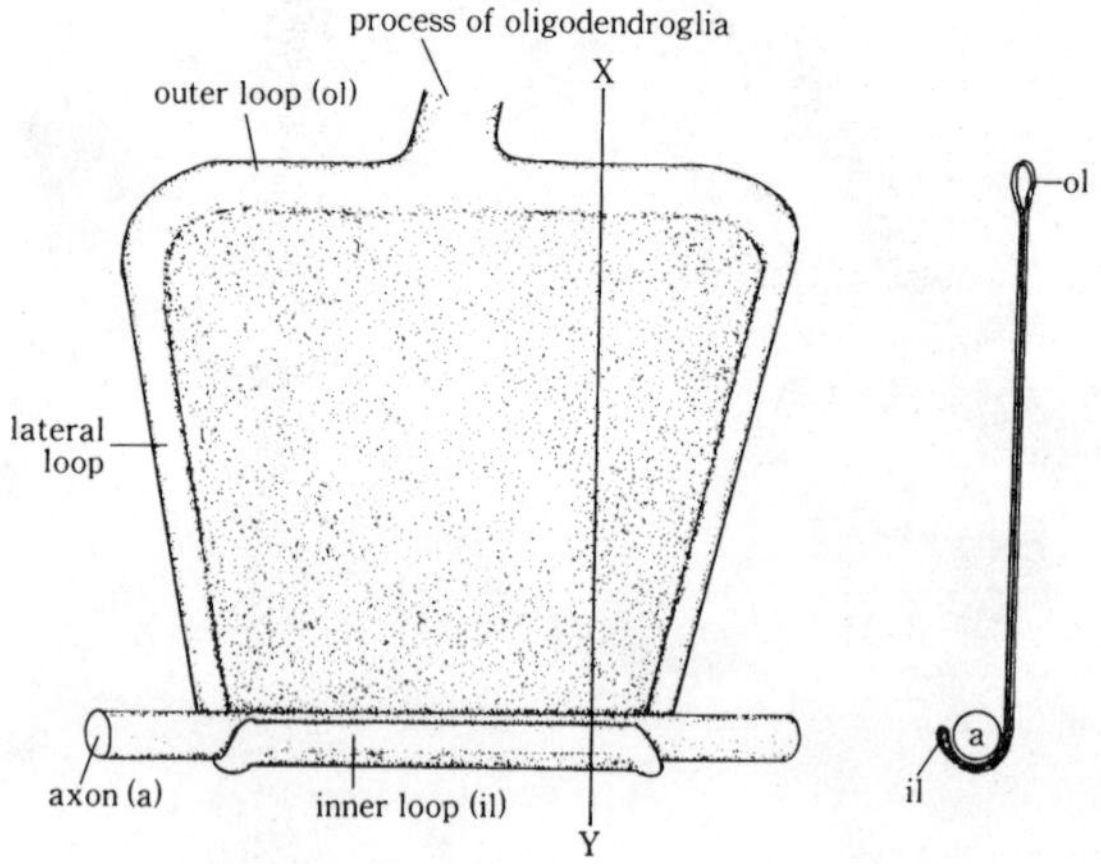

オリゴデンドログリアの他側からの突起はごくわずかであるが，その外側のループ（ol）は，図１—28のごとく幅広いもので，その内側のループ（il）は，軸索（a）を巻き込んでいる。後者は，ラセン状となった髄鞘をも巻き込んでいる中のものであって，その総面積をメタファー的に展開していくと，膨大な突起の量となる。

図1—31　ミクログリアの形態
（出典は図１—27と同じ）

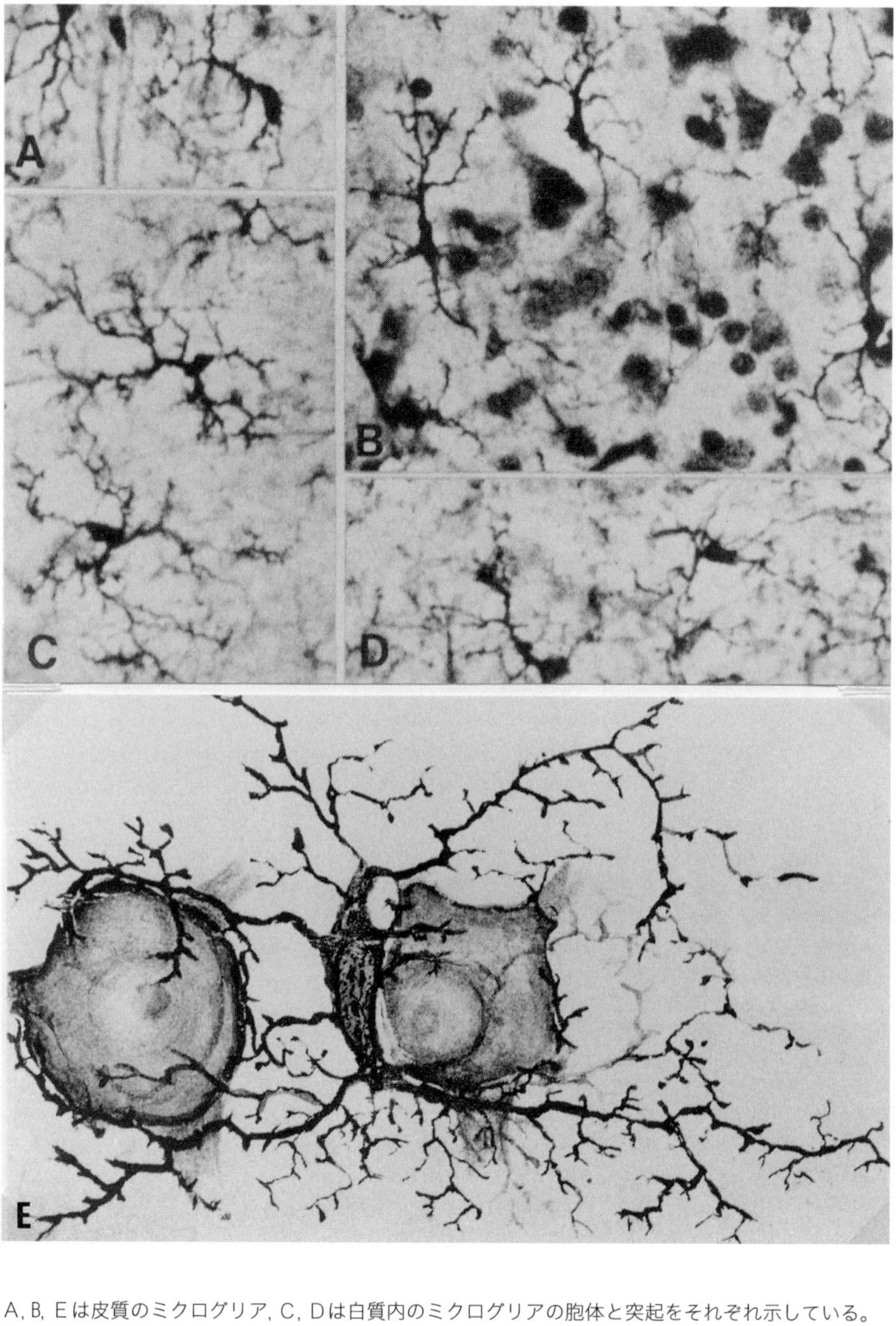

A, B, Eは皮質のミクログリア, C, Dは白質内のミクログリアの胞体と突起をそれぞれ示している。

表1—2の症例13を参照されたい。aは後頭葉の視覚の最高中枢が冒され、萎縮したために回溝が開いており、b～gは小脳病変を示しているが、本質的には前述の図1—18と全く同一である。

ただし、本例は十五年間、図1—26は十八年間生存し得たため、図1—26bに示すように、また本例の図1—32c～gに示すように、小脳分子層に見事なプルキンエ細胞の樹状突起に対する一種の異常再生現象が発生している点がよく一致している。しかし私の銀染色でもgに示すように同様の再生現象が見られる。私自身はロンドン滞在中に同教授のオリジナルの標本を観察することができた。ラッセル教授の標本は実に見事なもので、図1—32のd、e、fのヘマトキシリン・エオジン染色でみられるように、すべての突起が確実に染め出され、極めて複雑な線維網を形成していたのである。

ただしhの標本に見られるように、おそらく脳底の静脈管と思われる血管腔には古い梗塞巣が見られ、血管腔を狭めているという私自身の所見を見いだした。この写真像その他を同教授のもとに送り、その後、ロ

◀
表1－2の症例13(Dr. D. S. Russell 氏の提供資料)

(a)後頭葉。皮質の組織損傷とその結果としての類層性の萎縮は，視覚皮質(ＶＣ)に著しい。Ｘ印は視覚回溝の開大像を示す。(倍率3. 0倍)
(b)小脳。強烈な皮質性萎縮とその結果としての回溝の開大は深部小葉ほど著しいが，穹隆部皮質はよく保たれている。(倍率3. 8倍)
(c－g)(b)の侵された皮質の拡大像
(c)顆粒層(G)の神経細胞の脱落が著しい。プルキンエ細胞の脱落は中等度であるが，分子層(Ｍｏ)内のカクタス様構造部は著しい。(倍率86倍)
(d)(c)中に↑印で示した領域の拡大像。二つのカクタス様構造物は，一つは正中断(○印)のものと，他は横断性(Ｘ印)のものである。両者とも腫大した放射状の線維構造を伸ばしている。(倍率437倍)
(e)プルキンエ細胞層内の横断したカクタス様構造物(○印)は泡沫状に見えるが，周辺に多数の放射性の突起を伸ばしている。(倍率770倍)
(f)(e)のなかの横断されたカクタス様構造物。多数の突起様構造物は，非常に微細で淡染する顆粒物質が付着している。(倍率606倍)
(g)↑印は、濃染するプルキンエ細胞からの樹状突起内に生じている。一方，♂印は，プルキンエ細胞(ＰｒＣ)からの樹状突起に生じたカクタス様構造物を示すが，その内部は泡沫様に見える。(倍率150倍)
(h)中部橋レベルの脳底血管であるが，その内部は古い梗塞が見られ，その中に仮性石灰顆粒(↑印)が沈着する。これらの構造物によって血管腔(Ｘ印)は著しく狭められている。
(i)↑印は正常な領域と侵された皮質領域との境界線を示す。(倍率130倍)
(a－f，hとｉ：ヘマトキシリン・エオジン，ｇ：平野の単純銀の各染色)

図1—32　人間の最慢性期におけるメチル水銀中毒

（出典は図1—16と同じ）

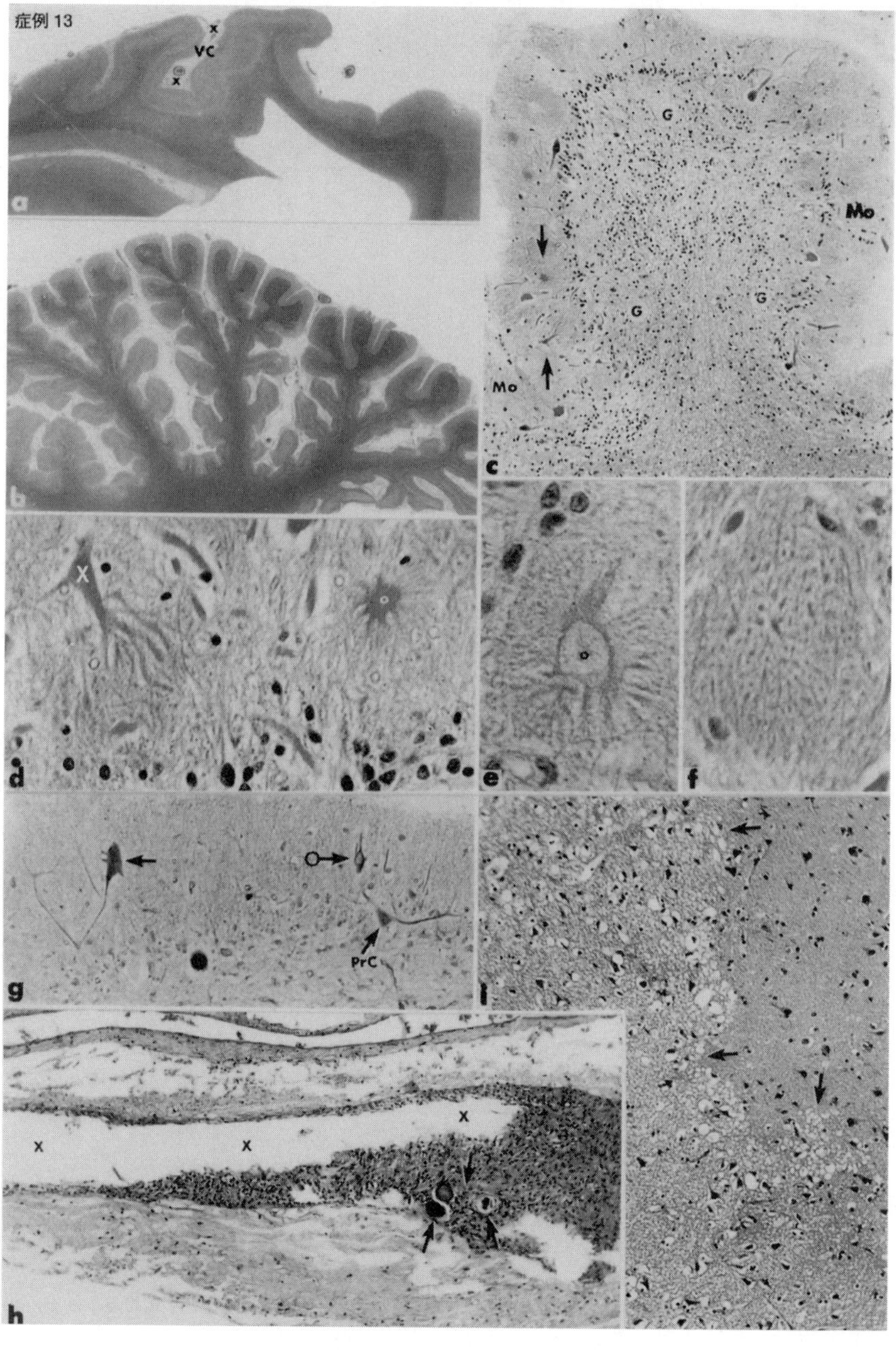

ンドンのホテルのロビーで既に引退されていたラッセル教授にお会いした時、大変喜ばれたという想い出がある。またiは死亡時直前に起こった新鮮な他の臓器から飛火してきた血栓による病巣(左側)と、健全な領域(右側)との境界領域を示している。

図1—33のうちa〜eは先行したスモンの旧病変であり、f〜iは末期に使用されたヒトの液性血清中に防腐剤として使用されていたエチル水銀に対する急性中毒所見である。なお**図1—34**は、本質的にはすべて後者の有機水銀中毒の急性病変である。ここで本質的という言葉を使用した理由は、少なくとも**図1—34**a〜eの中には、スモンの本質病変と有機水銀中毒とが、或いは相混合していた可能性がないとは言えなかったかもしれないからである。

図1—35は左側半部は慢性期におけるスモン(全経過六年十一ヵ月)、右側半部は最急性期におけるエチル水銀中毒(ハンター・ラッセル症候群十日)というように割り切って模図化した。**図1—36**はまず問題なくエチル水銀中毒病変、しかもその最急性期の病変と理解して大過ないと考えるし、少なくとも大脳と小脳病変は、明らか

◀
表1－2の症例14

(a)第7頸髄の横断面。強い脱髄病変は左右対称性にゴル索(GT)に限られている。BT：ブルダッハ索　(倍率5.0倍)
(b)(a)と同じ断面。グリオーシスはやはりゴル索(GT)に限られている。(倍率8.9倍)
(c)第3腰髄の前神経節索。重篤(X印)から軽度の脱髄は，各神経線維に生じている。(倍率86倍)
(d)オリーブ核(ON)。神経細胞は高度に脱落。残った二つの神経細胞は↑印で示す。(倍率130倍)
(e)両側のオリーブ核(ON)には明確なグリオーシスが生じている。(倍率3.7倍)
(f)前頭葉皮質。残った神経細胞は断血性に萎縮している。桿状グリア細胞は活性化し，↑印はグリアによる喰現象を示している。(倍率97倍)
(g)視覚性皮質の第3層の拡大像。喰現象を起こしつつある断血性神経細胞は，X付の↑印で示し，それがない断血性神経細胞は♂印で示す。↑印は桿状グリア細胞を示す。
(h)視床外側核。断血性また同質化した神経細胞。(倍率120倍)
(i)(h)の拡大像。典型的な断血性神経細胞(↑印)と多少とも肥大した星状グリア核がみられる。(倍率490倍)
(a，c，dとg：ルクソールファスト青とクレジール・ビオレット，f：チオニン，hとi：ヘマトキシリン・エオジンの各染色)

図1—33　エチル水銀とキノホルムの二重中毒例(1)

（出典は図１—16と同じ）

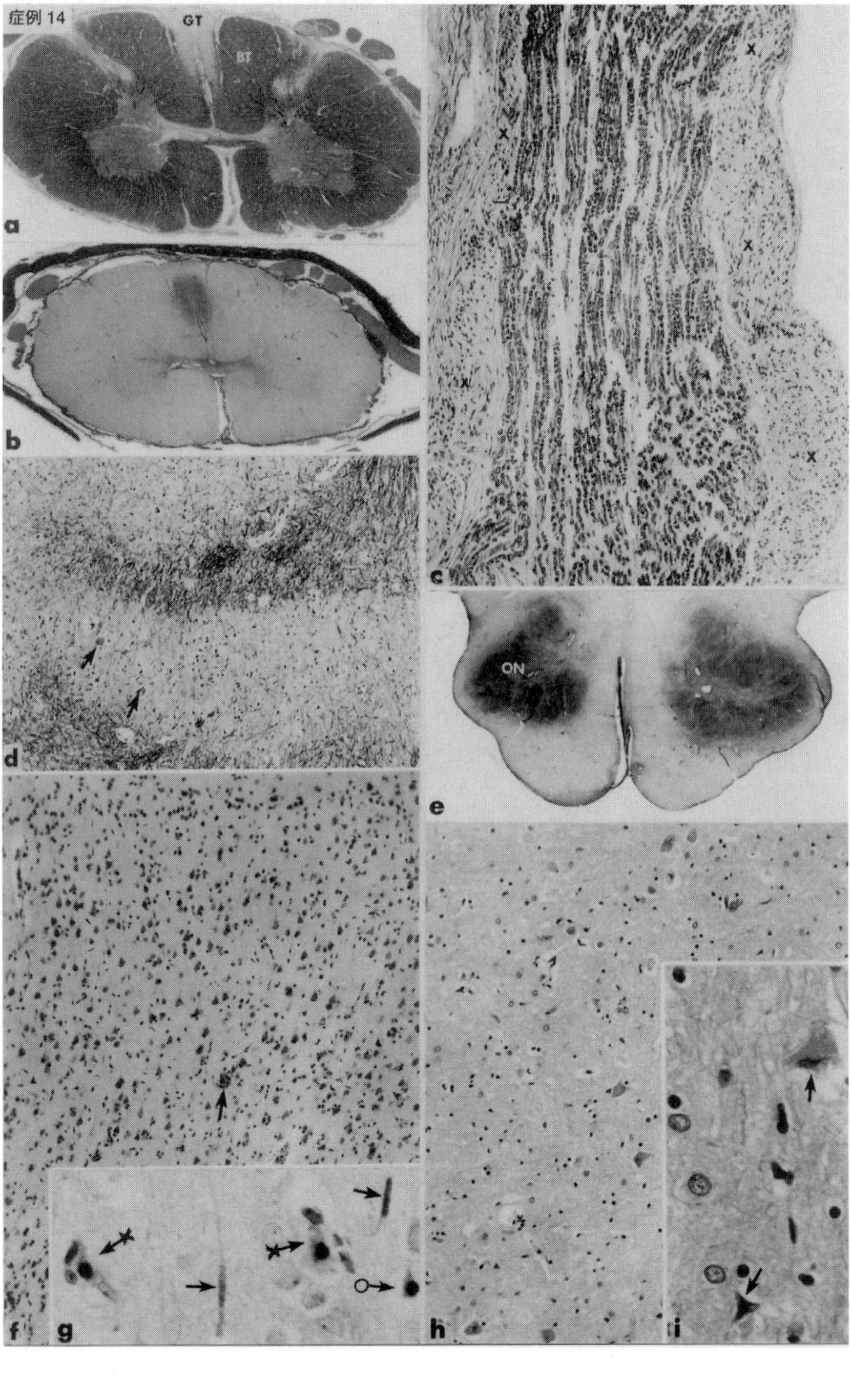

図１—34　エチル水銀とキノホルムの二重中毒例（２）

（出典は図１—16と同じ）

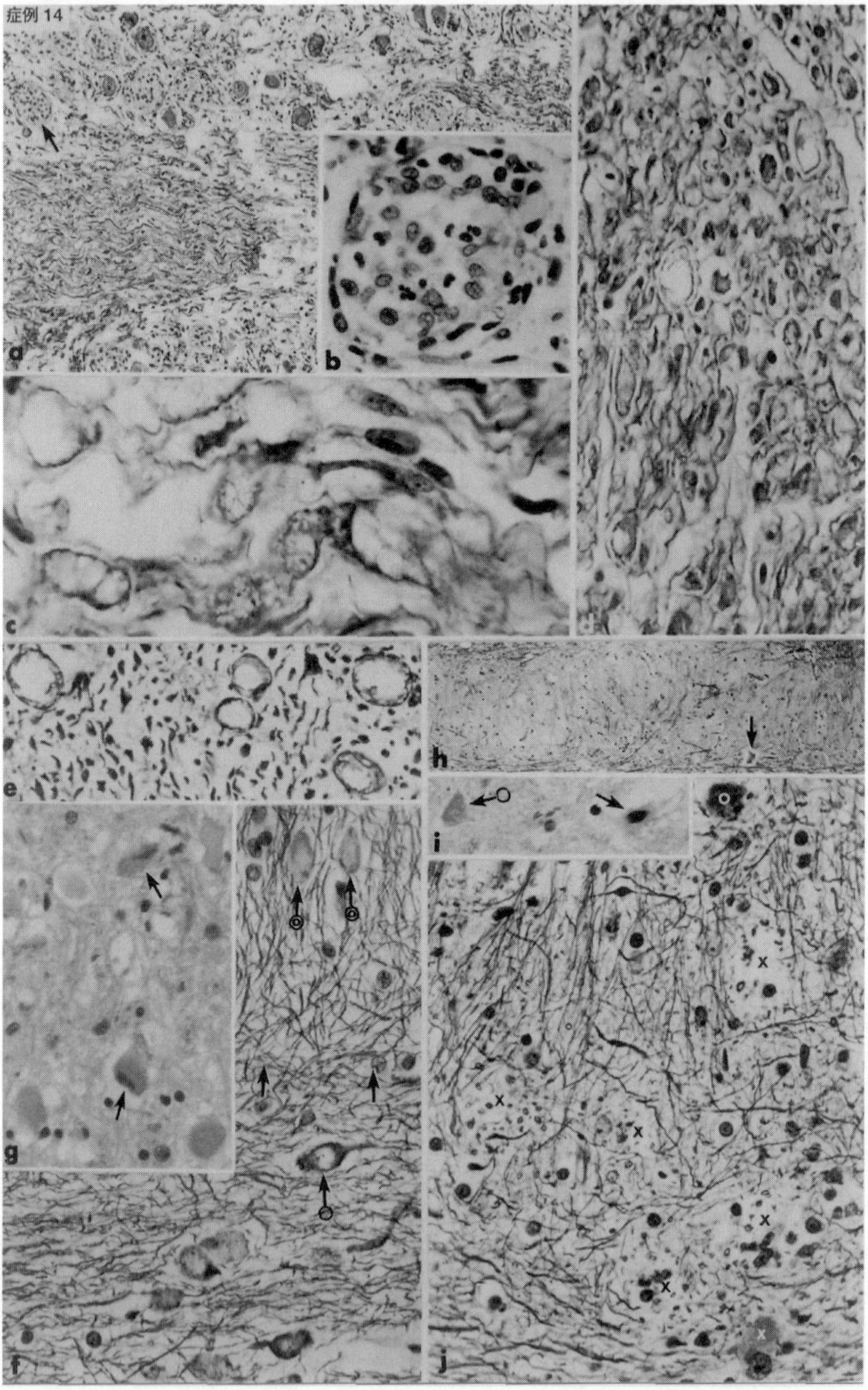

図1—35　クリオキノール(キノホルム)とエチル水銀との二重中毒例(13歳, 男子)(1)

(出典は図1—16と同じ)

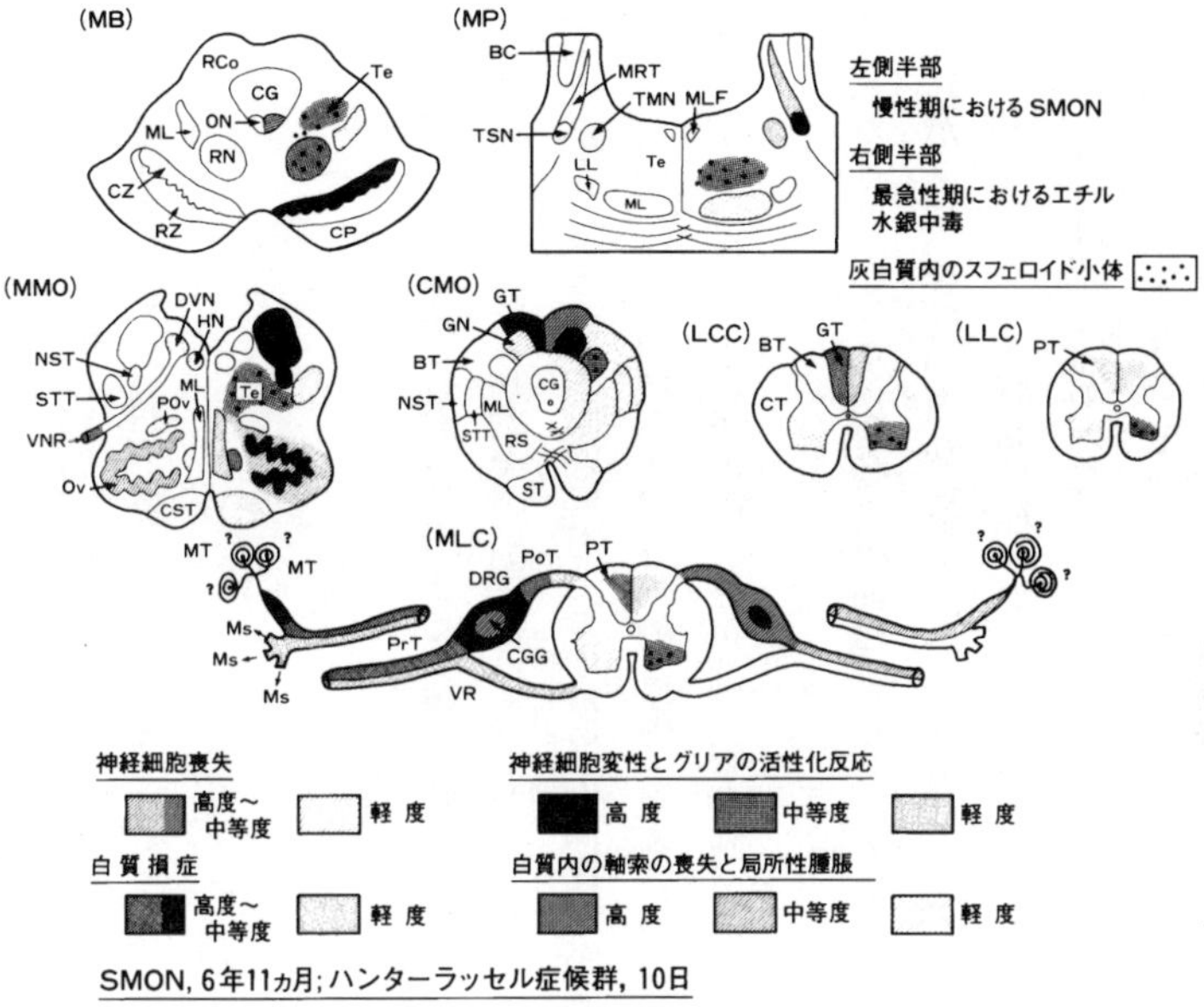

▶
表1－2の症例14

(a)第3腰髄レベルにおける背側神経節。↑印は喰現象を伴う多数の神経細胞の一つの代表例を示す。(倍率100倍)

(b)(a)にみられた喰現象を起こした神経細胞の強拡大像。単球と一部は多核白血球で占められている。(倍率570倍)

(c)著しく腫大し, 空胞性に変性し, 迂曲した神経軸索の強拡大像。(倍率900倍)

(d)尾部脊髄レベルの神経根。(b)と同様の空胞化し, 腫大した神経軸索。(倍率515倍)

(e)頸髄最上部のブルダッハ索の強拡大像。(c)(d)と同様である。(倍率476倍)

(f)オリーブ核。↑印はこの核(上方)とそれに接する白質(下部)の境界線を示す。↑印は多数の軸索の局所性腫脹像を示す。◎付の↑印は, オリーブ核内の二つの軸索腫脹像を示す。(倍率440倍)

(g)延髄後部のGoll核。多数の軸索腫脹と↑印は二つの変性した神経細胞を示す。(倍率440倍)

(h)小脳歯状核。多くの神経細胞は変性, 消失する。↑印は残存する神経細胞を示す。(倍率84倍)

(i)(h)の拡大像。♂印は残存する神経細胞。↑印は断血性に萎縮した神経細胞を示す。(倍率460倍)

(j)(h)を拡大した小脳歯状核。X印は消失した神経細胞の跡を示すが, これらは多数の微細な, リング状の軸索腫脹小顆粒にとりかこまれている。○印は変性した神経細胞を, X印はほぼ正常の神経細胞をそれぞれ示す。(倍率476倍)

(a, c－fとj：ボヂアン, bとh：ルクソールファスト青とクレジール・ビオレット, gとi：ヘマトキシリン・エオジンの各染色)

に脳血管の血流変化による酸素欠乏性の結果現象に酷似するものであると理解して大過はあるまい。

水俣病とそれに類似する有機水銀中毒症においては末稍神経は冒されず、すべて大脳の病巣にその主因があるという考え方に対し、私は疑問があるとの考え方を述べておいた。その論拠を述べる前に、正常な体性神経系統と自律神経系統について説明しておく。

体性神経系と自律神経系

図1―37を見て頂くと、その左側に位置する体性神経系というのは、感覚・運動両神経系を主体としており、同じ中枢神経でも脊髄よりも大脳がそれらをつかさどる。それに対して自律神経系は、大脳よりも脊髄と大いに関係が深い。脊髄や脳幹にもその中枢性の局在性があるが、大脳からの関与は限られており、人が意識するとしないとにかかわらず、自動的に胸・腹両腔内の器官や諸組織に分布し、それらの機能に役立っている。つまり、体性・自律の両神経系は、脳脊髄系の高さによって両者の統合作用の内容にも大きな違いがある。

まず体性神経系を見ていくと、運動系の神経細胞とその突起である神経線維に重点がある。図1―38の一番下に運動神経があり、脊髄の運動神経とその神経線維を示しているが、この両者を一括して運動ニューロンと総称する。これに対し、感覚神経の方は三種類のニューロンがあり、(1)は嗅ニューロンであって、単極性であり、(2)は聴覚器の内耳にある有毛層に接続するラセンニューロンで、中間の脊髄にニューロンがあって、刺激伝導の方向性からみて両極性である。末稍神経で伝わった情報をまず脊髄のニューロンで受けて、大脳に伝えるのである。(3)は皮膚感覚などを伝える脊髄ニューロンであって、これを偽単極性という。つまり、ニューロンが真中にあっても、その方向性については一方向性であるから、(2)と

図1—36　クリオキノール(キノホルム)とエチル水銀との二重中毒例(13歳, 男子)(2)

(出典は図1—16と同じ)

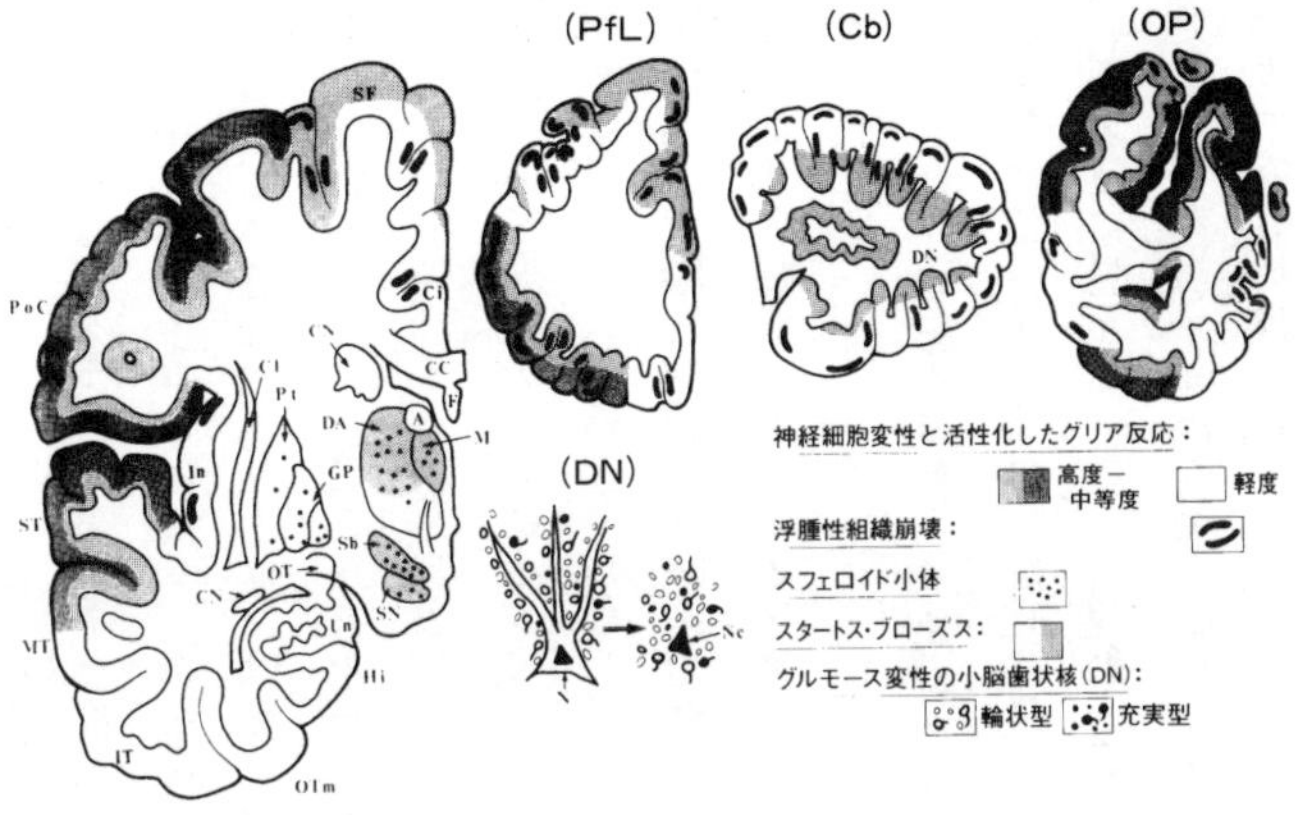

SMON, 6年11ヵ月; Hunter-Russell症候群, 10日

図1—37　体性神経系と自律神経系による統合作用の脳脊髄軸の高さでの違いを示す

(時実利彦『脳の話』168頁, 岩波新書461, 1962年)

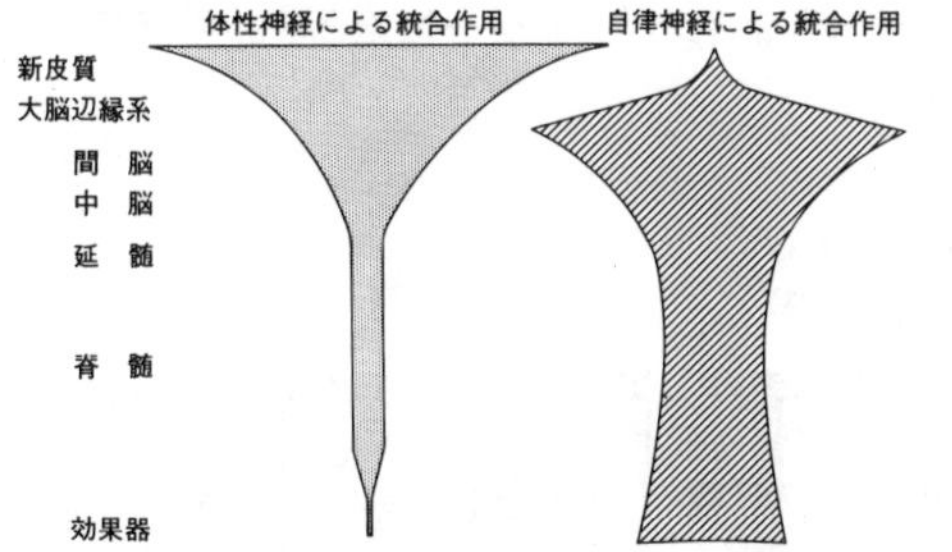

図1—38　末梢性の感覚・運動両神経

(佐野豊『神経科学——形態学的基礎』43頁, 金芳堂, 1995年)

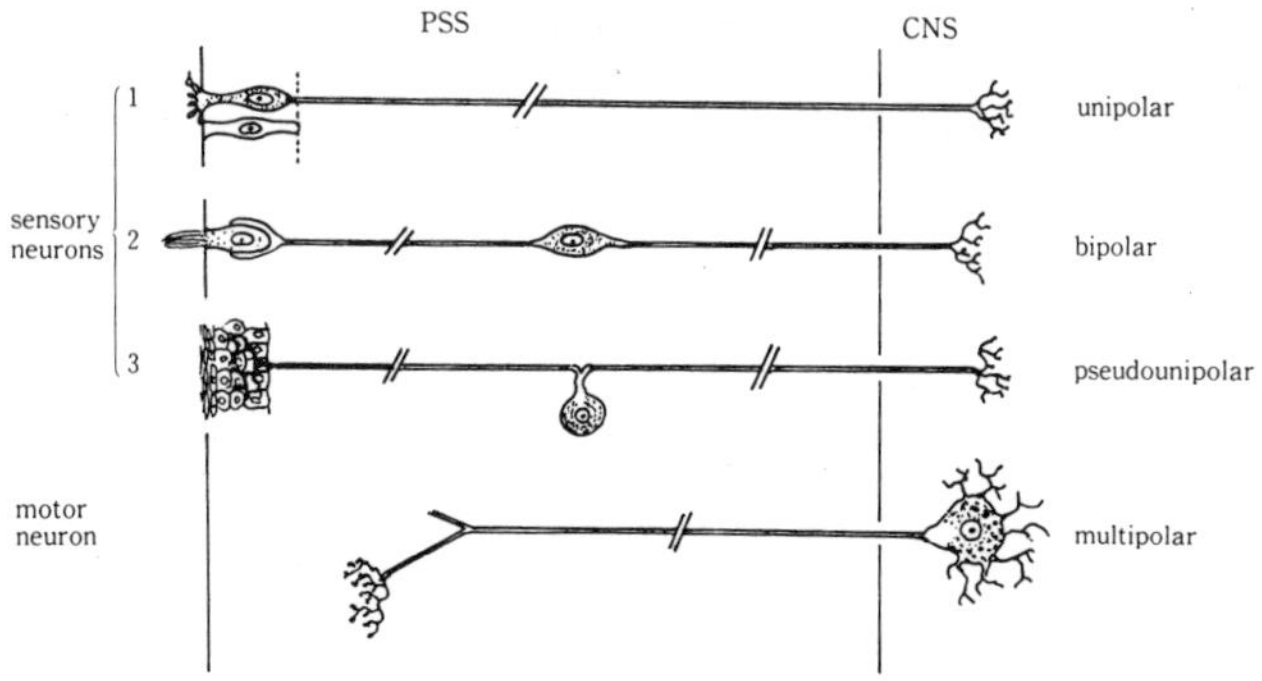

は働く方向性が一方向性である点が異なっている。

　こう言うと、一見、複雑そうに思われるが、これらを図1—39に示されるコンピューターに例えてみると、運動ニューロンはアクチュエーターと言って出力装置であり、途中にニューロンはなく、指令を直接末梢神経に伝える。一方、感覚性ニューロンはセンサーと言って入力装置であると考えることができる。そして、中枢神経系はプロセッサー（中央処理装置）と考えれば分かりやすいであろう。しかしこのセンサーの中には自律神経（主として平滑筋肉の内臓）も存在しているし、プロセッサーには、大脳と脊髄の神経系でセンサーとプロセッサーの両者が統合されていると考えれば分かりやすいかもしれない。

　体性ニューロンである運動・感覚両ニューロンは、大脳の頭頂葉に位置する運動、感覚の最高中枢に統合されているように見える。さらに運動・感覚の皮質各領野を見ていくと、カナダの有名な脳外科医ペンフィールドの皮質の電気刺激実験によって分かったことであるが、下半身と関係している領野は上の方にあり、上半身と関係する領野は下部に位置する。そして運動・

図1—39　コンピューターにたとえた神経系の機能
（著者作成）

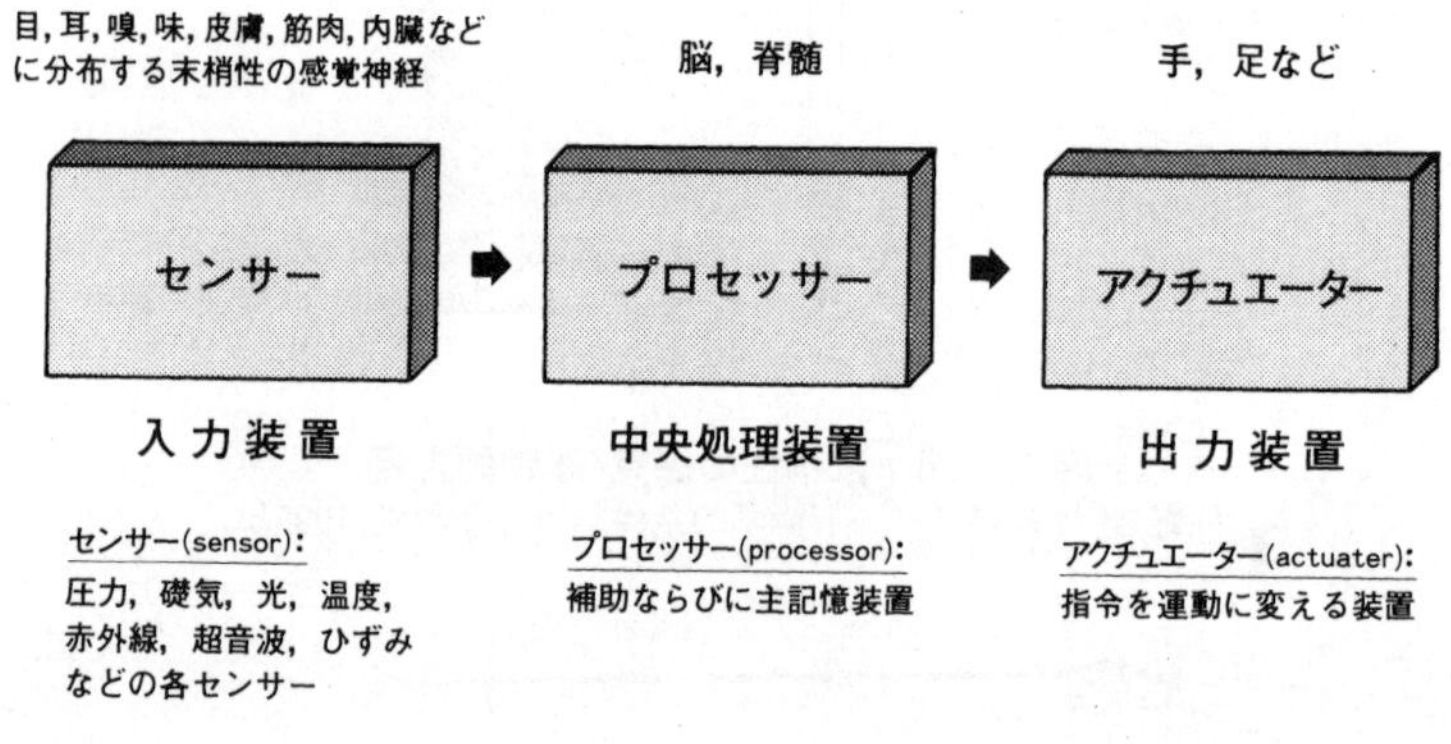

図1―40　人の運動ならびに身体感覚（皮膚感覚）の大脳皮質領野の分化

（W. Penfield ら『人の大脳皮質――感覚と運動両機能の局在性』1950年）

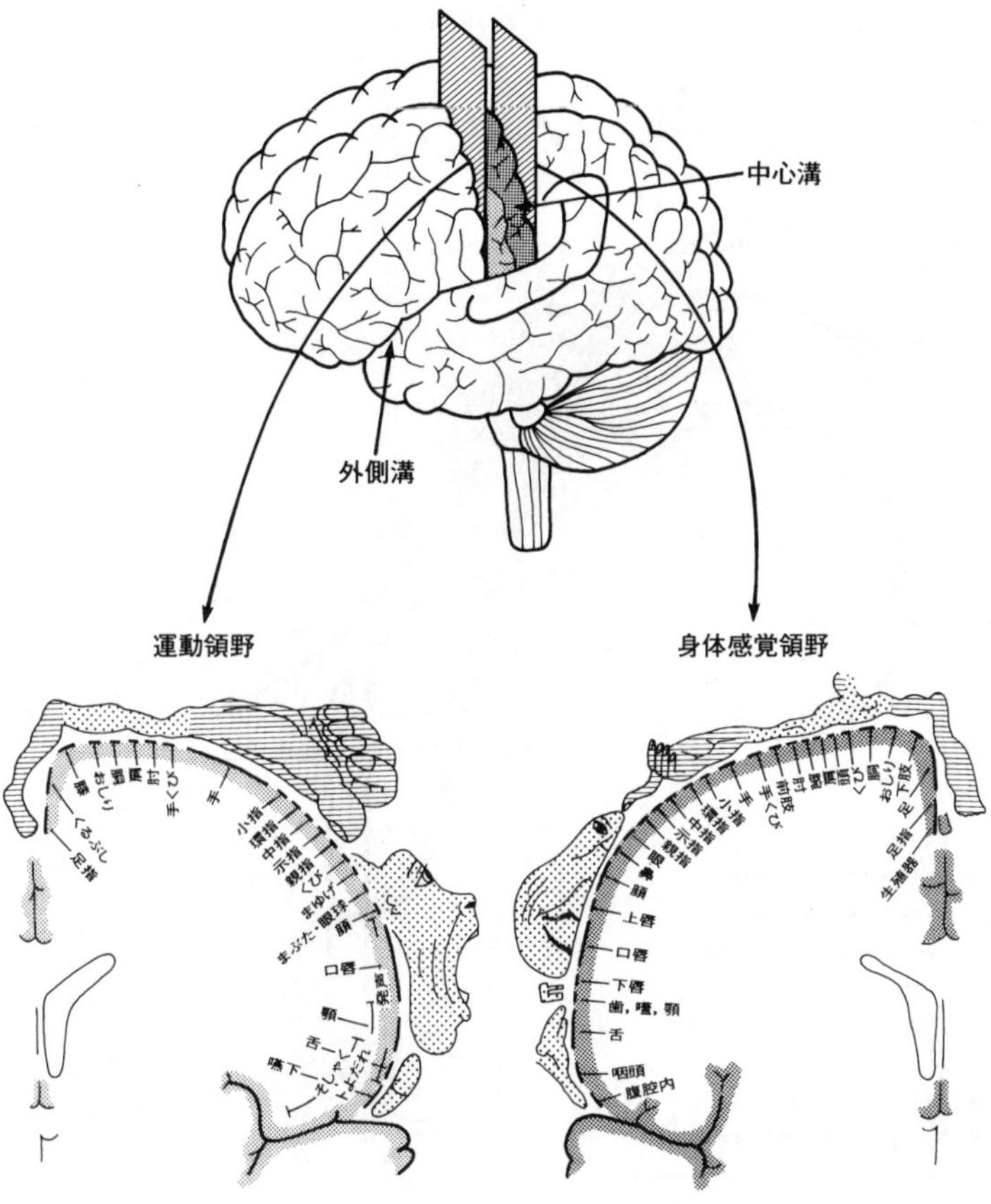

人の一次性運動ならびに後中心回皮質の各部分の比較的大きさ
これらは身体の各部の各運動と感覚が電気的刺激によって誘発されたもの

図１―41　錐体路の神経線維結合
(Nieuwenhuys『神経解剖学』p. 174, 1983)
フィードバック系は太い黒線によって示されている

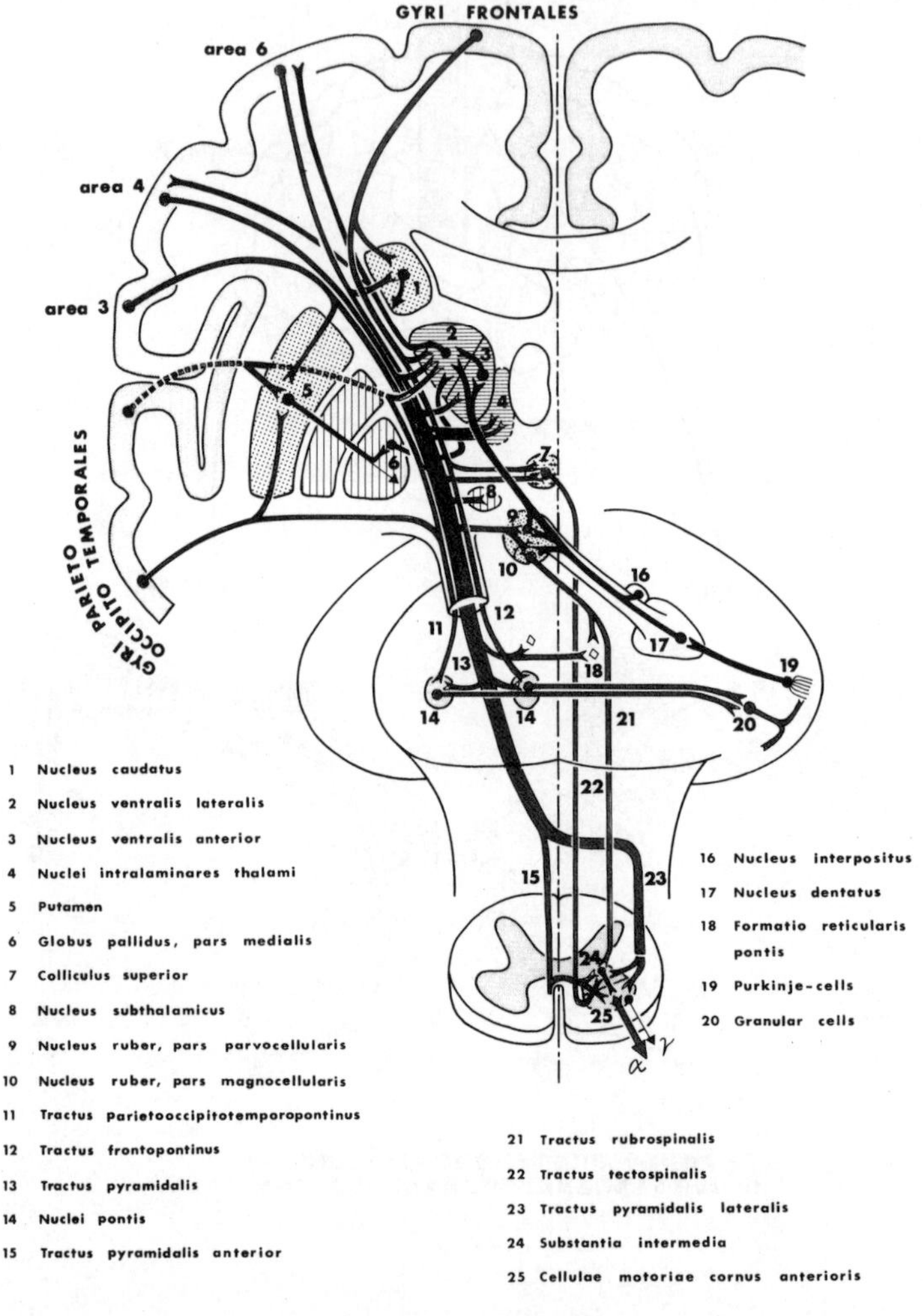
GYRI FRONTALES
area 6
area 4
area 3
GYRI PARIETO OCCIPITO TEMPORALES
α
γ
1 Nucleus caudatus
2 Nucleus ventralis lateralis
3 Nucleus ventralis anterior
4 Nuclei intralaminares thalami
5 Putamen
6 Globus pallidus, pars medialis
7 Colliculus superior
8 Nucleus subthalamicus
9 Nucleus ruber, pars parvocellularis
10 Nucleus ruber, pars magnocellularis
11 Tractus parietooccipitotemporopontinus
12 Tractus frontopontinus
13 Tractus pyramidalis
14 Nuclei pontis
15 Tractus pyramidalis anterior
16 Nucleus interpositus
17 Nucleus dentatus
18 Formatio reticularis pontis
19 Purkinje-cells
20 Granular cells
21 Tractus rubrospinalis
22 Tractus tectospinalis
23 Tractus pyramidalis lateralis
24 Substantia intermedia
25 Cellulae motoriae cornus anterioris

感覚の活動性は手から上の領野が広範囲を占め、胴以下の下肢のそれはずっと狭い領野しか占めていない。したがって、年を取ると、まず下肢から衰えてくることがよく理解できよう（**図1—40**）。

では、ここに出入りするニューロンのうち出力の装置を見ると、出力線維（前述のコンピューターのアクチュエーターに当たる）は錐体路として脊髄を下行していき、そこで反対側の脊髄へ一旦中継され、そこから出たニューロンが下位随意運動路を形成して随意筋に分布していく（**図1—41**）。しかし、実情は随意筋（横紋筋）のみならず、たとえば筋緊張、姿勢の保持の機能その他を自動的に司る不随意筋（平滑筋）にも分布している。

それらを大脳や脊髄でどう統合しているかと言うと、不随意筋に行くものは、錐体外路系と言って、随意運動系路中で複雑な回路系を形成する。それらを模図的に示したのが**図1—42**であり、それらは前述の**図1—41**の随意運動路内に組み込まれている。この錐体外路系の最大のアクチュエーター（出力の装置）は、まさに両図**1—41**、**42**に示されるように、錐体路系の中に組み込まれている。最近の神経解剖学では、両者を対立的

図1—42　いわゆる“錐体外路系”

(Nieuwenhuys『神経解剖学』p. 176, 1983)

太線その他は主要神経回路を示し，3つの番号は3つの副神経回路を示す

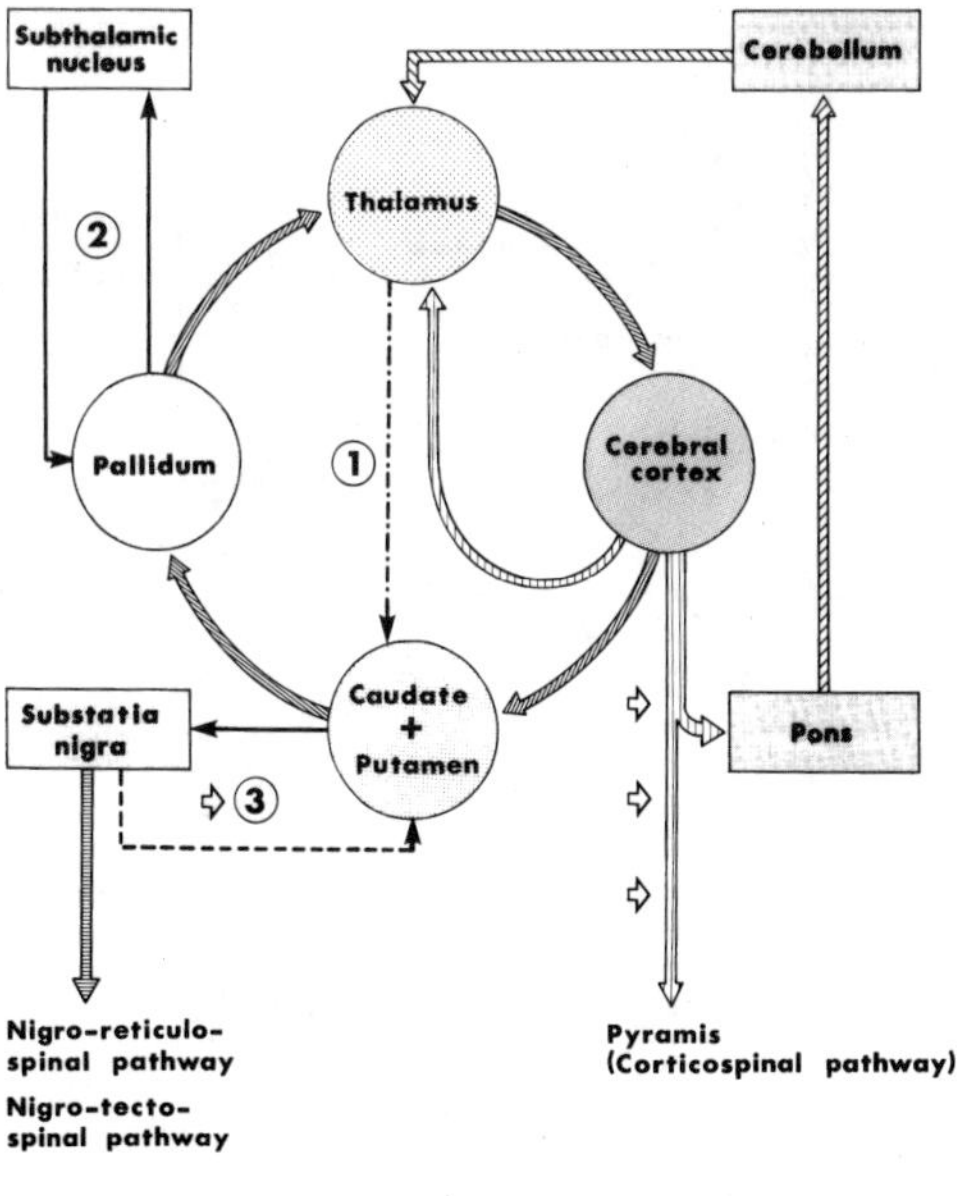

に記載する傾向は次第になくなり、随意運動路系、つまり、錐体路系中に不随意運動系である錐体外路系が付属的に組み込まれているのが実情であって、ここに錐体路・錐体外路の両系が見事に統合されつつ機能しているといえよう。

次に、錐体路系のうち脊髄で中継され、筋肉に分布する下位運動ニューロンについて述べておこう。**図1—43**の左上部の「ひとで」のようなものは神経細胞とその樹状突起を示し、そこから一本の神経線維が伸び、筋肉内で二股に分かれて終末シナップスに接続する。その中の点線で囲った領域を電子顕微鏡的に拡大したのが右図である。最表面はシュワン細胞膜で覆われ、真中に見えるのが軸索であり、いわば電線の銅線に相当し、その中には微細管が通っており、さらにその外側に髄鞘構造がある。髄鞘は軸索中を流れる電流のいわば絶縁体に相当する部分で、髄鞘が破損すると軸索がショートを起こすが、グリアの働きによって再生され、絶縁機能が回復する。

図1—44Aは、この髄鞘発達・形成の角度から見たヒトの末稍から中枢神経の各系路について、個体発生

図1—43　神経細胞と軸索突起
（著者作成）

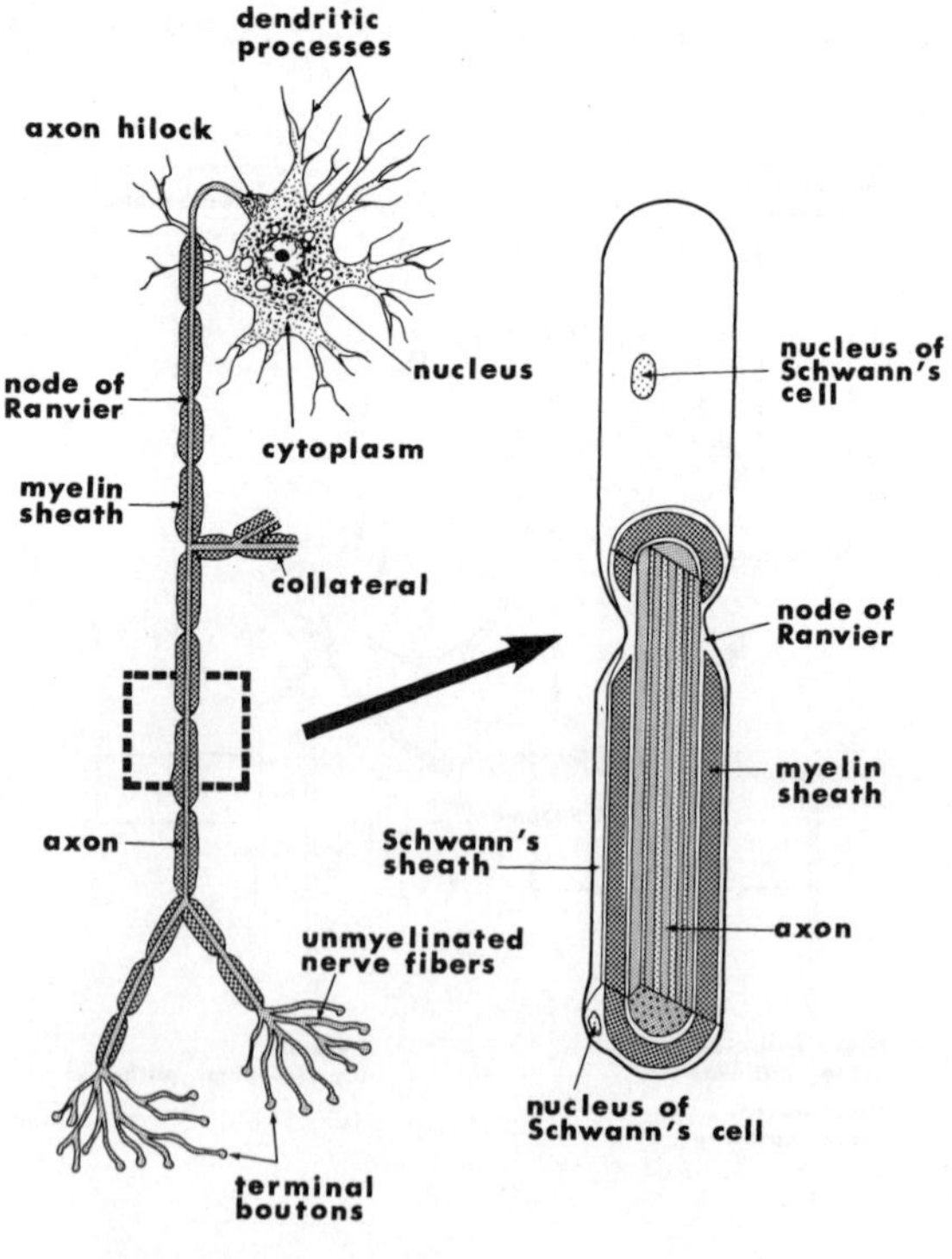

学的に見たヤコブレフらの実績図である。運動・感覚両神経系路その他の髄鞘の形成は、胎児期の四週位から始まっており、生後一歳未満から四歳前後にかけて神経系の回路の多くの髄鞘形成は完了してしまうものが多い。大脳でも十歳近くで終了するものがあるが、それを超えて何歳になったら髄鞘形成が終わるか分からないものが一番下の大脳の連合野であり、脳幹の網様体には＊印でマークされている。

この脳幹網様体の形成は二十歳位で一応終わるように図示されているが、原文の説明で見ていくと、これには太い線維と細い線維の二つがあり、網掛印で示したように、精神にかかわる前頭葉、側頭葉にあるこの二つのものの形成は、実際は思春期を超えてさらに老人期まで続くと記されている。しかし八十歳から九十歳の脳では髄鞘形成は薄くなっていくと記されており、これは、老人期に入ると萎縮し、小児期に逆戻りしていくようにも解釈される。以上は一九六七年のヤコブレフらの業績であるが、彼自身は、それ以前のフレックシヒの業績を高く評価しているのである。

フレックシヒの業績というのは一九二〇年のもので、

図1—44 髄鞘形成の角度からみたヒトの末梢から中枢神経系にかけての各経路の個体発生学(Yakovlev ら, 1967)

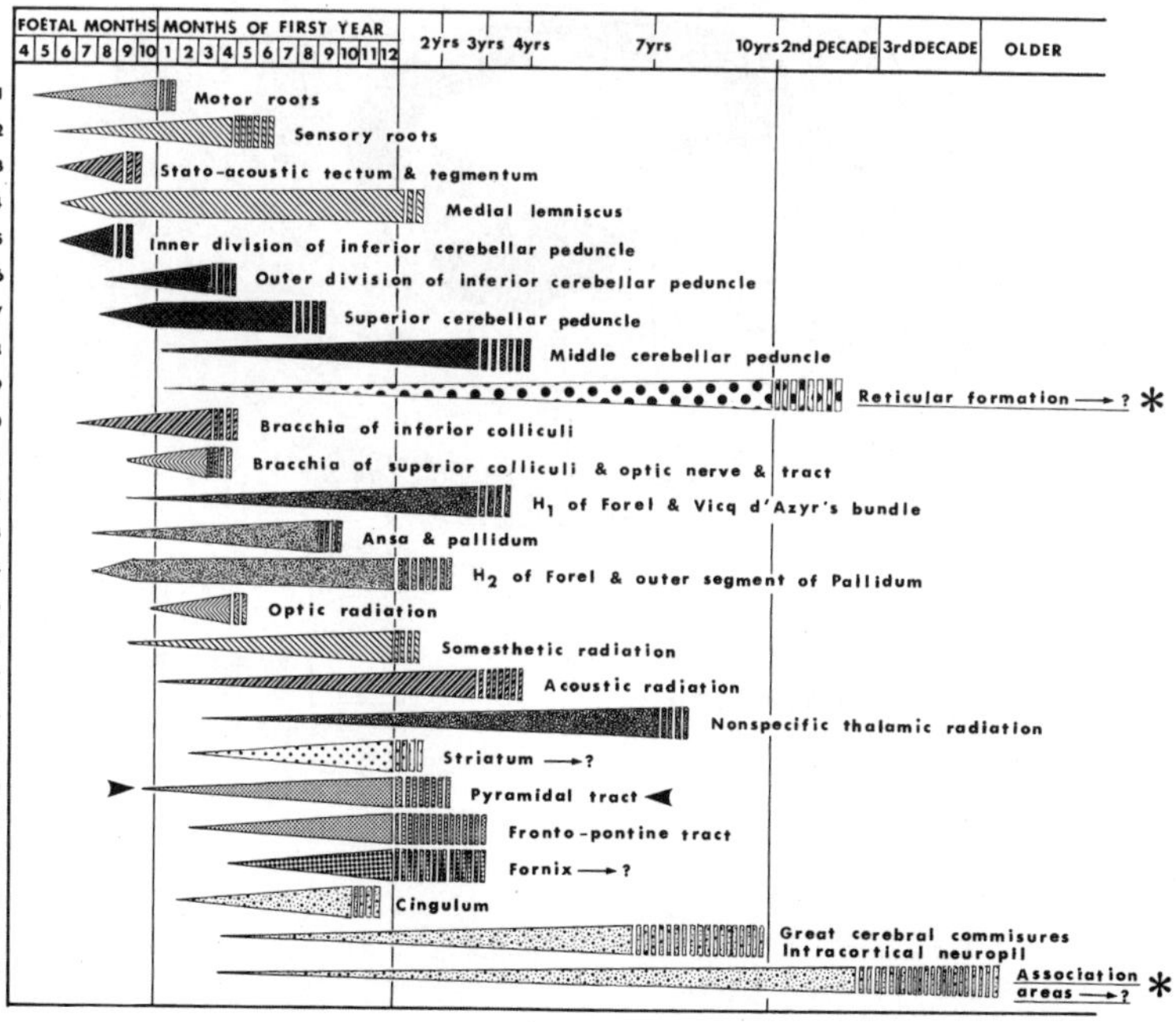

図１—45　髄鞘形成の立場からみた人間脳の大脳皮質の区分け
(P. Flechsig, 1920)

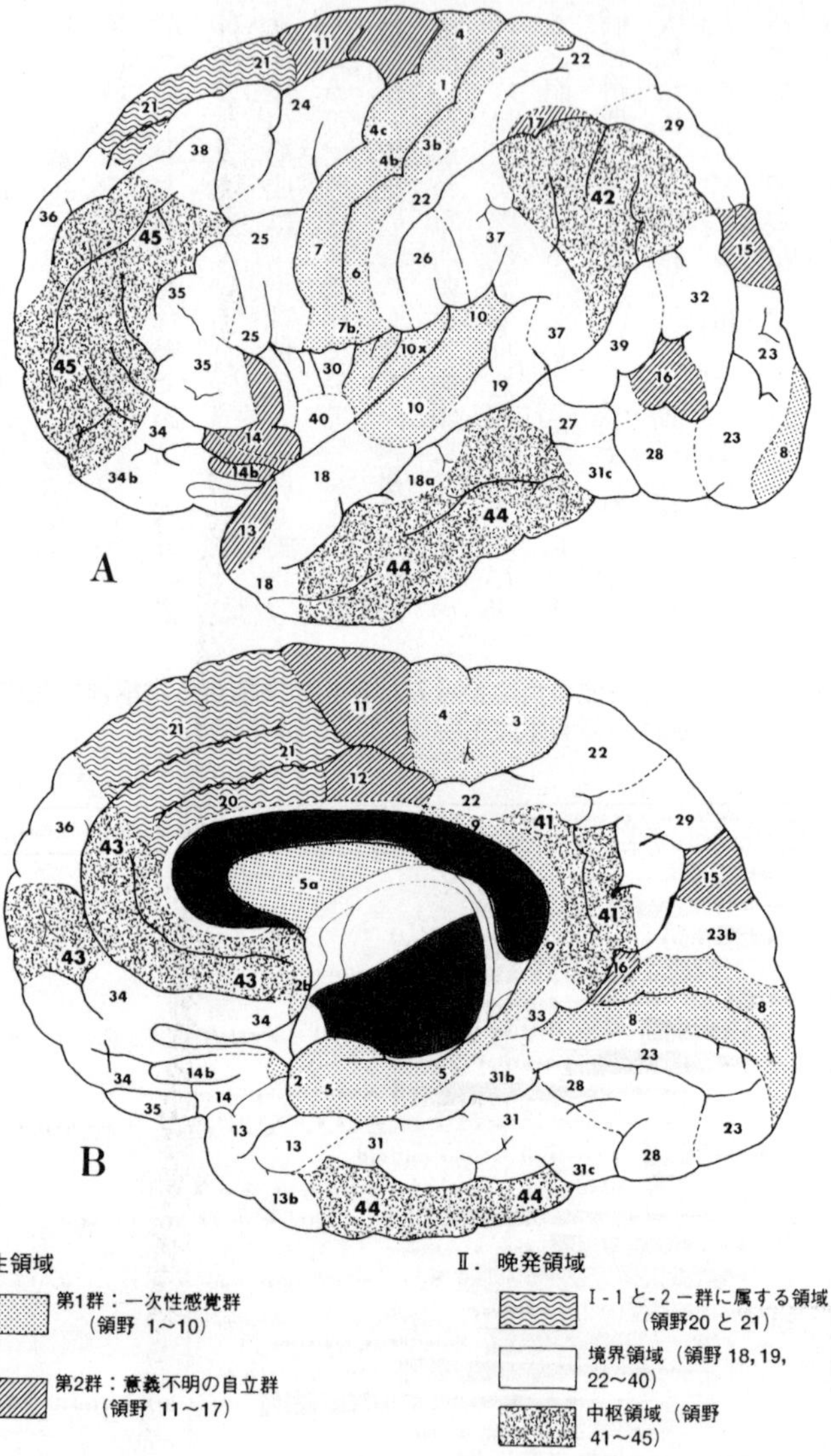

上は大脳の外側, 下は内側面を示す。初生期のうち, 原則として髄鞘形成が既に胎生期から始まる領域が第１群。第２群は, 原則として出生後に始まる領域を示す。付された番号は, 小さい番号ほど髄鞘形成が早く始まり, 生後も早く完成し, 大きい番号ほどより遅く完成する領域を示している。

大脳皮質・白質そのものに研究の主体があったが、ヤコブレフの一九六七年の業績は、さらにそれを神経根や神経系路にまで拡大していったわけである。フレックシヒの業績は、**図1―45**A、Bに示されるように、髄鞘形成を発達順番に対応して数字別で表現したもので、科学的意義が大きいと考える。

そのフレックシヒの原図（**図1―46**A、B）をみると、胎生期七カ月の脳にはすでに中脳などの脳幹ができていて、脳幹は錐体路（○印）を除く被蓋部と小脳にはかなりの髄鞘形成があり、これに加えて頭頂葉の感覚・運動両中枢（×印）の白質の髄鞘形成が始まっている。さらに視神経（→印）は髄鞘形成がほぼ終わりに近く、これに関連する後頭葉白質にも髄鞘形成が他の皮質領域より早く始まりかけている。こうした段階でメチル水銀が脳内に侵入して神経組織を冒すとどうなるかについては、次節の水俣病のところで触れる。

さらに**図1―46**Bに見るように、生後九週になると感覚路、運動路はほぼ完成しているが、橋は未完成。海馬とその関連領域（記憶の中枢・→印）の髄鞘形成は終わりに近付きつつあるし、胎生期に始まりかけて

図1―46　髄鞘形成の立場からみた胎生期（7カ月）と生後9週の脳の原図
（出典は図1―45と同じ）

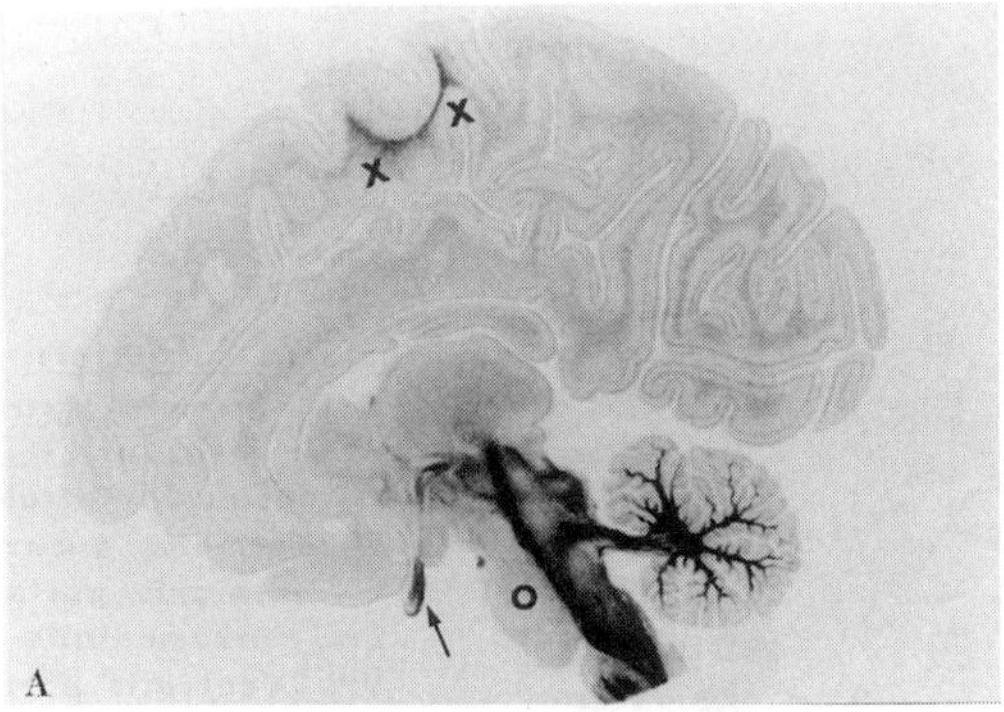

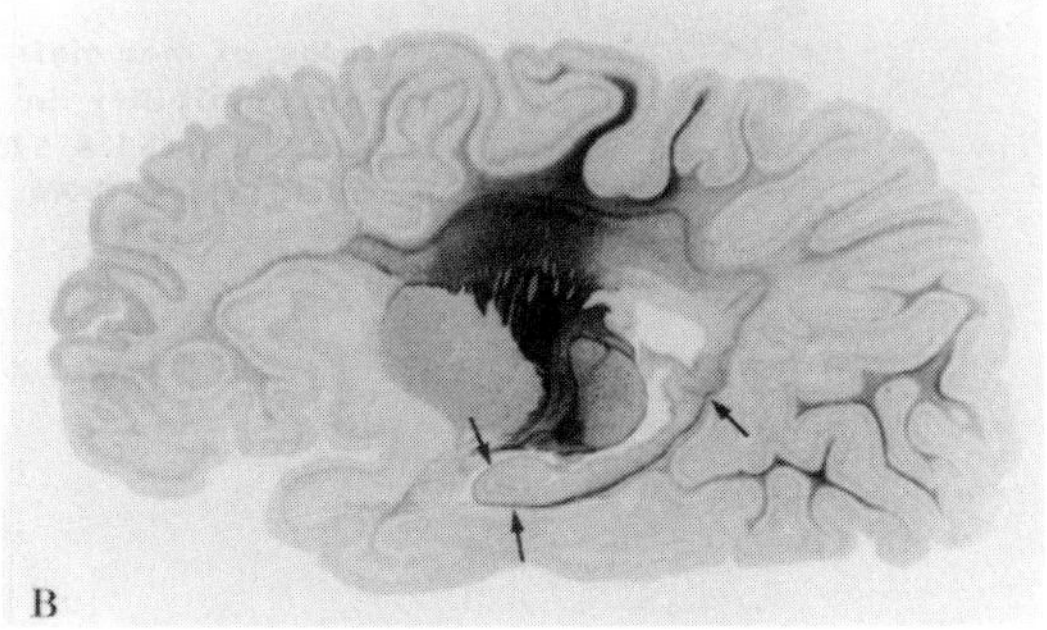

いた大脳白質領域の髄鞘形成もほぼ完成に近くなりつつある。

体性神経系の中で、感覚系の中継核である視床の問題についても一言触れておく必要がある。ヒトの視床のうち、感覚の中継核であるＶＰＬとＶＰＭの分布のペンフィールド的模図が図１―47に示されているが、それはまさに前述の大脳の頭頂葉の模図（図１―40）と全く同様の分布図を示している。またこのことは、同じ哺乳類である家兎、猫、猿においても、ほぼ同様と言ってよいが、二本足で立位歩行をとるヒトと、四本足を使う哺乳類とでは、それぞれ多少の差異があるにはあるが、本質的かつ大雑把に表現すると、ヒトの場合とほぼ同様の傾向にある点は興味が持たれるところである。ただヒトのＶＰＬとＶＰＭの感覚分布は前図１―40の感覚皮膚と同様、最もその差が明らかと言うに過ぎない。

視床はいろいろな核（亜核）に分かれており、図１―48Ａはジャスパーによるヒトの視床亜核の正中断による分布図、図１―48Ｂは前額断を示している。図１―49は水平断面であるが、視床の各亜核も、それぞれ皮質

図１―47　ヒト（a：Penfield）と哺乳動物（b）におけるＶＰＭとＶＰＬに分類する第二次知覚経路の投射野の比較的大きさ

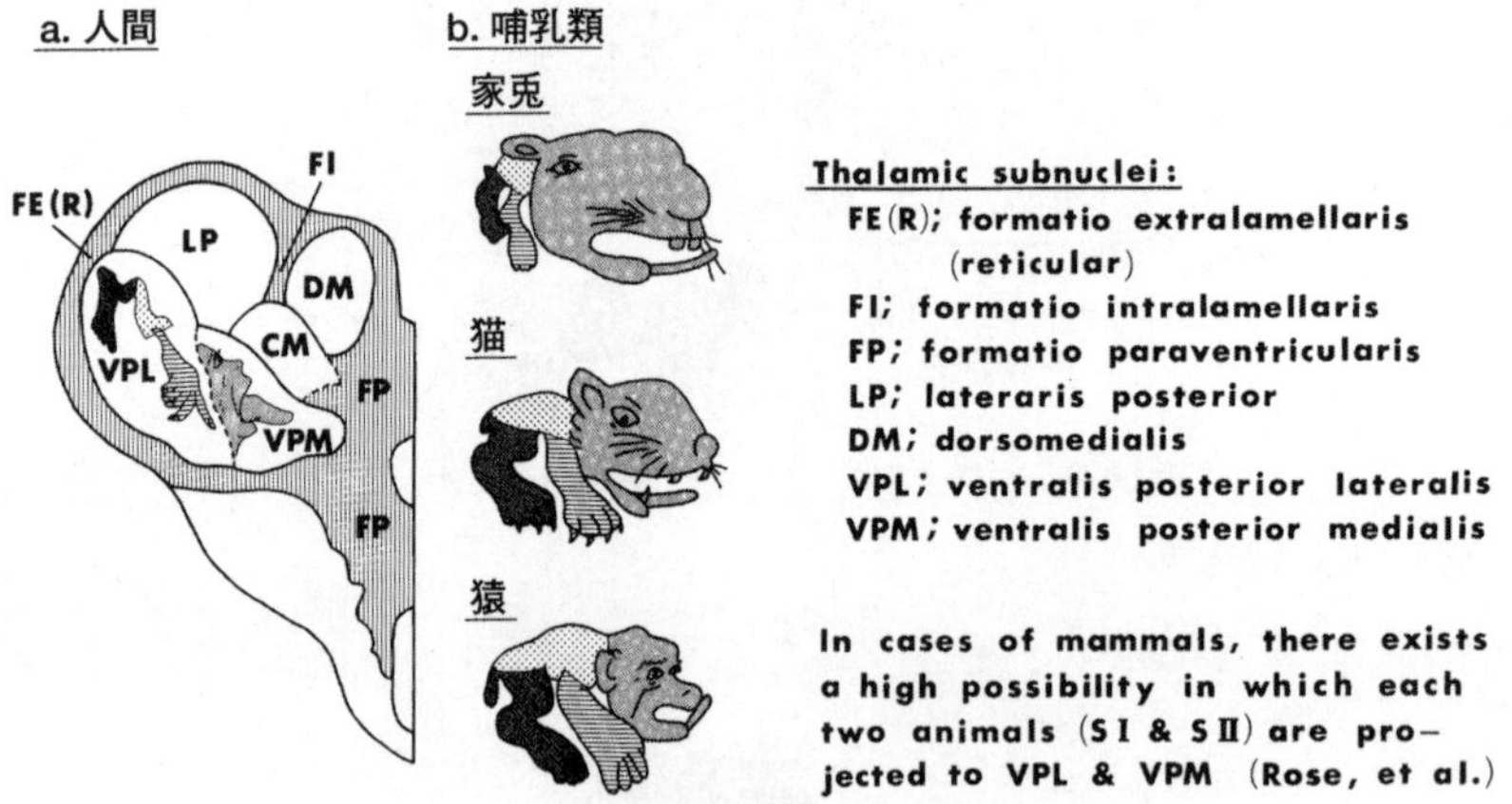

との間に相互の投射経路を持っていることが明瞭である。視床にあるのは感覚神経だけではなく、記憶の核は前頭葉につながっている。なお視床亜核から大脳皮質への結合線維を重視した側面図1―50があるが、ここで逆に入力線維を重視していくと、側頭葉からのものが最も目立っている。

ここで、**図1―51**にみるように、同じ感覚系の中にも識別可能な感覚と、そうでなく脳幹網様体に反映する原始的感覚とがある。後者は自律系の感覚と呼んでもよいものであるが、この両感覚は脳幹網様体、視床、視床下部、大脳辺縁系皮質との間で相互の感覚の投射系に差異がある点を指摘しておく必要がある。

つまり、前者の識別可能な感覚は、脳幹網様体（E）に側枝を出して視床特異核（A）を経て大脳皮質（J）に投射されるもの。後者の原始的感覚は、視床特異核（B）に行くものがあるが、側枝を古皮質（I）→辺縁中脳領域（D）→海馬のような古または旧両皮質（H、I）に投射されるサーキットがある。一方、脳幹網様体（B）→視床非特異核（B）→大脳皮質というルートもある。また、大脳皮質→網様体賦活系（F）の逆

図1―48　H. H. Jasper によって分類された視床亜核

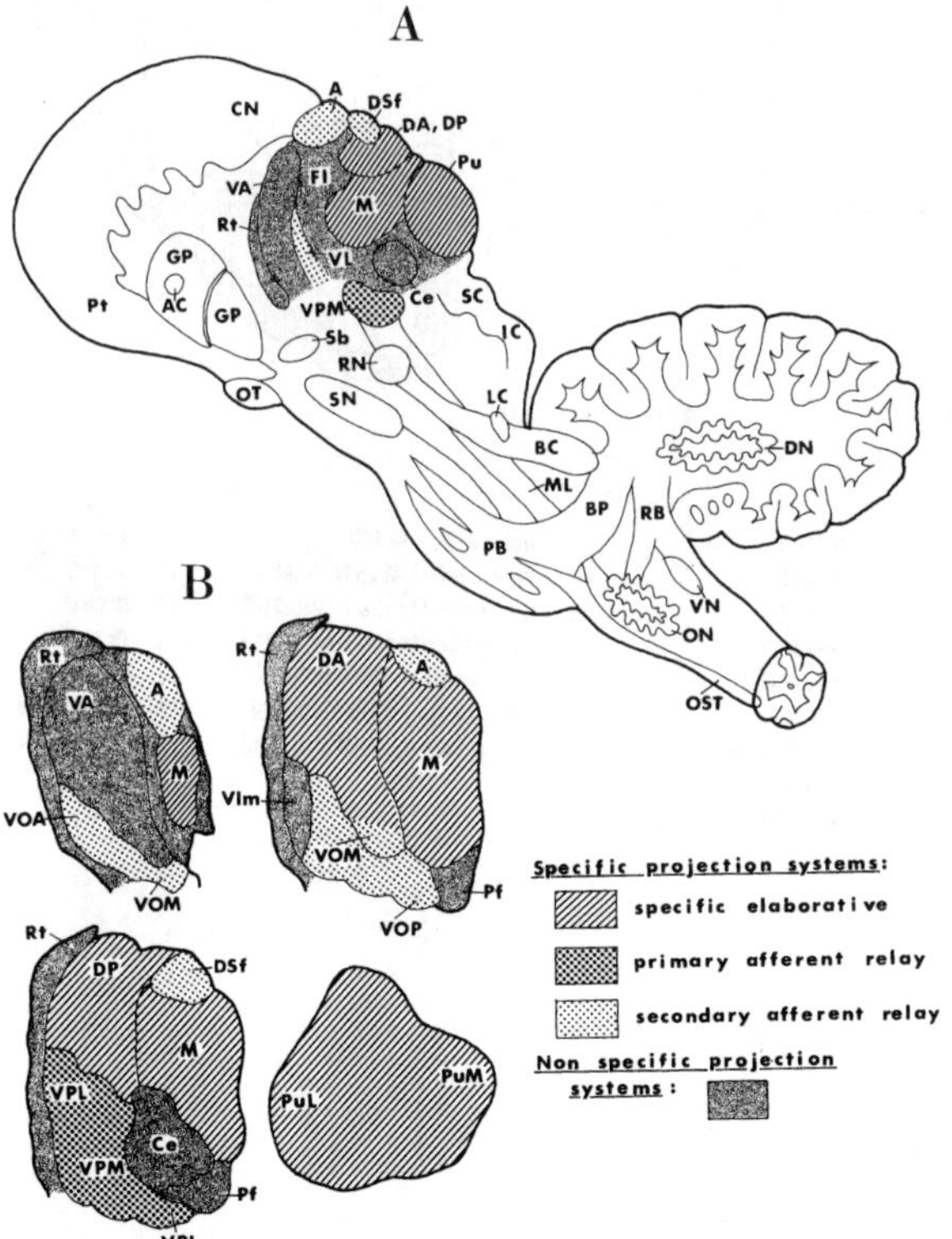

図1—49　視床と大脳皮質との神経線維連絡の水平断模式図

(R. Nieuwenhuys et al. 水野昇ほか訳『神経解剖学』161頁, 医学書院, 1987年)

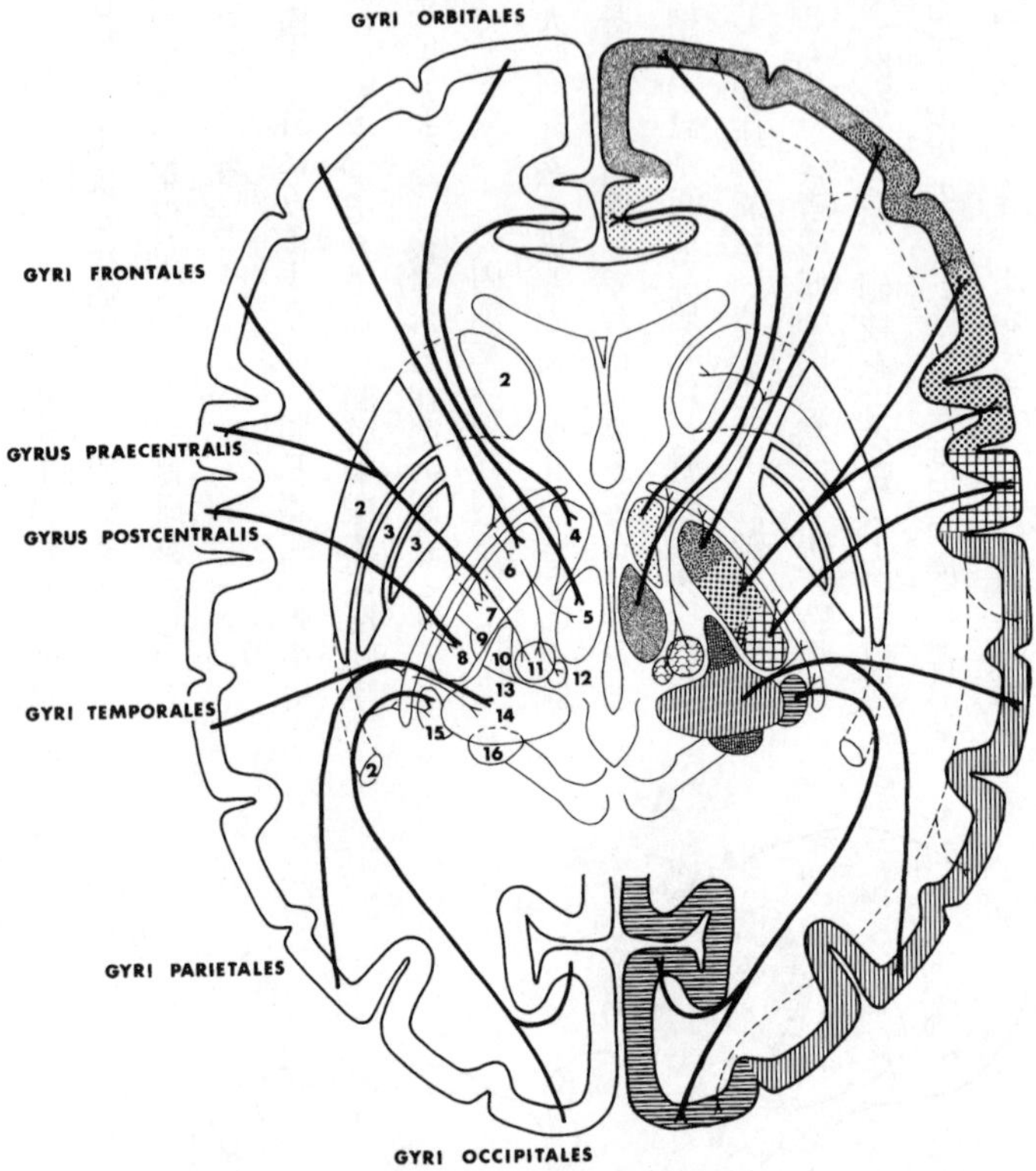

1. 帯状回
2. 線条体
3. 淡蒼球
4. 視床前核
5. 視床内側核
6. 前腹側核
7. 外側腹側核
8. 後腹側核
9. 後腹側核小細胞部

Cyri orbitales：眼窩回
Gyri frontales：前頭葉の脳回
Gyrus praecentralis：中心前回
Gyrus postcentralis：中心後回
Gyri temporales：側頭葉の脳回
Gyri parietales：頭頂葉の脳回
Gyri occipitales：後頭葉の脳回

10. 背外側核
11. 正中中心核
12. 束傍核
13. 後外側核
14. 視床枕
15. 外側膝状体
16. 内側膝状体

図１―50　視床諸亜核と大脳皮質ならびに皮質下諸核からの線維諸結合
（C. R. Noback,　R. J. Demarest & H. H. Jasper）

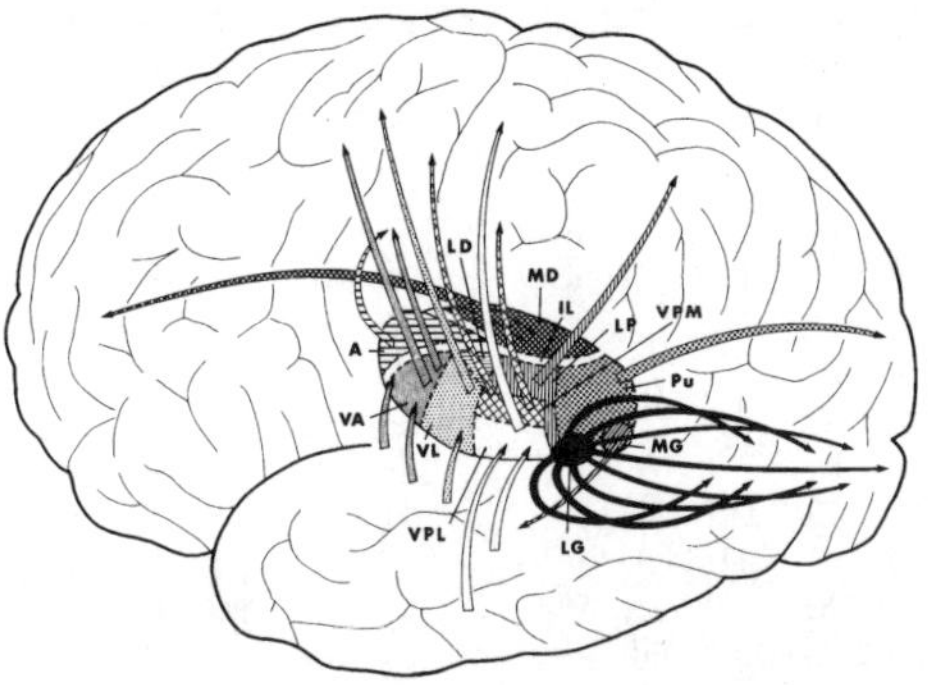

図１―51　大脳新皮質の働きを支える脊髄，脳幹網様体，視床，視床下部，
大脳辺縁系皮質の仕組み（時実利彦『脳の話』201頁，岩波新書421，1962年）

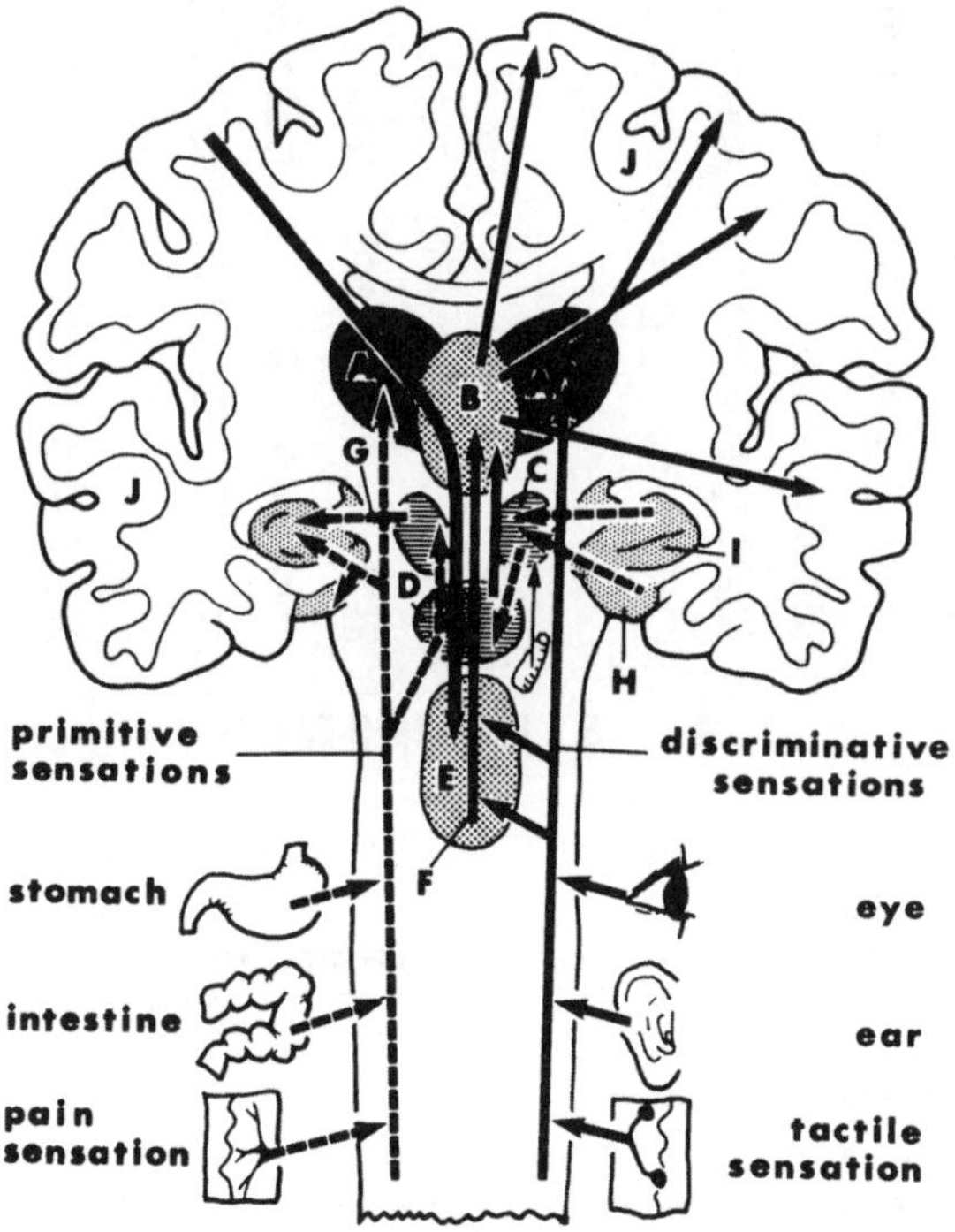

Ａ：視床特異核　　Ｂ：視床非特異核　　Ｃ：視床下部
Ｄ：辺縁―中脳領域　　Ｅ：脳幹網様体　　Ｆ：網様体賦活系
Ｇ：視床下部賦活系　　Ｈ：古皮質　　Ｉ：旧皮質　　Ｊ：新皮質

投射もある。

脳幹網様体調節系には、表1—3に示すように、脳幹網様体賦活系、視床・大脳網様体賦活系、脳幹網様体制御系の三種類があり、結果的には、覚醒・睡眠、注意集中・なれ・意志によって統御できる意識水準維持、大脳皮質の活動水準低下の三臨床像を惹起すると考えられている。つまり脳幹網様体には、新皮質と同様の高次の大脳機能との順逆両方向の回路形成があると考えられる。

このうち脳幹網様体賦活系の模図と、脳幹網様体中の臓器中枢は、図1—52A、Bに示す通りであって、このことは脳死の問題とも深い関わりあいを持つと言ってよかろう。つまり、前脳が死んでも生きている脳幹は、意識、感情、理性などと無関係ではないという考え方もあり、私はすべての脳が死なないと脳死ではないという立場に立つ。

時実利彦氏によると、

「内蔵を中心にした生命活動は、別に気をくばらなくてもすこやかに営まれている。外部環境が変わっても、体温、水分、血液の組成など、私たちの身体の内部環境は、恒常状態に保たれている。生命活動の一つの特徴として、この内部環境の恒常性を強調したのは、フランスの生理学者 Claud Bernard であるが、生理学ではこの仕組みを Homeostasis（恒常的維持）とよんでいる。またアメリカの生理学者 Walter Cannon（1871-1945）は、『身体の知恵』というコトバでいみじくも表現している。

J. Müller は、骨格筋や感覚器を支配する神経系を、外部環境の変化に積極的に対

表1—3　脳幹網様体調節系

脳幹網様体賦活系：

感覚神経路の側枝（感覚性インパルス）⟶脳幹網様体⟶強感覚刺激⟶覚醒
脳幹網様体⟶弱感覚刺激⟶睡眠

視床・大脳網様体賦活系：

視床外路系：脳幹網様体⟶内包⟶大脳皮質（活動水準の全面的統御）
広汎性視床投射系：脳幹網様体⟶視床の非特殊核群⟶大脳皮質（注意集中、慣れなど）
大脳皮質⟶網様体：意志によって統御できる意識水準の維持

脳幹網様体制御系：

感覚性インパルス⟶尾状核、視床下部、延髄網様体、孤束核⟶視床非特殊核⟶大脳皮質の活動水準低下

図1—52　網様体賦活系の模図
(T. E. Starzl, C. W. Taylor & H. W. Magoun, Ascending conduction in reticular activating system, with special reference to the diencephalon, J. Neurophysiol., 14, pp. 461-477, 1951)

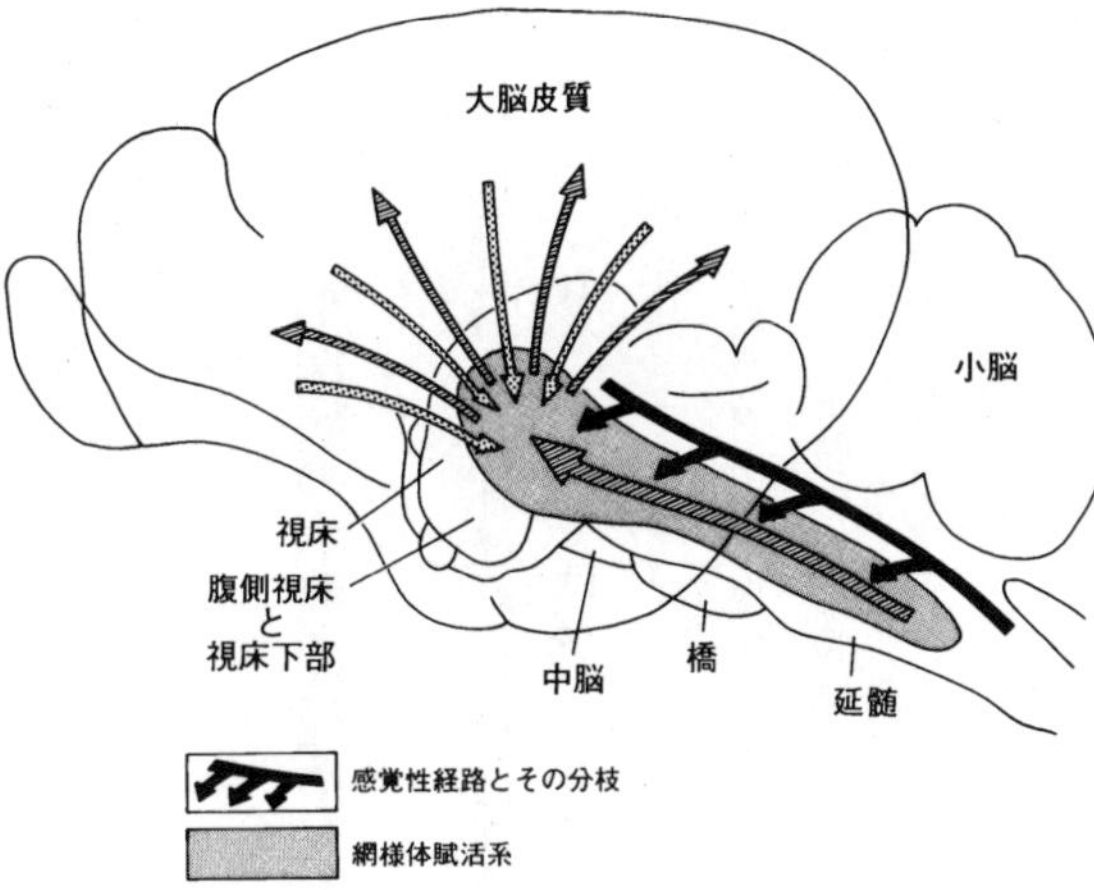

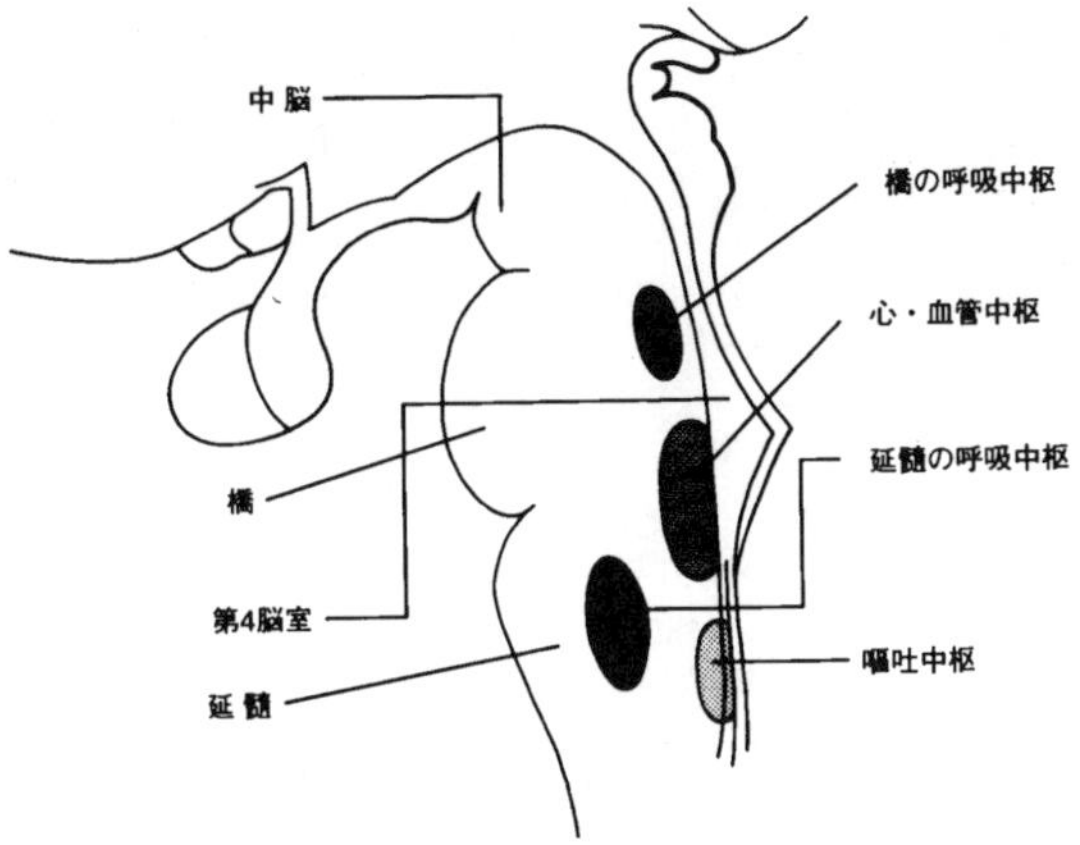

処するという意味で、環境神経（動物性神経→体性神経系）とよび、内臓の働きを支配する神経系を生命神経（植物性神経→自律神経系）とよんだ。」という。（時実利彦『脳の話』一六一―一六二頁、岩波新書、一九六二年）
内臓と内分泌その他の内部環境を統御する脳という意味合いから、ホメオスターシス、身体の知恵、環境神経と生命神経といった言葉で表現されている。いずれにしてもこれらの考え方は、後に述べる自律神経系による統合作用と深い関連がある。

水俣病の中枢神経系と末稍神経系の障害

ハンター・ラッセル例については、末稍神経系の病理は剖検後に著変はなく、初期に見られた感覚障害も治ってしまったのではないかとの見解が述べられているが、私はこの点にある種の疑問を持っている。

まず生後五週齢のウイスター系雌ラットに、塩化メチル水銀二〇ｐｐｍを飼料に混ぜて投与すると、実験第四週目に、下肢の足指腹側皮膚に存在し、触覚機能の最先端として意義深いマイスナー小体（ＭＴＣ↑印）は、少なくとも光学顕微鏡的レベルでは特記すべき変化を示していない（**図1―53ａ**）が、図ｂに見るように、後根神経（ＰＮＲ）には著変があり、さらに後索辺縁部にも軽度の変化が見られている。

また、光学顕微鏡では後角（ＰＨ）や錐体路（ＬＴ）には変化はみられないし、後根神経節の神経細胞にも著変はみられない（図ｃ）。しかし電顕的に見ると（図

◀

（ａ）足裏の皮質乳頭体の拡大像。ＭＴＣ：マイスナー小体。このレベルの観察では，とくに変化は認められない。（倍率600倍）

（ｂ）腰髄レベル。後神経根（ＰＮＲ）は強烈に侵され，後索（ＰＴ）にも軽度の変性があるが，側索（ＬＴ）には変化はない。ＰＨ：後角。（倍率200倍）

（ｃ）（ｂ）と同じレベルにおける後根神経節。神経細胞には特別の変化はない。このレベルの髄鞘にはごく軽微な変化があるにすぎない。（倍率400倍）

（ｄ）（ａ）のマイスナー小体の拡大像。軸索終末（Ａｘ；矢印）は電子密度が高く，萎縮して見える。ＬＣＮ：層状の細胞核。（倍率11000倍）

（ｅ）（ｄ）における軸索終末の強拡大像。変性したミトコンドリア（Ｍｔ）が同心円性の膜状構造物に変化している（Ｘ印）。それに隣接したミトコンドリアには著変はない。（倍率72000倍）

（ｆ）マイスナー小体に結合している皮下の感覚性神経線維。（ｄ）と（ｅ）に酷似するが，それ程の軸索変性（Ax）は見られない。髄鞘（ＭＳ）には変性は認められない。（倍率40000倍）

（ａ：ヘトマキシリン・エオジン　ｂとｃ：ＰＰＤの各染色。ｄ-ｆ：電子顕微鏡像）

図１—53　ネズミにおける実験的メチル水銀中毒（長嶋和郎博士の協力による）
（長嶋和郎，有馬澄雄編『水俣病』青林舎，1979年）

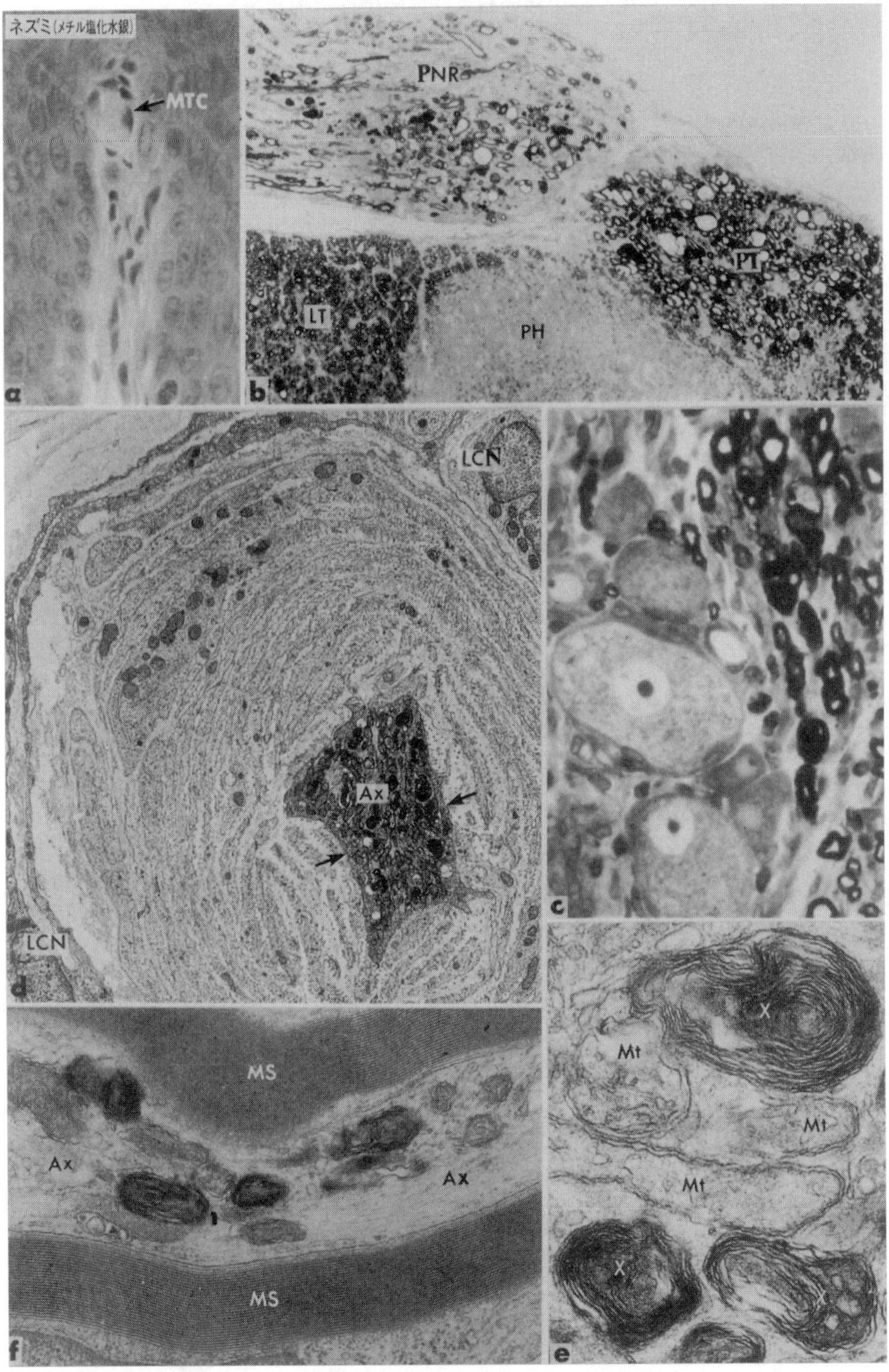

図1—54　神経系の模図

A　座骨神経および大腿後部の神経系
（長嶋和郎博士の協力による）

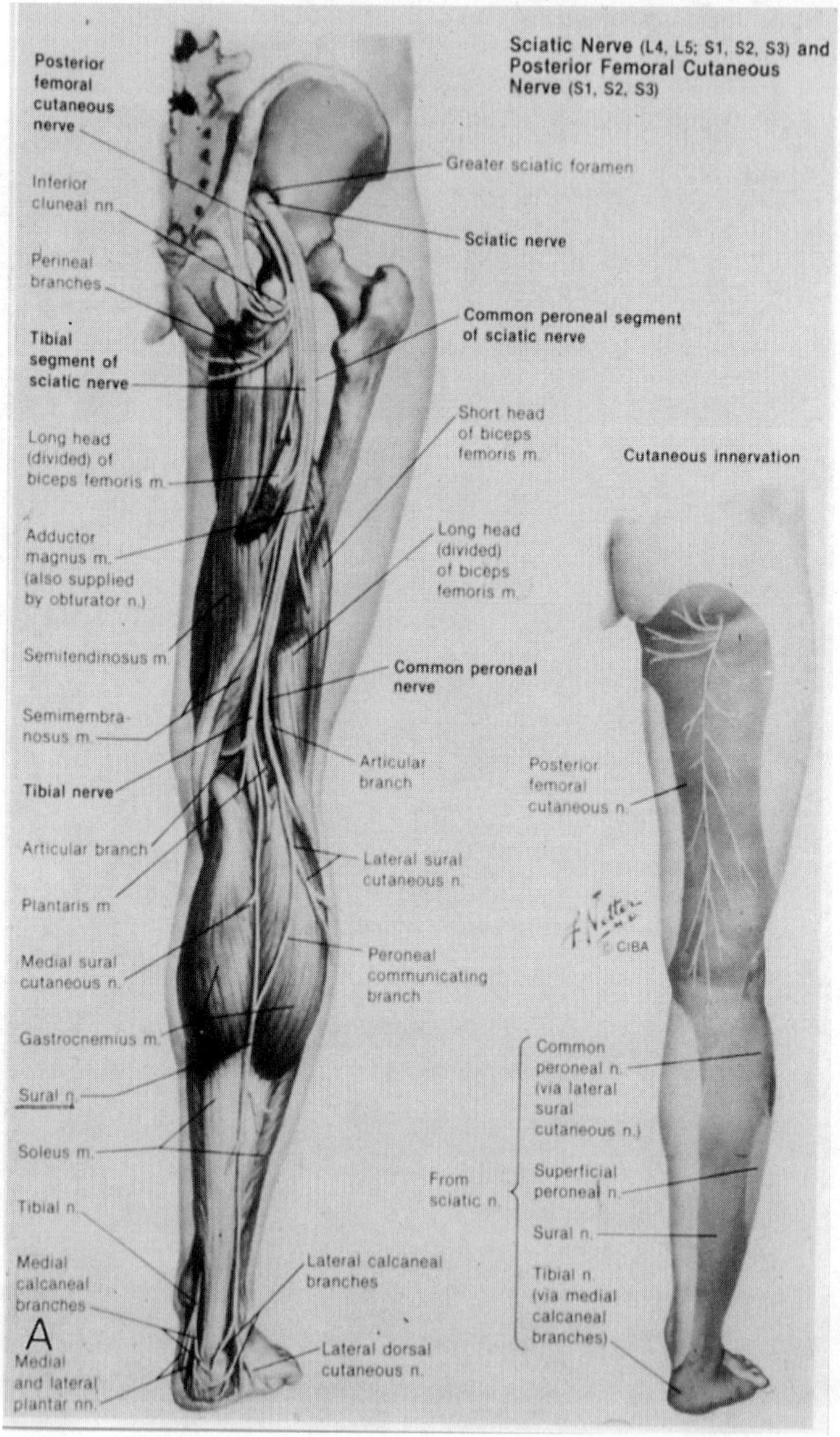

d)、マイスナー小体の中央に位置する軸索は暗く萎縮し、その中は多数の dense bodies によって占められており、中央近傍の lamella も多少離解している。

さらにこのマイスナー小体から出ていく有髄神経の髄鞘線維（ＭＳ）そのものには異常ないが、その中の軸索内には dense bodies が認められる。この領域を拡大したのが図ｅであって、dense body（×印）というのは同心円性の膜構造から成り立っていて、その中間には正常なミトコンドリア（ＭＴ）が存在していることが明らかとなる。

ただ、この種の変化は前述の図ｂの後根神経（ＰＮＲ）や後索（ＰＴ）にも生ずるものの、その途中経路の後根神経節はもとより、その途中のマイスナー小体につながる後根の軸索内には、変化は軽度か、これを欠いているのを常とする。

つまり、マイスナー小体は**図１—54**Ａの腓腹神経の分枝を示しているわけで、それは**図１—54**Ｂの左側にあるように、後索（ＰＴ）を上行して、下部延髄のゴル核に中継されるが、その前接合部などは調べられていない。しかし、ここで中継されてさらに上行して、

図１—54　Ｂ
（長嶋和郎博士の協力による）

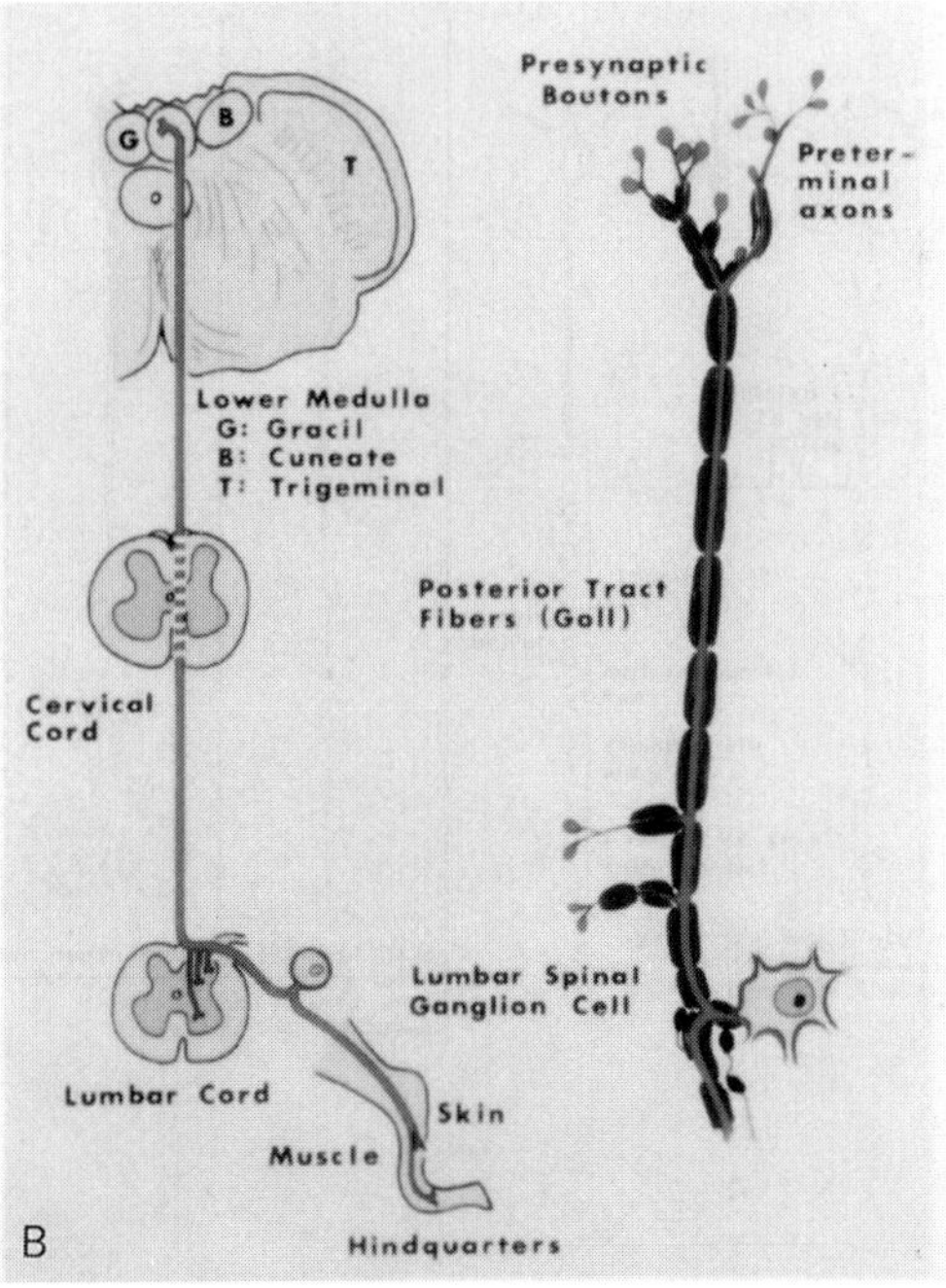

図1—55　水銀化合物によるネズミの末梢神経の病変

A

(J. B. Cavanagh『運動神経疾患』ノリスとカーランドによる編集, Grune & Stratten, 1969)

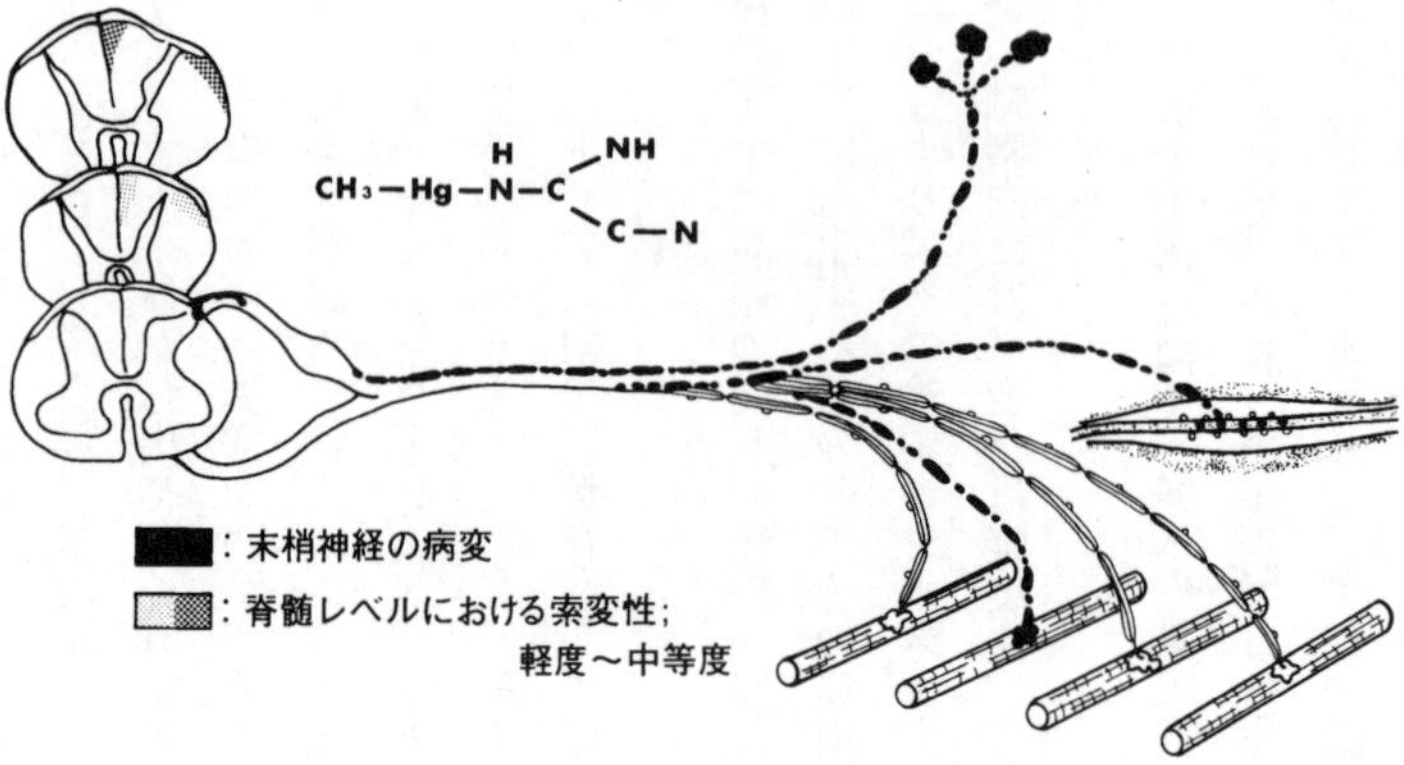

B　キャベナーのdying back説

(説明は112頁を参照)

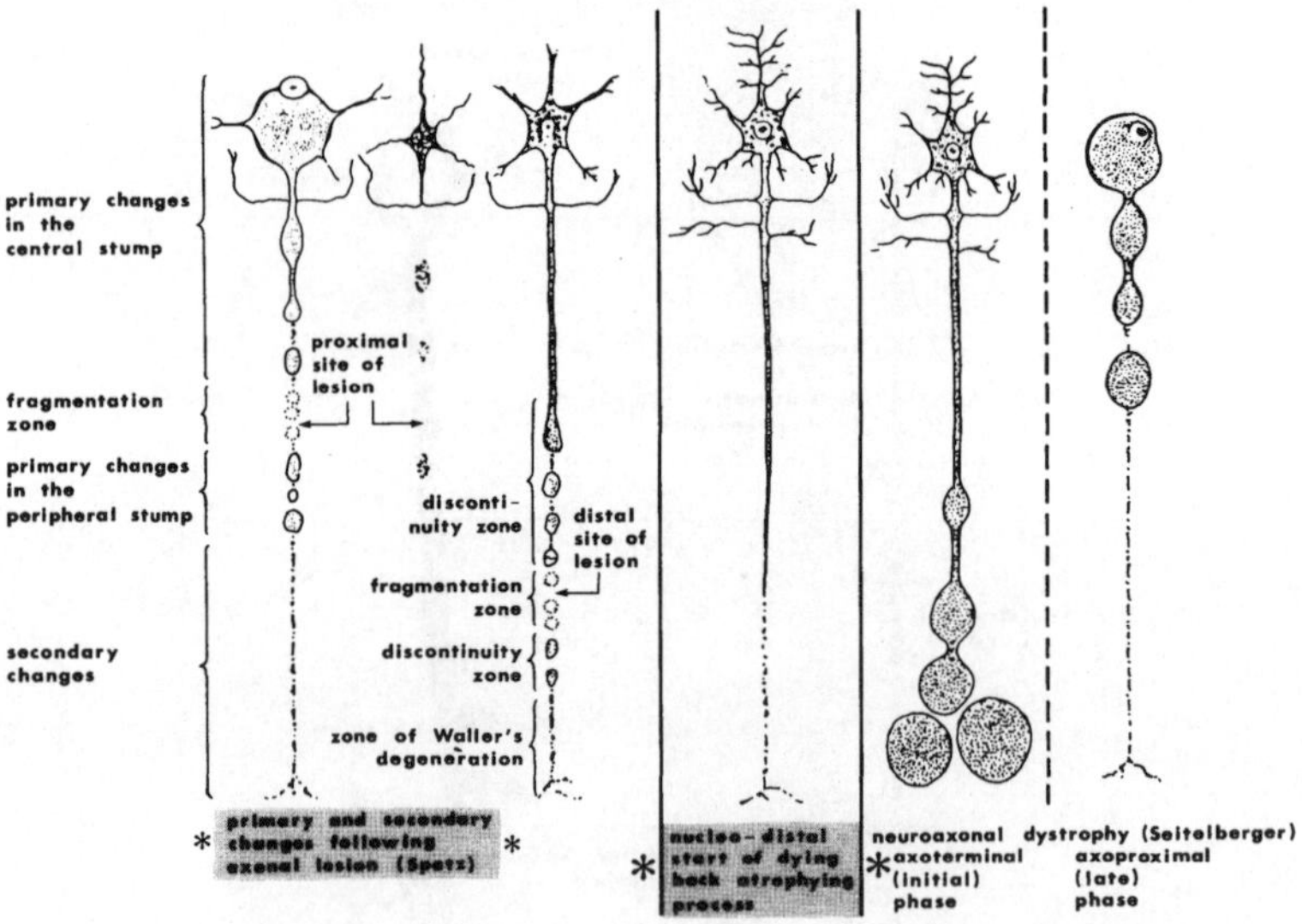

視床、さらに大脳の感覚の最高中枢である頭頂葉後部に及ぶことは、ネズミの場合には見られないのも事実である。

一九六九年にサンフランシスコで「運動神経疾患」のシンポジウムがあり、私も参加した。このシンポジウムでイギリスのキャバナーによって発表されたメチル水銀化合物によるネズミの末稍神経の実験がある。それによると、マイスナー小体とそれに連なる後根また平滑筋の病変は、横紋筋を支配する運動神経の変化に比べると遥かに強烈であるが、その分布は、前述の長嶋和郎の文献と全く同様の分布を取り、ついで脊髄レベルでの索変性は、軽度から中等度である（**図1—55**A）。

上側小脳脊髄路も一種の錐体外路系であって、出力系のみでなく、入力系である感覚路についても言えることを示している。しかし上側小脳脊髄路がさらに延髄から視床まで伸びている証拠は、このシンポジウムでは提出されなかった。

しかしヒトの場合、それも水俣病それ自体において、上側小脳脊髄路が延髄から視床まで伸びている可能性は、熊大精神科の宮川太平教授によって見事に証明されていた。その可能性の理論的根拠は、すでにこの**図1—55**Bによって示されていたのである。なぜなら大＊印で示されているように、変化は神経細胞よりずっと遠位部、水俣病の場合は延髄下部のゴル核、またはブルダッハ核から発生し、次第に上行していく方向性があるからである。

これはまた、イギリスのキャバナーによっても、すでに有力な通説となっていたのである。そしてこの考え方は、感覚・運動両神経系について該当する考え方である。

宮川教授の症例1は宮川教授の業績で、三十歳の女性ＳＹが一九五六年六月、十三歳の時、四肢の知覚障害と手指のふるえにはじまり、ついで言語障害、歩行障害、求心性視野狭窄、口周・四肢の知覚障害と筋緊張の低下がみられた。十七歳の時の検査所見では、上記の症状が高度に増悪し、加えて、難聴、四肢

図1—56　腓腹神経の末梢分枝の横断面

（有馬澄雄編『水俣病』青林舎，1979年）

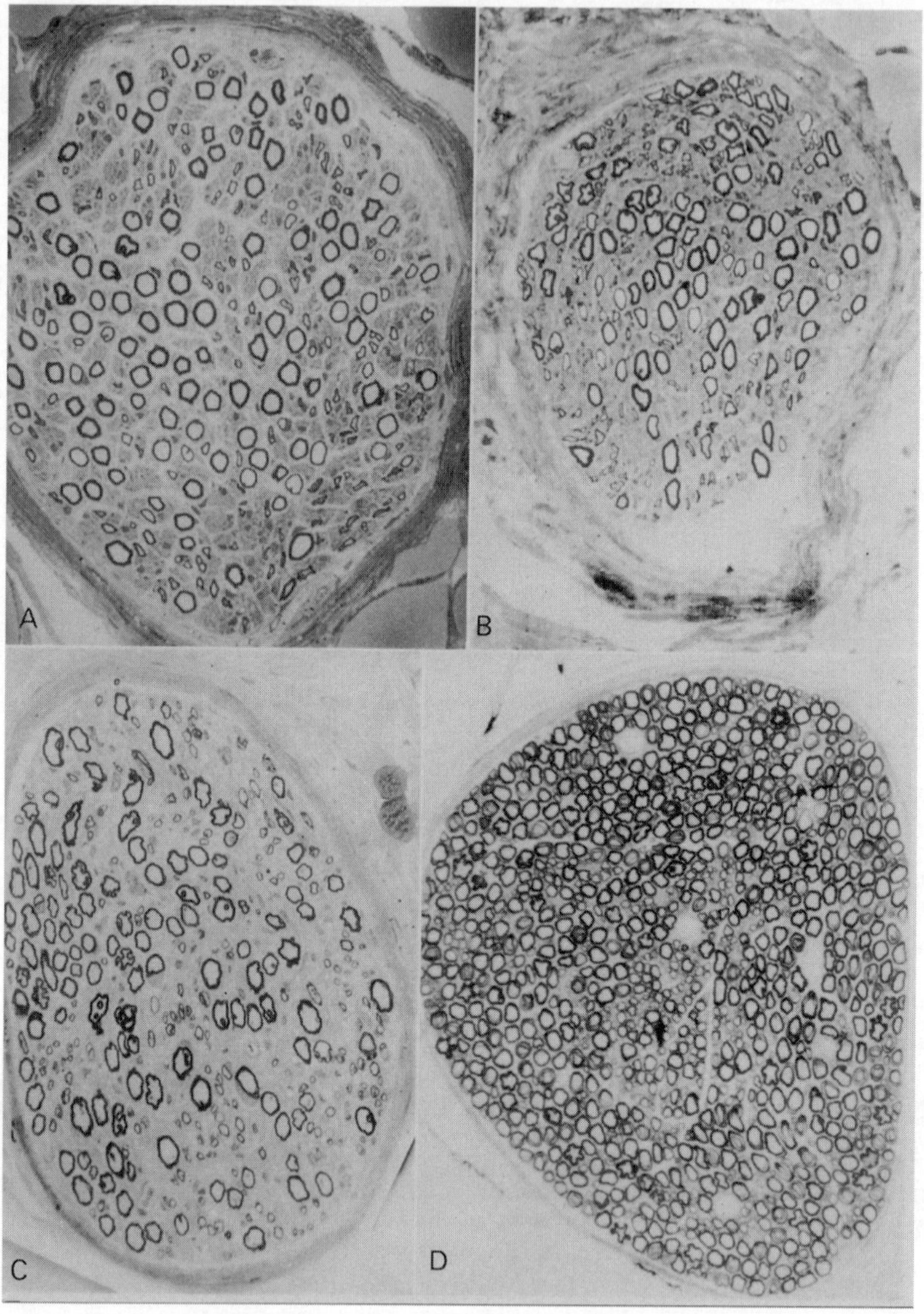

のふるえ、アテトーシス様運動と固有反射の亢進などがみられた。二十一歳の時の症状は次第に回復し、歩行可能となった。

七三年二月の生検時では、小脳失調、言語障害、手指のふるえ、視野狭窄、四肢の知覚障害は末稍ほど強かった。加えて自律神経症状として発汗過多、デルマトグラフィスム（皮膚表記症）がみられ、生検時六年前からほとんど症状に変化がみられなかった。

図1—56Ａは本症例の腓腹神経の末稍分枝の横断面であって、有髄線維つまり太い線維の減少と、小径無髄線維と、この倍率では、表現不能な小径無髄線維が著しく増加していることが明らかである。

宮川教授の症例２は三十五歳の女性ＴＮで、五六年五月、十八歳の時、手、口唇の知覚鈍麻から始まり、続いて歩行障害、難聴、構音所見が現れた。発症一年ではひとり立ちが不可能となり、彼女の会話を周囲の人が聞き取れなかった。二十歳の時の検査所見では、症状が次第に回復し、ひとり立ちが可能となった。二十二歳の時、四肢の知覚障害、小脳性失調、筋緊張低下、視野狭窄、難聴、自律神経症状がみられた。それ以来、七三年二月に生検を受けるまで症状はほとんど変わっていない。**図1—56**Ｂは、症例１と同様の腓腹神経の横断面であり、全く同様の所見を示していると言うことができる。

ついで動物実験で塩化メチル水銀を十日間ネズミに投与した後、六十八日間経過した腓腹神経を生検した。その結果は、ヒトの水俣病の末稍神経で見出したと同様の所見がみつかった。**図1—56**ＣがそれでＤが対照の健康動物の腓腹神経であった。以上の長嶋氏と宮川氏の二つの文献は、『水俣病——二十年の研究と今日の課題』（一九七九年、青林舎）に発表されている。

宮川氏によると、ヒトの小径有髄線維を電子顕微鏡的に観察すると、その多くが不規則な形態を示しており、無髄線維にしても変性像が見出された。したがってこの両者は、一応増加している以上、それらは再生像と考えられたとしても不思議はないが、これらの再生線維が、果たして十分な機能性を発揮していたかどうかは、不確実であったと言わざるを得ない。

以上述べた諸所見を総合して考えると、ヒトと動物の種族差を明確に考慮しても、水俣病の主原因を大脳のみに帰納することは明らかに間違いであると言える。

つまり、ハンター・ラッセル症候群では、口唇・四肢末端の知覚障害は回復し得たとの記載があり、剖検後に末稍神経には著変はなかったとされている。しかし、その末稍神経の検索にしても、たとえば、その検索が座骨神経に限られていたり、そのうちでも、腓腹神経の最末端、またその分枝などの遠位部にまで検索が及んでいたかどうかの疑問が残ってしまう。

そこに小口径線維の増生があったか否かの記載もないし、まして電子顕微鏡学的に見たという記載もない。私自身はラッセル教授の卓越した業績を誰よりも高く評価する科学者の一人であることに変わりはない。しかし、水俣病の本質を専ら大脳のみに求める科学者たちに直ちに賛同することはできない。このことは、とくにキャバナーの言う dying back 説（神経線維の末端から変性が始まって、次第に起始細胞の変性・消失をきたすプロセスを示唆している）に加えて、腓腹神経の生検所見をさらに

図１—57　慢性期における小児の水俣病（熊本）（１）
（剖検番号3018，熊大病理）

死亡時年令と性：４才５ヵ月の女児　　職業：漁師の子供
全経過：553病日　　水俣病の家族内発生：２人が発病
主要な臨床経過（——→推移または進行）：
軽度の歩行障害 ——→頭痛と顔面蒼白の発作，諸腱反射亢進
——→不明瞭言語，失調性歩行，聴力障害，四肢麻痺 ——→嚥下障害，
痙性四肢麻痺，高度の発語障害，全盲，精神運動興奮
——→諸腱反射亢進，病的諸反射
水銀値（ppm）：
肝 20.6；　腎 37.4；　脳 5.25

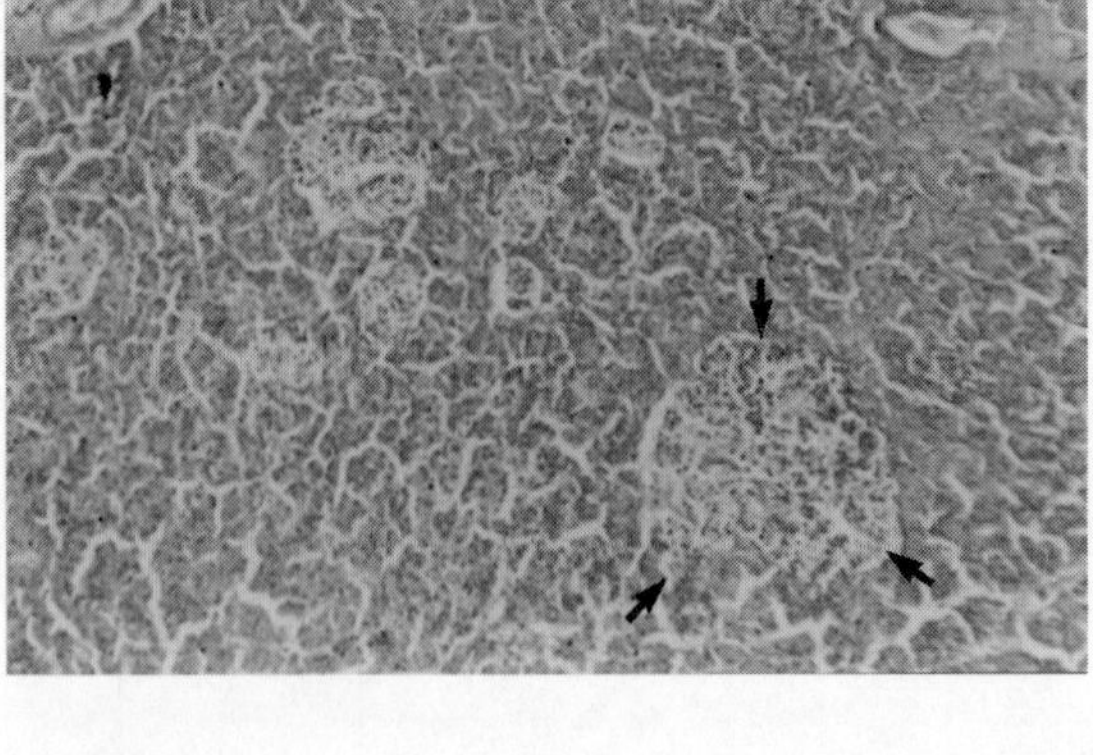

追加していくと、少なくともヒトにおいては中枢神経系と同様に、その末梢神経系の遠位部病変も同等の価値があると判断せざるを得ない。

幼・小児例の臨床像

次に、脳動脈血管病変の一次性機能の役割を理解しやすくするために、十歳未満の一群の水俣病について、全身病の角度から病理学の所見を述べておきたい。

図1―57の臨床像は、その上の表に要約されているように、汚染魚を食することによって幼児に発症した水俣病であり、インシュリンを分泌する膵臓のランゲルハンス島（図中↑印）の大きさは正常大と言える。しかしその他の大小さまざまのランゲルハンス島は、いずれも正常大のものより小さく、かつ多発・群発している。これらは、おそらく再生像とみなし得るとの考え方が成立するであろう。

図1―58Aは腎皮質の糸球体の強拡大像を示したものであるが、同じ変性像は、他の腎皮質領域にも散見される。一方、**図1―58**Bは、脳底血管の一分枝中に

図1―58　腎皮質糸球体と脳底血管の一分枝
（剖検番号3018，熊大病理）

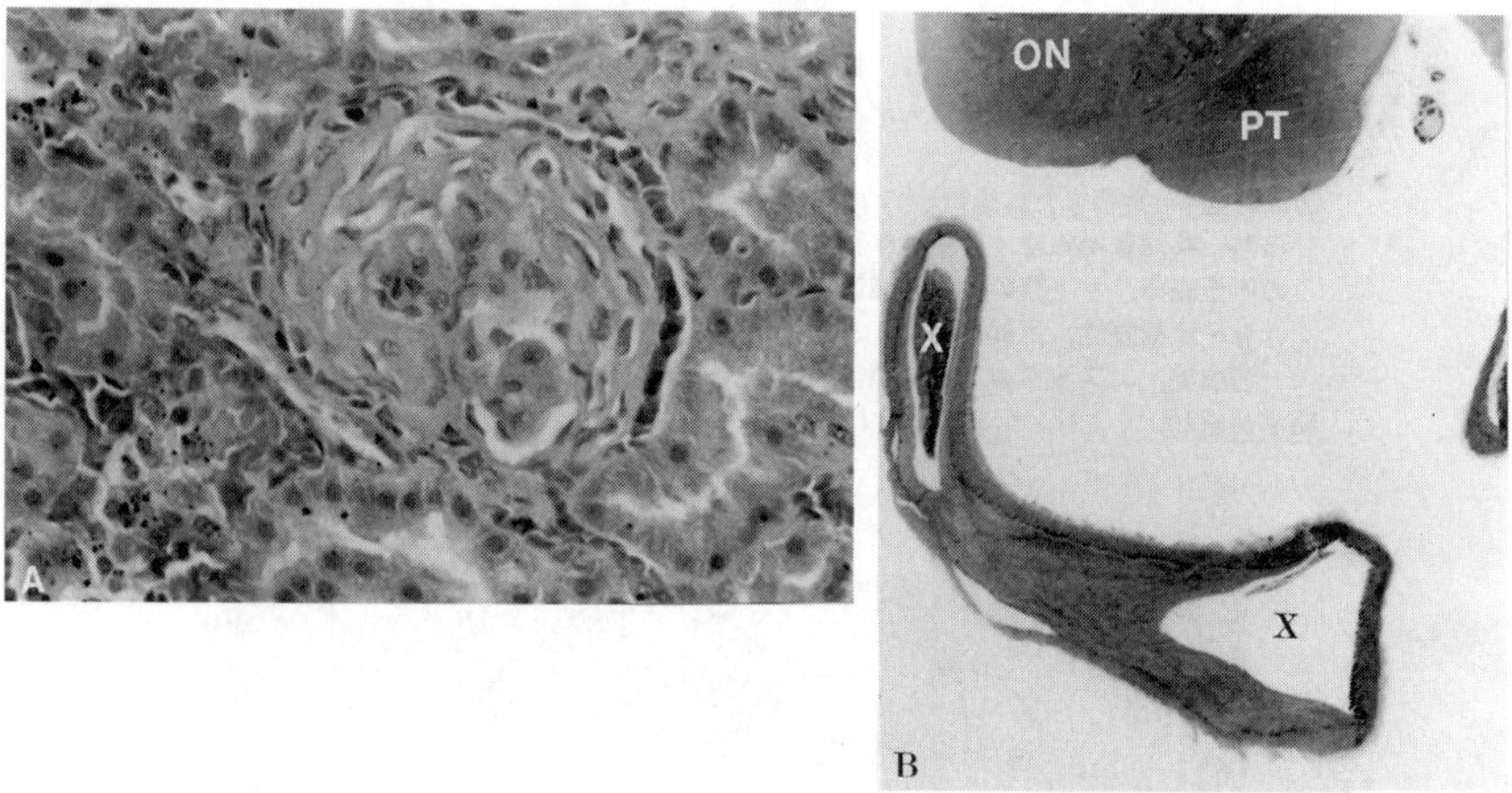

できた梗塞像を示している。これによると延髄には全く異常なく、錐体路（ＰＴ）、またオリーブ核（ＯＮ）も全く異常ない。この領域に異常がない以上、この血管病変が一次性のものであることを示唆する一つの有力な根拠となっている。

図１―59の臨床像は、その上の説明に要約されており、これも汚染魚を食べた幼児に発症した水俣病で、下**図１―59**は脾臓の拡大像である。その内部の小動脈では、内膜がやや肥厚して血管腔を狭めている。それと同時に、それ以外の血管壁には硝子様に無構造化した領域が多く、これでは脾臓の血流が不十分であることを物語っている。

また**図１―60**Ａ（↑印）に見られるように、心臓の冠動脈の血管腔は肥厚・増殖した内膜によって狭められ、したがって心筋の血流が悪く、同質性に変性し、筋線維束が全く認められない所見が著しい（**図１―60**Ｂの×印）。この種の所見は、ハンター・ラッセル症候群と軌を一にしている。

図１―61の臨床像は、慢性期に入ると写真に示すように四肢は完全に痙性麻痺をきたし、そのため右下肢

図１―59　幼児における水俣病

(H. Shiraki：Handbook Clin. Neurol., Vol. 36, Part Ⅰ, Chapt. 5, pp. 83-145, 1979)

死亡時年令と性別：8才1ヵ月，男児
家族歴：漁師の子：家族の２人が水俣病を発症
全経過：993病日
臨床経過(→推移または進行)：
発熱→共同運動障害，失調性歩行，不明瞭言語，嚥下障害，視力障害→嘔吐，四肢の不全麻痺，左下肢の腱反射減退→四肢の完全な痙直性麻痺，腱反射亢進，バビンスキー反射陽性，足間代陽性，ときにけいれん発作，失明，失聴→硬直性けいれん→強迫笑，ニスタグムス→高熱，肺炎
総水銀値(ppm)：肝，6.35：腎，12.8：脳，1.30

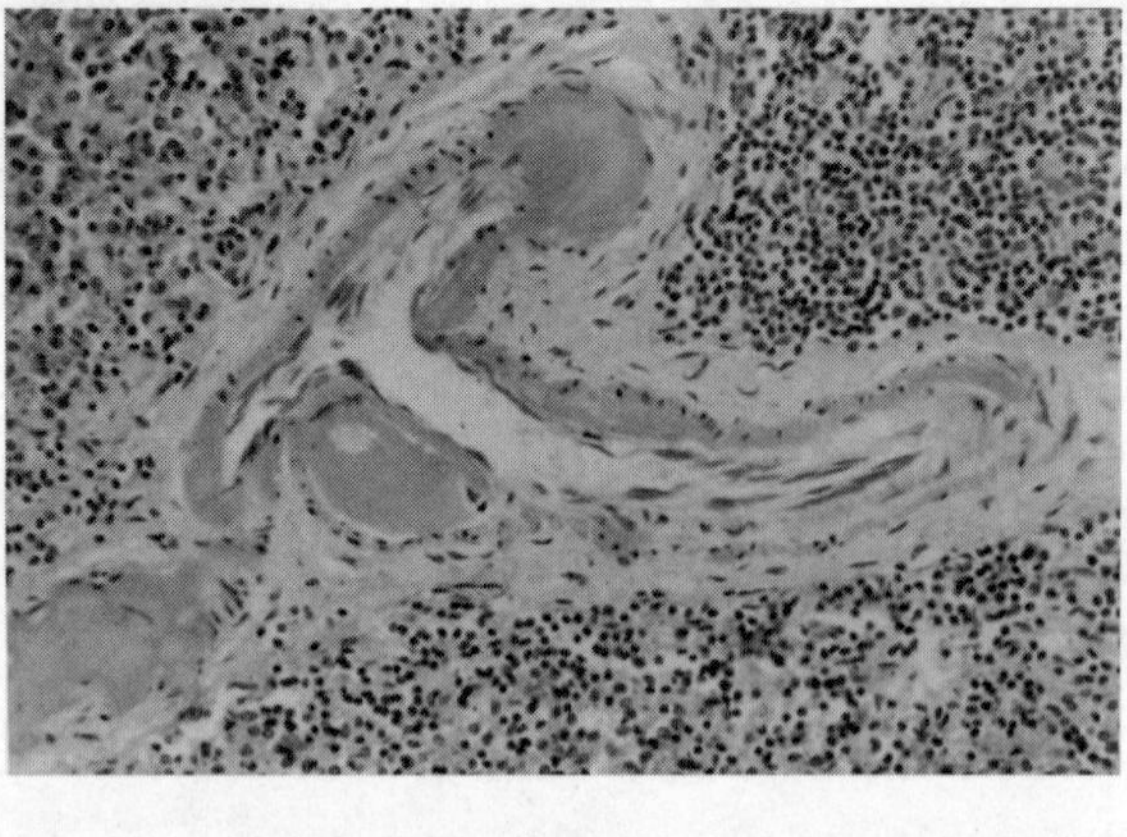

図１—60　冒される冠動脈と心筋異常

（出典は図１—59と同じ）

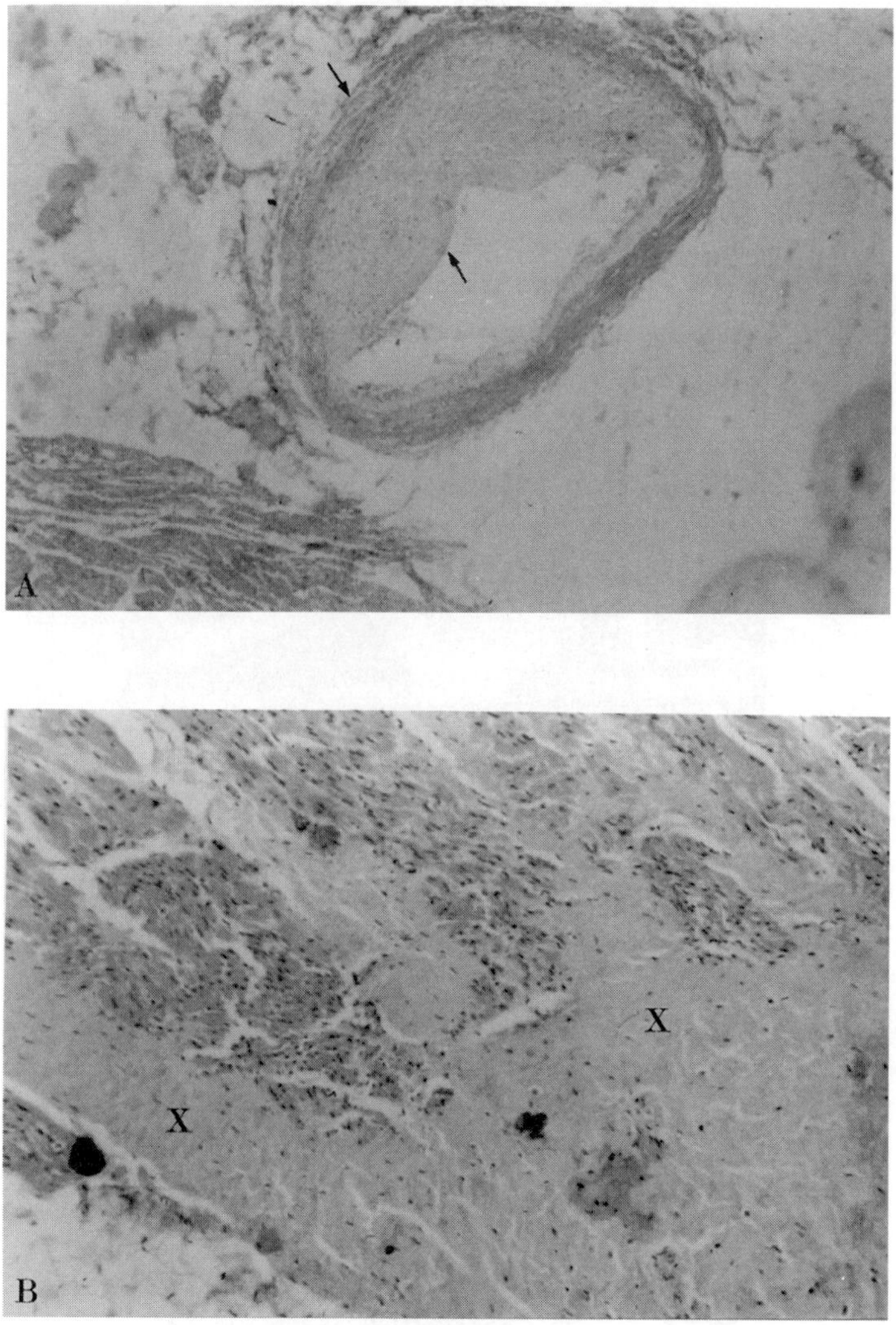

図1—61　慢性期における小児の水俣病(熊本)(2)

(剖検番号3298,熊大病理:白木,Handbook of Clin. Neurol., Vol. 36, Part Ⅰ, Chapt. 5, pp. 83-145, 1979)

死亡時年令と性：６才10ヵ月の男児　　職業：大工（漁業兼業）の子供

全経過：1,467病日（４年７病日）　　水俣病の家族内発生：なし

主要な臨床経過：

急性期～亜急性期：全盲，高度の難聴，痙性四肢麻痺，病的諸反射，共同運動障害

慢性期：失外套症候群または無動無言症

死因：麻疹による合併症

水銀値（ppm）：

肝 5.44； 腎 5.9； 脳 2.22

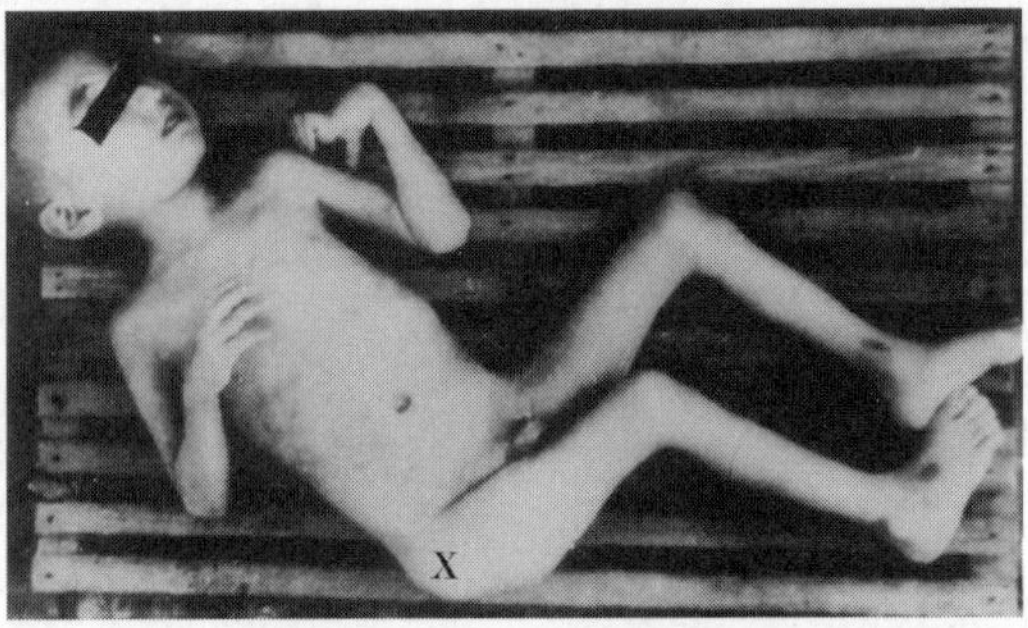

図1—62　脊髄錐体路(A)とクモ膜下腔内の小動脈(B)

(同上)

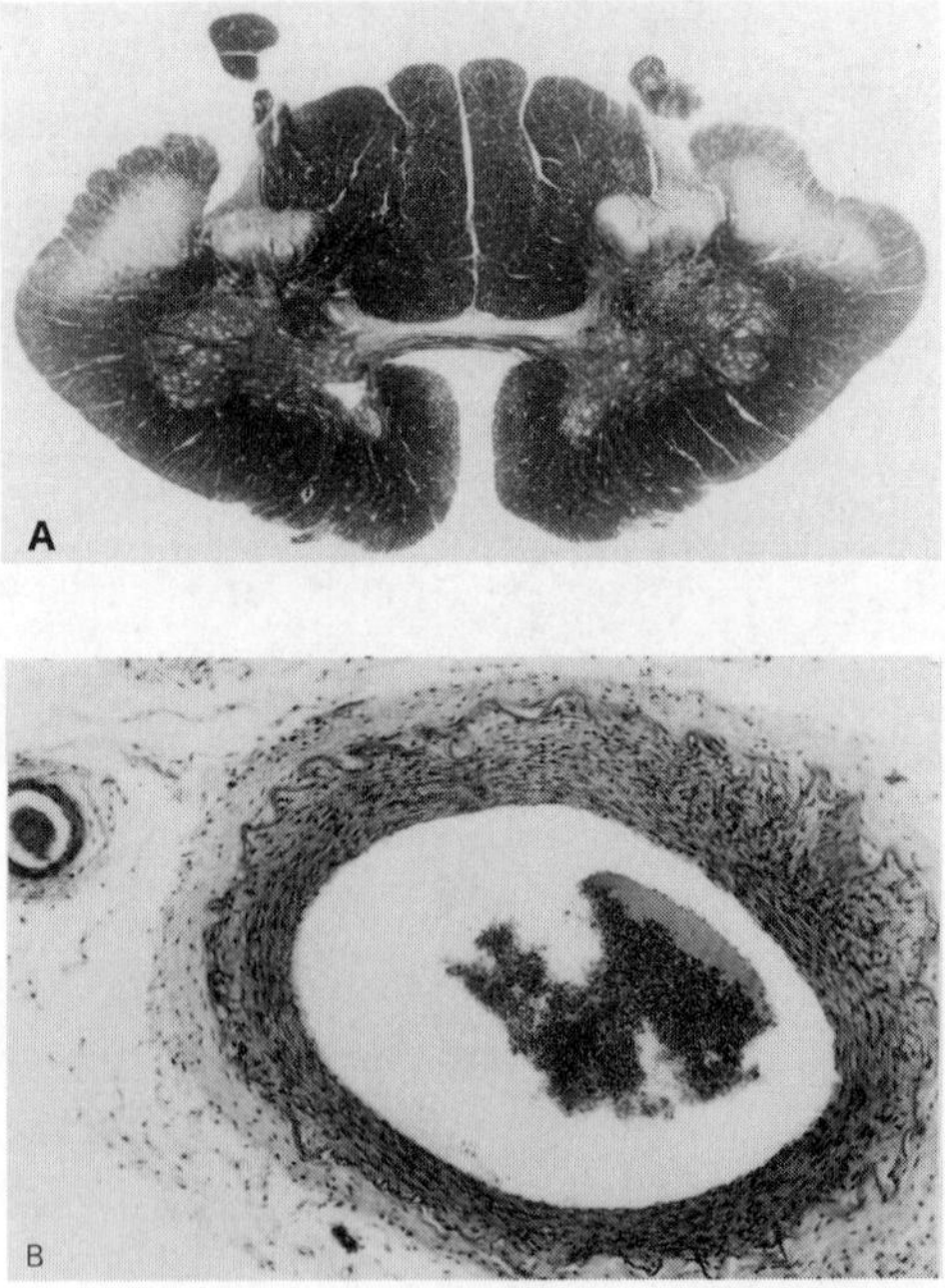

図１—63　大脳皮質内の小動脈と心動脈
（出典は図１—61と同じ）

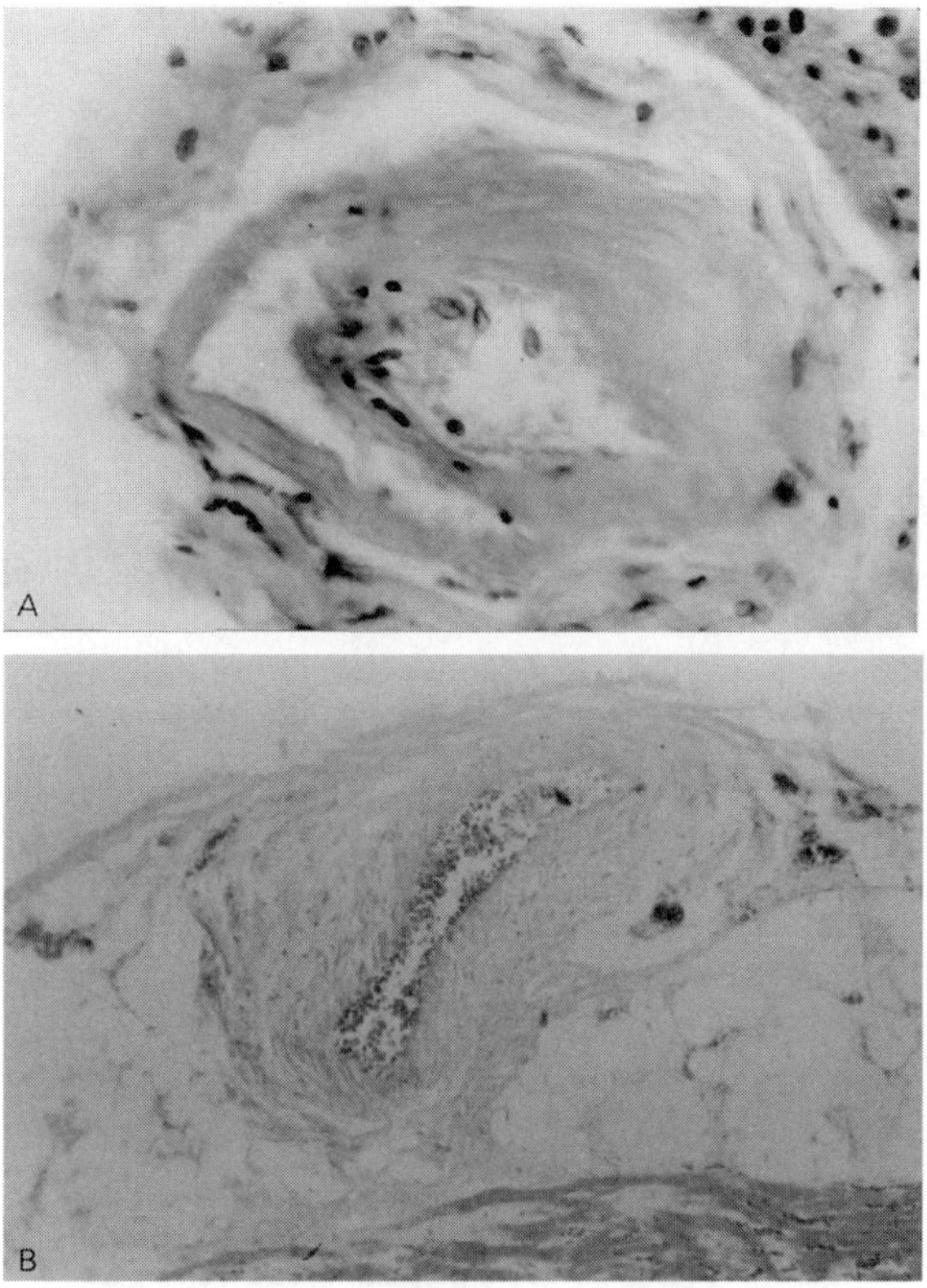

図１—64　腎皮質の糸球体
（出典は図１—61と同じ）

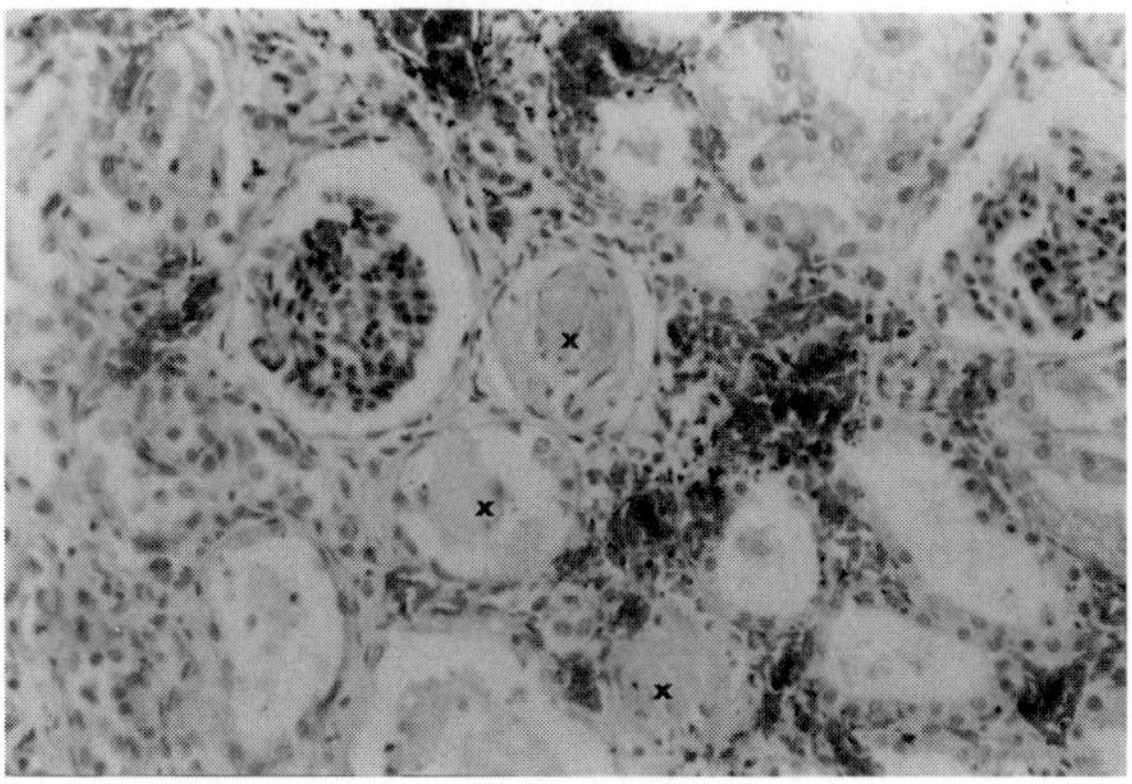

の股関節が脱臼し、その骨端が皮膚を押し上げている(図1—61の×印)。したがって図1—61にみるように、慢性期は失外套症候群があるため、脊髄錐体路に二次性変性を来すのは当然である(図1—62A)。なお前述の大脳のクモ膜下腔内には、一次性と考えられる小動脈の同心円性内膜肥厚もみられた(図1—62B)。

一方、大脳皮質内にも小動脈の硝子様変性が生じており(図1—63A)、心動脈壁も無構造性に肥厚し、血管腔を狭めている(図1—63B)。また腎皮質の糸球体にも、無構造に変性した糸球体が点在している(図1—64の×印)。

図1—65は、前述の表1—2の症例10と全く同一例であり、これも前述の図1—26a、b、c、d、eとも全く同一例である。つまり本例は、五歳の時発病し、その二十日後に入院し、全経過十八年で死亡している。

言葉を換えれば、その全生涯を病院で過ごしたものであり、発病から数カ月後に水俣病の典型像を示していたものの、六歳時、つまり、一年後から痙攣発作が頻発し、その後、急速に症状が悪化し、全盲、皮質機能が喪失し、無動無言症に陥り、呼吸困難を来して死

図1—65　最慢性期における小児の水俣病(熊本)
(剖検番号6383,熊大病理:H. Shiraki:Handbook Clin. Neurol., Vol. 36, Part I, Chapt. 5, pp. 83-145, 1979)

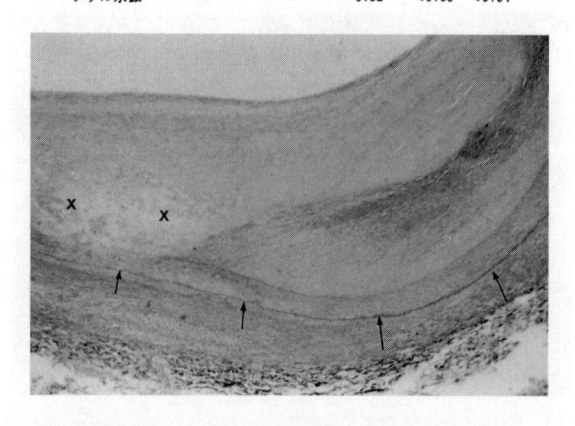

死亡時年令と性：23才の女子　　全経過：約18年

水俣病の家族内発生：両親と姉が同時に発病

主要な臨床経過（——→推移または進行）：

5才のとき発病——→20日後に入院，全生涯を病院で過ごした——→数ヵ月後，に病像は完成；視力障害，聴力障害，強剛性・痙性四肢麻痺，病的諸反射，発語障害，嚥下障害，シンセン，髄膜刺激症状，精神運動興奮，意識障害——→6才時から痙攣頻発——→全盲，皮質機能の喪失——→無動無言症——→呼吸困難，死亡——→脳重；775グラム

水銀値（ppm）：

	大脳皮質	大脳白質	小　脳	肝	腎
総　水　銀	5.3	9.1	5.2	0.15	5.4
メチル水銀	——	——	0.02	<0.05	<0.04

図１—66　中大脳動脈
（出典は図１—65と同じ）

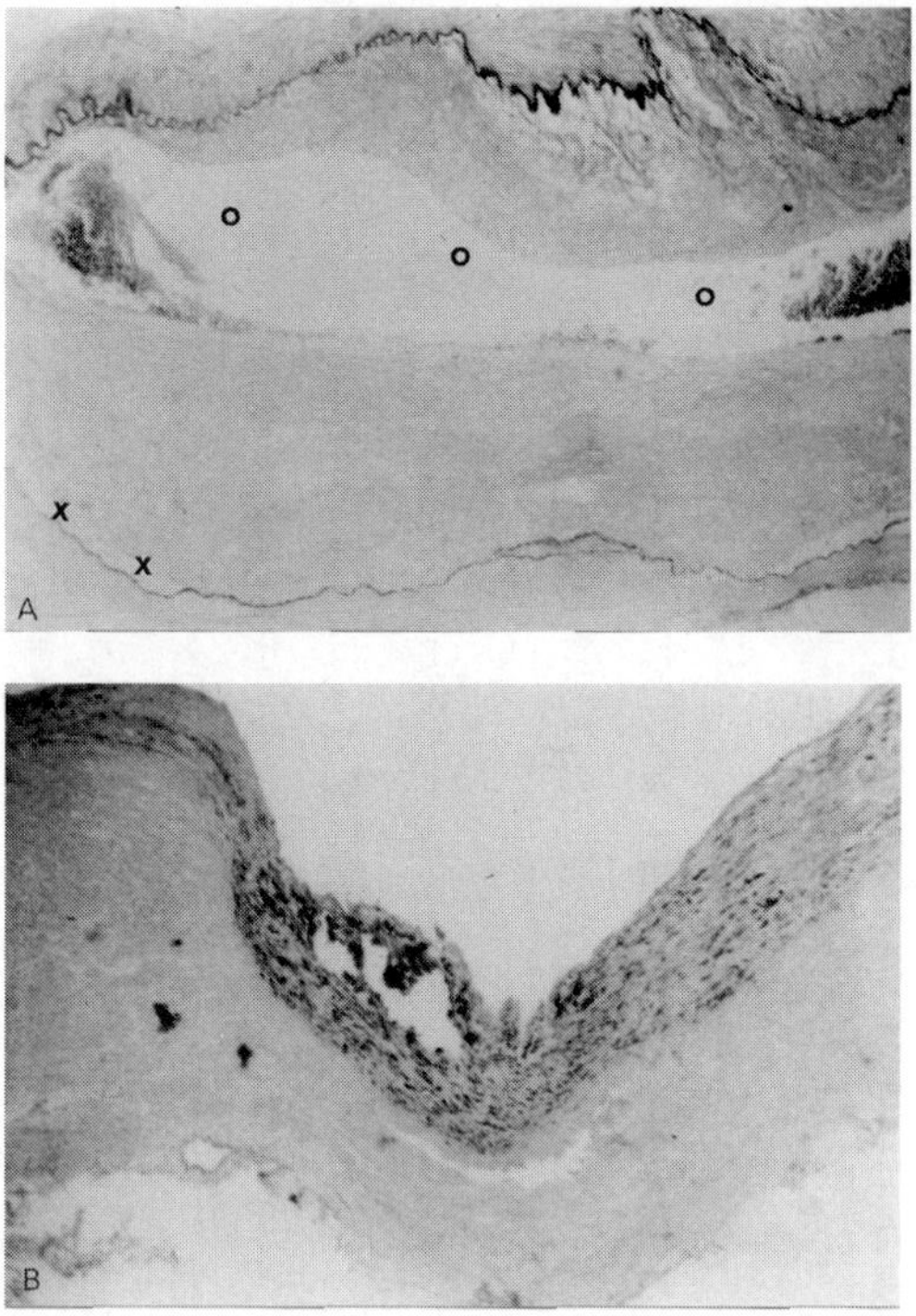

図１—67　心筋
（出典は図１—65と同じ）

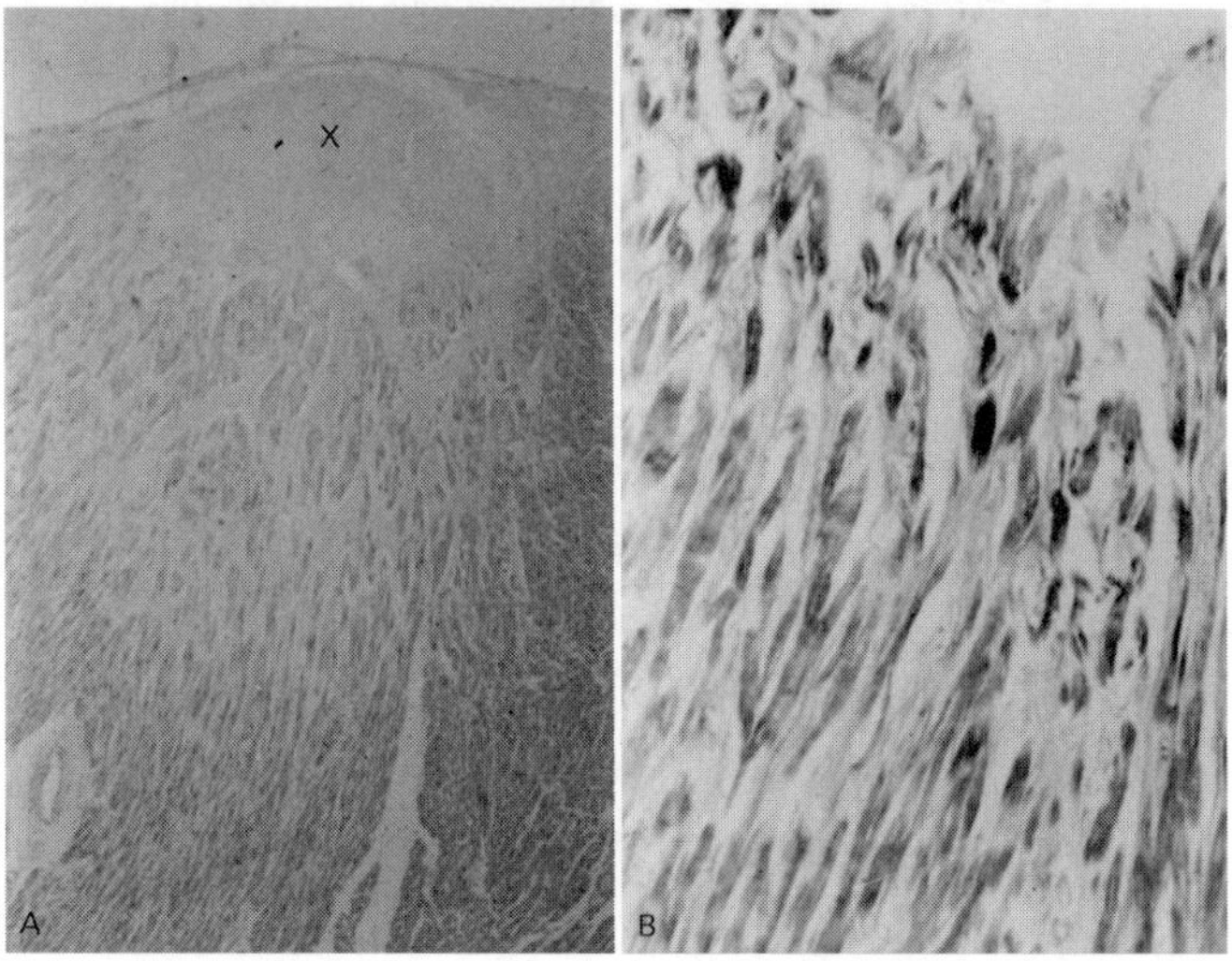

亡した。脳重僅かに七七五グラムにすぎなかった。

その後、メチル水銀値が測定されたが、大脳皮質や白質は測定不能であり、他の臓器も辛うじて低濃度のメチル水銀の陽性度を示したにすぎなかった。したがって、前述の**図1—26**でも説明したように、メチル水銀は既に分解し、とくに脳の総水銀はほとんどそのすべてが無機水銀に変化したことを物語っている。

一方、**図1—65**にみるように、心臓から出た直後の大動脈には、典型的な動脈硬化症が発展し、血管腔を著しく狭めていることが分かったのである。つまり、×印で示したように、肥厚した内膜内には、抜け落ちた中性脂肪顆粒によって空隙（×印）が生じたことを明白に物語っているし、内弾力板は極端に細くなっており、その波状形態も不明瞭化していた（→印）。これはおそらく、他の臓器の血流を支配している動脈管にも発展し得たであろうことは、想像に難くない。

それは、たとえば大脳の中大脳動脈についても言えるところであって、**図1—66**では内膜の増殖・肥厚によって血管腔は著しく狭められている（○印）。さらに上部にみえる動脈血管の内弾力板の形態はまだしも、下部の内弾力板は前述の大動脈と同様の形態を示している。その一部、たとえば**図1—66**Ａの×印の部分を氷結切片で調べてみると、そこにはズダンⅢ染色によって赤色に貯留している中性脂肪顆粒を染め出すことができたのである（**図1—66**Ｂ）。

また**図1—67**Ａの×印の領域の心筋は明らかに筋線維を消失しているが、その下方の**図1—67**Ｂを見ると、そこには一見、筋線維は残っているように見える。しかしこれは白黒染色で筋線維のように見えても、結合線維がその大部分を占めている。つまり、それらは痕跡を示唆している結合線維が多いためと考えざるを得ない。

また**図1—68**Ａを見ると、**図1—65**、**66**ほどではないが、腎動脈にもやはり典型的な動脈硬化症が発展したと考えざるを得ない。**図1—68**Ｂの腎皮質のマルピギーの糸球体のほとんど大部分は無構造化し、変性

図1—68　腎動脈

（出典は図1—65と同じ）

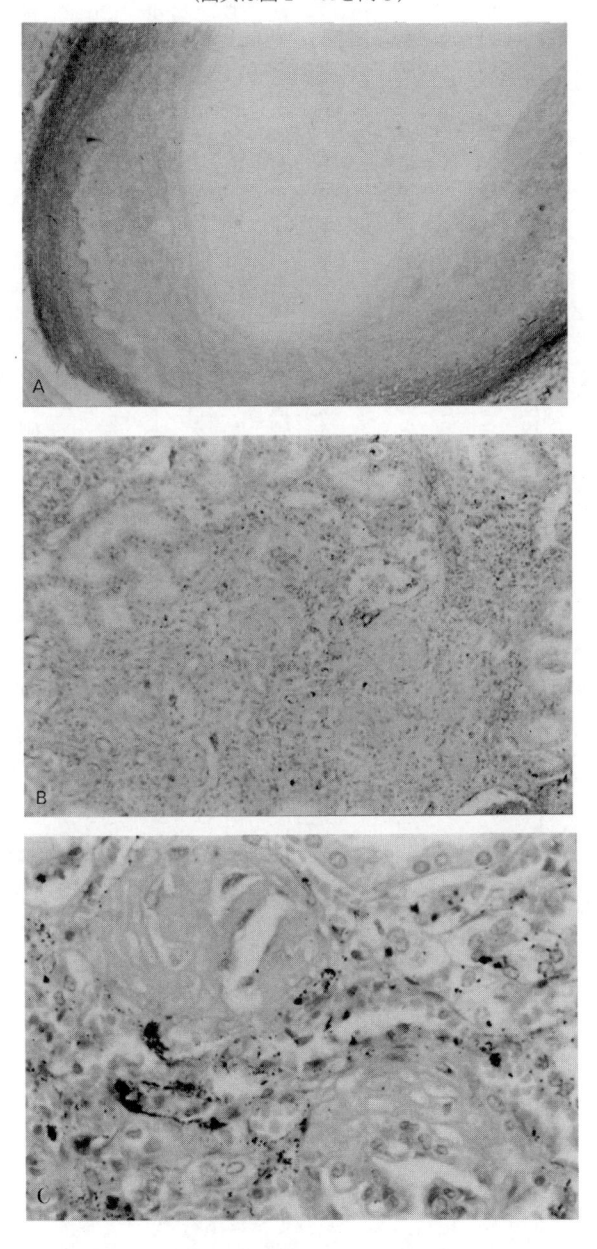

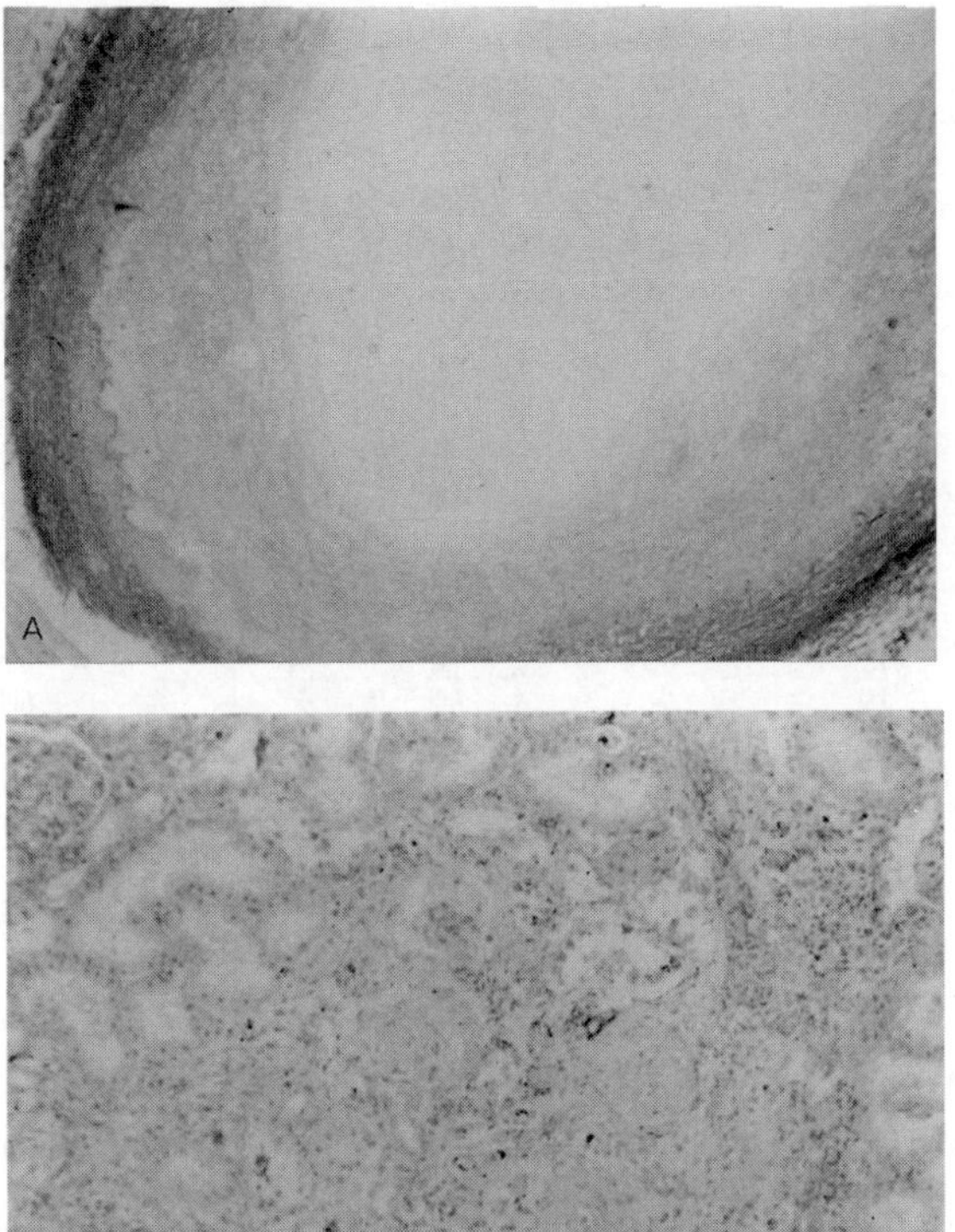

していることは明らかで、その拡大像（図1―68Ｃ）は二つの隣接するこの種の糸球体を表現している。

さらに脾臓の血管像（図1―69Ａ、Ｂ）を見ると、やはり前述の図1―59に見るように、管壁の硝子様変性が生じており、血管腔の著しい狭窄化が生じている。これではリンパ球形成も不十分とならざるを得ないが、その変化の詳細は、私の専門外の問題でもあり、ただのリンパ球かキラー細胞かは、なんとも言えない。

いずれにしても、十八年の最慢性期まで生き延び得た例に発展した脳を含めて、各種臓器の血管壁の変化とその結果像は、典型的動脈硬化症の所見を示している。つまり、全体として総合的に眺めてみると、有機水銀化合物による血管病変を二次性のものと考える根拠は、本例によって極めて薄弱となったと考えざるを得ない。何しろ本例は、発病から死亡するまで入院しており、メチル水銀汚染魚を再度摂取した根拠はほとんど考えられない。

最急性期から最慢性期の血管像を総合的に考えていくと、これらの血管病変のほとんどすべては動脈管性の性格を持っており、しかも、それらは二次性のもの

図1―69　脾臓の血管
（出典は図1―65と同じ）

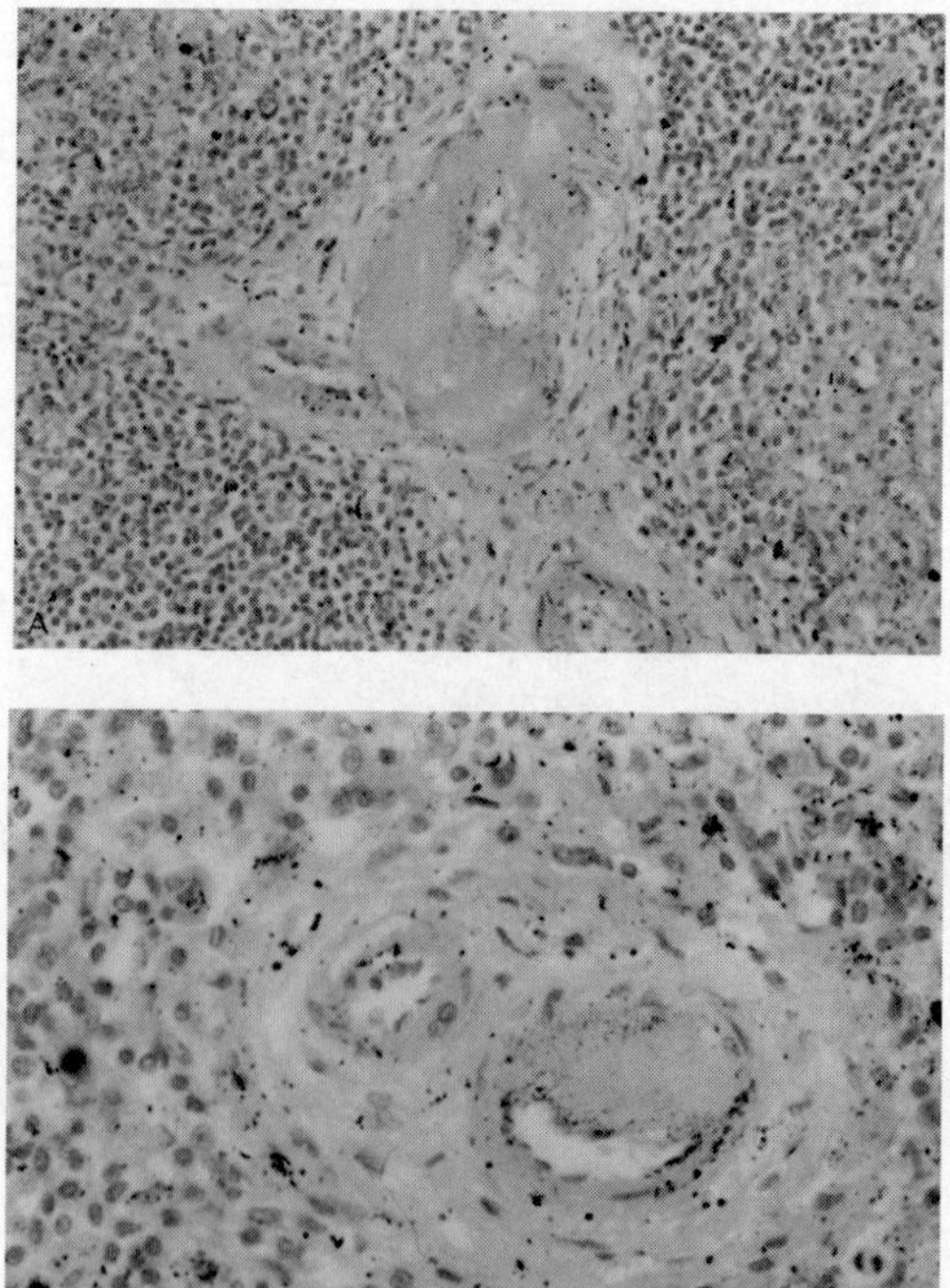

ではなく、一次性の性格が大きいと考えざるを得なくなる。

言葉を換えると、前述したように、十歳以下の水俣病患者の当時の不良な栄養状態を考えていくと、こうした血管病変の基盤にある原因としては、まさにメチル水銀の存在を最重視すべきことは最早疑う余地はないであろう。

胎児性水俣病の発症メカニズム

これまでは生後の水俣病の本質について書いてきた。つまり原田正純氏のピラミッドを模図した原図（**図1―70**）に従えば、メチル水銀中毒の特異的病像、つまり氷山の水面上の部分を述べてきたことになる。海面上の氷山の頂点は、不妊・流産・死産であるのに対して、生前に発病した胎児性水俣病は氷山の海面直下に存在する。さらに精神薄弱や脳性麻痺がその最底辺に位置するわけである。十歳以下の水俣病に続いて、胎児性水俣病について触れなければならない。

胎児性水俣病の家系図（**図1―70**B、これは原田氏の原図による）を見ると、A、B両家族の母親の水俣病の症状は軽く、Cの家族に至っては母体は全く無症状であった。にもかかわらずその家族は、典型的胎児性水俣病の存在を示していた。その理由は後述の妊娠ネズミの全身オートラジオグラフ像によって明らかに証明できる。母親が「私が水俣病にかかっても軽くて済んだのは、お腹の子が私の毒を吸い取ってくれたからです」と嘆き悲しむ理由はまさにそこにある。

胎児性水俣病の症状の出現頻度を調べたもの（**表1―4**）をみると、知能障害と脳性麻痺の両症状に加えて、身体発育停止と栄養障害を示している。この身体発育障害の中には、小頭症（低脳重量）も含まれており、その一部は前述の**表1―2**の症例15、16、17に示される通りである。

図1—70　水俣病の疫学モデルと家族内発生

A　メチル水銀の生体影響に関する疫学モデル

（二塚信，有馬澄雄編『水俣病』109頁，青林舎，1979年。原田正純氏の原図から，1974年）

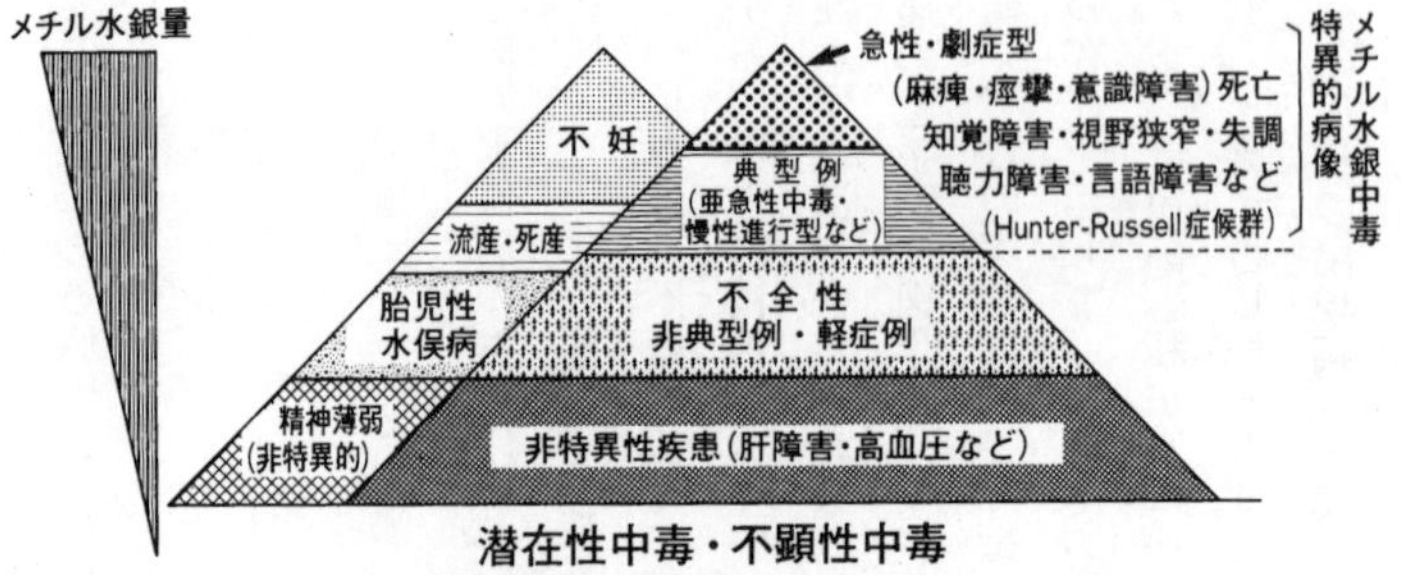

B　水俣病・胎児性水俣病の家族内発生
（熊本大学精神神経科）

（白木博次，有馬澄雄編『水俣病』605-660頁，青林舎，1979年）

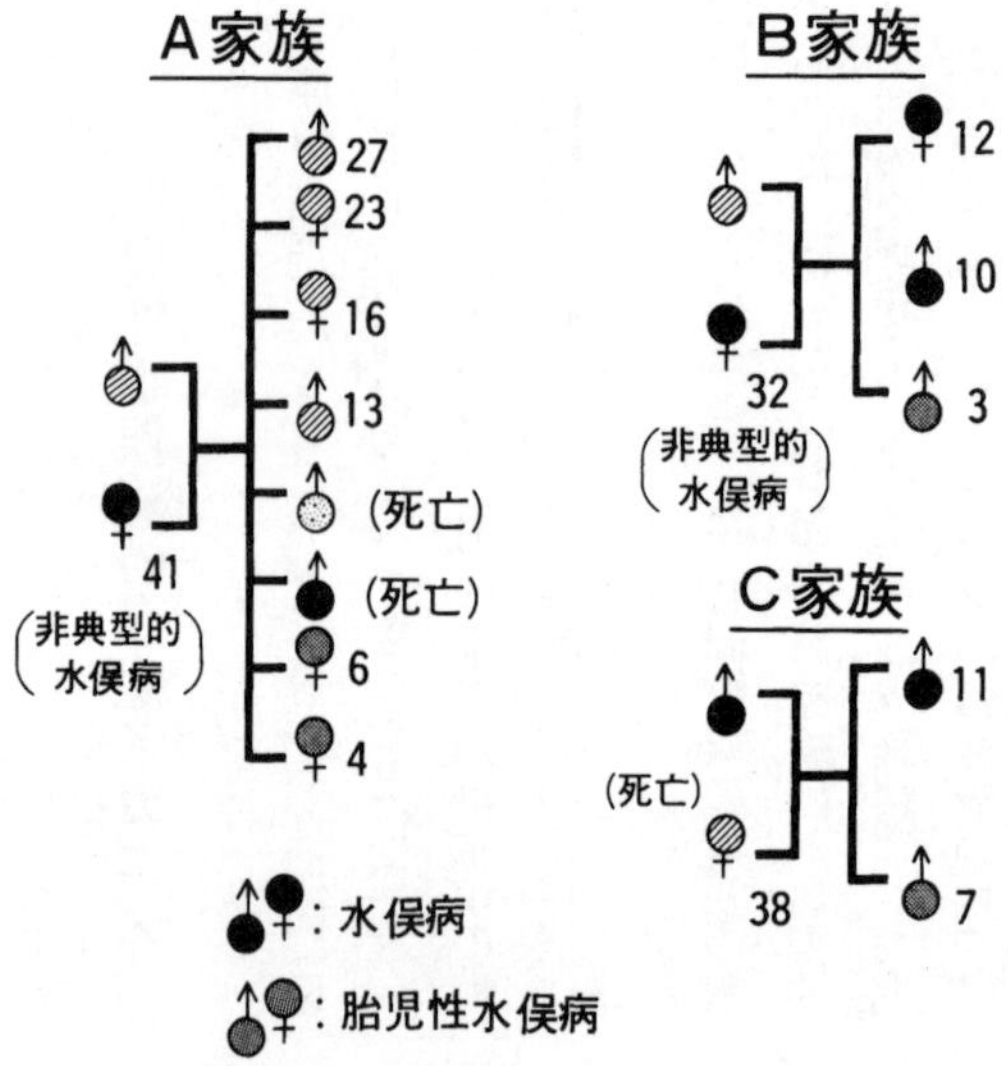

註：A，B両家族の母親の水俣病は軽症であり，
しかもC家族の母親は発病していないが，
各家族には，胎児性水俣病が必発している。

図1―71 aはその一例を示しており、上肢はつっぱったままであり、足はあぐらをかいたように見える。これは「ハサミ足」といって、随意運動が全く不能な状態を示している。さらに精神障害、それも白痴であり、まさに重症心身障害児であった。**図1―71** b、cは全体としてはそれ程大きな奇形はみられないが、小ぶりの脳であり、左右の脳半球の最大の連絡路であるベンチ体（CC）が紙ぺらのように薄い。この所見一つをみても、左右の脳半球の連絡が不十分であることを明示している。と同時に、四肢の運動障害が激しいのは、d、e、fに示したように、延髄（CST）、橋（CST）また脊髄（LCT、ACT）の各レベルの随意運動経路が、生まれる以前から、また生後にかけても、極めて不十分にしか発達していなかったことを物語っている。これはメチル水銀による破壊現象ではなく、発育不全像そのものを明示している。

口絵①A～F（本書巻頭参照）は妊娠ネズミにエチル水銀を投与すると、どのように胎児に入っていくかを見た実験を現している。この場合、どうしてサルを使わなかったかというと、サルの交尾を見届けるのは極め

表1―4　胎児性水俣病の症状の出現頻度――全17例について
（原田正純, 有馬澄雄編『水俣病』347頁, 青林舎, 1979年）

症　状	例数	%
知能障害	17	100
性格障害	15	88
原始反射	17	100
寡動・多動	16	95
小脳症状	17	100
発作症状	14	82
斜視	13	77
病的反射	12	75
流涎	16	95
身体発育制止と栄養障害	17	100

（原田,『精神経誌』66, 429頁, 1964年）

図１—71　胎児性水俣病の症例

（白木博次，有馬澄雄編『水俣病』651-652頁，青林舎，1979年）

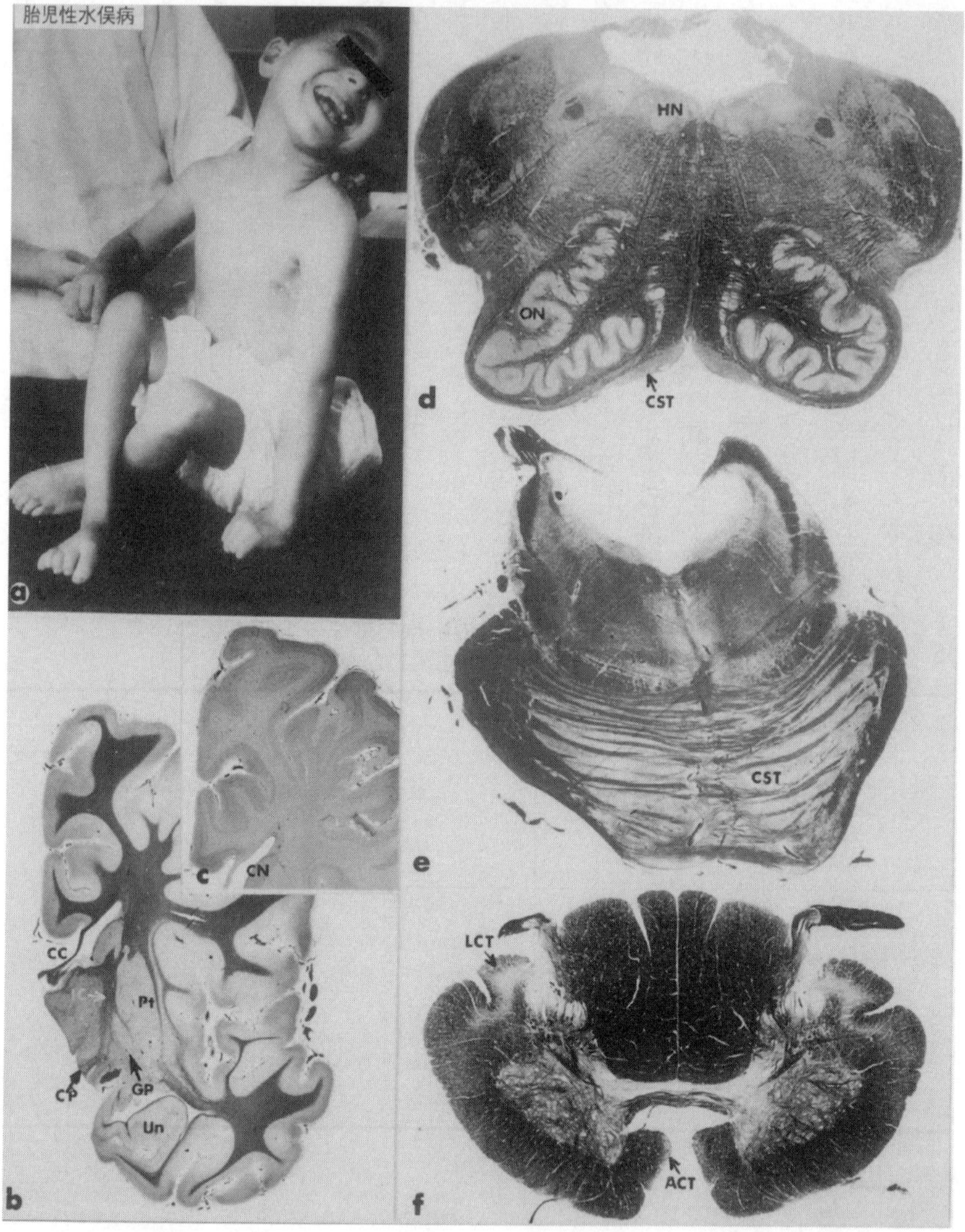

て困難であるが、ネズミならメスとオスをカゴに入れて放っておけば必ず交尾し、雌はすぐ妊娠するからである。

ただし、**表1—5**Cに見るように、ネズミの脳にはサルに比べるとエチル水銀の入り方は少ないが、それでも、六十分の時点では〇・〇七ppmだったのが、八日たつと〇・三一ppmに上昇する様子がよく分かる。

口絵①Aは、二週間後の妊娠ネズミに標識無機水銀を静注して二十四時間後の全身オートラジオグラフを撮影したものである。ここでは四匹の胎児（Fe）が並んで見える。それらの放射活性は、コントロールと比較するとゼロに等しいと言っても過言ではない。

一方、Bの場合は標識エチル水銀であるが、↑印が示すように、三匹の胎児内に有機水銀が見事に侵入している。下の四つの図のうちEは拡大された胎児の中枢神経系（CNS）にエチル水銀が侵入しており、Fの場合も拡大された胎児の全神経系、つまり大脳、脳幹、小脳（EB、DC、MB、Cb、MO）のみならず、脊髄（SC）にも同濃度のエチル水銀が見事に侵

表1—5　^{203}Hg-エチル水銀投与後のサル（a）とネズミ（b）の各組織の標識水銀の経時的変遷

((a)と(c):800μgHg/kg ならびに((c):950μgHg/kg)

（a）組織（サル）	60分（静注）　μgHg/g	8日（腹腔）　μgHg/g
肝	6.50	3.04 ↓
肺	5.10	0.44 ↓
心筋	4.62	0.81 ↓
動脈	3.36	0.28 ↓
腸壁	1.28	0.77 ↓
筋肉	1.05	0.41 ↓
舌	0.94	0.62 ↓
睾丸	0.37	0.07 ↓
腎	6.73	8.60 ↑
脳——灰白質（平均）	1.29	1.40 ↑
白質（平均）	0.062	1.092 ↑

（b）大脳の部位別（サル）	60分（静注）μgHg/g	8日（腹腔）μgHg/g	8日と60分における水銀濃度値の比率
中脳	0.188	1.24	6.5倍
小脳	0.214	1.22	5.7
大脳皮質——後頭葉	0.213	1.68	7.9
頭頂葉	0.176	1.47	8.4
前頭葉	0.17	1.39	8.1
大脳白質——後頭葉	0.068	1.10	16.2
頭頂葉	0.067	1.14	17.1
前頭葉	0.064	1.16	18.1
ベンチ体	0.047	0.96	20.4

（c）組織（ネズミ）	60分	3時間	6時間	24時間	2日	4日	8日
肝	3.05	4.04↑	4.43↑	4.7 ↑	5.05↑	3.7 ↑	3.3 ↑
腎	4.9	5.1 ↑	5.9 ↑	6.8 ↑	10.4 ↑	11.8 ↑	17.9 ↑
脳	0.07	0.13↑	0.14↑	0.14↑	0.23↑	0.27↑	0.31↑

μgHg/g：（組織の湿重量を示す。腹腔投与）　↑：増加　↓：減少

入している。

図Dはその母親ネズミであり、血球を除いて脳、小脳、脳幹などの神経系の実質の放射活性はゼロに近い。図Cは図Aの脳実質であるが、無機水銀実験であるので、放射活性は全く陰性なのはサルの場合と同様である。

わが国における胎児性水俣病については、熊本大の原田正純、藤野糺両氏の疫学・臨床の実態把握が最も充実しており、それは外国にその比を見ない程、多数かつ多彩である。一九六二年以降七四年までを取ってみても、既に三十七例の症例があがっている。そのすべてに知能障害が見られ、その程度も白痴から痴愚まででさまざまであると同時に、他の種の神経症状や発育障害を伴う、いわゆる重症心身障害児であった。現在では、死亡者を含めると六十例以上に達するという膨大なものである。

胎児の期間の早い時期に発育する脳脊髄はただでさえ冒されやすいのに、母親より有機水銀の量が多いとなれば、その大脳の発育も止まるか、不完全となり、また運動路の発育も止まってしまうのも当然である。

図1—72　臍帯のメチル水銀量とアセトアルデヒド月生産量,
水俣湾産貝中水銀量との関係（原田正純『脳と発達』80頁, 診断と治療社, 1977年）

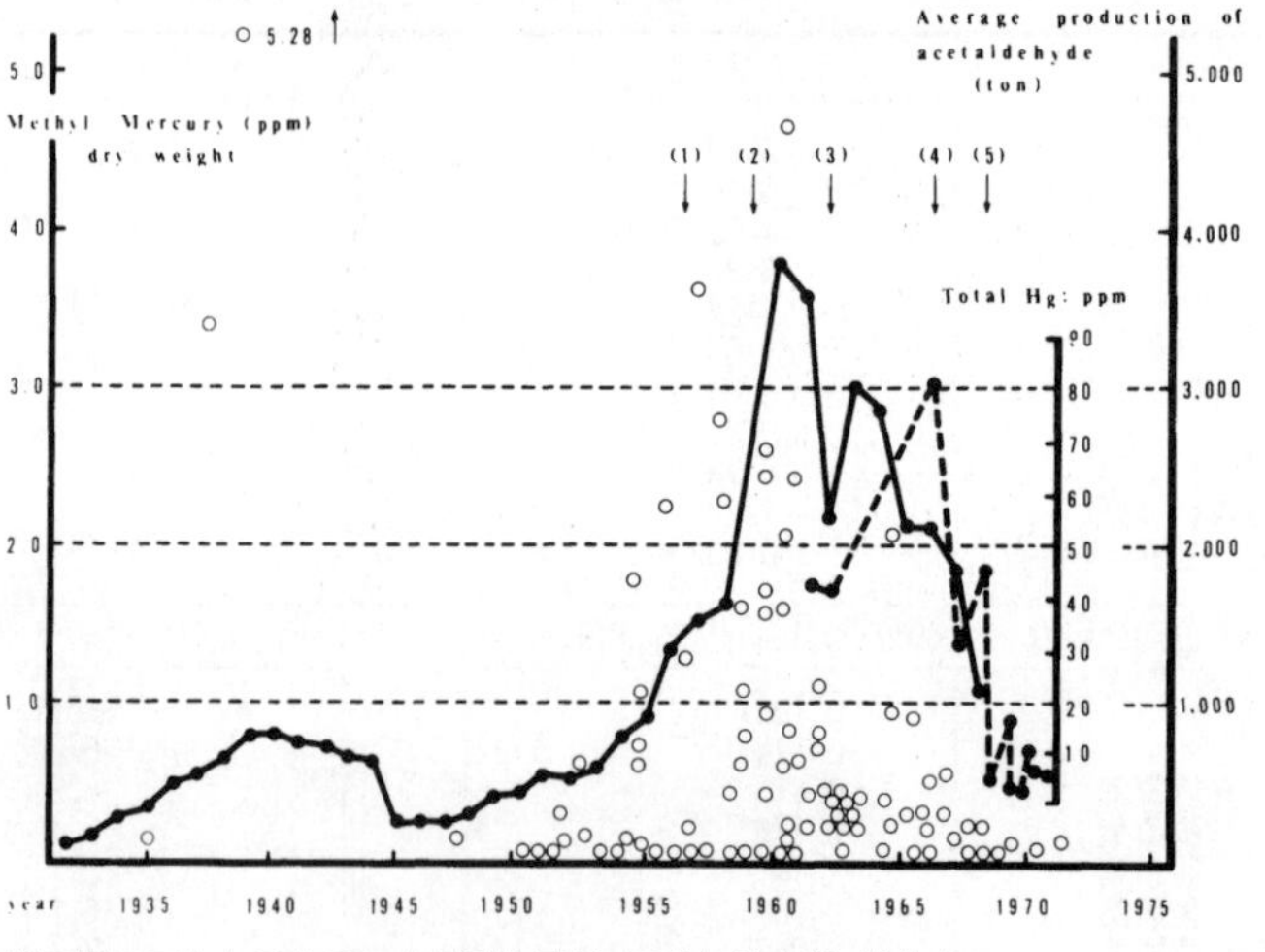

──線は水俣工場のアセトアルデヒド月別生産量, 目盛りは右側, 単位トン
……線は水俣湾内アサリ貝の水銀量（総水銀で乾重量。藤本による。文献6より）目盛りは右側の図中。単位 ppm。
○印は生まれた年月と含有メチル水銀を表す。目盛りは左側。単位 ppm, 乾重量。
1　正式に水俣病が発見された年／2　水俣病の原因が工場排水によるメチル水銀中毒だと明らかになった／3　長期の労働争議による生産低下／4　廃水を閉鎖循環式に変更／5　アセトアルデヒド生産中止

図1—73　臍帯のメチル水銀量と臨床症状(一九七六)
(原田正純、有馬澄雄編『水俣病』三六〇頁、青林舎、一九七九年)

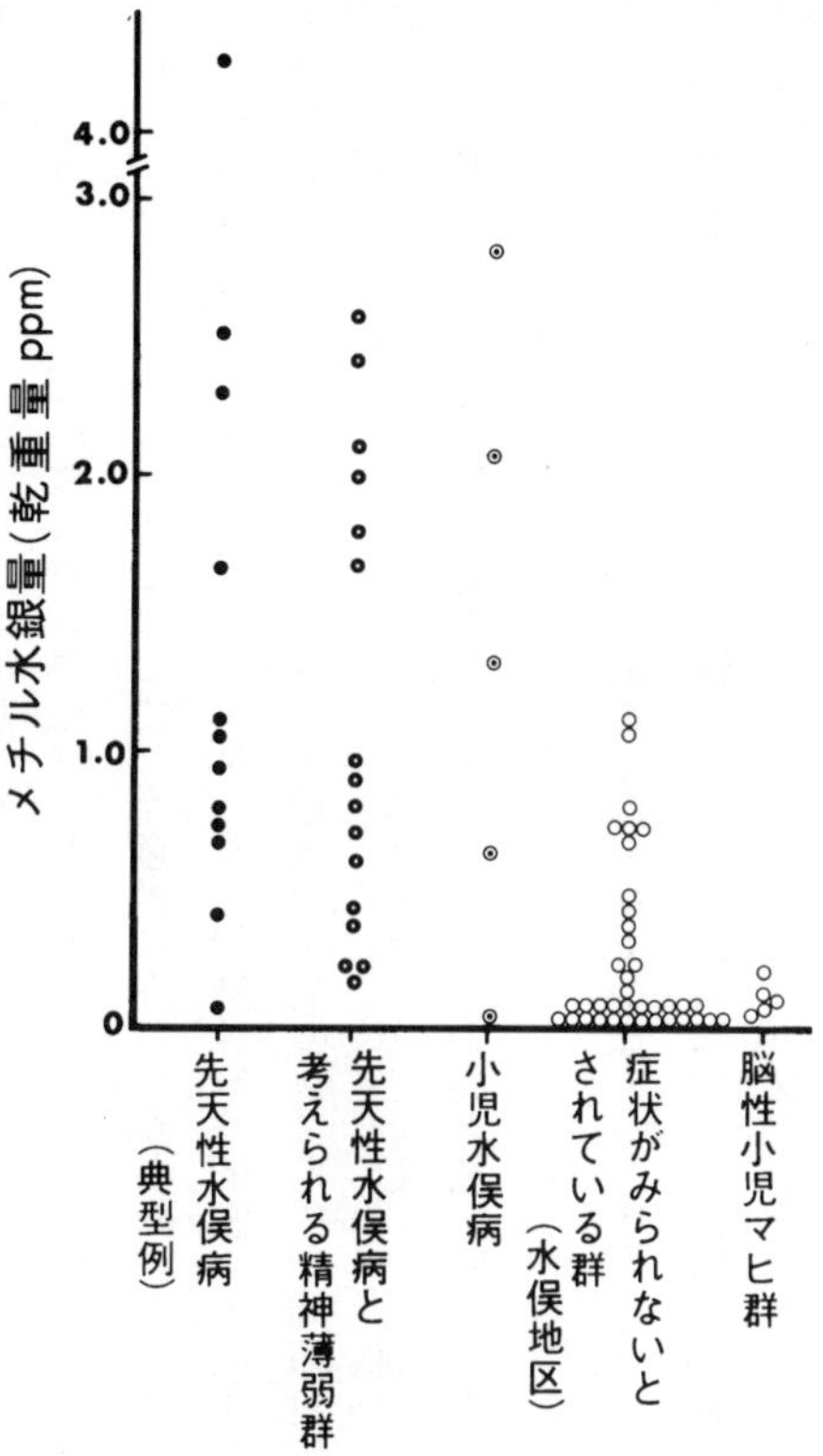

表1—6　水俣地区学童の精神神経学的調査(1970年)

(藤野ら,『熊本医会雑誌』50, 282頁, 1976)

	水俣地区		対照地区	
知覚障害*	47人	21%	5人	3%
聴覚障害	19	9	19	10
斜視	11	5	10	5
眼球震盪	11	5	11	5
アジアドコキネーシス*	20	9	8	4
構音障害*	26	12	4	2
病的反射	8	4	6	3
視野狭窄	2	1	0	0
知能障害*	39	18	14	7
計	223	100	196	100

*統計的に有意差のあるもの（P<0.01）

図1—74の右の2群について，学童となった時期で，コントロール地区の学童と対比してみると，*印をつけた項目は疫学統計的に有意に出ているのが知覚障害であり，また錐体外路系（主として小脳系）の障害であり，また最も注目されるのは知能障害である。

ここに脳性マヒと高度の知能障害をダブルに持ついわゆる重症心身障害児が発生する理由が見事に証明されたことになる。

日本ではヘソの緒を保存する習慣があるが、原田氏は水俣で生まれた子のヘソの緒を丹念に集めて計測してみた。**図1―72、73**がその結果を示しており、ヘソの緒に含まれるメチル水銀値は、チッソ工場の生産量の増減に比例していることが明瞭となった。

ところで、水俣病が盛んであった時に水俣地区に生まれ、水俣病と診断されず、ヘソの緒の水銀値もゼロから一以下が多かった者について、学童期になってから調べたデータが示されている（**表1―6**）。つまり、氷山の最底辺を構成している子供たちの精神神経学的調査の結果をコントロール地区と比較したデータである。その結果は、コントロール地区の学童の数にもやや問題があるかもしれないが、統計的に明らかに有意の差がある。精薄とまではいかないが、知能の低い点に加えて、知覚障害や小脳症状のような神経学的異常性も決して無視できないことが、水俣の藤野糺医師らによって指摘されている点が大いに気になるところである。

これらの学童のその後の追跡調査は行われていないが、後述するように、第三水俣病は場所にもよるが、全国に散らばっていることが問題となる日が訪れないと誰が断言できるであろうか。もしこうした事態が顕著になれば、日本の唯一の天然資源とも言える「脳」の機能が低下するか、失われることを意味し、それは即、日本の滅亡を意味することになりかねない。

前にもちょっと述べたように、我々自身が水俣病を発症しているとは、誰も思っていないであろう。ところが、その水俣病の原因である水銀値は日本人が世界一なのである。もともと水銀は体内にないものなので、不顕性という言葉を使ったに過ぎない。

2 脳・内分泌・免疫器官への汚染

標識化合物による経時的全身オートラジオグラフの作製法

以上私は、水俣病は単なる神経系の病気ではなく、全身病であることを具体的に述べてきた。続いて私は、「環境ホルモン」というまったく新しい視点から、水俣病に関する資料を見直してみたいと思う。そのひとつの理由は、ヒトあるいは動物の体内のホルモンを攪乱する、いわゆる環境ホルモン物質の一つに水銀化合物が挙げられているからである。もうひとつの理由は、私たちが水俣病の研究と取り組んでいたころは、「環境ホルモン」という考え方がまったくなく、したがって水銀化合物の内分泌器官、さらに免疫器官への影響を調べる視点がほとんどなかったことである。

そこでまず、有機水銀あるいは無機水銀を動物に投与した動物実験で、水銀が内分泌器官あるいは免疫器官にどのように入り込んでいるかを調べ、さらにヒトの水俣病についても見てみよう。

第一、第二水俣病のヒトの臨床・病理像を解読していくうえで、神経系だけでなく全身病であることを判断するにあたっては、この種の動物実験の結果が極めて有効な役割を果したといえる。この動物実験は、スモンの原因がキノホルムであることが判明する以前、埼玉県戸田市にあった田辺製薬の薬理研究所長だった佐藤善重氏から、キノホルムを動物に投与して全身オートラジオグラフを作る時に、その像をどう読むかぜひ教えて欲しいと依頼されたことによる。氏は東大理学部出身の優秀な化学専門の研究者であった。

動物実験では最初はマウスやネズミのような小動物を使っておおよその見当をつけたうえで、人間に最も近いサルなどを使って本質的な経時期を選んで使用する方法がとられた。この手技をサルについて述べておきたい。

図2—1　サルの全身オートラジオグラフの作製法
(出典は「はじめに」の末尾を参照)

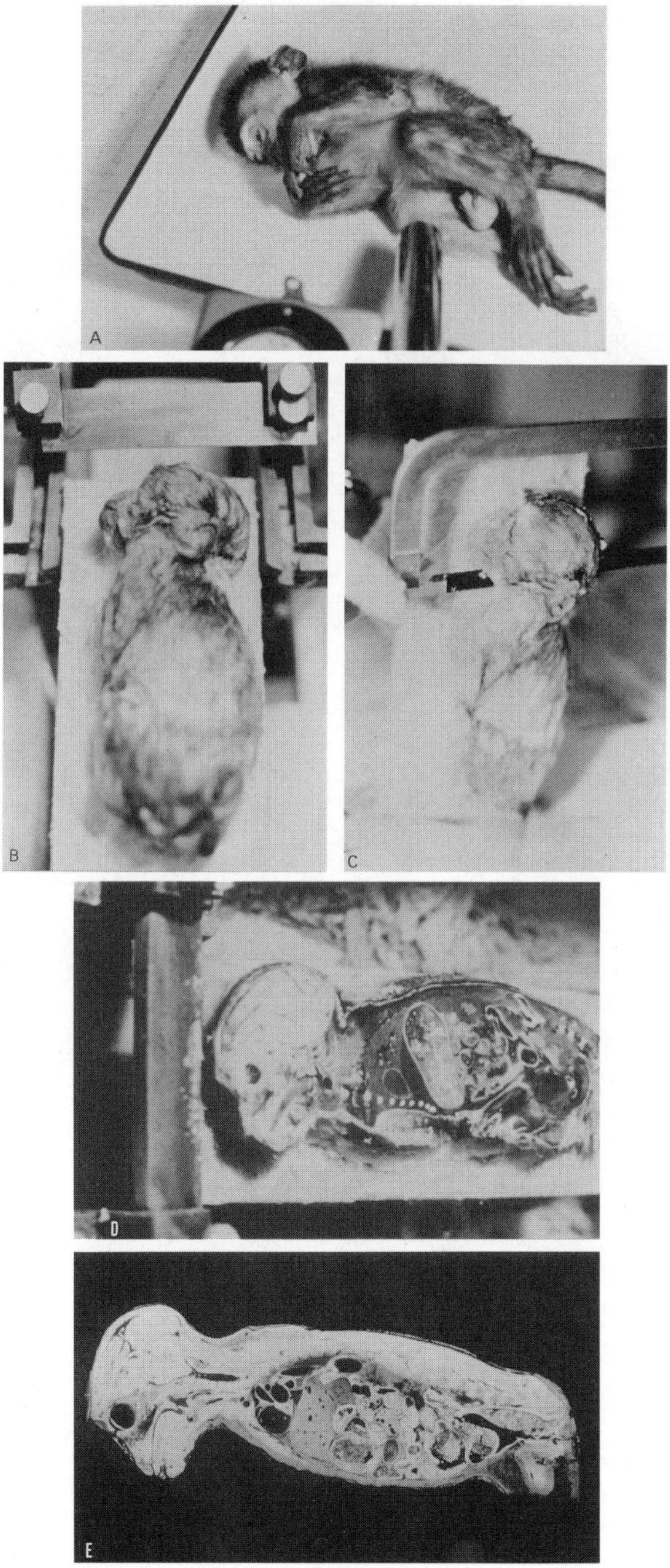

まず、あらかじめ放射性標識化合物をつくり、麻酔を施したサルに投与する（図2―1A）。ついでこのサルをエーテル・ドライアイスを入れた大きな瓶の中に逆さまにして頭から全身を漬けていき、全身がカチカチに凍った時点で取り出して四肢と尾を切り落とし、大きなミクロトーム（顕微鏡検査のための薄片を作る機械についた大型の刃であり、これでサルの切片を頭の方から正中断にする）のついた金属板上に張り付ける（図2―1B）。ついで、ノコギリを使って半身を縦方向に切断する（図2―1C）。

ついで、半身をミクロトームで平らに削り（図2―1D）、さらにこれを大型のミクロトームで八〇ミクロン位の厚さの切片に切っていく。次にこの切片を真空室に入れて水分を全部飛ばし、乾燥した切片をつくる（図2―1E）。ついでこの切片の上にX線フィルムを当て、暗室内に一週間程入れておき現像する。すると放射能を持つ水銀化合物が多量に入った領域はその程度に応じて感光し、入っていない部分は感光しない。

この手技は一見、簡単なように思われるかも知れないが、サルの全身スライスを作る技術を習得するだけで三年位はかかる。当時、高価なサルを使うなどはとても大学の研究室の費用ではできない相談であったし、動物実験研究所も完備していなかった。また、標識化学物質を自在に化学的に合成する技術は、高度の専門的な知識と技術が必要であった。純化学者である佐藤氏は、オートラジオグラフに写し出された神経系や全身臓器や組織をどう読むか、また時間をどのように違えてやっていけばよい結果が得られるか等について、私のところに教えを請いに来られたわけであった。

この研究所ではキノホルムのほか、同じ有機塩素化合物である農薬のDDTやBHCについても、また当時長い裁判を続けていた水俣病の発症因子であるメチルやエチル水銀についても、経時的全身オートラジオグラフの実験をしたのである。そしてその結果は、水俣病裁判において絶大な効果を発揮し、そこには、東大薬学部の衛生化学の権威であった浮田忠之進教授の絶大な協力もあったのである。

特に胎児性水俣病の発生メカニズムを見事に解明できたという大きな貢献は、佐藤・浮田両氏の協力なしには到底実現不可能であった。ただ残念なことは、ＰＣＢや塩化ダイオキシンなどのオートラジオグラフの実験をする以前に、私のスモン法廷の証言が行われ、それを契機として、佐藤氏と私との関係が途絶えてしまったことである。

この種の実験は、他の研究室でも行われていなかったわけではなかったが、技術的に欠陥が多かった。コントロールの取り方として、自然界に降り注ぐ宇宙線によるフィルム感光像と比較することが必要であったが、他の科学者たちの実験では、この種の考慮が全くなされていなかったものも少なくなかった。

第一、後述の有機水銀とスモンのキノホルムその他とでは、経時的追及が最重視されなければならなかったのだが、これらについてはスモンと水俣病とを比較して述べる。しかし他の科学者——というより医学者といった方がよいと思うが——は、この種の方法論や標識化学物質によって、とくに時間的経過に対する基本的考え方が全く見当違いも甚だしいものが多かった。

サルの経時的全身オートラジオグラフ

有機水銀の放射性標識化合物として、メチル水銀でなくエチル水銀を使用した理由は、当時としてはメチル水銀は入手が極めて困難であったことと、メチル水銀もエチル水銀も動物実験では、ほぼ同一の結果像が得られたからである。

口絵②（本書巻頭参照）のａ、ｂ、ｄはそれぞれ一時間、二十時間、八日を経過したものであり、エチル水銀の投与量は単回で、かつ量的にも全く同一である。ｃのみは無機水銀で、後述するようにｂのエチル水銀との比較図、またｂとｃは神経系というより他臓器の比較図が出てくるので、それらはその都度説明する。

これを見ると、エチル水銀の中枢、末稍両神経系への侵入は極めて徐々であって、時間を経過するにしたがって、侵入は最大となっていく。また、エチル水銀はすぐには体外に排泄されることはないが、無機水銀は二十時間で神経系や筋肉内にはほとんど侵入せず、腸内容物（ＩＣ）また膀胱内（ＵＢ）の尿を通じての体外排泄は極めて活発である。

実験では神経系へのエチル水銀の侵入が八日で最大のものとなることがわかるが、ヒトの水俣病の場合は、その投与回数の多さと、量的にもこれをはるかに上回ることを考えると、神経系の汚染等はこの実験値をはるかに超す量に達することが十二分に考えられる。

とすれば、そこに甚大な被害が生ずるはずであり、エチル水銀は単に神経系の障害に止まらず、他の臓器や組織を冒し、さらにピコ、ナノグラムの単位でも内分泌機能を攪乱するので、内分泌器官に対してはもっと重大な障害を与えるのも当然の理であろう。また免疫系に関与する血液要素に対しても、やはり深刻な障害を来すであろうことも、このレベルの動物実験からは想像に難くないであろう。

次に**図２—２**ａを見ると、エチル水銀化合物は、脳下垂体を除いては、大脳中の皮質や皮質下白質内にはほとんど侵入していないように見える。しかし、ガイガーカウンターで計測してみると、**表１—５**ｂに示すように、小脳（Ｃｂ）などに若干侵入していることはある程度明らかである。とくに脳下垂体は多量の放射活性を示しており、とくにその前葉に著しい。脳下垂体の働きから考えると、この事実は全身の内分泌系器官や組織に対しても、至大な影響を与えていく可能性を示しているのである。

また頭蓋骨の骨髄はもとより、前述の**口絵②**の全身骨髄中の血液腔には強陽性が見られ、しかも極めて急性期からもそうである。したがって、脳内の血管はもちろん、脳脊髄液を作り出す脈絡叢中が強陽性であることは変わりなく、これはまた、舌や動眼筋のような随意筋はもとより、**口絵②**ｂの不随意筋にも侵入していることは明瞭であり、この点、無機水銀との間に大きな差異がある。

図2—2　口絵②の大脳のみ1時間後と8日後の比較
(出典は「はじめに」参照。図の解読は初出時よりさらに深めた)

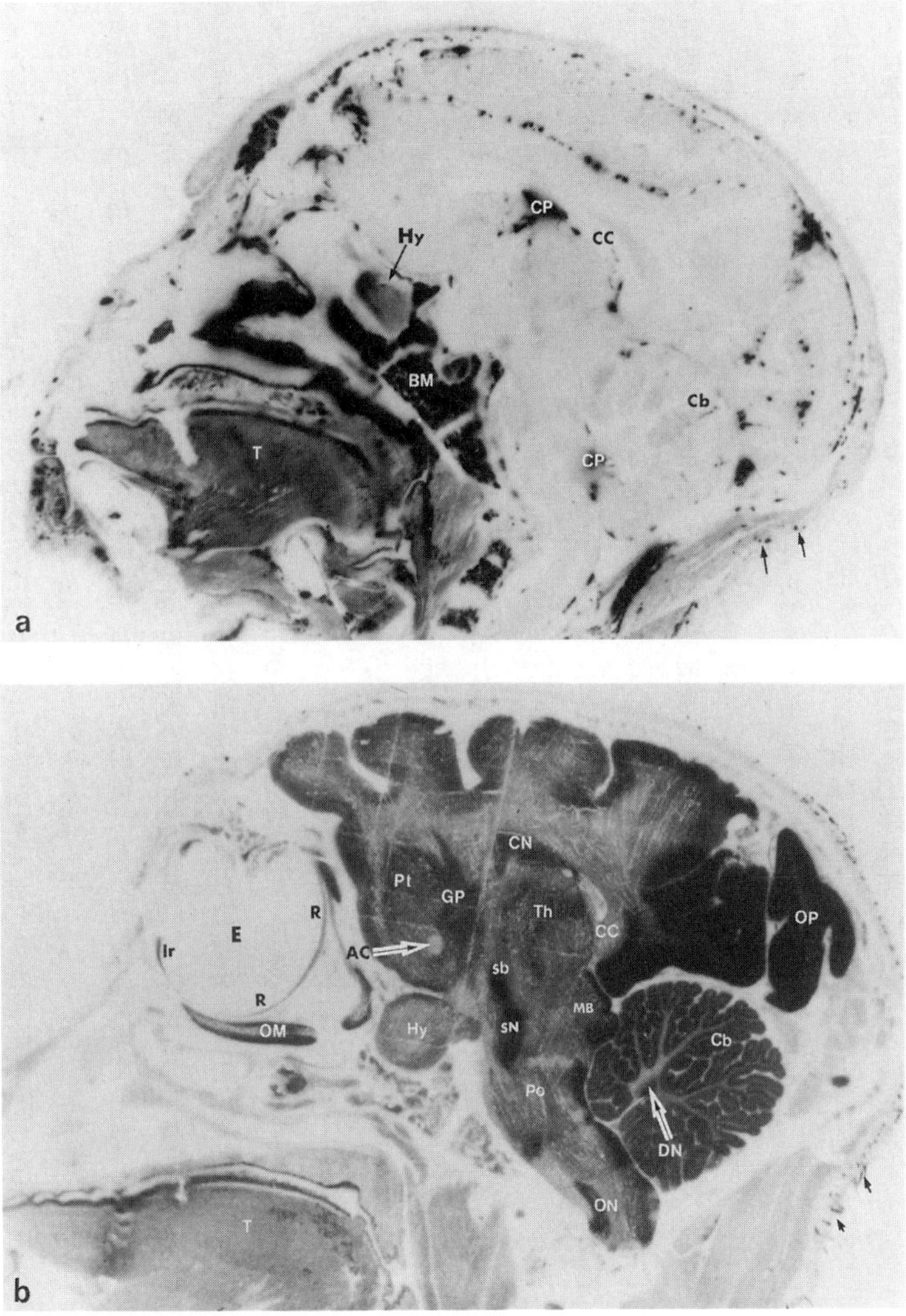

ピコ、ナノグラムの単位でも内分泌機能が攪乱される以上、他の臓器や組織、なかんずく内分泌器官に対しても重大な障害を与えるであろう。また免疫系に関与する血液要素に対しても同様の障害を来すであろうことが、このレベルの動物実験からも想像に難くはないといえる。

図2―2bでは、八日後には大脳皮質だけでなく、皮質下の灰白質はもちろん、脳幹や小脳、その歯状核（DN）にも、**図2―2**aや**口絵②**とは比較にならない程の高い放射活性が示され、しかも大脳白質内にも放射活性が高まってきている。八日と六十分における水銀値の比率値にもこの事実がそのまま表現されており、特にその傾向は、白質について著しいことが分かる。しかも特に両半球をつなぐベンチ体（CC）で最高の比率値を示している。

一方、脳下垂体（Hy）は、多少とも放射能は低くなったように見える。それは一時間も八日も、同量・単回投与に過ぎないことによるからである。しかし前述のように、ヒトの場合は、汚染魚を頻回、かつより多量に摂取している以上、その障害度はこの種の実験値とは比較にならないほど高いことを明白に示唆しており、重篤な病変をもたらすことは当然過ぎる程当然であろう。

これらの放射活性は、脳以外の他の諸器官についても言えるところであるが、そのうちの唯一の例外は腎臓である。これは腸管内容物同様、分解排泄機能を示しているが、人の水俣病については神経系のみならず、他の諸臓器や組織についても言えることであって、増えることはあっても減ることはまずないと考えられる。

図2―2aとbを比較してみると、**図2―2**aでは頭髪の毛根（↑）のみが放射活性度が高いが、**図2―2**を見ると八日たって毛が伸びるに従って、その毛根のみならず伸びた毛髪全体（↑）に放射活性が見られ、毛髪それ自体も、一種の排泄ルートの役割を示唆していることは興味深い。

図2―3では、単回接種した八日後のサルの脳から摘出した有機水銀と無機水銀をクロマトグラフで分

離して、それらの放射活性が測定されている。そのほとんどは有機水銀それ自体を示しているものの、敢えて危険を冒してもっと日数（おそらく年単位）をかけて測定できたとすれば、この数値の逆転現象が生ずるかもしれないが、現実にはそれはできることではなかった。

したがってヒトの水俣病の場合は、前述の**図1—26**と**図1—65**が示すように、侵入した有機水銀が大脳のみならず、他の諸器官から分解されて無機水銀に変化していくのに、約十八年の長年月を要したことが分かる。要するに実態的にみて、人とサルの実験におけるその大きな違いが明白となったわけである。と同時に、たとえ無機水銀に変わったとしても、それが神経系に対して、有毒性を発揮するという可能性も同時に示されたわけでもある。

体内を循環するエチル水銀

前記**口絵②**bとcとをさらに詳しく相互に比較することによって、かなり新しい考え方や説明が可能となるであろう。まず**口絵②**bの胸腔内、とくに心臓を中

図2—3　8日後の大脳の放射活性度
（出典は図2—2と同じ）

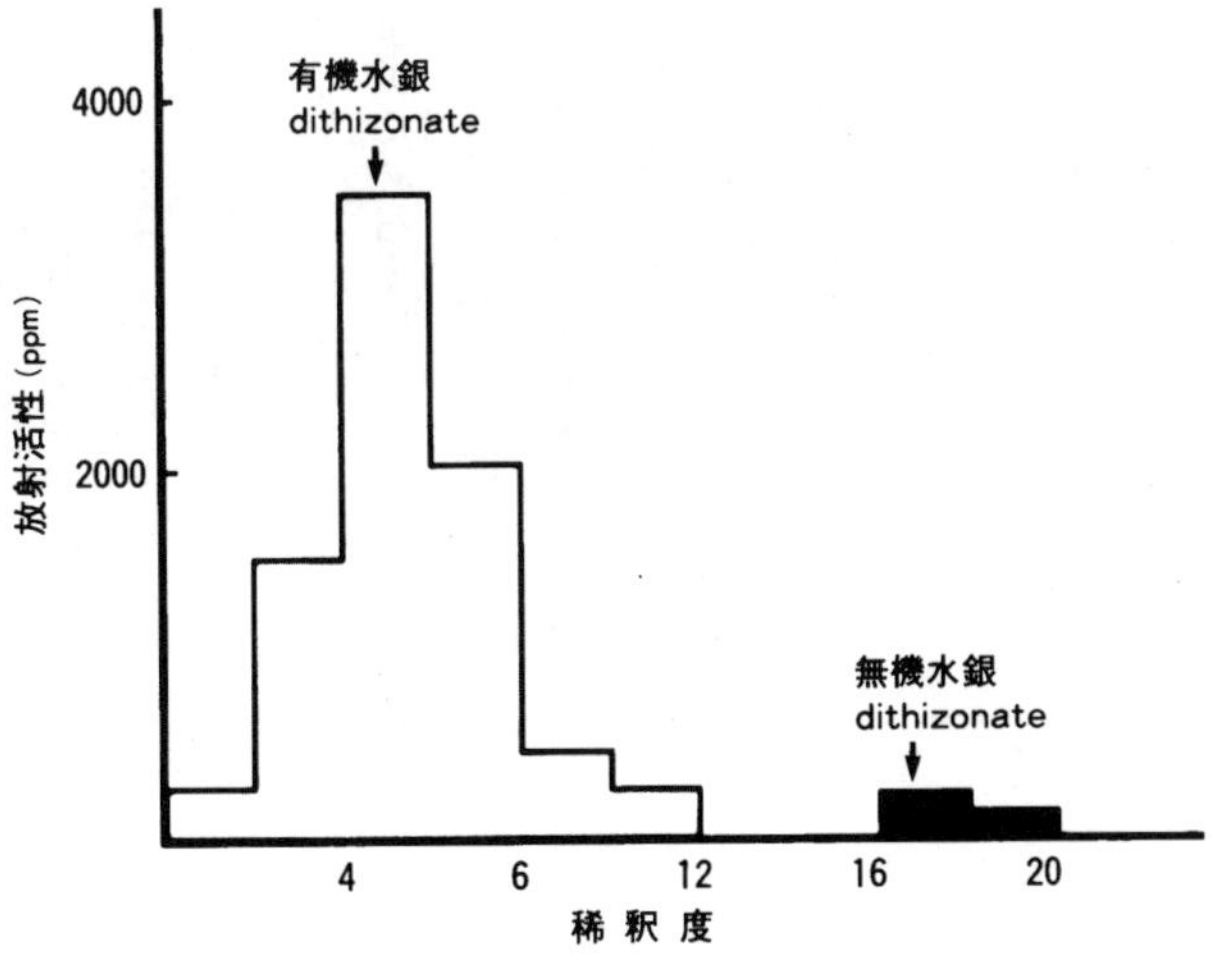

心とした放射活性をみると、**図2—4**に示されるように、まず心筋の強い放射活性が目立つことである(HM)。機能的にはこの器官は不随意筋と考えられがちであるが、心筋は例外的に随意筋と同じ横紋筋である(**図2—4**)。一方、大動脈の不随意性筋肉層も強い放射活性を示していることが分かる(♂印)。

前述したように、サルのオートラジオグラフを作成する場合、頭位を下にして全身を氷結させていくのだが、全身の氷結にはある程度の時間を要するので、比重の重い血球(BC)と比重の軽い血漿(Pl)とが上下に分離する。その結果、放射活性は血球成分(BC)に集まり、血漿(Pl)はほぼ陰性といった分離現象がみられる。これはまた近接する静脈管についても同様である。

もうひとつ重要なのは、胸腺らしき内分泌腺(Th)が強陽性を示す事実であろう。少なくとも**口絵②**の各正中断では、連続切片でも使用しない限り、内分泌器官を正確に同定することは容易ではなかった。正直に言えば当時の研究段階では、「環境ホルモン」という考え方がなかったのがその主原因であった。

一方、**図2—5**で見ると、無機水銀の場合はエチル水銀と全く逆の放射活性を示している。つまり、心筋肉の放射活性は格段に低く、しかも大動脈の筋層の放射活性も全く陰性である。その上、血球(BC)と血漿(Pl)とは、前図のエチル水銀とは完全な逆転現象を示しており、それは静脈管についても全く同様である。

頸部筋肉も前図**2—4**ではかなり高い放射活性を示すが、本図ではほぼ陰性である。だがよく観察すると、本図の場合は、血球内にも中等度の活性がみられ、これは後に出る**図2—7**がある程度参考となるであろう。

次に前記**口絵②**bの腹腔内の腎臓を中心として諸器官を見ると、腎皮質(RC)の放射活性が高い(**図2—6**)が、腎盂内の放射活性は低い。前図**2—2**bでは膀胱は出ていないが、六十分の膀胱内の尿も、全く放射活性を示していない。

図2—4　心臓部を中心とするオートラジオグラフ(1)
(出典は図2—2と同じ)

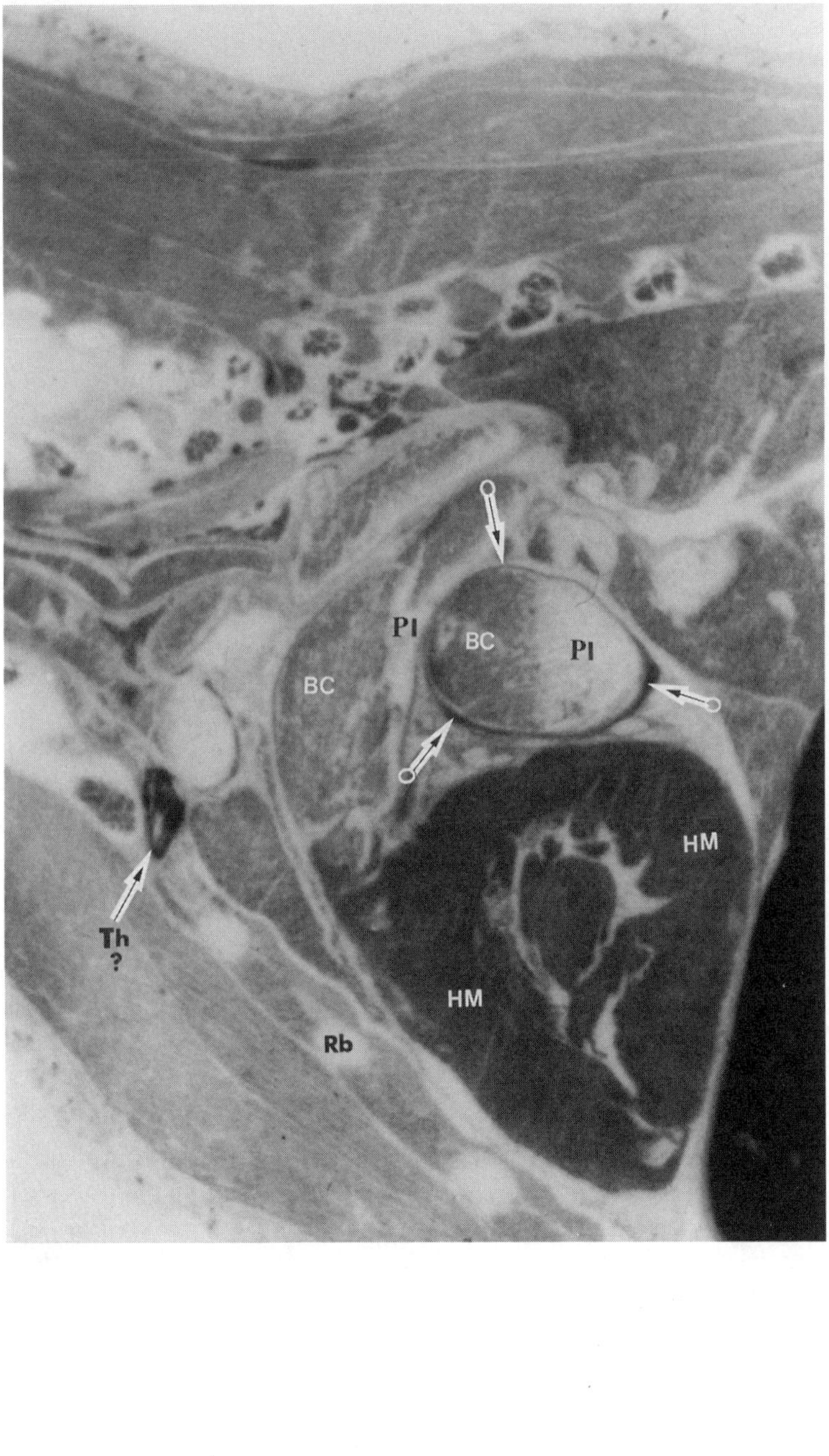

図2―5　心臓部を中心とするオートラジオグラフ(2)
(出典は図2―2と同じ)

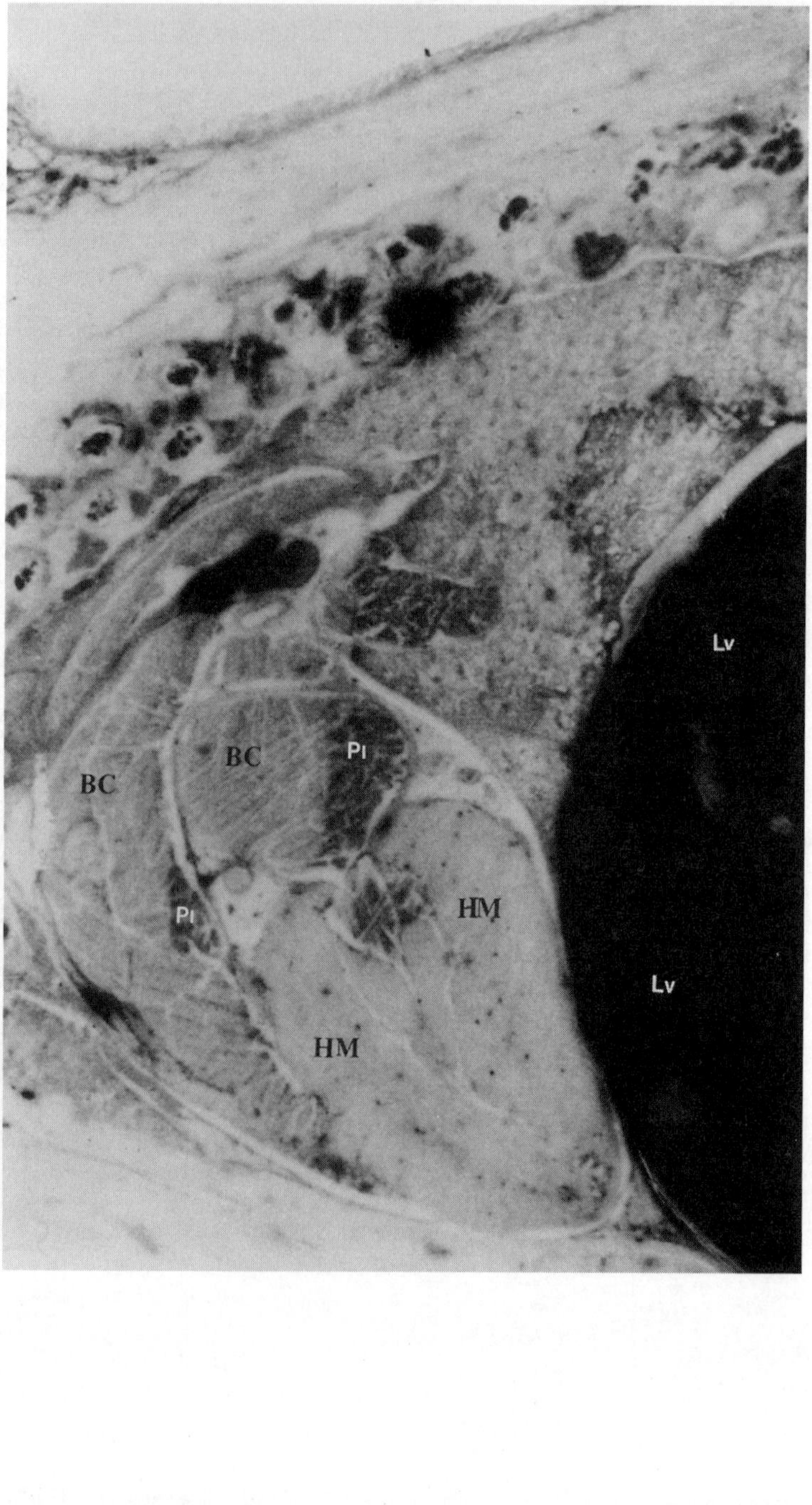

逆に無機水銀の場合は、膀胱内の尿の放射活性は高く（**口絵②**c）、尿を通じて無機水銀の排泄が盛んであることは明白である。一方、**口絵②**bの直腸の内容物（IC）は全く陰性であるのに、**口絵②**cの直腸内の内容物の放射活性は高い。これらを総合してみると、尿からとおそらく直腸の便からの排泄の両機能は、有機水銀と無機水銀の間で格段の差があると考えざるを得ない。

逆に**図2—6**の脾臓（Sl）の放射活性は高く、膵臓（Pc）の放射活性は低濃度であるが、エチル水銀の放射活性がみられることは確実である（**図2—6**）。前述の幼・小児例の臨床像で見られた、これらの臓器の病変は、そのためである。腎皮質の変化は、それが有機水銀の直接作用か、動脈を介しての二次性病変であるかは別としても、少なくとも内分泌器官の一つである膵臓にも病変があり、それはエチル水銀の存在それ自体にその責があることは間違いないとみてよかろう。

図2—7は水銀化合物を皮下投与したネズミの血液中の水銀分布である。まず、無機水銀の場合は二日以

図2—6　腎臓を中心とするオートラジオグラフ
（出典は図2—2と同じ）

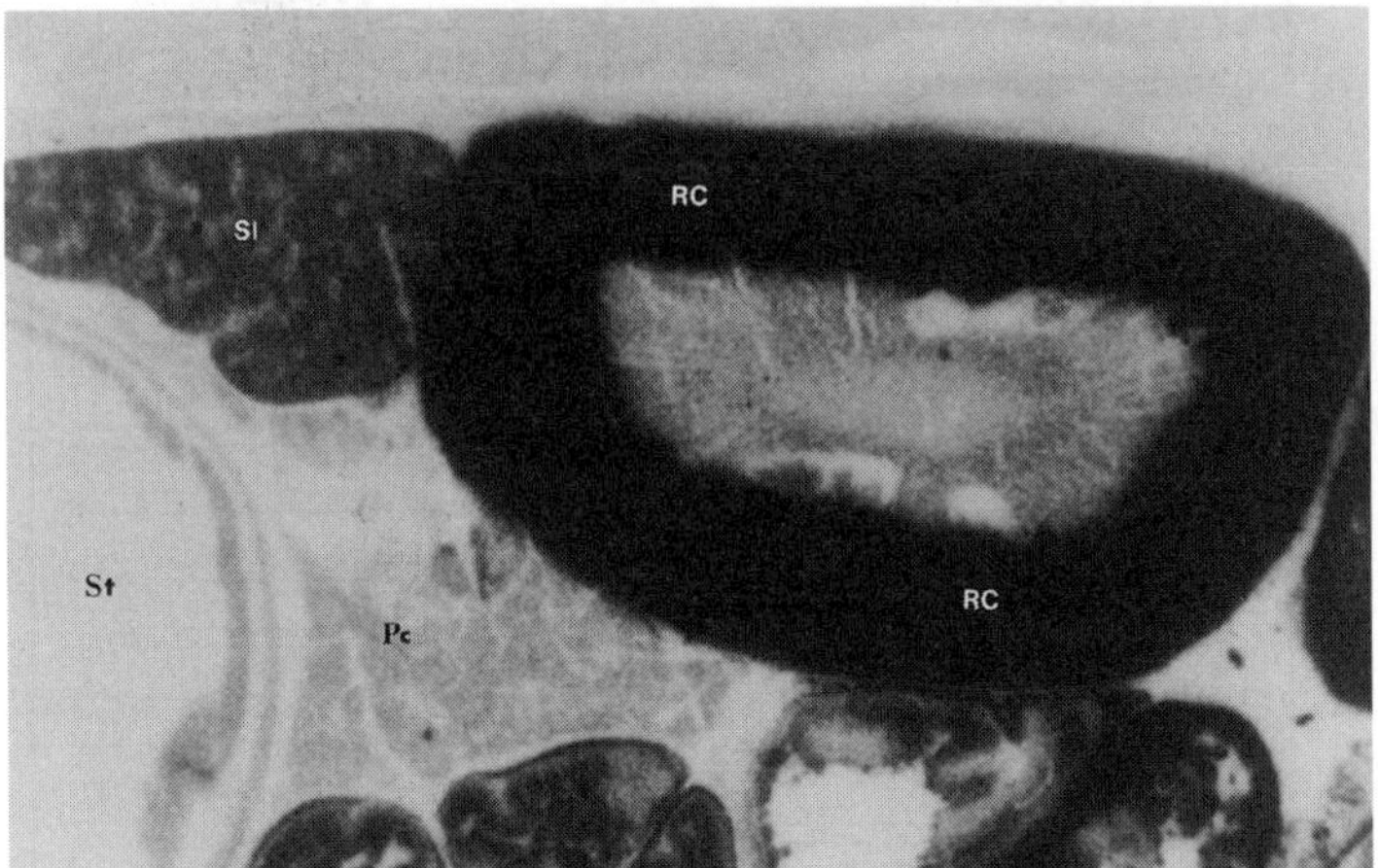

内では血漿に高く、血球の非礎質部と礎質中で低いことは、有機水銀と比べて明瞭であり、それは**口絵②**cのそれと全く一致する。しかし四日、また八日たつと質的にみて、非定型的ではあるがアルキル水銀中毒の様相を示すようになる。もっと高級なサルではどうなるかは、その限りではない。

一方、同じネズミであっても、フェニール、nブチル水銀になると八日たっても、さらにエチル水銀、またエチル水銀システインになると、八日たとうが二十四日たとうが、常に血漿中にはごく僅かではあるが残り、血球の非礎質部と礎質に圧倒的に高度であるという事実が極めて明白である。これは無機水銀とは全く異なった様相である。

脳下垂体から出る抗利尿ホルモンであるADHやバゾプレッシンのようなホルモンは、その起源が視床下部の亜核の一つである上視覚核である（**図2—8**）。これらのホルモンは、そこから直ちに血管を通じて分泌されるか、或いは脳下垂体を介して腎皮質の糸球体へ分布され、これらのホルモンは腎盂の細尿管から再吸収されて血流に乗り、再び視床下部の上視覚核へと戻っ

図2—7　水銀化合物皮下投与ラット血液中の水銀分布
（浮田ほか, 1971年）

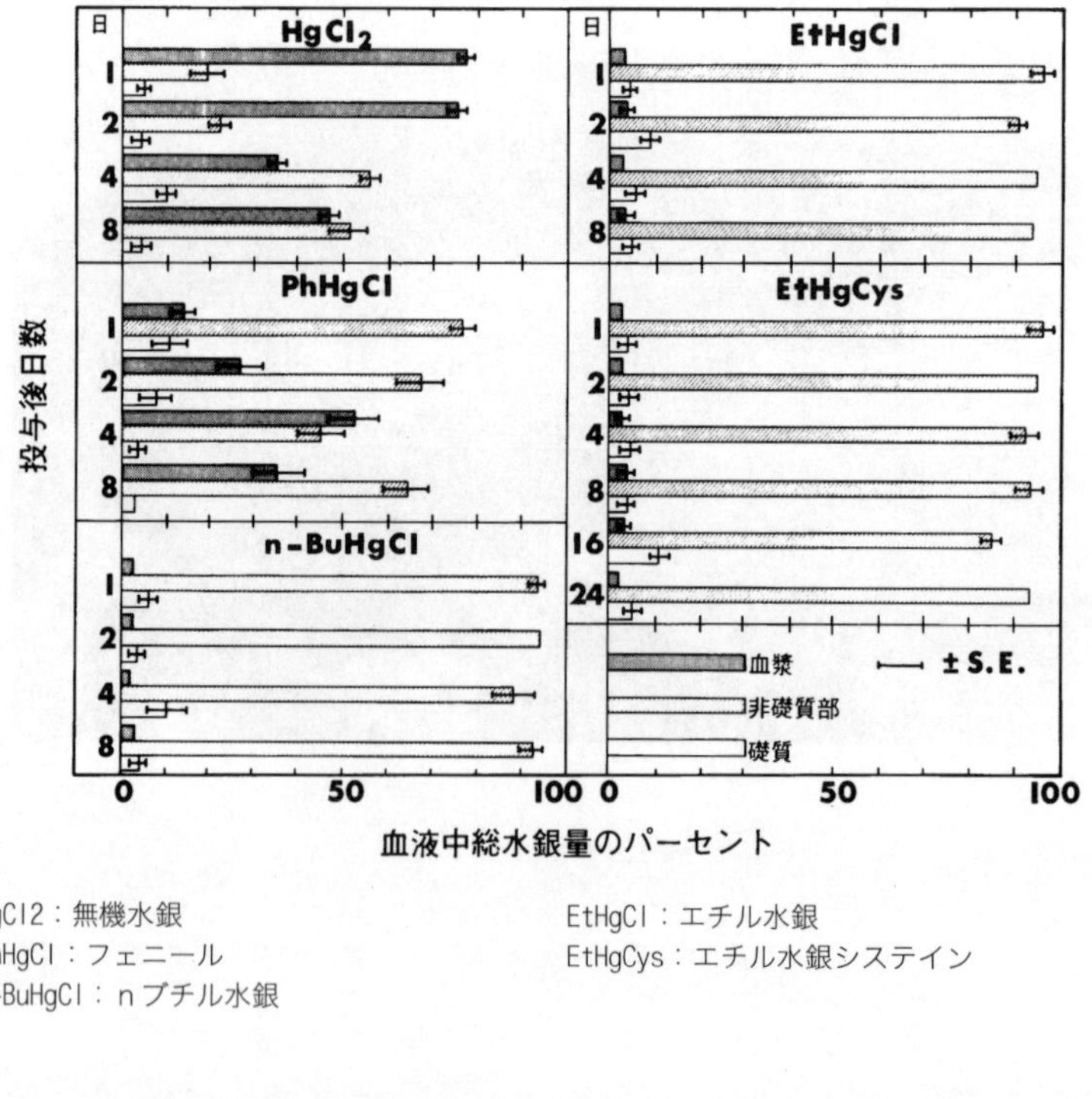

HgCl2：無機水銀
PhHgCl：フェニール
n-BuHgCl：nブチル水銀
EtHgCl：エチル水銀
EtHgCys：エチル水銀システイン

図2―8　上視覚核, 脳下垂体, 腎皮質との関連

（F. H. Netter『医学的図譜のチバのコレクション　巻1　神経系』1983年）

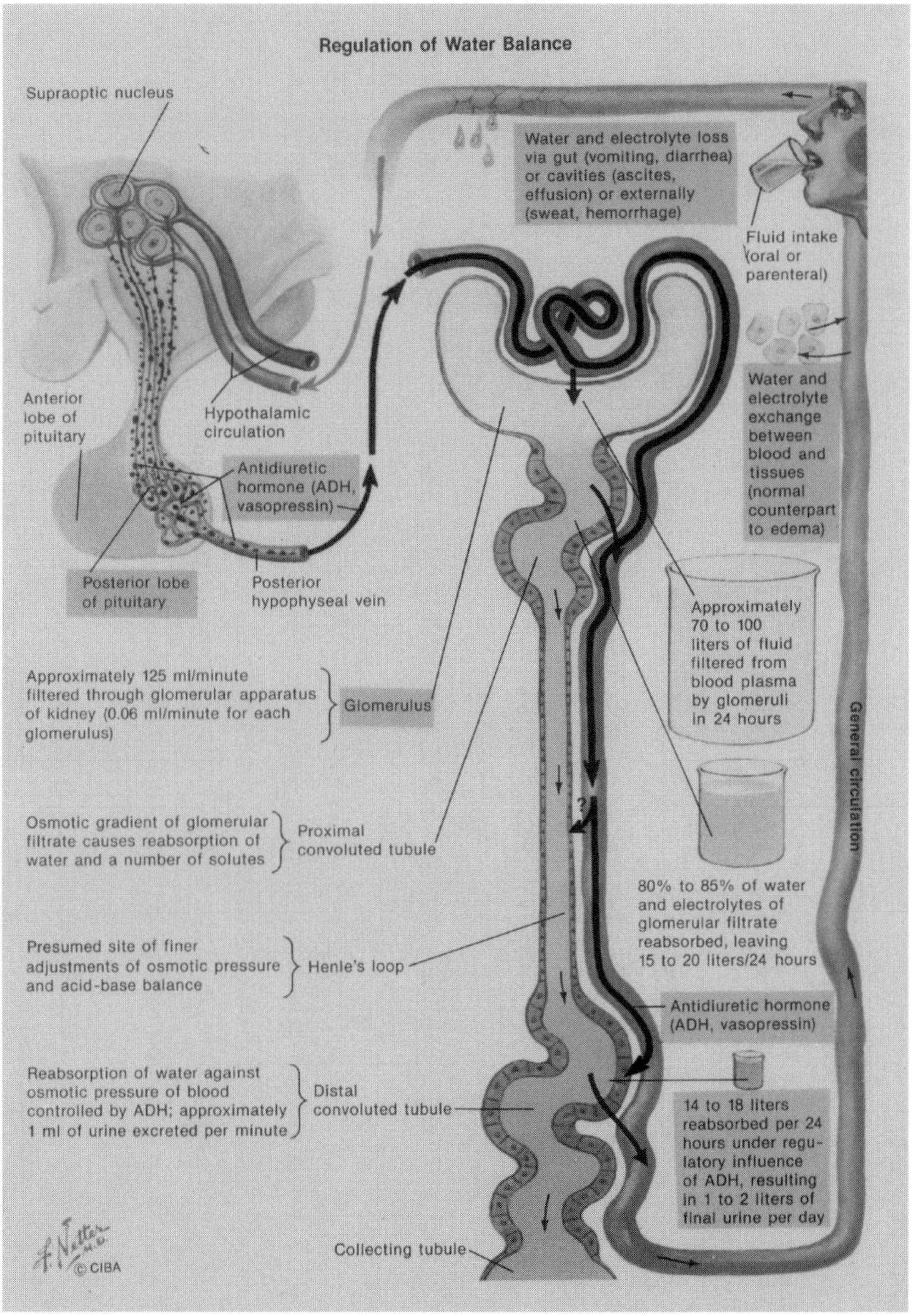

ていくという、回路性の経路が示されている。つまり、血中の電解質はもとより、ホルモンそれ自体も決して一方向性のものでないといえ、これはオキシトシンという陣痛促進剤ホルモンについても言えることである。

エチル水銀の体内での分布、またその循環やフィードバック経路については、**口絵②**、**図2—2〜7**においてある程度述べたつもりである。しかし**図2—7**で説明したように、エチル水銀システイン（システインというのは必須アミノ酸の一種で、これからタンパクが形成されてゆくので、これが有機水銀につくと脳血液関門を通過しやすくなる）となると、二十四日経過しても血漿と血球の非礎質部、礎質における分布は他のアルキル水銀と全く同性格である。これと関連して熊大医学部の高橋等氏の業績が注目に値するので、その要約をここに紹介しておきたい。

要するに水俣病の場合は、メチル水銀は魚介類に含まれた形でヒトの体内に侵入し、蛋白その他の消化物質とともに吸収が行われることになる。その場合、蛋白が分解して生じるアミノ酸システインが存在すれば、その吸収は速やかかつ完全なものになり、**図2—9**に示すように、一時腸上皮に停滞したものも、システインの吸収とともに門脈系を経て、心臓を介して全身へと回っていく。その場合、このアミノ酸の硫黄部分についたメチル水銀は、アミノ部分が無変化のため、種々の細胞へ侵入するのも自然であり、脳の場合にも脳血液関門の破壊がなくともアミノ酸を取り込むため、同時にメチル水銀も脳内に入っていく可能性が考えられるというのである。

この場合、肝臓から胆汁中へ排泄されるメチル水銀グルタチオンも、分解してメチル水銀システインとなり、腸から再吸収されるという一つのサイクル形成が可能となるであろう。

また低分子のメチル水銀システインの形のものは、腎糸球体で一度濾過されたとしても、前図**2—8**で説明したように、細尿管で他のアミノ酸と同様に再吸収されてしまい、アミノ基をアセチル化した形にならない限り尿中へ直ちに排泄されず、もう一度心臓に戻って、脳を含めて全身臓器へと再分布されていくであろう。

毛髪に分布されたものは前述したように、一種の排泄ルートとなり得るであろう。また腸管とくに大腸にメチル水銀システインが進んだ場合、そこにいる嫌気性菌により無機化を受けながら糞便中に排除されるであろうし、**口絵②**dのように八日もたつと、直腸の内容物（ＩＣ）が陽性となりつつあるのは、排泄機構を現しつつあると言ってよかろう。

メチル水銀を投与すると、赤血球をはじめとする細胞が極めて多いため、その他の血球部分にも侵入し得ることは、**口絵②**ａ、ｂまた**図2―4**に明らかであった。とすると、ひとり赤血球のみでなく、白血球や単球、またキラー細胞などについてはどうであろうか。私には専門外で、なんとも言えないが、メチル水銀のみならず、他のアルキル系水銀が血球を破壊することによって、免疫機構に重大な障害を与え得ることは、十分考えられる。

図2―9　メチル水銀の体内での動きの要約
（高橋等, 有馬澄雄編『水俣病』691頁, 青林舎, 1979年）

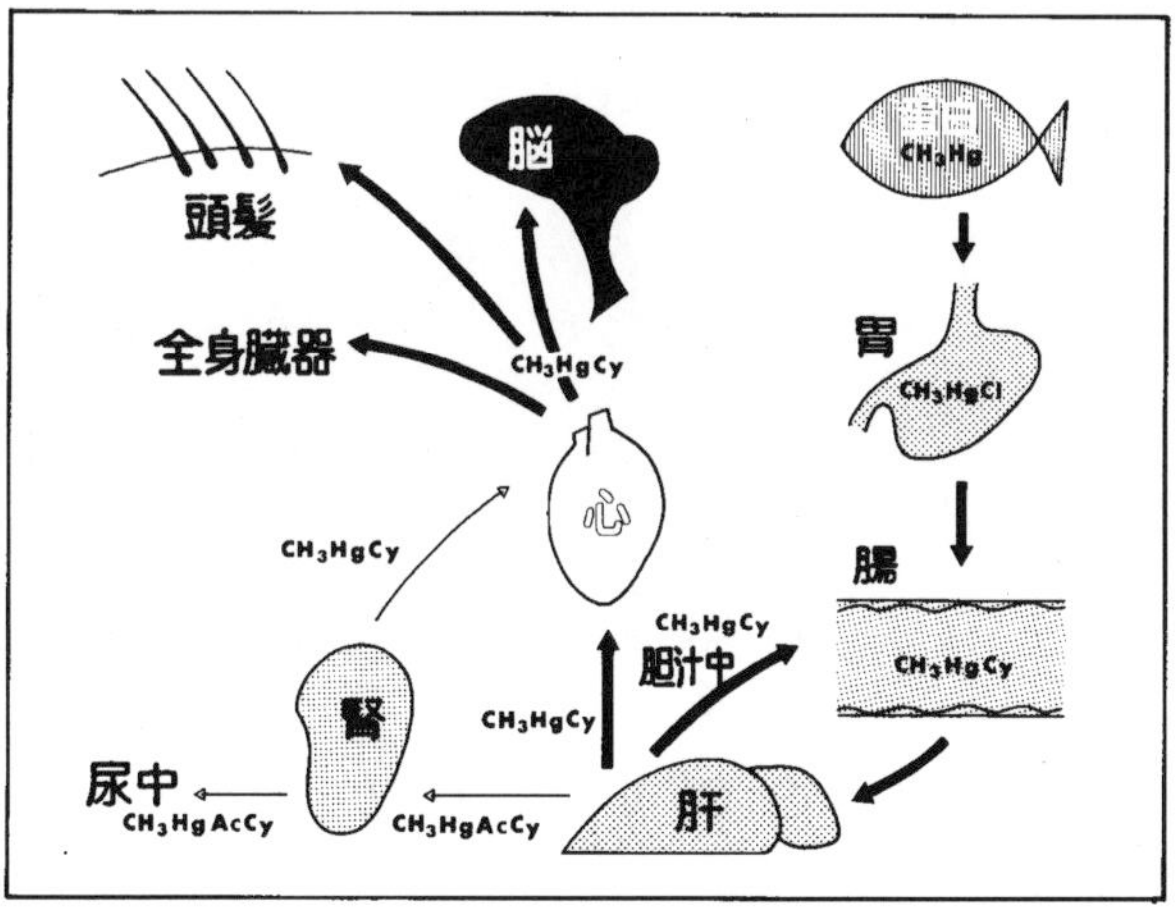

環境ホルモンの視点と水俣病

ここで私は、再度、胎児性水俣病はもとより、小児から老人までの、いわゆる後天性水俣病（第一から第三水俣病）全般について、「環境ホルモン」の視点から眺めなおしてみることが、現時点から将来にかけて、是非とも必要であると考えている。

第一の視点として、米国のダニエル・M・シーハンは「環境ホルモン」について、「受精して発育・発達といった、極めて初期かつ性別の決定に関係する臨界期に、ホルモン作用を持った化学物質に暴露されることによって、その後の器官形成、たとえば、性に関わる器官、あるいはその他の内分泌系の正常な機能を不可逆的に攪乱させる物質を内分泌攪乱物質」と定義している。

この視点から見る限り、前述してきた胎児性水俣病が、まさにそれに相当するわけである。だがこの定義は、胎児と言っても、胚芽（Embyro）からその後の生まれる直前までの胎児（Fetus）の総称を意味すると理解すべきであるし、この総称としての胎児に対してメチル水銀という外因性内分泌攪乱物質が分離し難く密接に連続的・一貫的に働いていると理解すべきである。

しかも、受精に当たって影響を及ぼす内分泌攪乱物質の単位はｐｐｍ（百万分の一）どころではなく、ｐｐｎ（十億分の一・ナノグラム）、或いはｐｐｔ（一兆分の一・ピコグラム）単位のごく少量であっても、ＰＣＢや塩化ダイオキシン、ＤＤＴ、ＤＤＥをはじめとする物質が重大な生殖異常を引き起こすことになるという事実がある。したがって、普通の中毒作用とはけた外れの少量単位による内分泌攪乱が実在し、しかもそれは、人間が作り出した化学物質によるものであることに、最大の特徴があることが分かっている。

とすれば、このシーハンの定義による限り、これらメチル水銀の攪乱作用の重点はむしろ胚芽の段階が最重要であるし、それが生誕後にも、どのような悪影響をきたすかという重要課題をも含んでいることになるわけで、その全体像を胎児性水俣病の真の実態と考えざるを得ない。

とすると、国が胎児性水俣病の存在を認めながらも、その最初期の胚芽の段階のものを水俣病と認めないという考え方は全く非科学的であり、非論理的であり、またそれ以上に馬鹿げた愚かしい考え方という外はない。胎児性水俣病の最初期から生誕後までの連続性・一貫性の理論的実態こそ、たとえば、塩化ダイオキシン以上の実態とその内容の豊富性とを、人体そのものにおいて明らかに根源的に証明していると考えざるを得ない。

環境ホルモンに対する第二の視点としては、スミソニアン・ワークショップ（アメリカの環境庁がスミソニアンで主催した会議）の、「生体の恒常性、生殖、発生あるいは、行動に関与する種々の生体内のホルモンの合成、貯蔵、分泌、体内輸送、結合、そしてホルモン作用そのもの、或いはクリアランス（分解、つまり、ホルモンが作られ、働いて、壊されるまでのプロセス）などの諸過程に関わって、それを阻害する性質をもつ外来性の化学物質を内分泌攪乱物質」という考え方がある。

この第二の「環境ホルモン」の考え方を世界的視野でみていくと、それらは何千、何万とある外因性内分泌攪乱物質の一体どこにその焦点を絞っていくと言うのであろうか。それはあまりにも膨大で幅広い内容となって行き、つかまえどころがなくなってしまう。

だが日本人としては、いたずらに欧米的な外来性の内分泌攪乱物質を考える以前に、小児期から成人を経て老人までの各期の水俣病にその焦点を絞っていけば、それでよいと考えられるのではなかろうか。

言葉を換えると、その焦点を胎児期以降にずらして、いわゆる非胎児性の後天性水俣病に光を当てていけばそれでよいのではないか。

つまり、わが国の水俣病は、胎児性水俣病はもとより、生誕後の第一から第三水俣病を含めて、その対象を第一、第二の両視点から眺めていけばよいことになるであろう。そうすることによって、単に動植物のみでなく、人間そのものが主たる研究対象となる、壮大なスケールを持つ「環境ホルモン」的疾患と考えることができるし、これによって、第一、第二の定義と考え方が一貫的に統合できるわけである。

すなわち大脳、視床下部、脳下垂体系、自律神経系、血流系、内分泌系、免疫細胞系その他の諸系、たとえば随意・不随意筋肉や肝臓などという体系の中でのフォローアップ・スタディにシフトし、それを実践に移していくという視点にほかならない。

そして水俣病こそが、外国の諸例とは比較を絶する「環境ホルモン」の典型例の一つと考えることもできるであろう。なぜなら水俣病は後述するように、さらに第三水俣病を介して、有機塩素化合物という「環境ホルモン」の典型例との間に連続・複合汚染の形態をとって見事に連繫しているからである。

胎児に異変を及ぼすメチル水銀は環境ホルモン

私は前述のように、胎児性水俣病の疫学・臨床・病理・経時的オートラジオグラフなどを中心として研究を続けてきた。一方、日本における昨今の神経科学の生物学的方向性をみていると、中枢神経と末梢神経の回路の神経系や、遺伝子系などの研究に重点が置かれてきたが、最早それだけでは済まなくなってきた感が強いことに気付いた。

とくに視床下部の諸亜核と脳下垂体を見ていくと、「正常解剖学」また「水俣病臨床・病理学」その他を総合して、内分泌系、免疫系、神経系という大きな、すくなくとも三つの系の間で、脳と内分泌系、免疫系と内分泌系、内分泌系同士と相互の緊密な関連性があることが次第にはっきりしてきつつあるように思えてならないのである。

私にそう思わせたきっかけは、いわゆる「環境ホルモン」にあったことはもとよりであるが、自分自身の体験としては、「胎児性水俣病」がその出発点だったと言ってよい。日本では「環境ホルモン」の分野の研究が欧米に比べて大きく遅れをとっていると言われるが、十数年前のことだったため、当時はそもそも環境ホルモンという考え方がなかったことも告白しないではおられない。しかし、こと水俣病に関しては、上述してきたところからも分かるように、必ずしも遅れをとっているとは私は思っていないし、「はじめに」の項で述べたように、水俣病はまさに人を使った「人体実験」であった。

たとえば熊本大の原田正純氏らの研究によると、水俣でメチル水銀をたれ流された百間港に隣接する小漁村のうち、とくに湯堂地区では、七例の胎児性水俣病と十例の小児性水俣病が確認された。その後、患者は海岸地帯に広範囲に発生し、一九九三年の時点で、既に六十四人が確認されている。

その発生場所は成人の水俣病と一致して、田浦町から出水市までの不知火海の東部海岸地区が主体であり、発生時期も一九五二年から六三年まで、チッソ工場が廃液を垂れ流した時期と一致していることは前述した通りである。

有機水銀は主として胎児障害を起こすもので、胎芽障害（胎児になる前の精子と卵子の障害）による先天異常はないと思われてきた。しかし動物実験では、有機水銀が胎芽障害を起こすことが多い事実は既に報告されていた。ヒトでは果たして胎芽障害が起こらないであろうか。見落としがあるとすれば、その理由の一つには、流・死産してしまった可能性がある。私自身はそれを全く否定するものではないが、生存し得る可能性も十分あったのではないかと考えられる。それは胎児の段階はもとより、産後の身体的性差のもっと奥深い内容の問題かもしれないし、もっと精査を要するのではあるまいか。

もう一つの問題は、国は先天異常を伴う例を、胎児性水俣病の診断から除外してしまったことである。私は「環境ホルモンの異変」との関連からみても、これを除外できる確実な根拠は見当たらないと考える。

もし、あると言うならその証拠をはっきりと提示してほしい。

水俣の茂道、湯堂両地区の母親八十九人に対し、一九七七年に行った聞き取り調査では、二百七十二回の妊娠のうち、流産三十二、死産九、生後七日以内の死亡四で、流・死産は一六・五%だった。また津奈木地区の調査では、流・死産が六三年の四二・九%をピークに三〇%台が続き、地域によるかなりのバラツキがあったのも事実である。

さらに先天異常は、胎児性水俣病と診断されたものにも、多趾（指）症、高口蓋、外耳欠損症、小角膜症、尾骨突出などが見られている。一方、ローレンス・ムーン・ビードル症候群（網膜色素変性、肥満、知能障害、多趾症、外性器発育不全、先天性心不全、家族内発症＝略称ＬＭＢ）についてその家族歴を見ると、母も父も水俣病として認定されている。しかし他の同胞には、本例のようなＬＭＢ症候群はみとめられない。これについては**表2—1**、**図2—10～14**の各説明を参照されたい。

要するにＬＭＢ例はあまりにも典型例であるので、その代表として特に取り上げたに過ぎない。なぜなら、

表2—1　ＬＭＢ症候群の症状出現頻度（楠田の263例）

症状	%
網膜色素変性	80.1
肥満	92.1
知能障害	84.3
多指（趾）症	67.2
外性器発育不全	61.9
先天性心疾患	2.7
家族内発症	46.0

図２—10　ＬＭＢ病の一症例

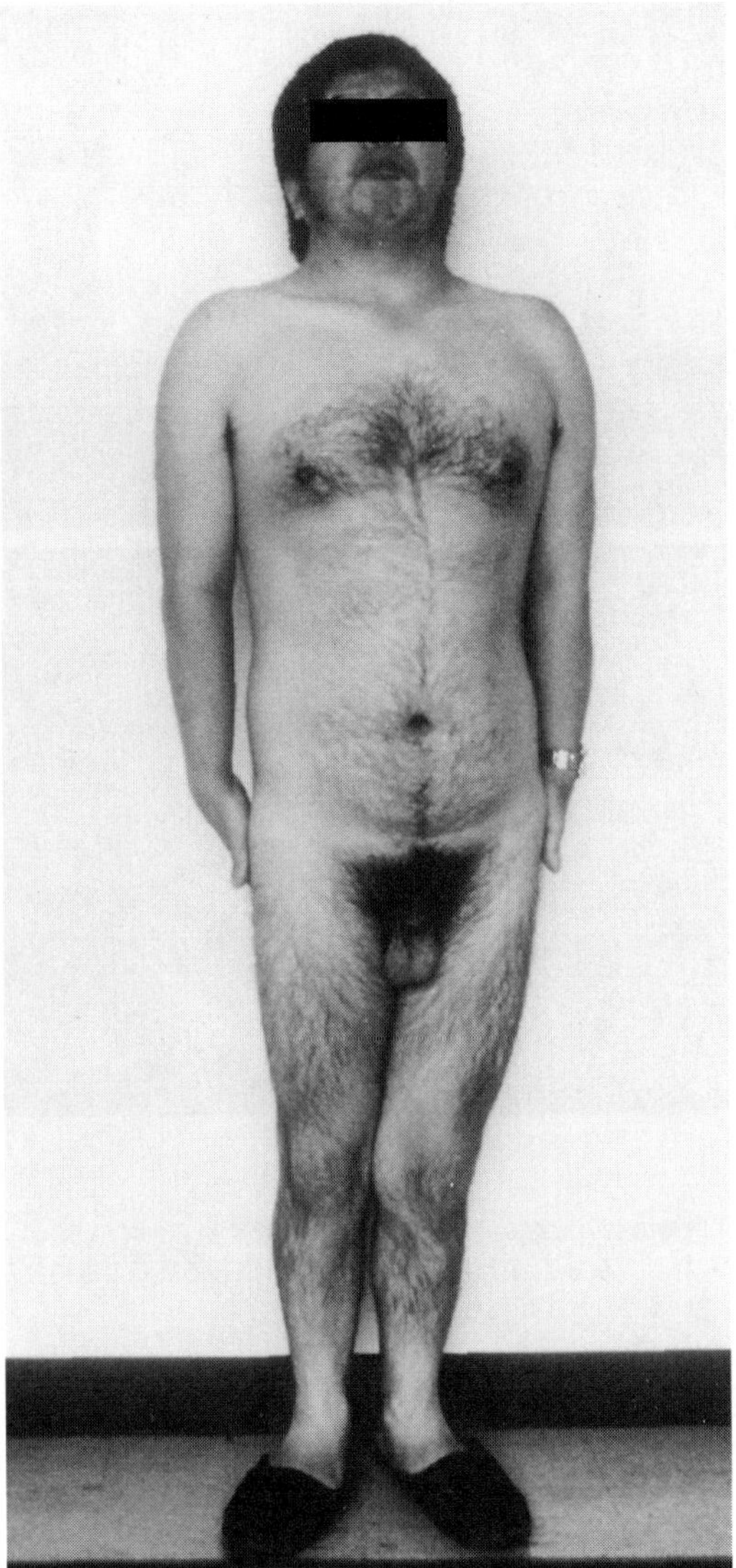

本人は，肥満，多指，多趾，多毛症，発汗過多，包茎で陰茎は短小で二次性徴の遅れがある。なお，求心性視野狭窄，近視，高血圧症，チアノーゼ，呼吸困難があり，房中隔欠損症が確認，子どもっぽい性格で，知能障害は痴愚の軽度。

図２－11　ＬＭＢの眼底所見

（図２―10と同一例）

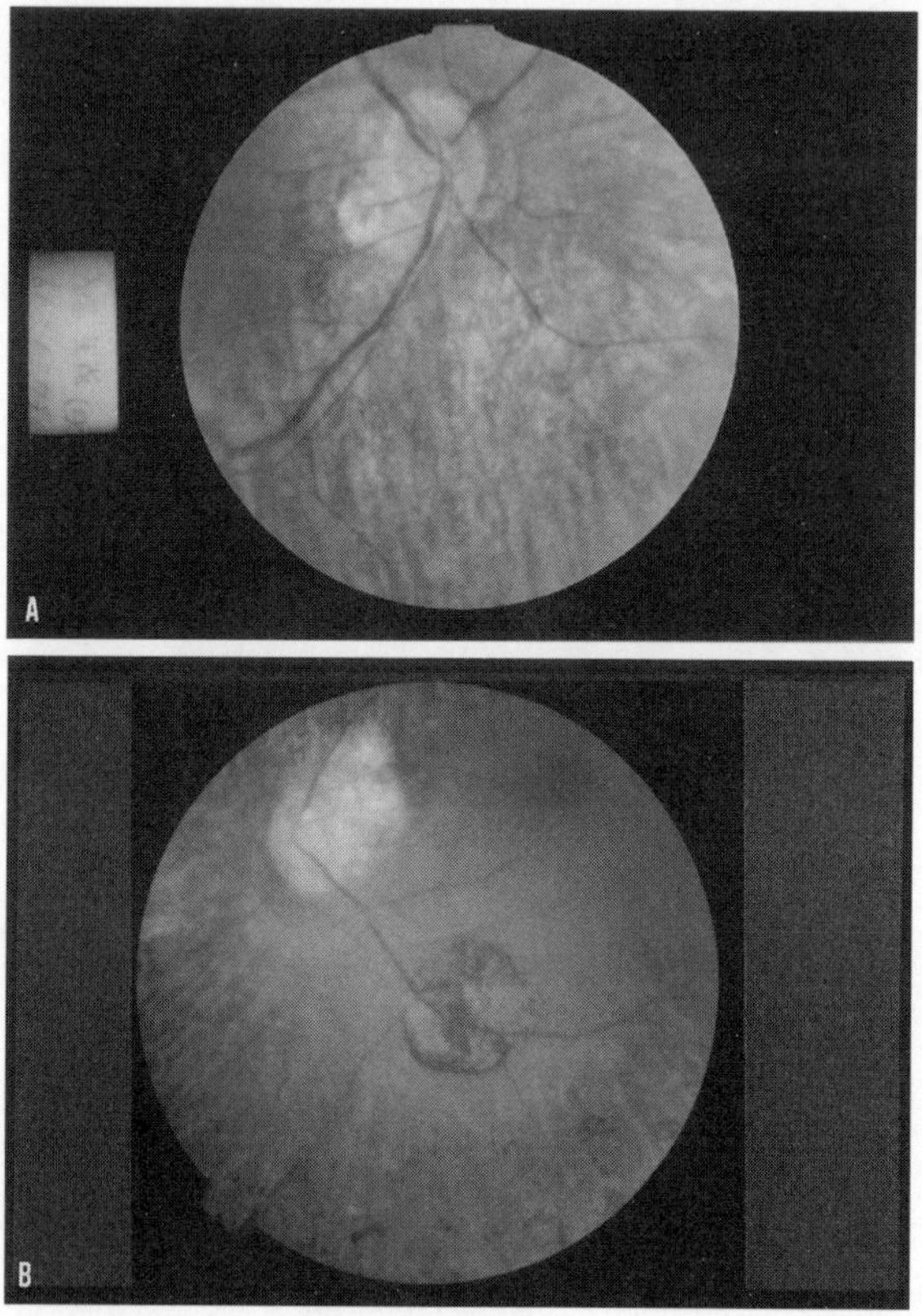

A：本人の網膜は，入院時のものは薄く，脈絡膜の血管網がよく見られている。

B：入院してから20年経ってみると，黄斑部の黒褐色色素と周辺の網膜の黒褐色の色素形成があり，網膜色素変化が進んでいるありさまが明らかである。

図2—12　LMB病の症例における血流の模図
(図2—10と同一例)

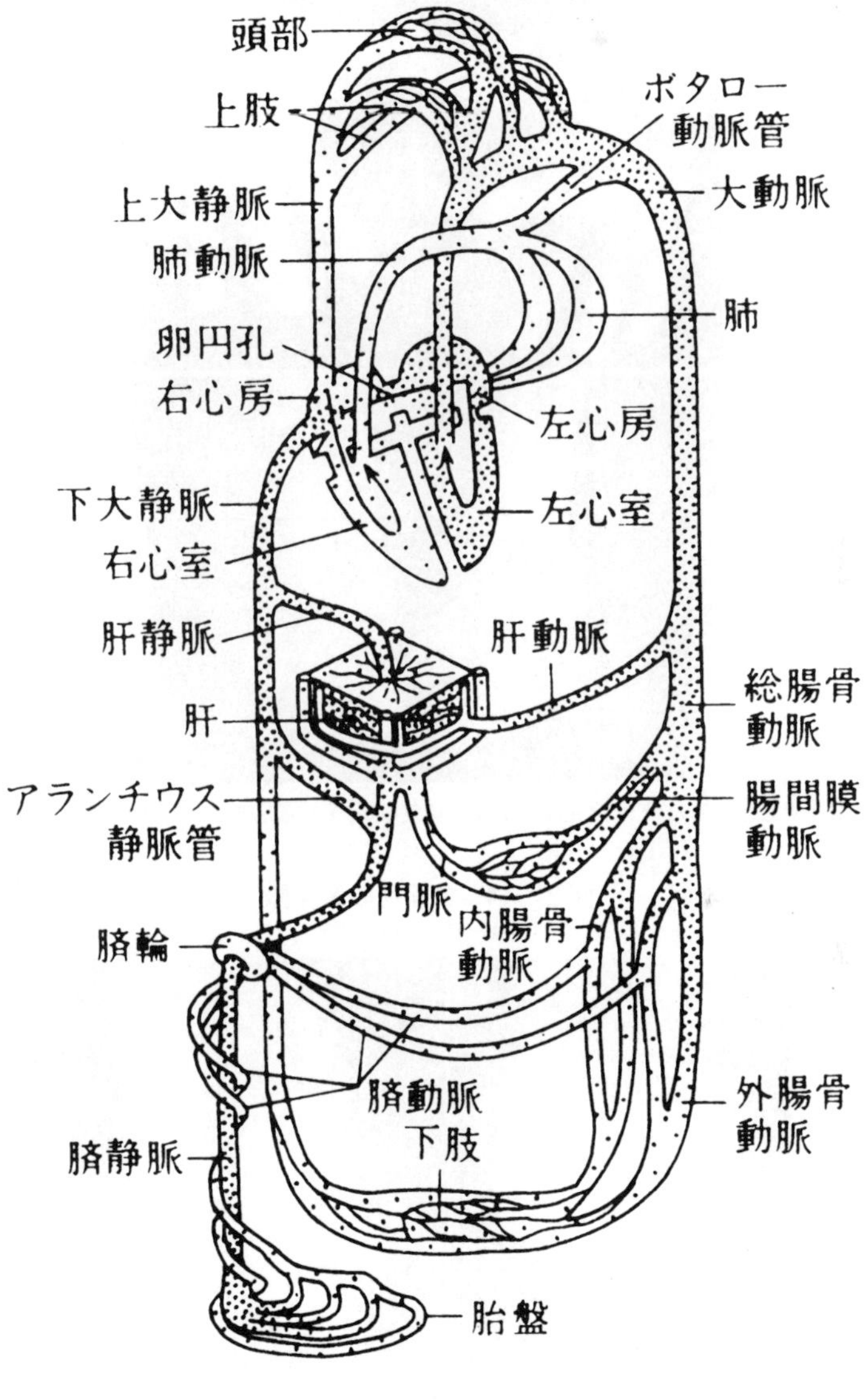

右心房と左心房の間の隔壁形成が明らかでなく, 穴があいている。

図2—13　ＬＭＢの多指症の手術痕
（図２—10と同一例）

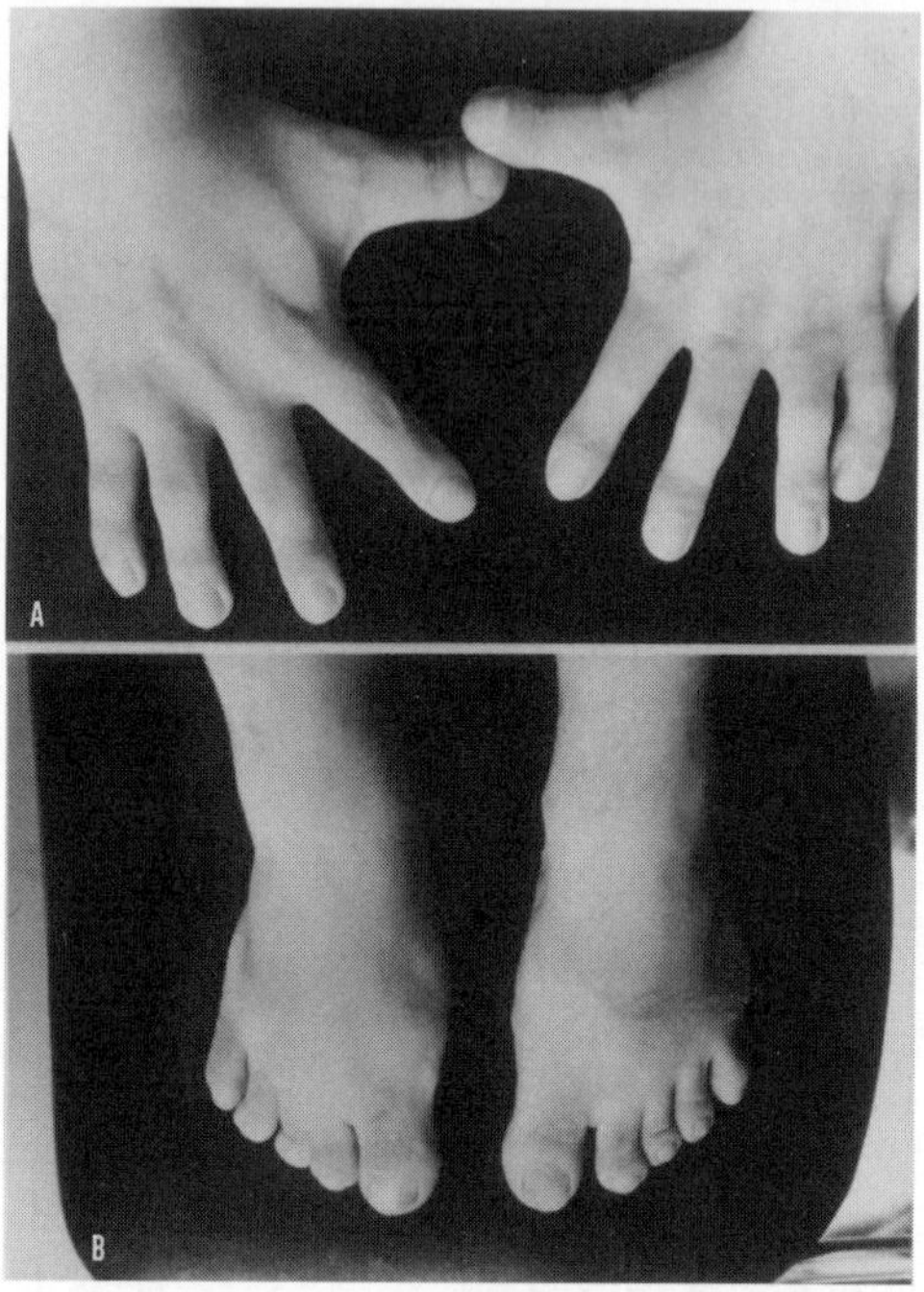

これは手と足指が多く，その手術をした跡が見えるが，それらは次のＸ線像に明らかである。

図2—14　多指症のＸ線像
（図２—10と同一例）

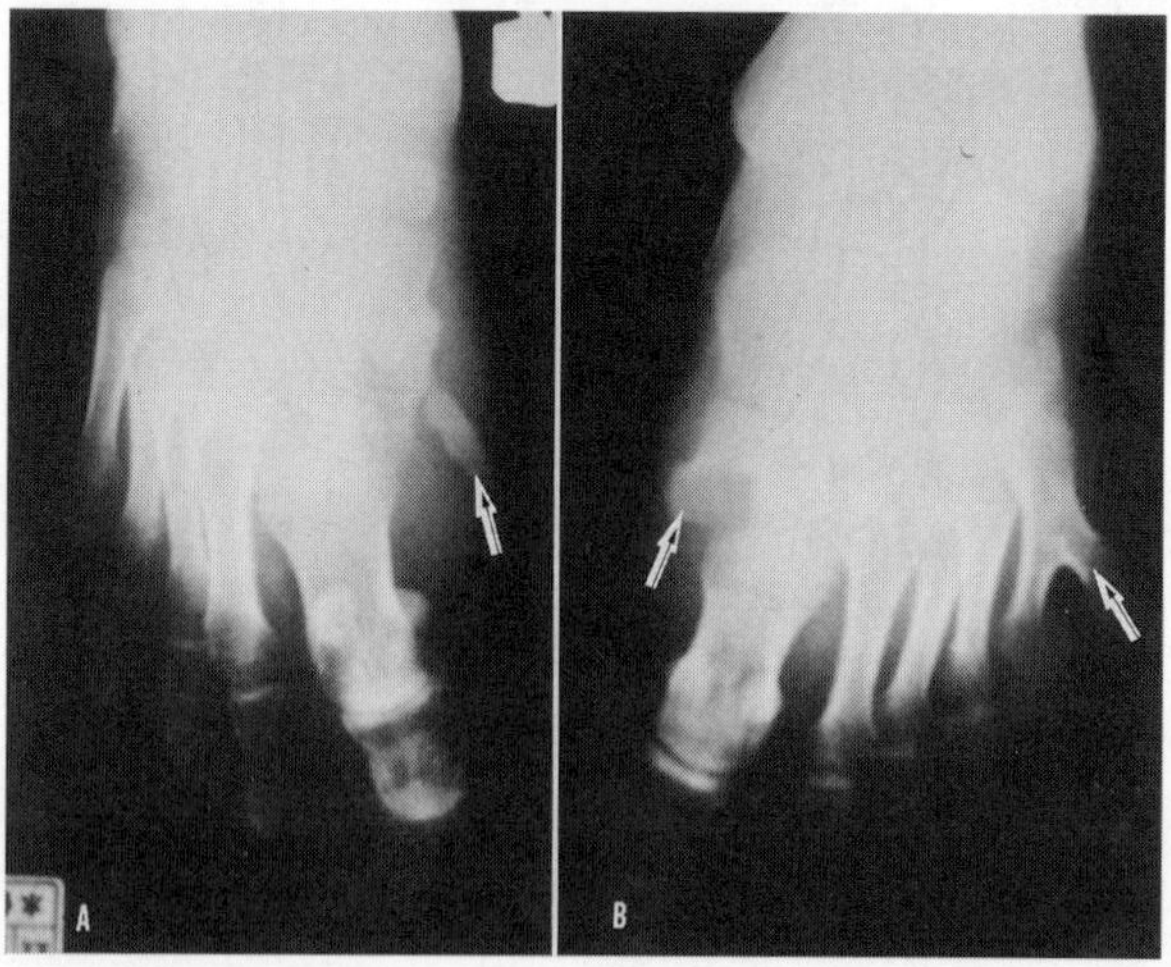

本例の足指のＸ線像を示しているが，Ａ，Ｂとも↑印で示すようにそれを切り取った断端が示されている

前記の先天異常に加えてさらに、小頭症、単趾症、停留睾丸、巨大結腸、ダウン症候群なども認められているからである。

国・県側は、これらの例は胎児性水俣病ではないと考えた。しかしこれらの例には、家族に水保病が発生している者や、臍帯中のメチル水銀値の高かった者があったのである。私としては、これまた「環境ホルモン」と関連付けて見ると、胎芽の時期に起こった異変が、胎児性水俣病として生き残った可能性が極めて大きいと考える。それにしても、胎児性水俣病ではないと国が断定してしまった根拠は、極めて薄弱であったと考えざるを得ない。

次に述べるのは、一九八四年四月に原田正純氏も加わった調査で、藤野糺氏が主著者になった論文の内容である。

調査の対象は葦北郡津奈木町福浜小字A地区の住民で、二七二世帯、一〇四四人の住民。チッソが五八年九月、水俣湾百間港に流していたアセトアルデヒド廃水を水俣川河口に変更して以来、汚染は北上して津奈木村、南下して出水市へと、不知火海東海岸沿い地区に広がったため、小児や成人の水俣病はもとより、胎児性水俣病も拡大していったのである。これについては、前掲の**図1―2**を参照されたい。

同地区住民の自主的な臨床的検査結果から、妊婦に限ってその要約のみを述べてみたい。妊娠回数は一人平均四・五回である。妊娠一回が八人、二回が二十四人、三回が四十人、四回が四十三人、五回が三十一人、六回が二十人、七回が十五人、八回が八人、九回が七人、十回が三人、十一回が二人、十二回が一人の合計九十九回の妊娠がみられている（人工流産を含まない）。

さらに、これらの妊娠の年度別状態を総括すると、一九四五年（敗戦の年）までの妊娠総数における異常妊娠（早・流・死産）の頻度は、妊娠総数三三三五回に対して、一四三回（四・二％）と低い。一方、五二年は異常妊娠率一四・二％と徐々に高率を示し始め、六一年では二七％となり、六三年では四二・九％とピークに達した。

六五年では三三・三％とやや低下し、六八年では再び三八・五％とやや増加した。これはチッソのアセトアルデヒドの生産量の推移とほぼ一致しているし、また後述の工場からの廃水の流出路変更とそれに伴う拡散現象の内訳とも一致している。ただ、臍帯中のメチル水銀量の推移とは時間的に幾分ずれていることが明らかである。

私の見るところでは、その先天異常は、原田正純氏によって述べられたように、胎芽期に問題があったと考えられる脳や体部の奇形などと、全てその内容が一致している。国は全て胎児性水俣病とは認定していないが、これはどうも明らかに国の誤認定である可能性が高いと言わざるを得ない。まして第三水俣病における胎児性水俣病の有無などの議論は全く無視されてしまったと断言してよかろう。

胎児といっても、胚芽の段階の受精後六週間の時点では、男女いずれにも分化する可能性を秘めている。受精後七週間目になるとＹ染色体が一つの男性への分化が本格的となる。他方、一つのＸ染色体が卵子にある女性の場合は、受精後三、四カ月を経てホルモン上では女性に分化して行く。

要するに、女性は男性に比し、ホルモンの人工的化学物質の撹乱作用をより早期に受けにくい可能性が考えられる。男女間で染色体への受精の影響には時期のずれがある。生物学的には人を含めて全ての生物の雌雄の間で、胚芽の段階にホルモンや免疫系の撹乱作用を受ける可能性があり、ここに胎児のみならず、出生後しばらく経ってから初めて二次性徴に女性化が優位となり、男性化が劣位となる現象となって発現すると言われてきた。しかしその真の説明は私自身もあまり自信はないし、ヒトに関する限り、それは将来の重要な問題ではなかろうか。

したがって、デボラ・キャドバリーの著書『メス化する自然』に書かれているように、ヒトを含めてすべての生物に起こりつつあるというホルモンや免疫の上で男女両系の撹乱作用が、「メス化する自然」として端的に表現されたことになるかに見える。

私は九八年六月に、胎児性水俣病患者を収容している水俣市の「明水園」を訪問した。ここにいる患者を見ると、ある年代に生まれた男女はほぼ同数であり、表面的には「メス化する自然」という原則は必ずしも当てはまらないことになる。だがしかし、胎児性水俣病研究の中の性比の差の問題は、重要な研究課題の一つとして残るであろうことに変わりはない。

血流にのって常時体内を飛び交っているのは、主としてホルモン系や免疫系の生化学的メッセンジャーであると考えられている。人間が作り出した化学物質、例えばPCB、DDTやその分解産物など、人間が合成した十万に近い化学物質が、これらの生理機能を、胎児の段階のみならず、その後の二次性徴の出現に際しても、攪乱する作用を引き起こす可能性が考えられる。

その中にメチル水銀やその他の有機水銀があったとすると、胎児性水俣病にはもっと男女の格差が現れてよいはずであるのだが、少数例を見るかぎりにおいては、現実は必ずしもそうではない。その差が単純に外見的には発現しないものだとしたら、もっと内部的、かつ詳細な調査・研究がなされなければならないのかも知れない。その際、人間が作り出した有機化合物のうち、特に水にも溶けず、熱にも強いPCBと有機水銀とを同列に置いて考えてよいかどうかの問題も重要な研究課題になるかもしれない。

PCBやDDTの分解物、さらに日本では胎児性水俣病が厳然として存在している。にもかかわらず妊婦の頭髪の水銀値の測定を全国的・経時的に行っていないわが国の無神経さは、何ということだろう。私は後に第三水俣病から有機水銀化合物への連続性を指摘するが（第四章）、こうした国の態度を許すことはできないと考える。

また今後たとえばメチル水銀が消滅し得たとしても、依然として魚類や人間の脂肪組織のPCB濃度はむしろ上昇しつつあることを後述するが、胚芽の段階で精子と卵子の男女間の染色体への受精に異変をおこし、その後は遺伝形式をとって、そのまま次世代、次々世代へと引き継がれていく可能性がないとは言えない。その時期は必ずしも明らかではないが、いつかは必ず来る時がないなどと誰が断言できようか。

それなのに、国の権力によって、水俣病が幕引きされてしまったことは、何たる無神経さであろうか。それに、前述のように、日本の近海とアメリカ五大湖の魚類は一〇ｐｐｍ以上という世界最高のＰＣＢ汚染がある上、さらに日本人は少なくともアメリカの五倍以上の魚を食べる民族であるとすると、日本は世界に先駆けて、民族滅亡の最先端を切りかねないと考えるのは一人私のみであろうか。

3　黒い赤ちゃんと副腎皮質

カネミ油症三十年目の現実

最近、ルポライター明石昇二郎氏の「カネミ油症三十年目の現実」（『技術と人間』一九九九年四月号）と、「カネミ油症の被害者たちは今」（季刊『地球のーと』ふゅーじょんぷろだくと、一九九八年十一月二十日、創刊号）の二つのリポートを読んで、私がこれまでPCBやその他の有機塩素化合物について指摘してきたことが、まさにそのものずばりであったとよく分かった。

七七年十月五日に福岡地裁で言い渡されたカネミ油症福岡民事訴訟第一審判決文の中に、「油症は、合成化学物質による新しい疾病であるため、各方面での研究治療にもかかわらず、いまだにその病理機序および治療方法の解明が十分にされておらず、将来の見通しも明るくない……」という記述がある。そして明石氏は、それから二十年が過ぎた現在でも、その状況に大差はないと指摘している。

前述したように、私としては田辺製薬の佐藤善重氏との共同研究で、PCBの経時的全身オートラジオグラフの実験をする予定だったが、私がスモン裁判で田辺製薬に不利な証言することになったのが原因で、PCBの動物実験が実現せず、このことは今になっても痛恨の極みである。またネズミやマウスなどを使用した妊娠期の胎児への標識PCB実験を実践する機会を失ったのもこれまた誠に残念である。

しかし、同じ有機塩素化合物であるキノホルム、DDT、BHCなどを使った動物実験で得た経時的全身オートラジオグラフの成果などから、PCBの被害であるカネミ油症について、私なりに「環境ホルモンの視点」を念頭に置いて、検討を試みたいと思う。

カネミ油症事件の被害者は、西日本地方を中心に一万四千人以上に昇ると言われている。が、そのうち国によって「油症患者」として認定されたのは、症状の重かった一八七一人だけである。

このことは水俣病で私たちが体験したことと完全に一致している。つまり、水俣病の場合、先天性（胎児性）・後天性の水俣病を含めて、認定患者は氷山の海面上の一角だけに止まっていた。ただし、胎児性の場合は、海面上の氷山として全く認められず、研究も進んでいなかったために、氷山直下の患児に過ぎなかったのである。それは、氷山下にもっと膨大な位置を占める非典型例や、軽症例が存在するという医学の常識を打ち出せなかったからに外ならない。

油症事件が起きる数カ月前に、大阪から長崎にかけて七十五万羽のニワトリが大量死した、いわゆる「ダーク油事件」が起きた。カネミ倉庫の米ぬか油製造過程でチューブが破損したためにＰＣＢが漏れ、その黒い油（ダーク油）を混ぜた餌を食べたニワトリが大量死したのである。その原因が「ダーク油」であることが分かったのだが、農水省はあくまで「ニワトリ事件」と考え、厚生省も「人間の事件」になるとは考えなかった。

被害者である油症患者たちは、ダーク油事件の段階で的確な措置をしておれば、人の油症事件は起きなかったとして、農水省を訴えたのは言うまでもない。農水省はこの裁判の第二審で敗訴し、判決にしたがって、賠償金約二十七億円を患者たちに支払った。

しかし、上告してあくまで徹底抗戦の構えを崩さない農水省に対し、患者たちの間には、「最高裁では国に負けるのではないか……」との不安が広がり、患者たちは最高裁で審理中の八七年、農水省への訴えを取り下げた。それには「まさか国が金を返せなどとは言わないだろう」と言う読みもあったという。

だが、そんなほのかな期待を裏切るように、農水省は被害者が訴えを取り下げてから十年後の九七年、患者やその相続人に対し、支払った賠償金を返還するよう全国各地の裁判所を通じて申し立てた。つまり患者たちは今、国から取り立てを食っているのだ。

私にとっては国のこのような態度を見ていると、水俣病裁判以上に腹立たしい気分に襲われる。それに一体「カネミ油症」の弁護団はどういう系統の人たちであったかが、もっと判然としない。この弁護団が書いたものでは、最高裁への提訴取り下げは、患者たちが自発的に行ったような文章になっている。しかし、最高裁に提訴をやめたらどのような事態が将来に向けて起こり得るかということに対して、弁護団は何を考えていたのかという疑念がおこらざるを得ない。

最高裁の法廷に立つことができるのは法律の専門家である弁護士たちだけであり、医師たちが証言を行うことはあり得ないからである。

また医学・医療に関連するあらゆる訴訟の最初の段階では、医師団の担当者が法廷に立って、最も基本となる病因・病像論、さらに損害論などについて証言を行う。この医師団の証言こそが、裁判経過の中にあって基礎中の基礎を構成している。

「カネミ油症」の『福岡医学雑誌』の論文や、産科と婦人科の論文もさることながら、法廷の場において、実質的に証言台に立ち、原告(患者)側の証言を行い、また反対尋問に対して応答的証言を行った医師あるいは医師団が最も重要である。したがって、誰がそれらの医師または医師団であり、その証言記録がどうであったかが最も大切である。

さらに「カネミ油症」のみならず、すべての医療訴訟について言うと、裁判に勝訴するためには、最初の基盤である患者の訴えをはじめとして、医師団の研究成果を病因・病像論に反映させていく所から始まる。そうでない限り、第二ステップである患者の損害論を経て正しい判決にもっていくことはできない。

これはまさに第一、第二水俣病についても言えるところであった。幸か不幸か、水俣病の場合は、一応勝訴に終わっている。しかし、先に述べたように、それは〝勝利なき勝訴〟に終わっている。その遠因と言うべきか主因はやはりこの出発点の正否にかかっていたからである。

明石氏のリポートによると、油症患者たちに現れた症状は次の四つだという。

①全身の皮膚や性器に及ぶ吹き出物や炎症。さらに吹き出物から出る膿が強い悪臭を放つ。

②皮膚や爪、歯茎への黒い色素沈着。

③全身の倦怠感や頭痛、眩暈、月経異常、肝機能障害。

④性ホルモンを分泌する「副腎皮質」の異常。

私の所見では、まず①の症状は、ＰＣＢの最大の特徴である、水には溶けないが油には溶けるという事実に起因する。そのために尿や糞便からは排泄不可能か容易ではないが、皮膚の脂腺などから排泄されたため、そこに雑菌やウイルスなどの二次感染が生ずるという免疫障害の問題が発生したわけである。

②、③、④の症状については、副腎皮質の異常、性ホルモンの異常が、最も本質的なものとしてその基盤を形成すると考えざるを得ない。またＰＣＢは自律神経系を含めた脳神経系の障害に加えて、とくに性ホルモン系、免疫系などの三者が合体して、全身病としての色彩が濃厚である。

「環境ホルモン」の人体実験

こうした考え方を立証できる動物実験は、まさにＰＣＢに放射能を与えて、まず小動物、ついでサルなどを使用する経時的全身オートラジオグラフという実験成果を基盤とする病理学である。私自身は動物実験で得た成果を第一、第二の水俣病やスモンに適用して、一応勝訴に導くことができた。つまり、水俣病はひとり神経系のみでなく、全身病であるという発想で証言できたのは、この種の動物実験の成果がその背景にあったからである。

まず副腎の構造であるが、**図３―１**Ａにみるように、腎臓の上背内側部には多数の自律神経線維網が張

図3—1　副腎の支配

（F. H. Netter『医学的図譜のチバのコレクション　巻1　神経系』1983年）

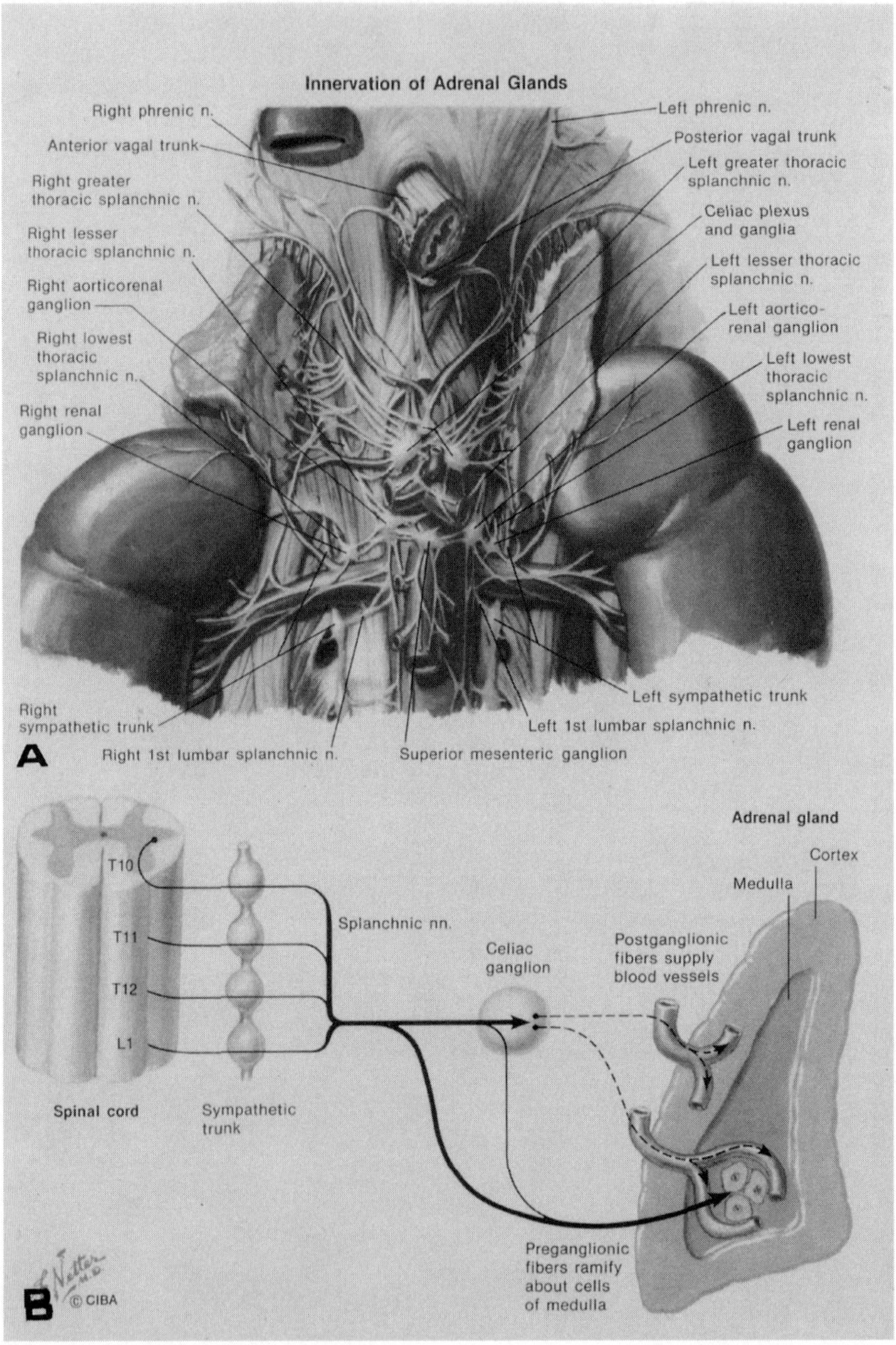

り巡らされている。また図3―1Bからは、副腎は皮質と髄質の二つの領域から成立していることが分かる。しかも両者とも血管によって支配され、その血管壁には、脊髄の交感神経路の中枢から二つの交感神経節をへて、皮質と髄質の両者につながる線維末端が絡み付いている。

血管内には血流がある上、自律神経の脊髄中枢は大脳にまで連絡している。大脳には副腎皮質ホルモンを含む神経細胞があり、その経路にも問題があったものと考える。それが図3―2に示されている。この図は副腎皮質ホルモン（コルチコトロピン）の脳内の分布図と回路である。

この場合のコルチコトロピンというのは、副腎皮質ホルモンと同性格であり、別名ACTH（1―39）と言われる一種のアミノ酸である。一方、γ―MSHを含む細胞はアルファメラノサイトホルモン（γ―MSHを含む神経細胞）と呼ばれるもので、一種のACTH（1―13）―NH2ともいう。

この両者を含む神経細胞は脳内や脳幹に広く分布して、脳下垂体後葉に神経線維を送っており、ここからは血管を介して副腎皮質にそのホルモンを送っている。だが、それは必ずしも一方向的ではなく、フィードバックシステム、つまり、一種の回路形成を示し、互いに持ちつ持たれつの関係にあるといえる。

ここで、前述の②、③、④の各症状を見ていくと、それはまさにアジソン病に酷似しているので、この病気の概略を述べておこう。イギリスの医師トーマス・アジソン（一七九三～一八六〇）が一八五五年に初めて記載したように、副腎皮質が両側性に慢性に冒される疾患である。その原因には副腎結核と特発性萎縮（特発性というのは、原因不明を意味する）の二つがある。前者は副腎の皮質も髄質も冒される。後者は副腎皮質組織に対する自己抗体が認められるところから、自己免疫機序が考えられる（この疾患はまだ不明の部分が多いが、免疫系障害であることに変わりはない）。

臨床症状は、無力症状、易疲労性より始まり、皮膚・粘膜に黒褐色のメラニン色素が沈着、食欲不振、悪心、下痢または便秘などの消化器症状が認められる。血中好酸球、リンパ球は増加し、所見として低血

図3—2　大脳内の副腎皮質ホルモン細胞

（R. Nieuwenhuys『脳の化学構築学』1985年）

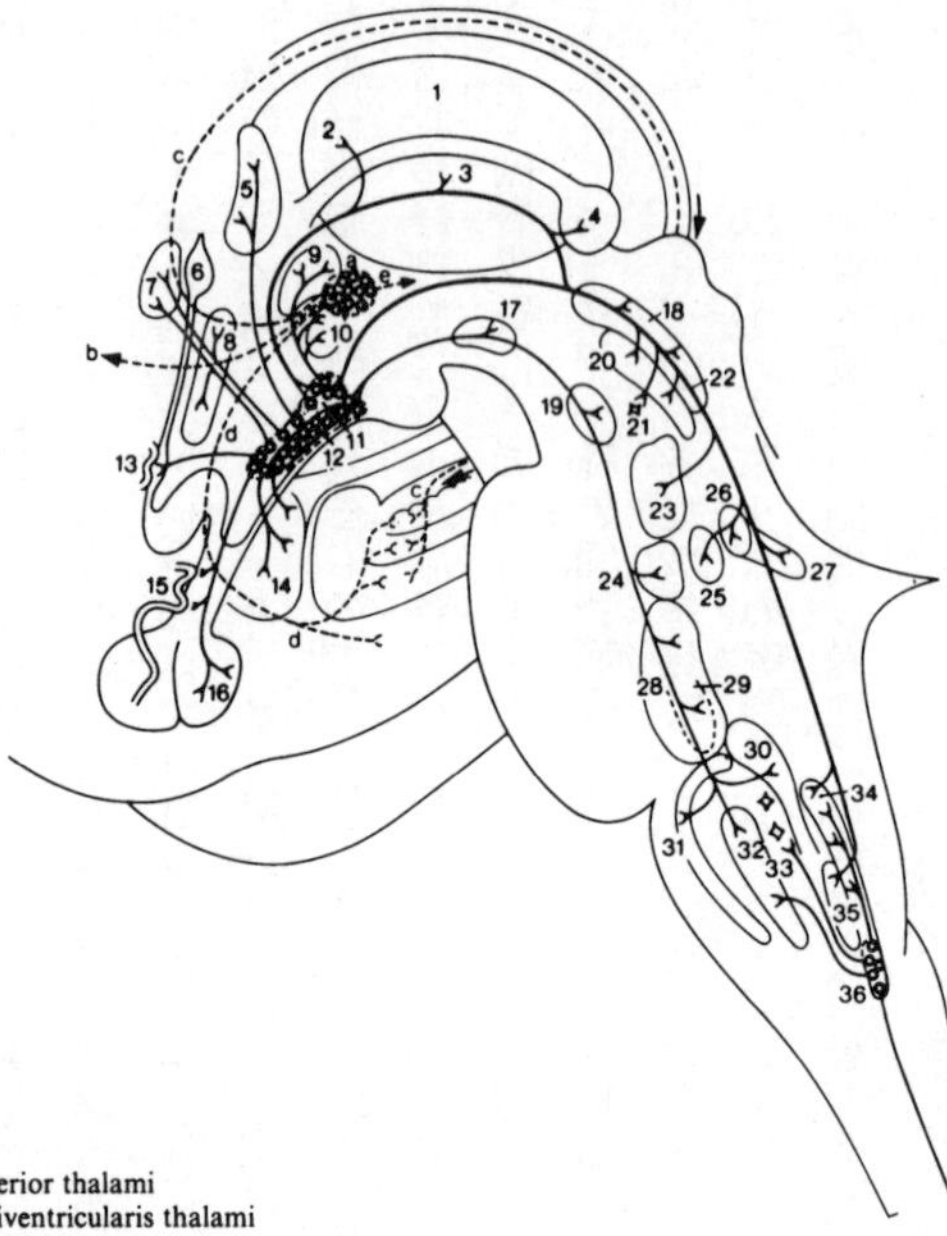

1 Thalamus
2 Nucleus anterior thalami
3 Nucleus periventricularis thalami
4 Nuclei habenulae
5 Nucleus interstitialis striae terminalis
6 Commissura anterior
7 Nucleus septi lateralis
8 Nucleus preopticus medialis
9 Nucleus paraventricularis
10 Nucleus dorsomedialis
11 Hypothalamic bed nucleus of opiomelanocortin cells
12 Nucleus infundibularis
13 Organum vasculosum laminae terminalis
14 Corpus amygdaloideum
15 Eminentia mediana
16 Lobus posterior hypophyseos
17 Area tegmentalis ventralis
18 Griseum centrale mesencephali
19 Cell group A8
20 Nucleus raphes dorsalis
21 Formatio reticularis mesencephali
22 Fasciculus longitudinalis dorsalis
23 Nucleus centralis superior
24 Nucleus raphes pontis
25 Locus coeruleus
26 Nuclei parabrachiales
27 Cell group A4
28 Nucleus raphes magnus
29 Cell group A5
30 Nucleus raphes obscurus
31 Nucleus raphes pallidus
32 Cell group A1
33 Nucleus reticularis gigantocellularis
34 Nucleus solitarius
35 Cell group A2
36 Medullary group of opiomelanocortin cells
a Group of α-MSH-containing cells situated in dorsal hypothalamus and zona incerta
b Projection of group *a* to nucleus caudatus and putamen
c Dorsal projection of group *a* to formatio hippocampi
d Ventral projection of group *a* to formatio hippocampi
e Projection of group *a* to the spinal cord

圧、低血糖、小心臓、筋力低下なども認められる。血清ナトリウム、重炭酸塩、水分含量の低下、血清カリウム値は上昇する。

これらは電解質ステロイド、糖質ステロイドの分泌不足による症状である。副腎刺激ホルモンが全く反応しないことによって診断される。慢性であり、治療法は副腎皮質ステロイド代償療法をすればよく、予後は必ずしも悪くない。

以上のように述べてくると、ここで初めて「カネミ油症」と、まさに私が示した図3―1A、Bとアジソン病との間に見事な関連性が明瞭となってくる。ところで問題は、PCBがその原因物質である以上、PCBは副腎皮質障害にその影響の主体があるかに見える。しかしアジソン病には低血圧、小心臓の問題をはじめ、自己免疫疾患なども関連するとすれば、副腎髄質の問題も完全に無視できなくなるし、特に、急性心不全によって亡くなっている中学二年生男子があるとすれば、尚更そうかもしれない。

しかし少なくともアジソン病の治療法は、副腎皮質ステロイド代償が効果を発揮するので、主としてまず副腎皮質ホルモンに対するPCBの撹乱作用を考えざるを得ない。

今なお続く「黒い赤ちゃん」の悪夢

カネミ油症事件発生当初、油症患者の母親たちから「黒い赤ちゃん」が続々生まれているというショッキングなニュースが全国を駆け回ったことがある。胎盤を通じて伝わったPCBやPCDF（塩化ダイオキシン。構造式は図3―3A、Bに記載）が赤ちゃんの皮膚にまで色素沈着を引き起こしたのだ。

私が再三述べてきたように、これについても、PCBやPCDFの動物実験による全身オートラジオグラフをつくっていれば、極めて明瞭に分かったのではあるまいか。

図3—3

A　代表的な有機塩素化合物の分子構造式

（磯野直秀『化学物質と人間』75頁，中公新書396，1975年）

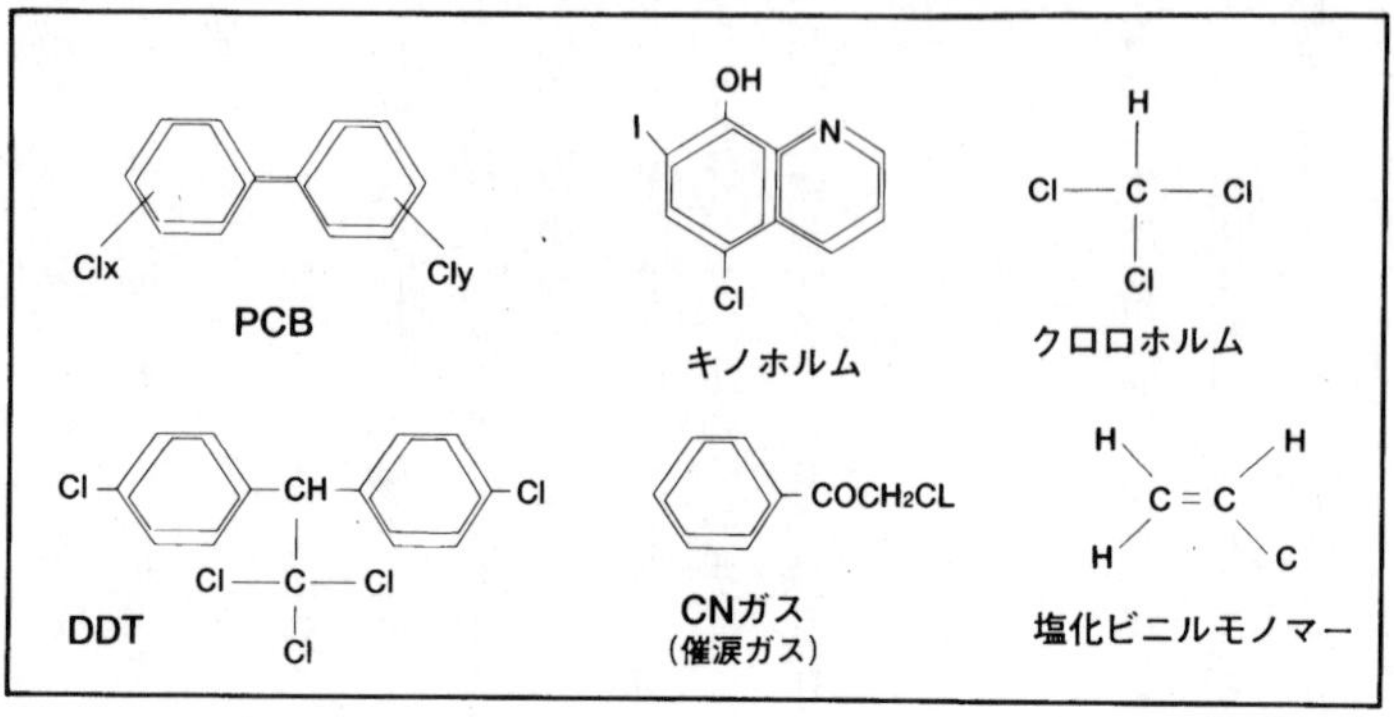

B　猛毒性の不純物（比較のためのＰＣＢも示す）

（同上）

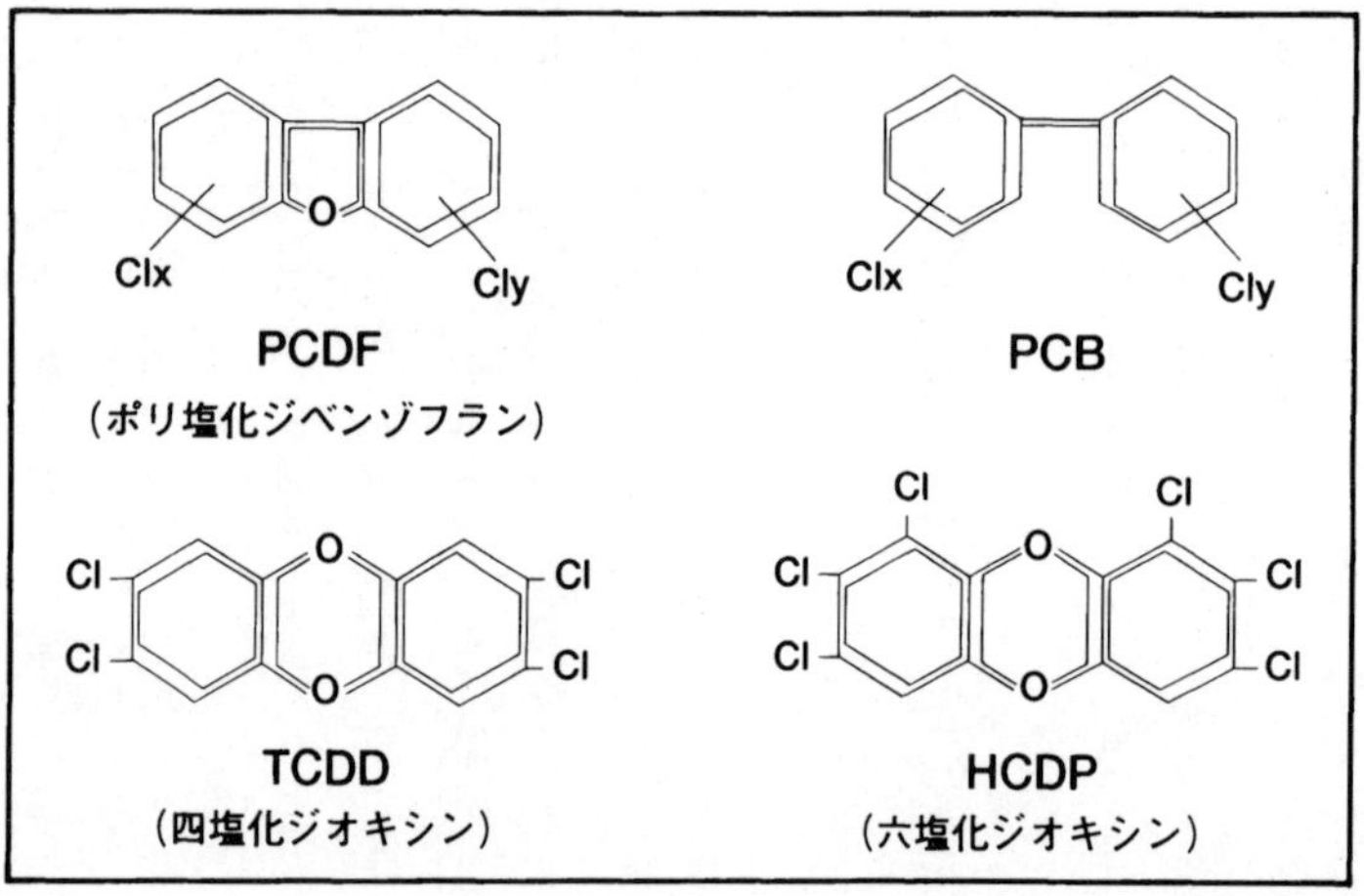

ＰＣＢを使った実験は行えなかったが、パーキンソニズムについては、Ｌドーパという薬剤に放射能を与え、それをマウスにおいて実験してあるのでそれを参考にして頂きたい。前述のように「カネミ油症」の場合にも、副腎皮質への影響が最も主体となることはもとよりであるが、髄質の症状も「カネミ油症」の副症状として見られるので、一つの参考となるであろう。

図3―4に示すように、Ｌドーパ、つまりノルアドレナリンに放射活性を与えて、これをマウスに注入して八日もたつと、ノルアドレナリンまたはアドレナリンは、この図の右側に見られるように、副腎髄質（ＡＧ）のみに高い放射活性を示して残っており、これを拡大してみたのが右側の最下図（図Ｇ）である。またこれを妊娠ネズミについて実践してみても、**図3―5**Ａ、Ｂ、Ｃ、Ｄ、Ｅ、Ｆに示されるように、最初の一分では胎盤内には放射活性が高いが（図Ａ）、一時間もたつと妊娠母親の胎盤の放射活性は低くなり、逆に、胎児の放射活性が高くなってくる（図Ｃ）。ただし、前図**3―4**と同様、母親ネズミの副腎髄質に高い放射活性を示している。

さらにこの図Ｄの胎児を拡大したのが**図3―5**Ｆである。この場合、胎児の脳内（ＣＮＳ）には、放射活性は低いもののＬドーパは確かに侵入していることがもっと明瞭に分かる。このことは、**図3―6**にみるように、中枢神経系の脳幹背側にある青斑核を中心として大脳全体にもこの突起線維が分散的に見出される。

私が驚いたのは、**図3―5**Ｆにみるように、胎児の副腎髄質にも放射活性が強いことであり、これがもし副腎皮質に起こったとしたら、これは「黒い赤ちゃん」が生まれるのも当然であるといえよう。しかし私自身、この種の全身オートラジオグラフの実験をやっていないので、これについて確答できないのが残念である。

明石氏のルポによると、「黒い赤ちゃん」として生まれた人も、事件から三十年がたって結婚して子供を

図3—4　ネズミの標識Lドーパの全身オートラジオグラフ
（白木博次）

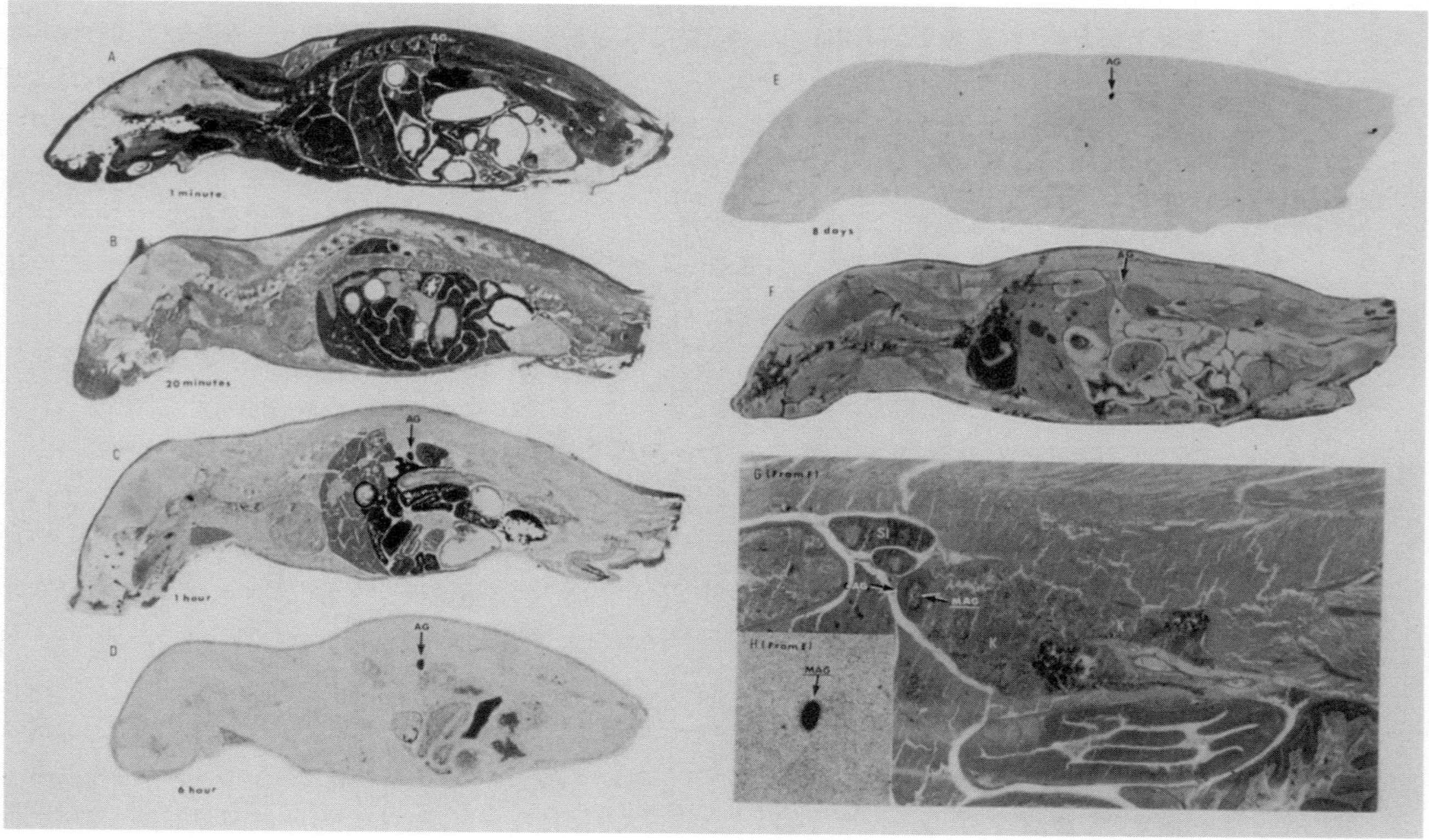

図3—5　妊娠ネズミにおける標識Lドーパの全身オートラジオグラフ

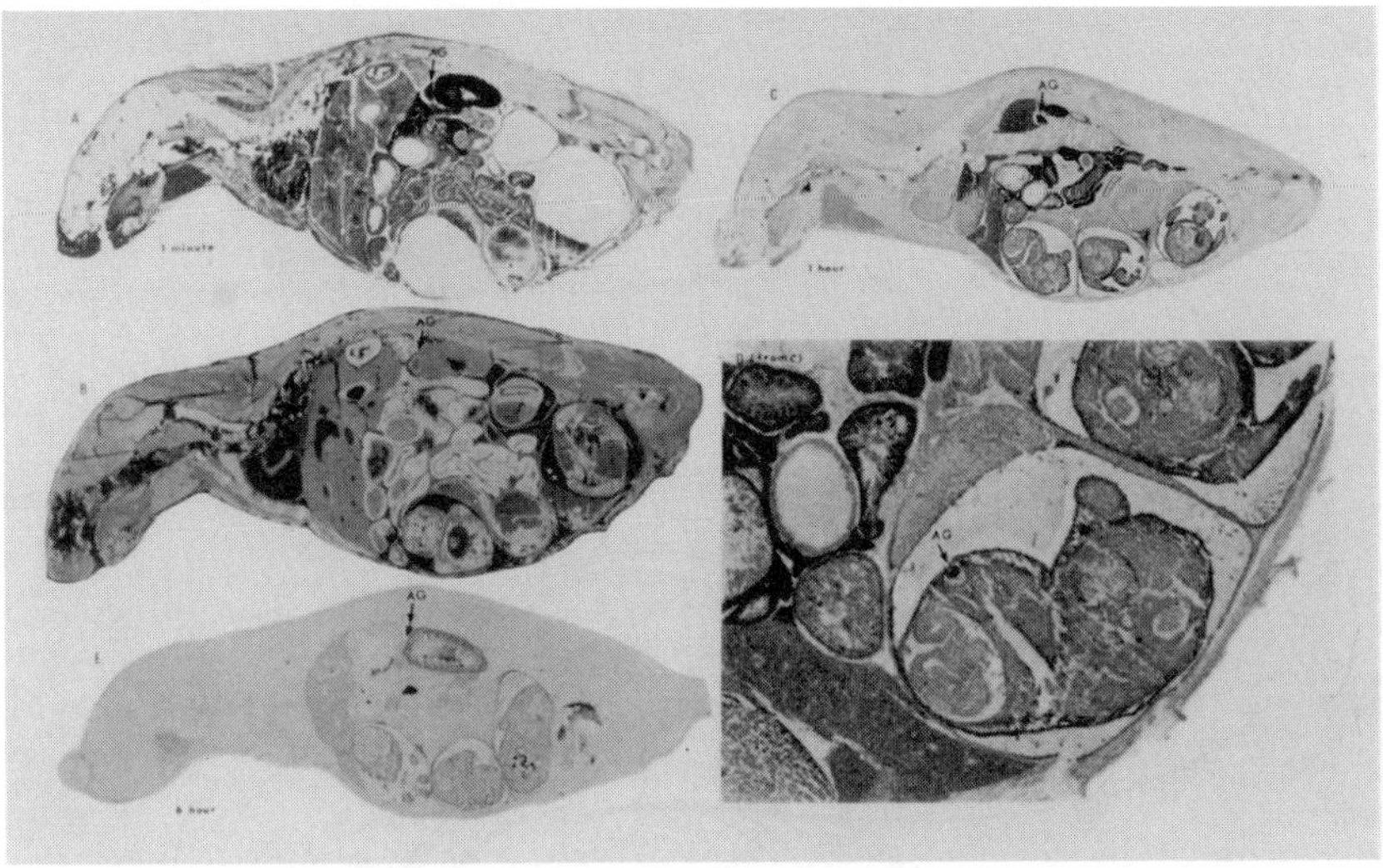

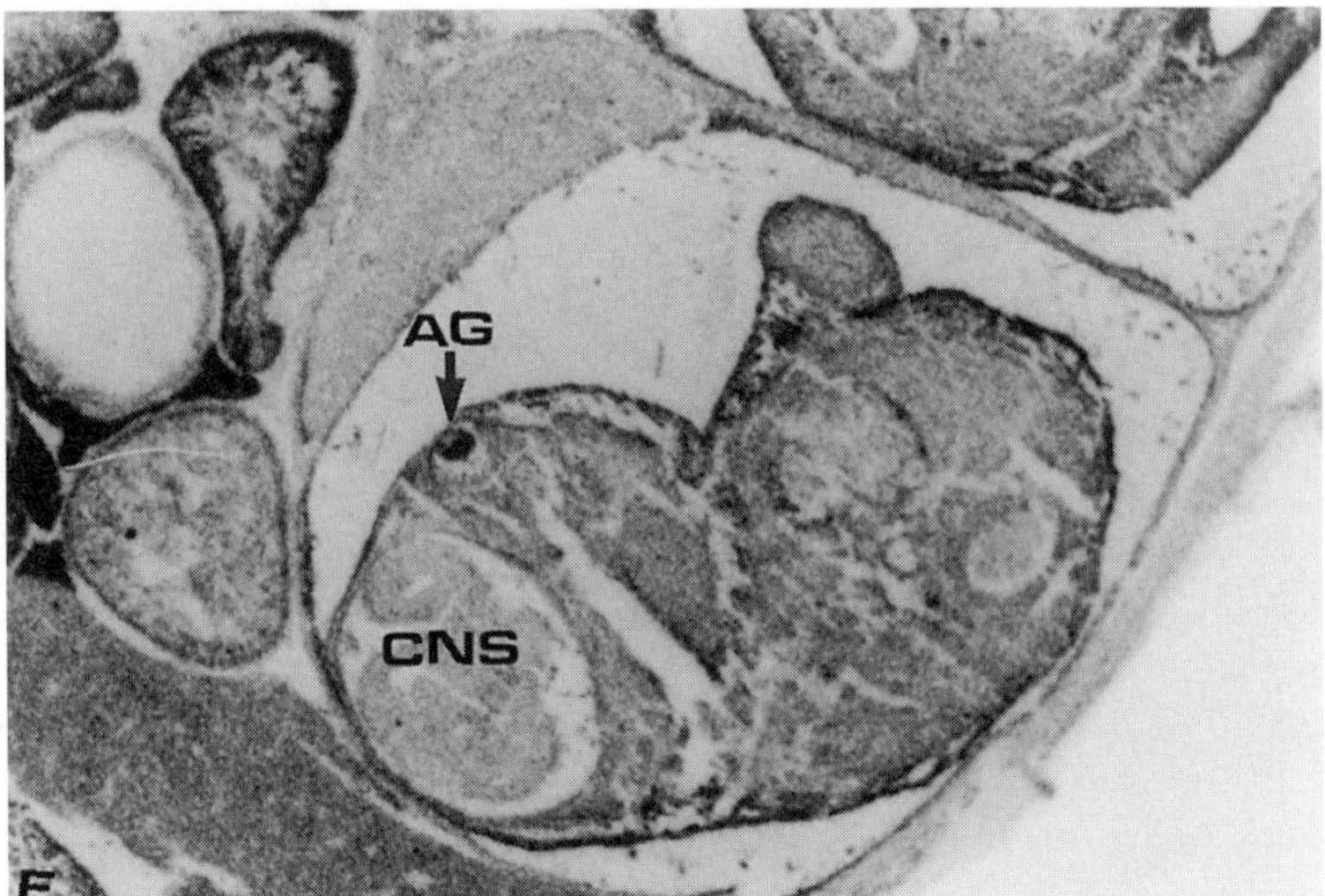

図３—６　大脳から脳幹にかけてのＬドーパの分布
（出典は図３—２と同じ）

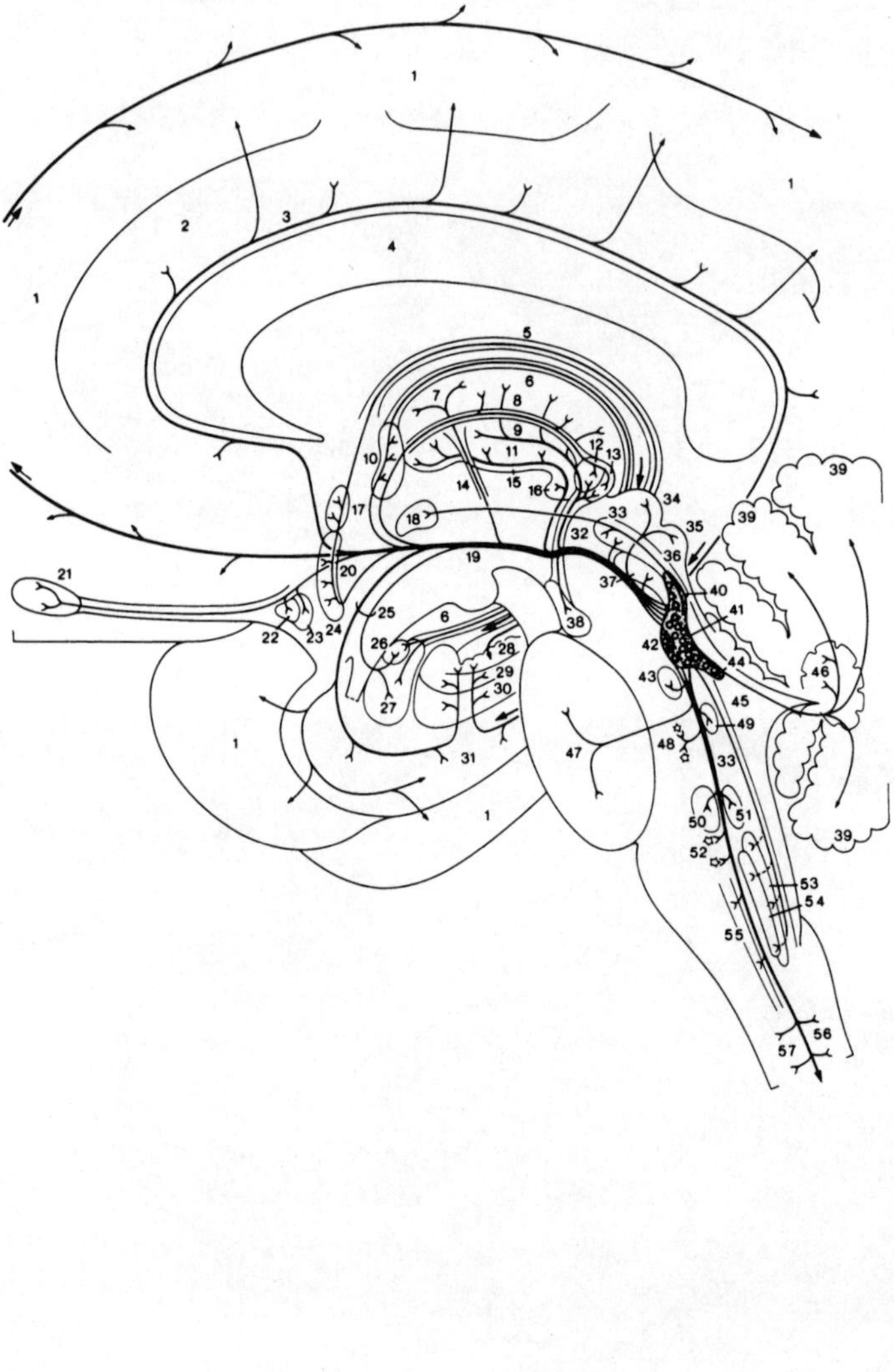

産んだのだが、その子も「黒い赤ちゃん」だったというのである。この子が小学校へいくころになると、親と同じように、またいじめにあうのではないかと、家族のみなが心配しているという。

ここで、胎児性水俣病に関連して私が提示しておいた**図3―7**のA、Bを見て頂きたい。特に図Bが重要である。つまり、母体中のメチル水銀がナノグラム単位（十億分の一の単位）で直線的に増加していくと、その新生児のメチル水銀は、生まれた時から哺乳期にかけてメチル水銀が母親よりも高く、さらに放物線を描いて上昇していくということである。

新生児の水銀値上昇には二つのルートが考えられる。一つは、母親からのPCB乃至PCDFは、胎児期はもとより、出産後も哺乳を通じて放物線を描いて上昇していき、両者の開きが益々大きくなる可能性が示唆される。もうひとつのルートについては、有機塩素化合物は体中の脂肪組織に蓄積された以上、それが肝臓などからの諸酵素によって分解されない限り、数十年以上にわたって脂肪組織中に残存しているからであろう。

したがって、**図3―8**A、Bに示すように、胎盤と臍帯は、母親から胎児への栄養素供給ルートとして大切であるが、同時に母親からの排泄ルートをも形成していることがメチル水銀の胎児や幼児への移動に対して考えられ、これは有機塩素化合物についても同じように考えられる可能性が大である。と同時に、もともと胎盤内の副腎皮質ホルモンの由来については議論があるが、それは副腎皮質から供給された可能性が高いと言ってよかろう。

明石氏は福岡県のもうひとつの被害家族を紹介している。父（六十五歳）は肝臓の健康状態を知らせる「**Y**―GTP」の値がなんと三〇〇（正常値は〇から四〇）を超え、甲状腺ガン、脳梗塞を患っていた。母（五十七歳）は三年間に三回も脊髄の圧迫骨折を繰り返し、身長が六センチも縮んでしまった。

この夫婦には四人の子供があり、長男（三十五歳）は歯並びがガタガタで、長女（三十一歳）は自律神経に

図3—7　母親と新生児の水銀濃度比較

A　新生児の水銀濃度は母親より高い

（若月俊一氏提供）

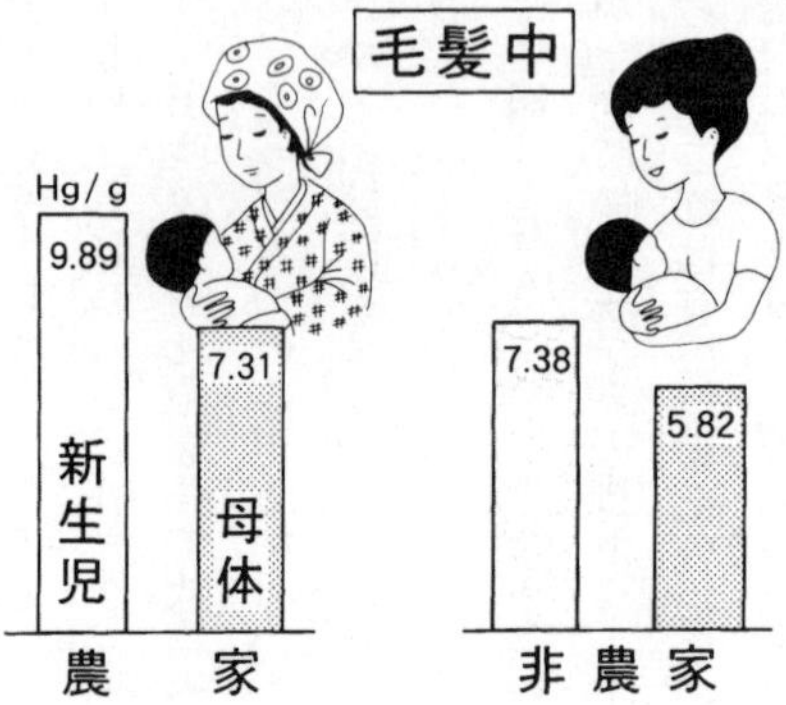

B　出生児の母親と新生児の血球中の水銀濃度

（白木博次，有馬編『水俣病』605–660頁，青林舎，1979年。Löfroth（宇井訳），『科学』39号，658頁，1969年，に引用のTejningの原図より）

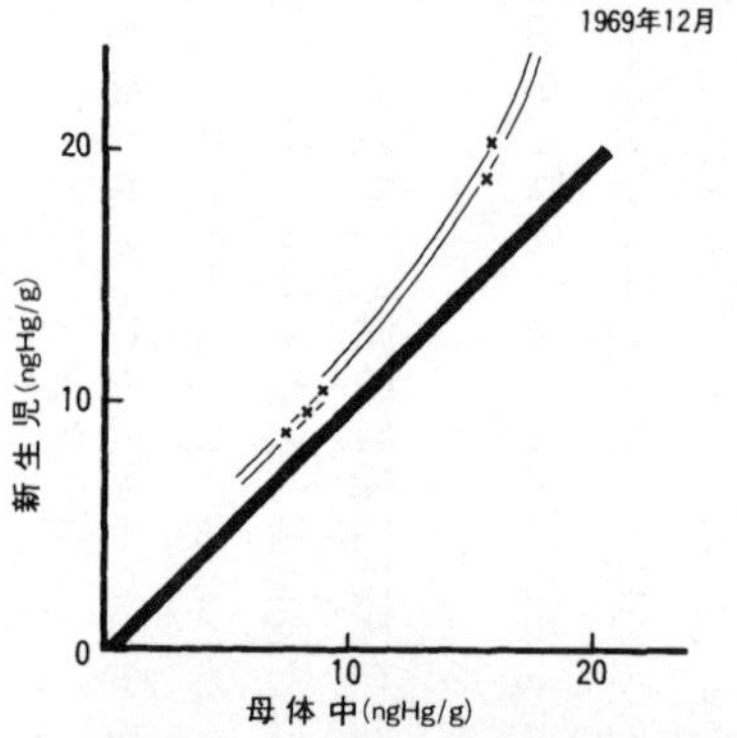

註：血球に結合している水銀は，浮田[21)]の実験成果からみて，アルキル水銀（おそらくメチル水銀）と考えられる。新生児の水銀値（赤線）は，母親のそれより（青線）よりいつも高く，しかも後者が直線的増加を示すのに対して，前者は曲線的に増加し，両者のひらきがしだいに大きくなることを明示している。

図3—8　子宮内の胎児，および胎盤の構造

A

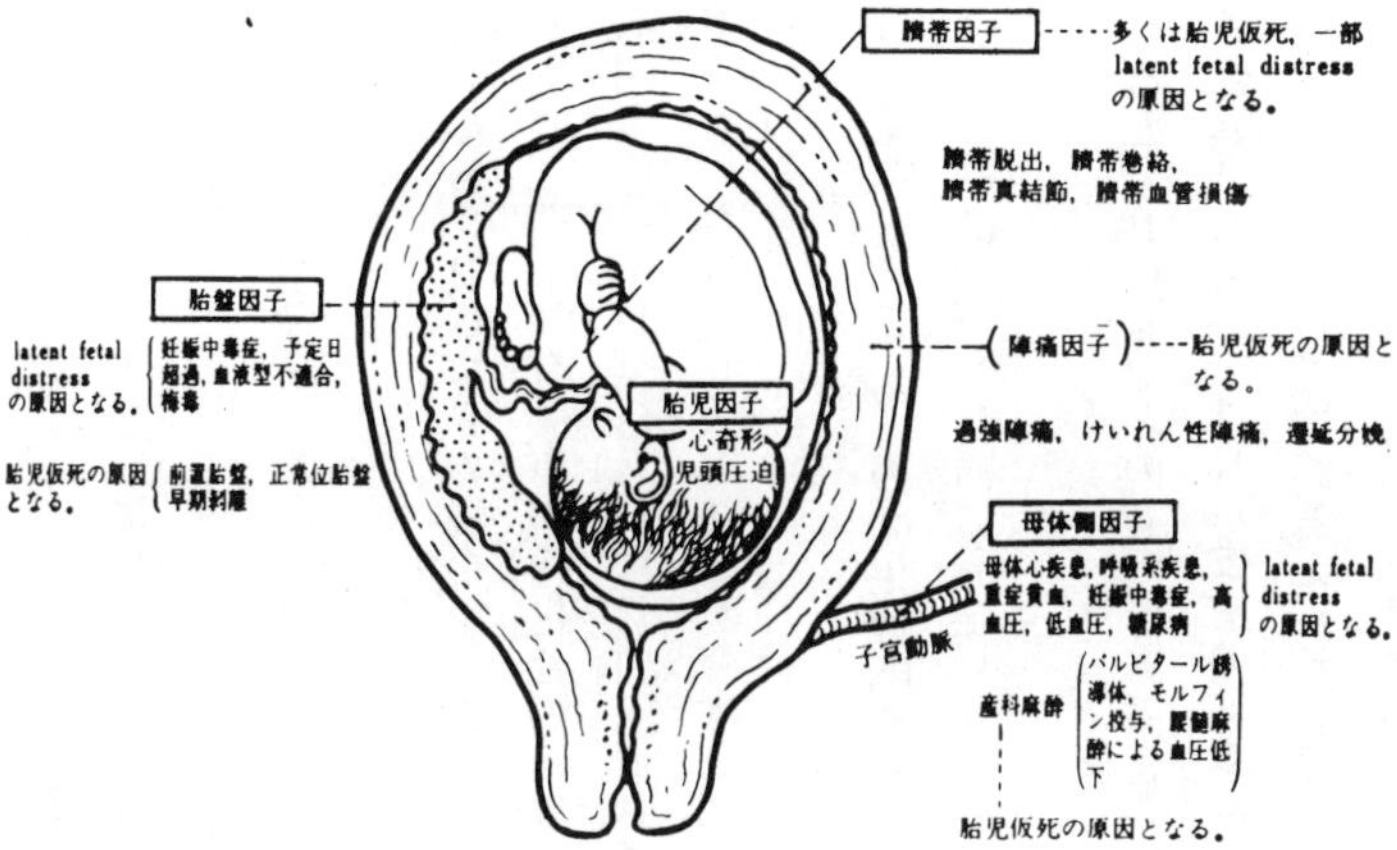
臍帯因子
多くは胎児仮死，一部
latent fetal distress
の原因となる。
臍帯脱出，臍帯巻絡，
臍帯真結節，臍帯血管損傷
胎盤因子
latent fetal
distress
の原因となる。
妊娠中毒症，予定日
超過，血液型不適合，
梅毒
胎児仮死の原因
となる。
前置胎盤，正常位胎盤
早期剥離
陣痛因子
胎児仮死の原因と
なる。
過強陣痛，けいれん性陣痛，遷延分娩
胎児因子
心奇形
児頭圧迫
母体側因子
母体心疾患，呼吸系疾患，
重症貧血，妊娠中毒症，高
血圧，低血圧，糖尿病
latent fetal
distress
の原因となる。
子宮動脈
産科麻酔
バルビタール誘
導体，モルフィ
ン投与，腰髄麻
酔による血圧低
下
胎児仮死の原因となる。

B

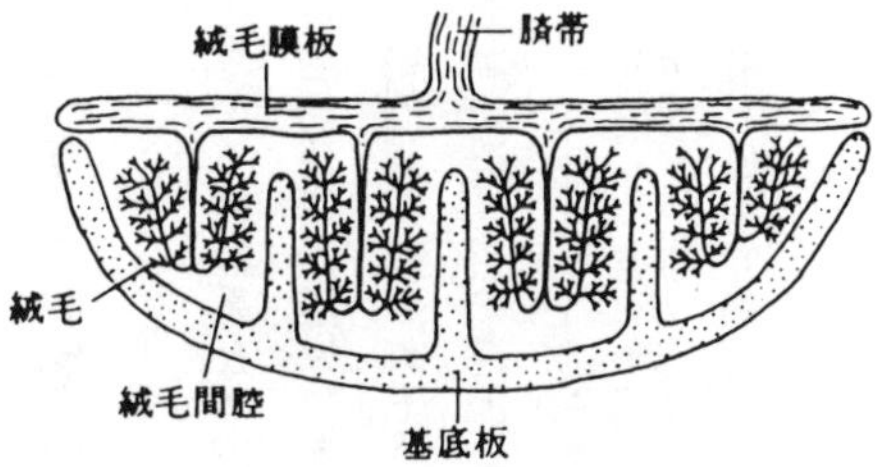
絨毛膜板
臍帯
絨毛
絨毛間腔
基底板

胎盤の粗大構造模型

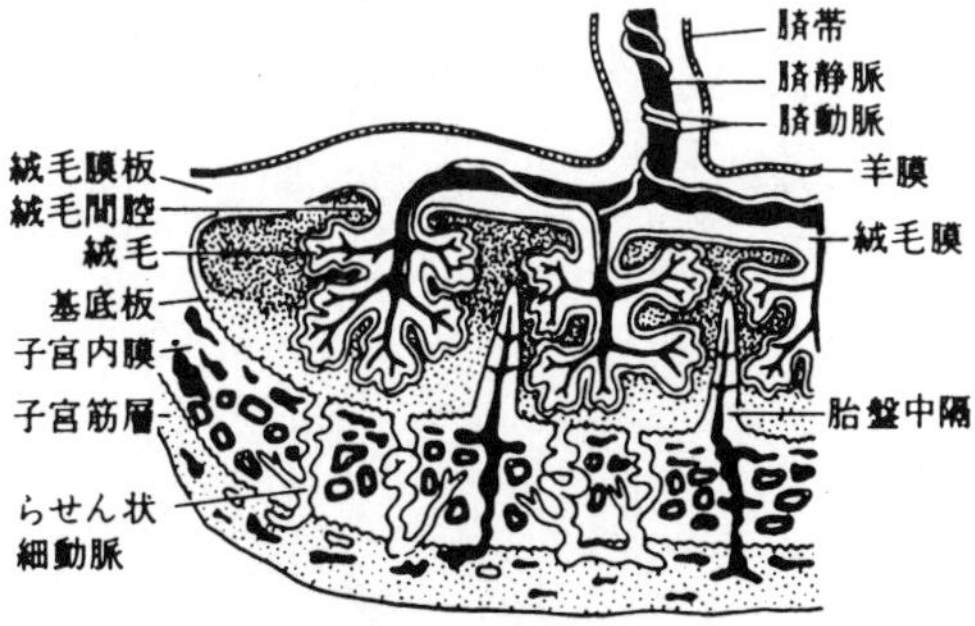
臍帯
臍静脈
臍動脈
羊膜
絨毛膜
絨毛膜板
絨毛間腔
絨毛
基底板
子宮内膜
子宮筋層
らせん状
細動脈
胎盤中隔

胎盤の構造模型図

異常を来して頭痛と吐き気に苦しめられている。次女（二十九歳）と次男（二十七歳）は原因不明の手の麻痺にしばしば襲われた。その上、長女と次男はあの「黒い赤ちゃん」として生まれていた。

そんな長女も数年前に結婚し、今では二人の女の子の母親となった。しかし二人目の子供が「黒い赤ちゃん」だったのである。結婚する前に相談した医師からは「子供には影響はないだろう」と言われていたにもかかわらず、である。

このことについて、現段階における私のコメントとしては以下の四つほどの問題点が指摘できるように思われる。

第一点は、ＰＣＢやＰＣＤＦの場合も、おそらく水俣病と同様に単なる神経系とか内分泌系という問題だけではあるまい。つまり有機塩素系化合物の場合にも、まず全身病的色彩が濃厚である点であり、父は各種の全身病的疾患を示し、母も脊椎骨の圧迫骨折を引き起こしている点で、これも水俣病の項で論じたように、脳下垂体のホルモン系の狂いが脊椎骨にも生じ、その結果が圧迫骨折の遠因となった場合もあり得るかもしれない。

第二の点は、「黒い赤ちゃん」の発生機転を考えると、それは脳の副腎系のホルモンのうちγ―ＭＳＨ系の障害であり、これはアジソン病にも全く同様で、皮膚に黒いメラニン色素の異常沈着した結果に外ならない。

言葉を換えると、ＰＣＢなどの有機塩素系化合物がホルモンの攪乱作用を引き起こせば、当然皮膚のメラニン系の着色異常を来し、これが皮膚のメラニン色素の蓄積を狂わせ、したがって、「黒い赤ちゃん」そのものに接続していった可能性が考えられよう。

第三の点は、それが少なくともわが子のみならず孫の第二世代にまで及んだ可能性が考えられるが、それ以上にさらに曾孫以上に及んでいく可能性があるとすれば、遺伝子異常の存在がまず考えられるが、それ以前に、有機塩素化合物の脂肪組織への沈着・排泄機能の極度の低下現象と連結する可能性がむしろ大きいかも知れない。

第四の点は、水俣病同様、医学的な意味での社会的疎外現象に見事に連結していったことである。

明石氏のリポートでは、ＰＣＢやＰＣＤＦの内分泌攪乱作用が原因ではないかと疑われるカネミ油症被害者たちの症例として、次の七点を挙げている。

①肛門の開いていない子供の誕生。

②「副腎性器症候群」などのペニスの奇形。

③生理不順や性ステロイドの減少など、女性の性機能障害。

④性欲の減退や異常なまでの亢進。

⑤性ホルモンを分泌する副腎皮質の奇形。

⑥大陰唇の肥大やクリトリスの突出。

⑦そして「黒い赤ちゃん」の誕生。

私の考え方では胎児性と言っても、それは精子と卵子が結合するクリティカルの段階、つまり、胚芽の段階における奇形やその他の異常奇形の可能性も混在しているであろう。水俣病、とくに第一水俣病の場合においては、国は胎児性水俣病の存在は認めても、この種の妊娠最早期の胚芽障害による奇形の存在を認めていない。このことについて私は、先に国の立場を痛烈に批判している。しかし、「カネミ油症」においてはその逆であって、むしろ国の考え方はこの問題に関する限り、一歩前進であると考えてよかろう。

また「カネミ油症」においては、と言うより、有機塩素化合物全般に関しては、男女の性差なしに、副腎ホルモンのみの問題に止まらないと考えられる。言葉を換えると、自律神経系との関連については、**図3―9**と**図3―10**に示されるように、男女両性の性器について、交感・副交感両自律神経系との密接な連繫

図3—9　男性器への末梢性自律神経支配

（出典は図３—１と同じ）

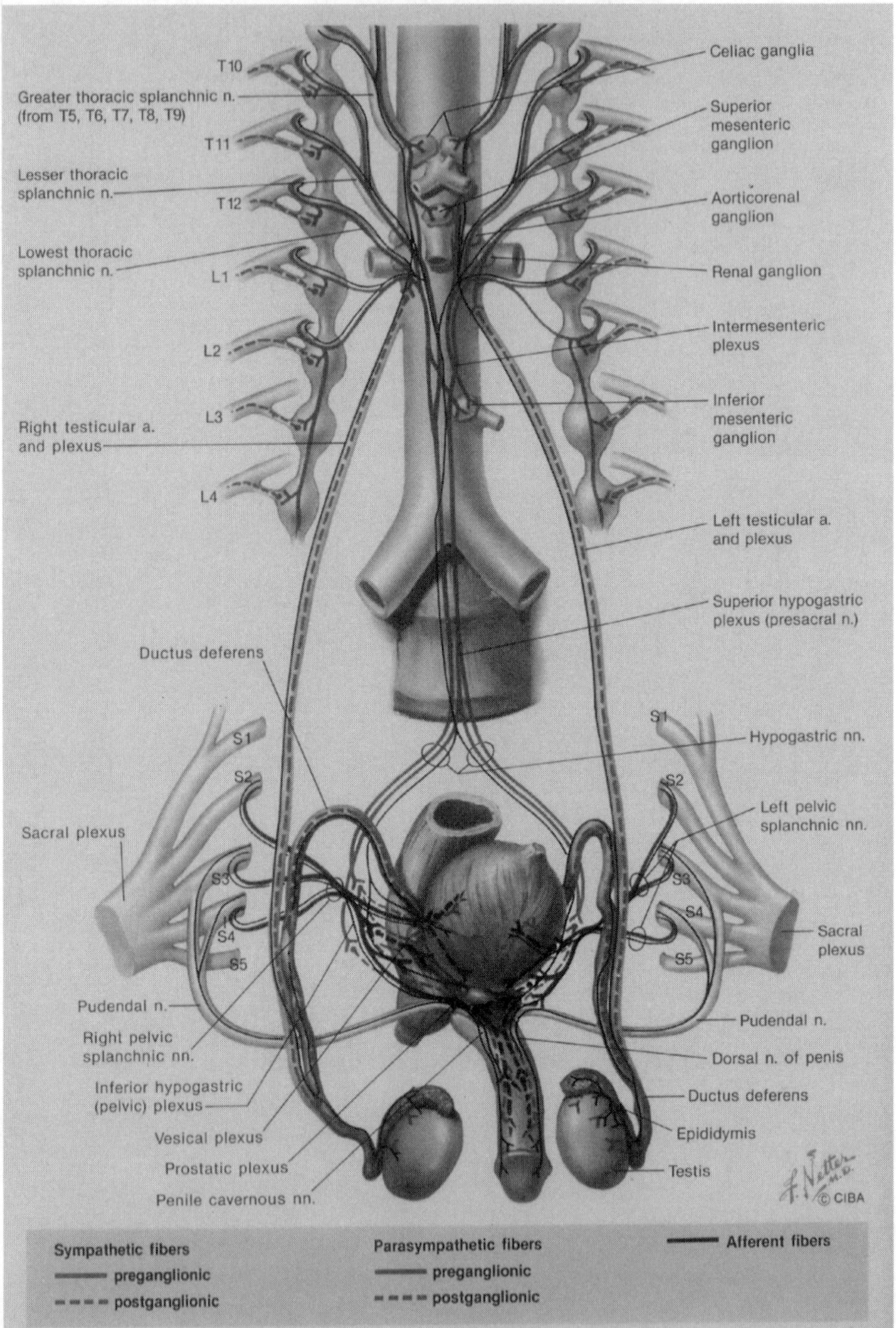

図3—10　女性器への末梢性自律神経支配
（出典は図３—１と同じ）

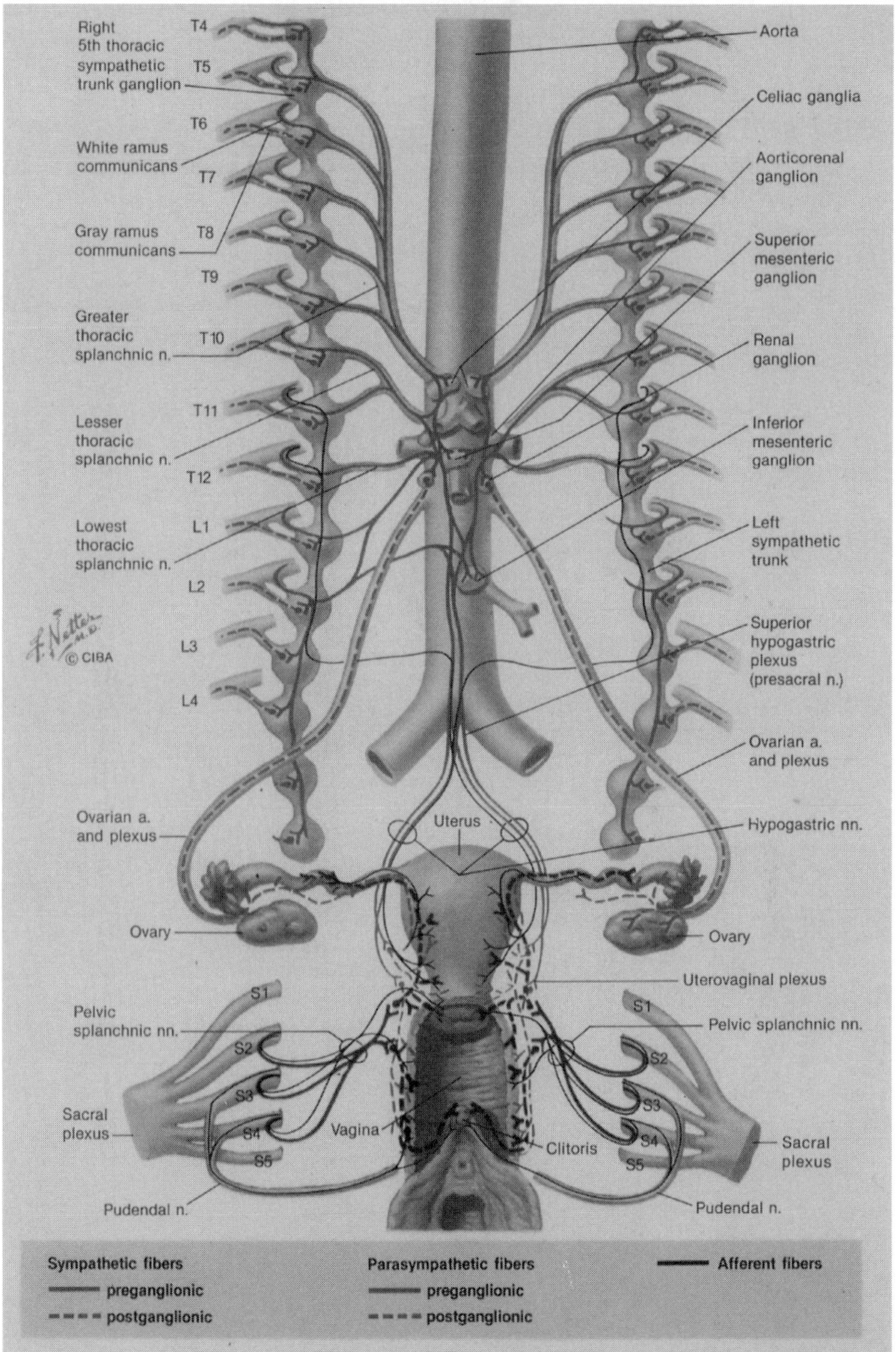

を認めざるを得ないのではなかろうか。

PCBのホルモン攪乱作用とパラクリン・ニューロン

これまで「カネミ油症」について、主として副腎皮質ホルモン、一部は副腎髄質ホルモンが重要だと述べた。皮質ホルモンは図3―2に、髄質ホルモンは図3―6に示したように、神経系内にも新しい神経細胞とその経路があることをごく概略的に説明した。この副腎と神経系とは一つの回路系を形成しており、いずれが主であり、いずれが副であるといった、割り切った説明は困難であるが、ここに「パラクリン・ニューロン」の考え方が生まれてくる。

「パラクリン・ニューロン」とは、ルドルフ・ニーベンフスによって、「脳の化学的構築学」との題名のもとに一九八五年に英文で出版された。その後の進展もあって、現在では一つの考え方の指標となり得るものとされている。

この本によると、ニューロンには二つの型があることが分かってきた。一つは図3―11のa、bに示すように、一つの神経細胞と、一本の軸索と、それに対応する終末としてのシナップス形成があり、それがポスト・シナップスに化学物質を原則としてそのまま伝達するという、一種の鍵と鍵穴の関係を明示した古典的な考え方である。

一方、神経細胞の軸索が途中で無数の枝別れをして、それぞれの枝にはまた無数の結節部（コブ）が形成され、しかもそこから種々の化学物質を分泌する、いわゆるパラクリン・ニューロンの存在がクローズアップされてきたのである。

前者（図a、b）の古典的ニューロンの場合は、鍵と鍵穴の対応が一対一の関係にあった。しかし、このパラクリン・ニューロンは図ｃ、ｄに示すように、このコブ自体が一種の鍵を形成するものの、それから出た化学物質は、細胞突起の間隙を通じて他の鍵穴（ポストシナップス）にも影響を与えていることが分かってきた。これに対してパラクリン・ニューロンと名付けられたのである。

　この種のコブ内には多種類の活性化学物質があるが、「カネミ油症」に関連するホルモンの副腎皮質については、ＡＣＴＨ（１―３９）とＡＣＴＨ（１―１３）のみに限って述べ、また副腎髄質については、ノルアドレナリンまたはアドレナリンに限定して述べたわけである。

　「カネミ油症」の被害者の間で確認されているＰＣＢの内分泌攪乱作用が原因と考えられることについては、先に挙げた四つの視点と、七項目の症例とを統合しておく必要がある。

　この場合、日本グリーンピース・インターナショナルが一九九四年五月に発行した『人体は証言する――塩素が人体に及ぼす影響』という報告書が参考となる。この中で触れている「成長と性に影響する性ホルモン

図３―11　樹状突起軸索分枝の二型の模図

(R. Nieuwenhyuys,『脳の化学構築学』p. 169, 1985)

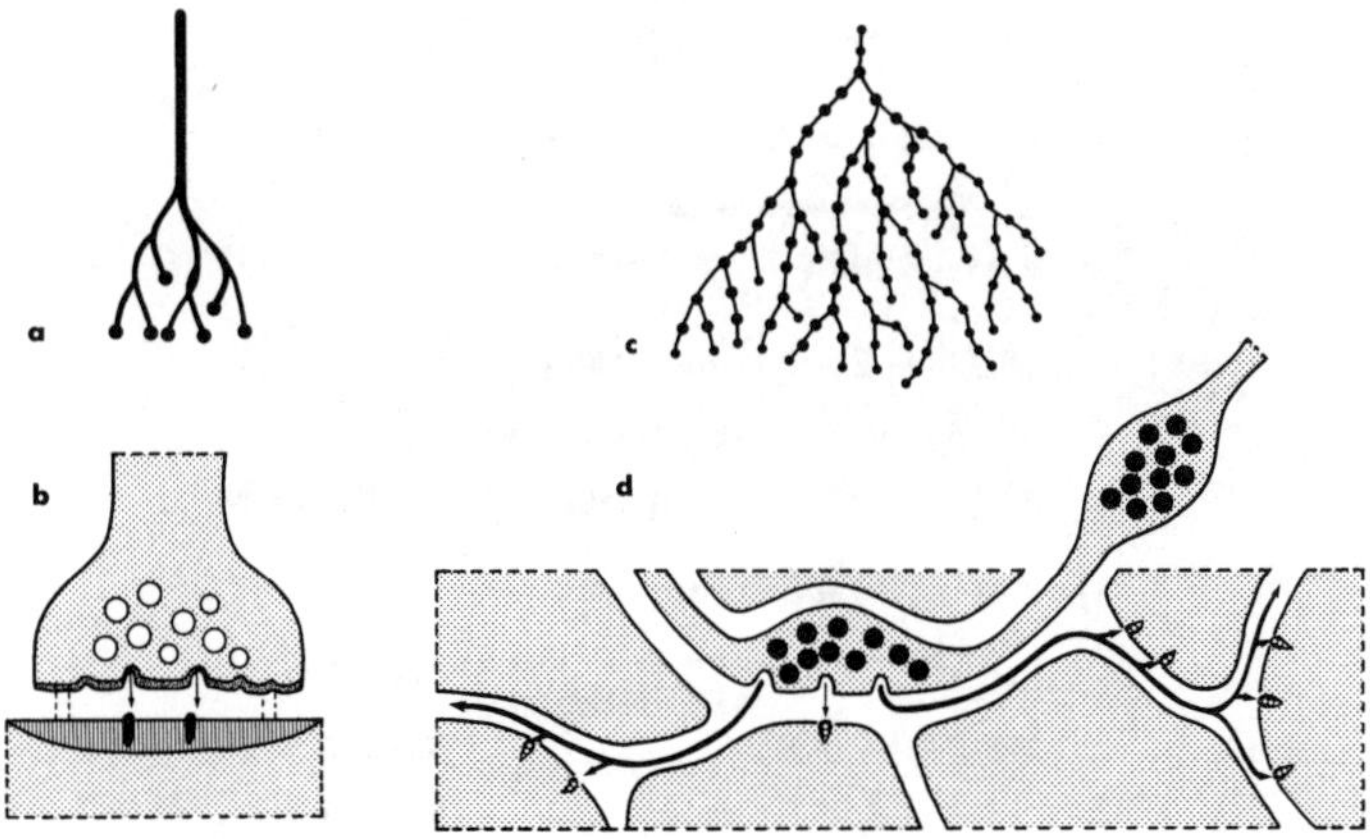

a & b:　終末をもつ軸索終末：古典的シナプスで神経伝達物質の影響は一つのシナプスに対し一つのポストシナプスが対応する型
c & d:　軸索分枝は極めて数多くのコブを示し，その終末と非終末が多数ある：これらのシナプス型のコブからは，神経伝達物質をだし細胞突起間を通じて，他のpostsynapsesへも影響を与える。これをparacrine secretionという。

の異常」と一致する多くの点を指摘せざるを得ない。
つまり、「カネミ油症」の場合、ＰＣＢはとくに女性ホルモンとなるエストロゲン（エストラジオール）が男性ホルモンであるテストステロンを模倣する作用或いはそれらを阻害する作用があるため、有害効果として現れる臨床像を示していたといえる。

言葉を換えると、他のホルモンと同様に、エストロゲンが体内で強力な効果をあげるためには、受容体（鍵穴）と呼ばれる特別に適合する細胞タンパク質と結合する必要がある。ホルモンと受容体との間には、鍵と鍵穴のような精密かつ正確な適合性があり、この鍵と鍵穴との結合が、体内の生理反応の引き金となるのである。

しかし「カネミ油症」の場合のＰＣＢは、女性ホルモンのエストロゲンが結び付くはずの細胞受容体と結合し、不適切なプロセスを引き起こしたり、或いは体内での正常なプロセスを阻害したりすることになったのではないかと言う基本的疑問が色濃くなってくる。

エストロゲンは、人間と動物の胎児期における男女両性の生殖器官の正常な発達に欠かせない物質である。

図３—12　細胞間伝達物質の存在様式
（永津ら『パーキンソン病』, 1981年）

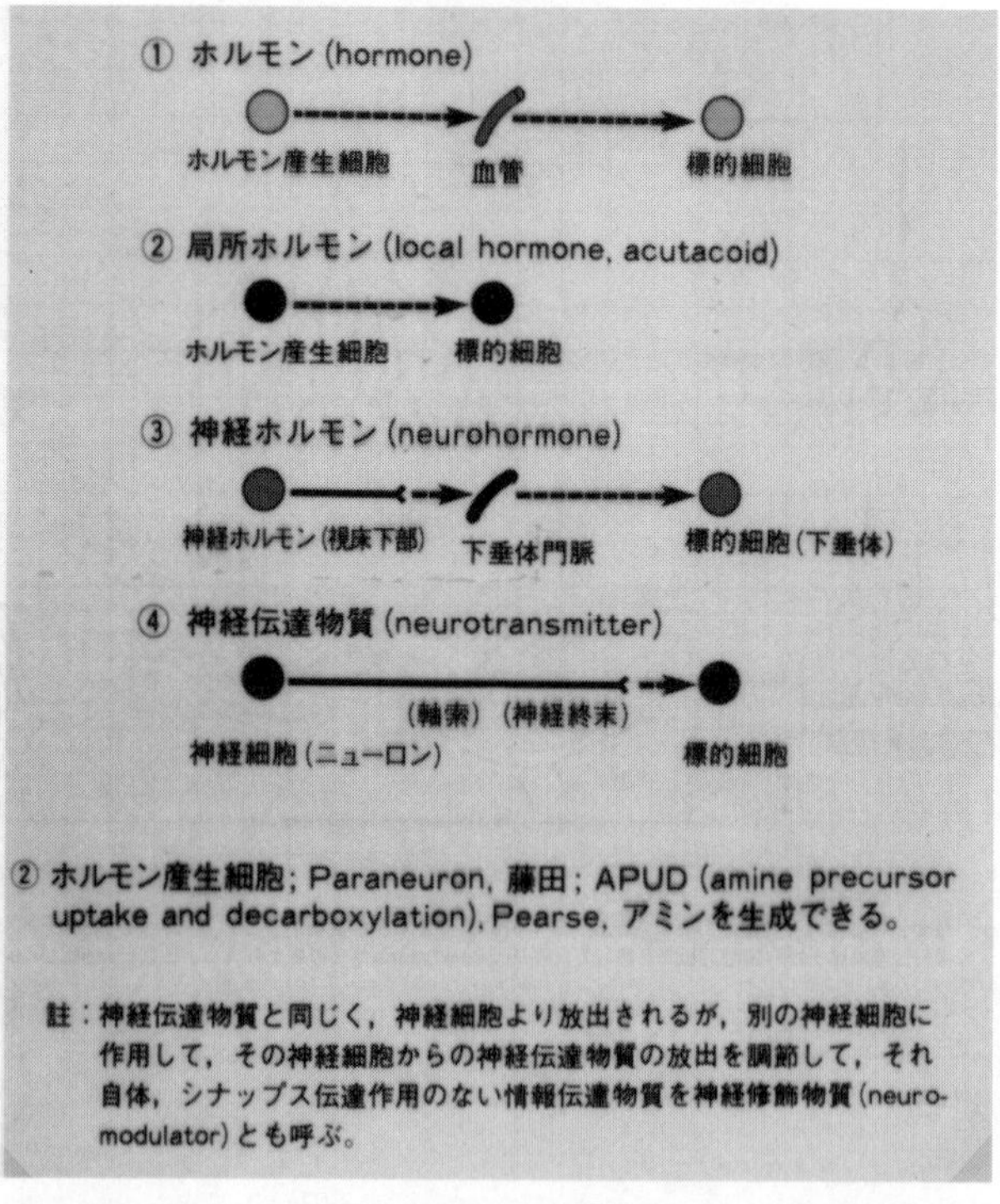

したがって、エストロゲンの疑似作用または阻害作用を起こす有機塩素化合物（この場合はＰＣＢ）が、胎児における生殖系統に対して決定的悪影響を及ぼすとしても不思議はないと言ってよい。

だがその場合、子孫への永続的かつ不可逆性のものと考えるか、それともそれは一過性か、あるいは半永久的とは言えても、ある期間経てば可逆性と考えるかという疑念が浮上してくる。言葉を換えると、「カネミ油症」の「黒い赤ん坊」は、このいずれに帰属できるかとも言えるであろう。

ここで視点をやや換えてみる。パラクリン・ニューロンの場合は、**図３—12**、また**図３—11**のａ、ｂに示す通り、一対一のようなものであって、神経細胞間の情報が鍵と鍵穴を介して直接関与するものを神経伝達物質と言う。しかし**図３—11**のｃ、ｄなるものは、直接関与しないという意味では神経修飾物質に属するとすると、パラクリン・ニューロンは一応、後者に属するかに見える、というよりその範疇に属すると考えられている。

これは別の角度からみると、細胞間情報伝達物質の

図３—13　ＤＮＡと染色体
（中村桂子『あなたのなかのＤＮＡ』早川書房, 1996年）

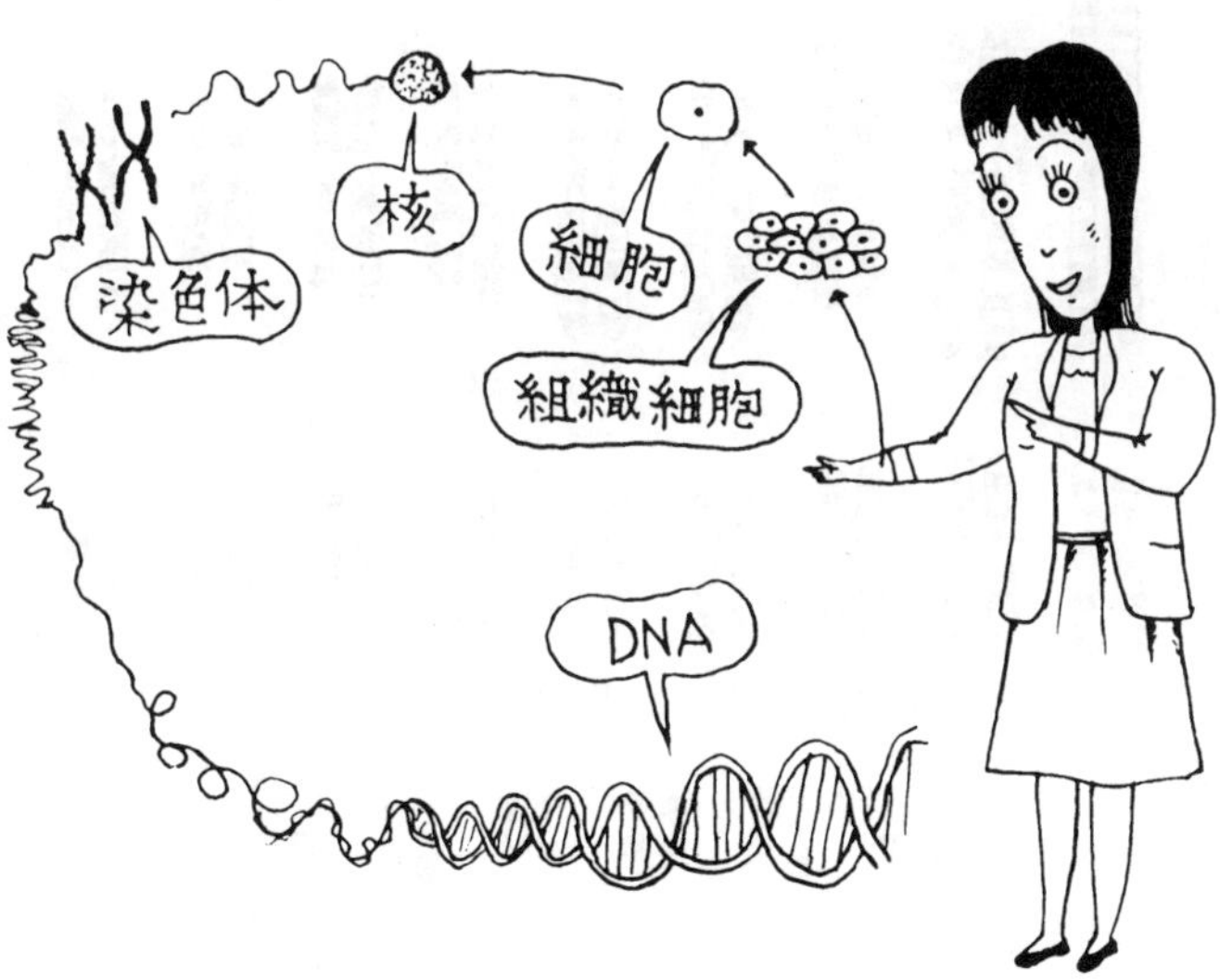

存在様式という見方も生じてくる。とすると、**図３—12**に示すように、パラクリン・ニューロンという一つの神経修飾的構造形式は、ホルモン産生細胞、パラ・ニューロン（藤田）、その他と言ったさまざまな呼び方になってくる。

一方、エストロゲンをはじめとするステロイドホルモンは、脳、甲状腺、肝臓、腎臓、骨格、免疫系統の正常な発達と成長にも重要な役割を果たしている。成人において、ホルモンは体内の多数の生物学的プロセスの調節に不可欠であり、それらがＰＣＢあるいはＰＣＤＦ（塩化ダイオキシン）に接することによって、重大な全身病的障害を惹起するのが、「カネミ油症」の実態であった。「カネミ油症」が胎児や新生児にも危険な障害を与えることも、前項に述べた通りである。

ところでエストロゲンからオスのテストステロン、メスのエストラジオールがどのように分化してくるのか、性決定の「時期」はどう決定されてくるかの問題がある。それは結局は、最も本質的な核酸であるＤＮＡにその由来があるが（**図３—13**）、そこから男女が決定されるのは染色体によることは、**図３—14**に明らか

図３—14　男女が決定されるＹＸとＸＸのギムザ染色の電気泳動

（柳澤桂子『遺伝子医療への警鐘』岩波書店, 1996年）

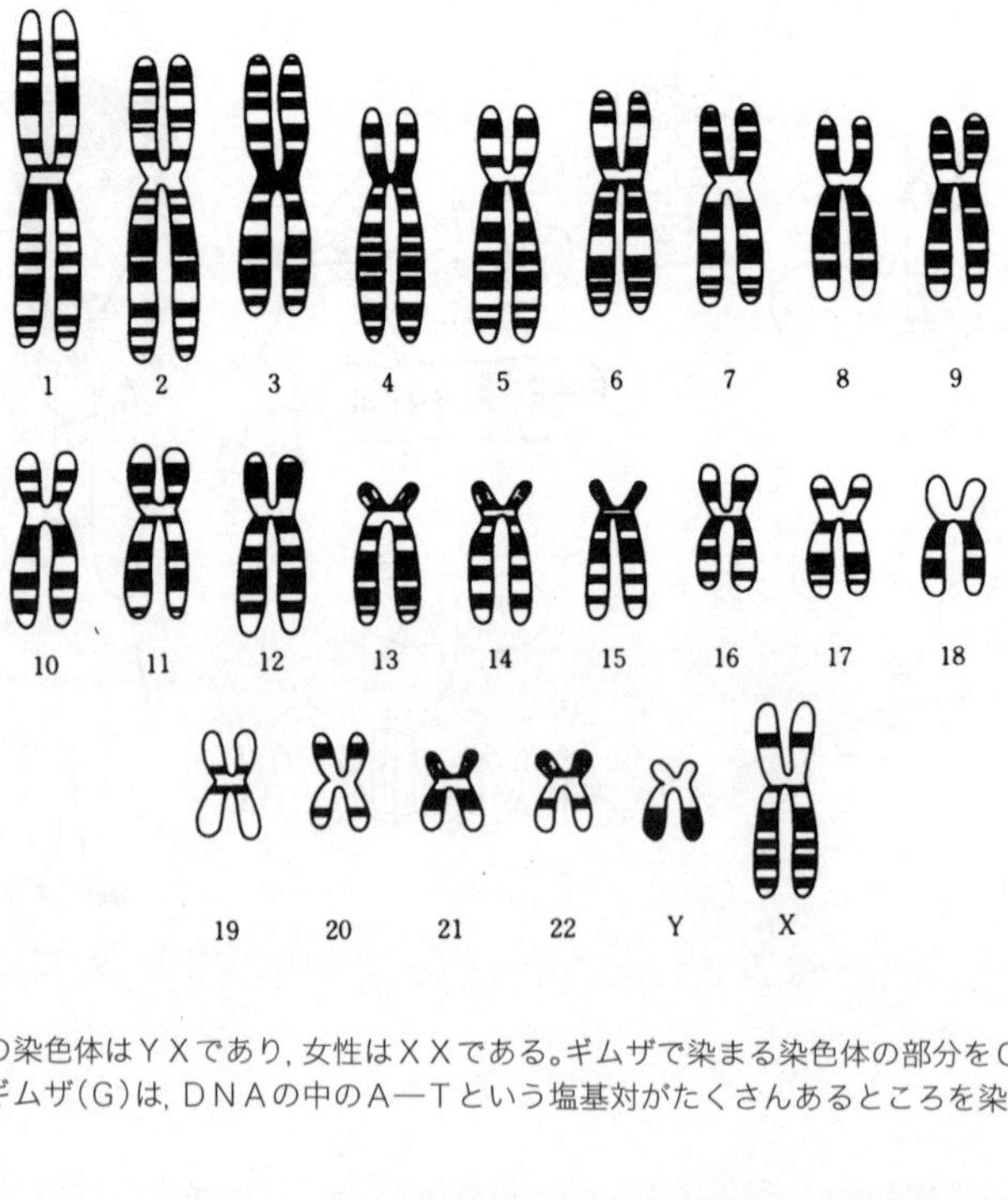

ヒトの男性の染色体はＹＸであり, 女性はＸＸである。ギムザで染まる染色体の部分をＧバンドと呼んでいる。ギムザ(G)は, ＤＮＡの中のＡ—Ｔという塩基対がたくさんあるところを染める。

である。

つまり、母親の卵子にはX・X染色体が、父親の精子にはX・Y染色体がある。受精後六週間の時点では、胎児は雌雄いずれにも分化する可能性を秘めている。Y染色体の運命にとって決定的となるのは受精後七週目で、男性への性分化が本格的になる。この時点で性ホルモンが撹乱作用を受けると、後に精子を放出するペニスや睾丸の正常発育が妨げられる恐れが生ずる。

一方、女性への分化は受精後三、四カ月経過した時点である。この時期になると、男性生殖器の原形であるヴォルフ管は萎縮し、消え失せてしまう。したがって、女性は男性に比べて、「環境ホルモン」の影響を受けにくいことになる。

つまり、エストロゲンよりオスのテストステロンに対する撹乱作用の方がより早期であり、メスのエストラジオールの受精には、三、四カ月を要する程遅いものである。しかもPCB、PCDFまたDDTやその分化産物とその他の有機塩素物質は、ppn（十億分の一）、ppt（一兆分の一）単位のごく少量であっても重大な生殖器異常や機能障害を引き起こすことになる。

図3―15　大脳内のパラクリン・ニューロンとその結合線維

（出典は図3―2と同じ）

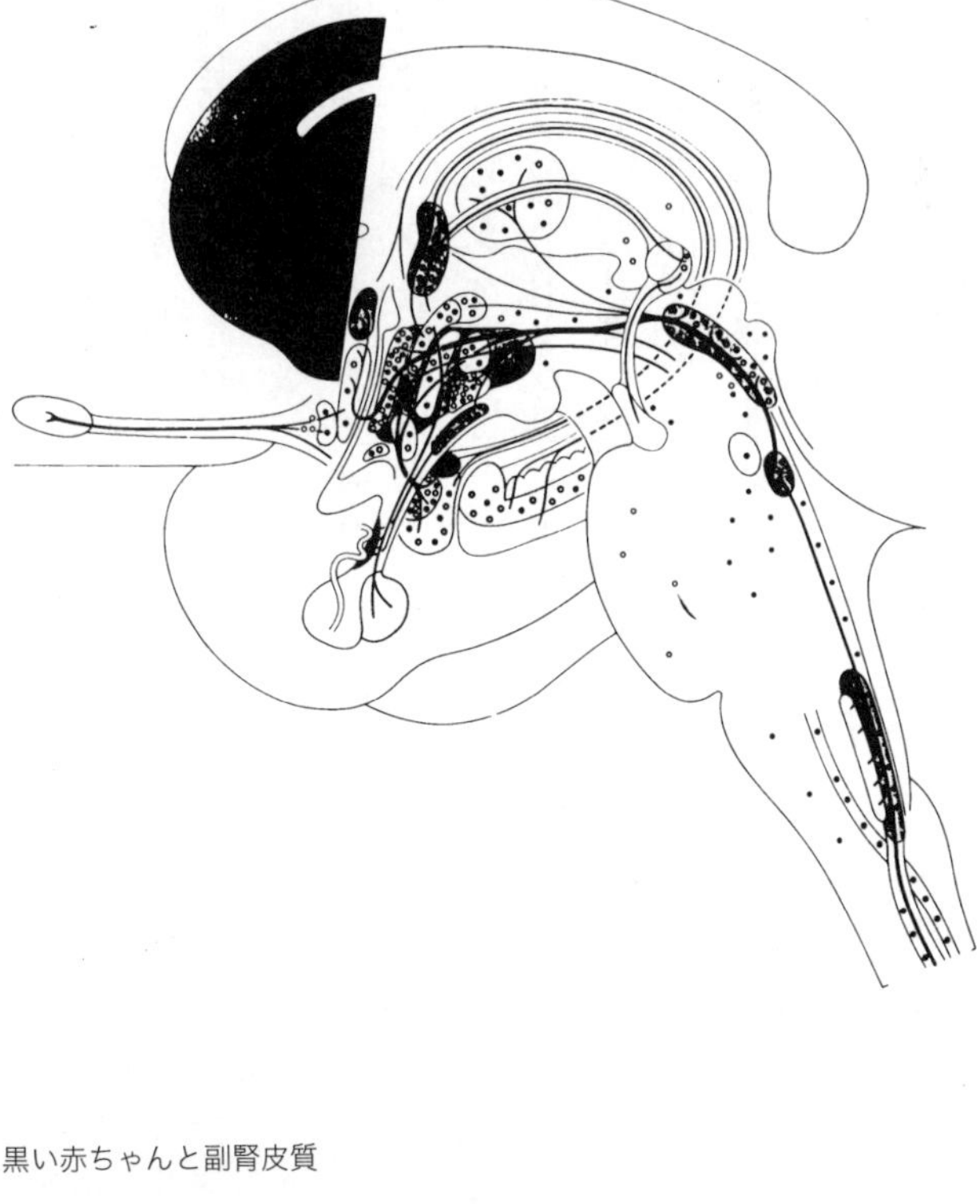

これが「カネミ油症」の実態であったのであり、それは雌雄のX、Y染色体の電気泳動のバンドの異常性となって現れてくる可能性があった（図3―14）。

パラクリン・ニューロンは図3―15に示されるように、黒点は女性ホルモンであるエストラジオールとして、また白点は男性ホルモンであるテストステロンとして脳内の諸核に点在し、それは脳下垂体後葉から血管を介して分泌され、全身臓器との間で一つの回路形成を構成するわけである。

この種の性ホルモンは、脳組織が主体なのか、それとも図3―9、10のように睾丸や卵巣に主体があるのか、或いはそれは一つの回路形成のように、互いに持ちつ持たれつの関係にあるのか。これらの課題については、私自身の体験の中にないので確たる答を出す資格はない。

ただし、図3―16に示すセロトニンを含む細胞とその線維の脳内における局在性については、京都府立医大解剖学の佐野豊名誉教授の標本その他の教えを受けているので、これについての概略を述べることはできる。だが、それらを神経病理学に導入して成果を得られたと言えるまでには至っていない。

セロトニン・ニューロンは、かなり以前からトリプトファンというアミノ酸に由来するパラクリン・ニューロンの代表例としてとらえられている。これは血管収縮剤の一種であり、腸管粘膜、松果体、中枢神経系を含むいろいろな体組織中及び血清中に存在し、トリプトファンの水酸化と脱炭酸化といった酵素作用により、或いは合成により作られる。そしてかなり以前から、ニューロン機能を実験的また臨床的にも利用されつつある。たとえば鬱病などに一つの間接的治療剤として用いられている。

セロトニンを含む神経細胞は図3―16に示すように、脳幹の橋から中脳にかけてその起始細胞があり、その線維は間脳はもとより、大脳皮質や小脳から下方は脊髄に至るまで、極めて広い範囲にその分枝を送っている。

一方、その起始細胞となると、もっぱら脳幹に三、四十万かそれ以上の数が存在し、ほとんど全ての灰

図3—16　大脳内のセロトニン・ニューロンとその結合線維

（出典は図３—２と同じ）

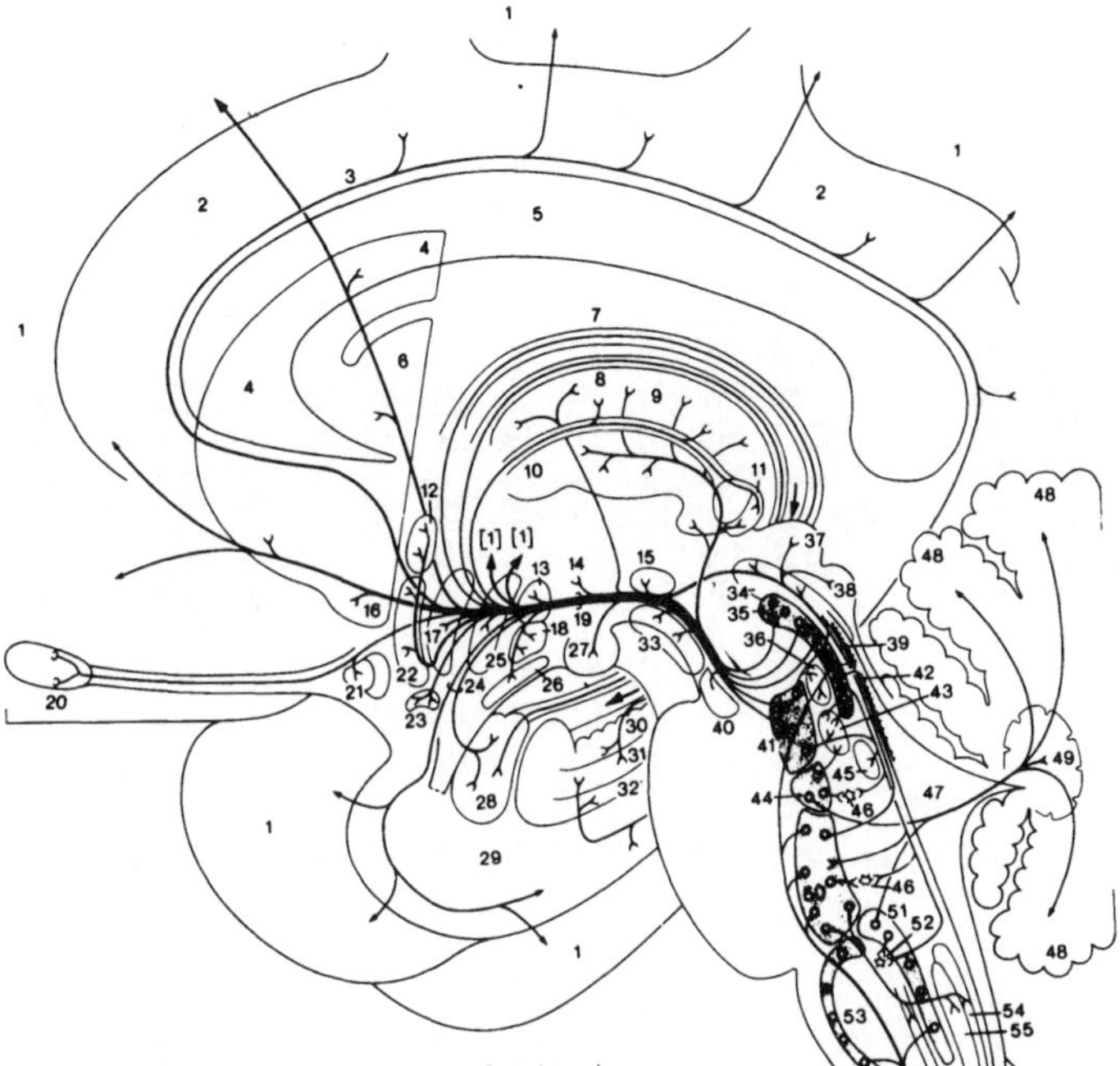

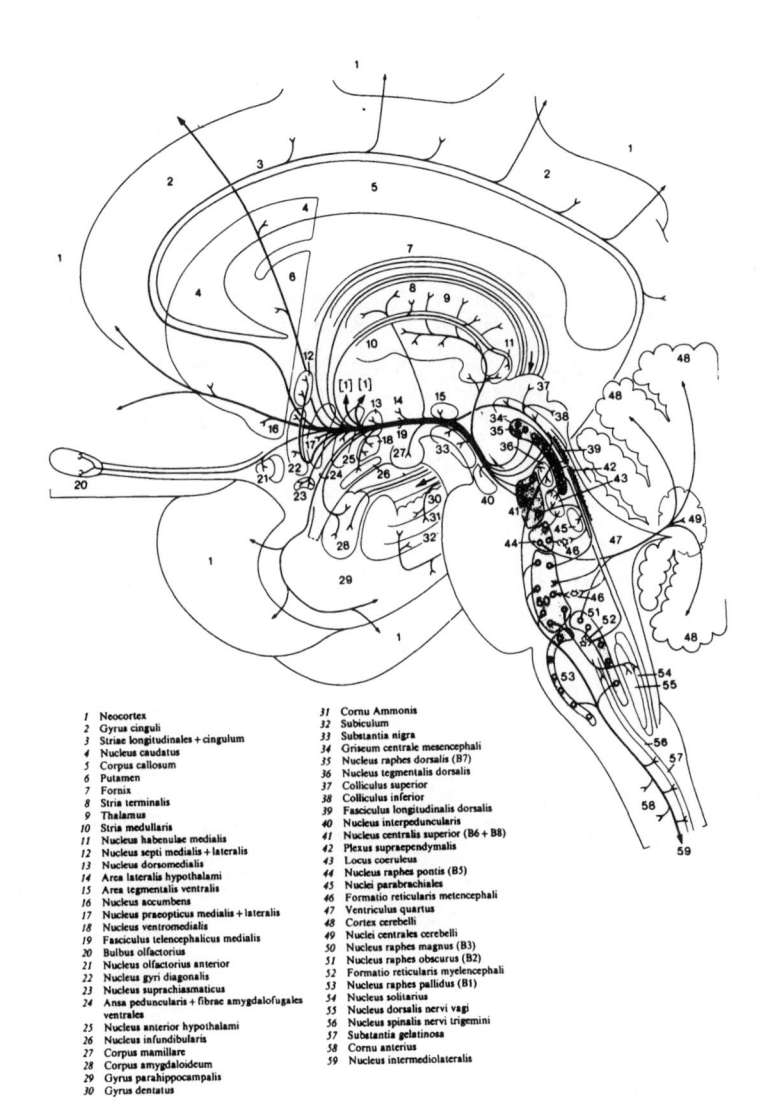

1 Neocortex
2 Gyrus cinguli
3 Striae longitudinales + cingulum
4 Nucleus caudatus
5 Corpus callosum
6 Putamen
7 Fornix
8 Stria terminalis
9 Thalamus
10 Stria medullaris
11 Nucleus habenulae medialis
12 Nucleus septi medialis + lateralis
13 Nucleus dorsomedialis
14 Area lateralis hypothalami
15 Area tegmentalis ventralis
16 Nucleus accumbens
17 Nucleus praeopticus medialis + lateralis
18 Nucleus ventromedialis
19 Fasciculus telencephalicus medialis
20 Bulbus olfactorius
21 Nucleus olfactorius anterior
22 Nucleus gyri diagonalis
23 Nucleus suprachiasmaticus
24 Ansa peduncularis + fibrae amygdalofugales ventrales
25 Nucleus anterior hypothalami
26 Nucleus infundibularis
27 Corpus mamillare
28 Corpus amygdaloideum
29 Gyrus parahippocampalis
30 Gyrus dentatus
31 Cornu Ammonis
32 Subiculum
33 Substantia nigra
34 Griseum centrale mesencephali
35 Nucleus raphes dorsalis (B7)
36 Nucleus tegmentalis dorsalis
37 Colliculus superior
38 Colliculus inferior
39 Fasciculus longitudinalis dorsalis
40 Nucleus interpeduncularis
41 Nucleus centralis superior (B6 + B8)
42 Plexus supraependymalis
43 Locus coeruleus
44 Nucleus raphes pontis (B5)
45 Nuclei parabrachiales
46 Formatio reticularis metencephali
47 Ventriculus quartus
48 Cortex cerebelli
49 Nuclei centrales cerebelli
50 Nucleus raphes magnus (B3)
51 Nucleus raphes obscurus (B2)
52 Formatio reticularis myelencephali
53 Nucleus raphes pallidus (B1)
54 Nucleus solitarius
55 Nucleus dorsalis nervi vagi
56 Nucleus spinalis nervi trigemini
57 Substantia gelatinosa
58 Cornu anterius
59 Nucleus intermediolateralis

白質はもとより脳室の表面にもその分枝を送っている。

つまりその線維や線維網の存在は、まさに広汎、かつ膨大な数量に達することを以下の諸図で説明する。

その前に図3—17に示すように、トリプトファンから各種酵素を経てセロトニンに至る化学過程を表示しておきたい。これはコブを通しても実践されるが、それは余りにも専門的になるので省略したい。

まず図3—18A、B、Cから説明していかなければなるまい。図Aはヒトにおける図3—16の脳幹の縫線部（左右の橋領域の丁度真中にあたる領域）を含む一断面であって、そこに起始細胞としてのセロトニン陽性化学物質を含んでいる。そして前述のように、約三、四十万位あるセロトニン含有の神経細胞の一部を示しているだけであって、これから述べるのはすべてその神経細胞の突起とその枝分れを示すに過ぎないことをよく記憶しておいて頂きたい。

図Bではサルの視床下部の諸亜核がa～hに示されている。これらの諸亜核とその周辺を見ると核が黒々と見えるが、これは神経細胞ではなく、前図の縫線部から上行してきた線維網の大集団に過ぎないものであ

図3—17　トリプトファンからセロトニンへの化学過程
（出典は図3—2と同じ）

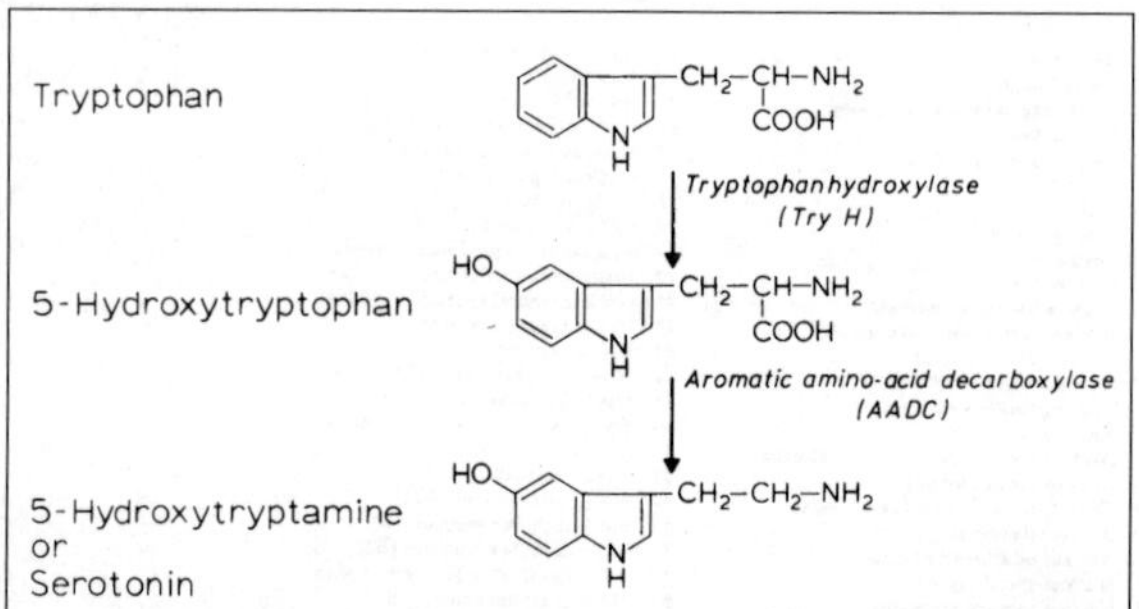

図3—18　セロトニン・ニューロンとその突起の分布
（京都府立医大の佐野豊名誉教授から提供されたデータ）

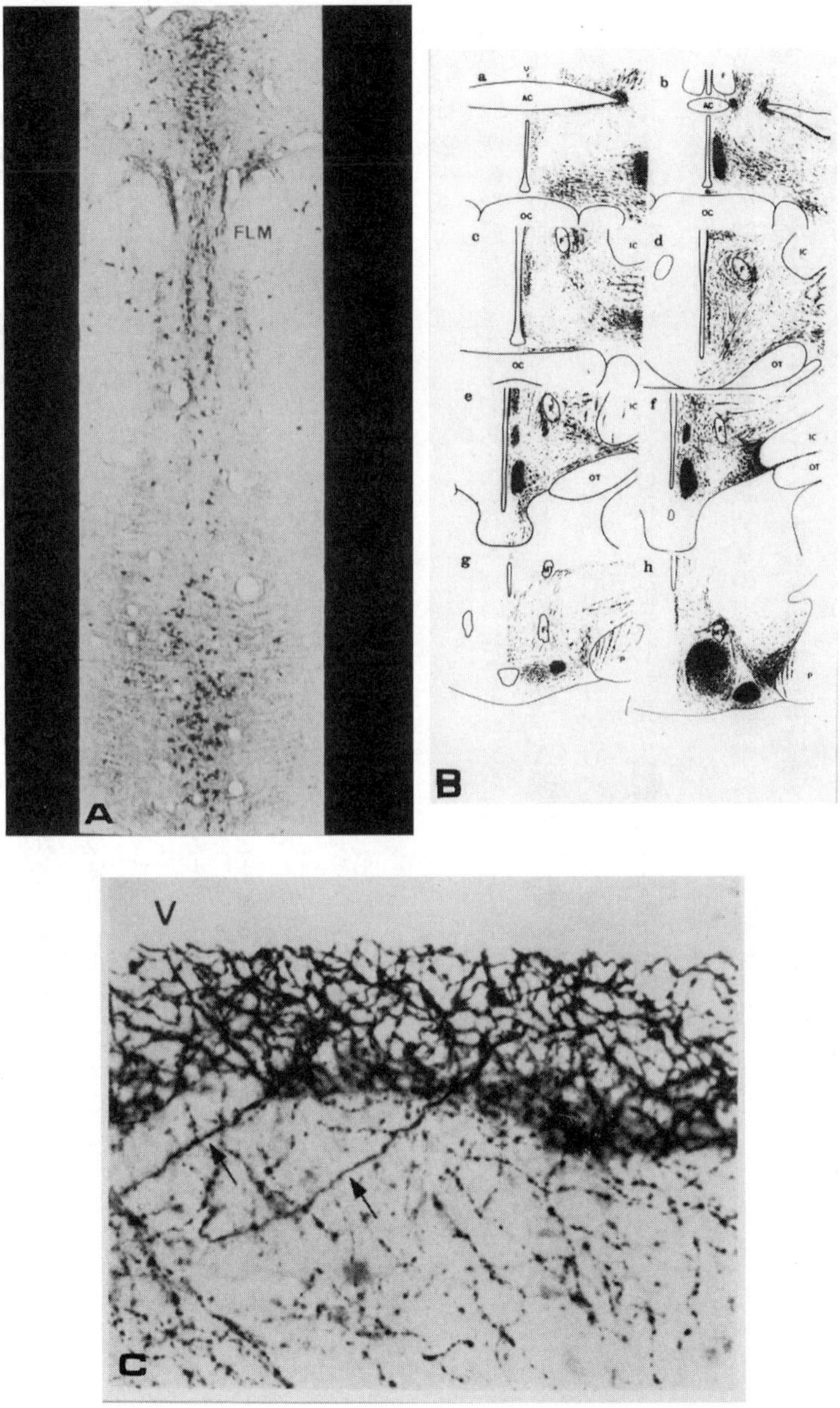

る。隣接部の白質内にはまばらであるが、同じセロトニン陽性の線維が散発性に配列している。その上、第三脳室には次の図Cに見るのと同様、脳室壁の上皮細胞の上にセロトニン陽性の線維網の大集団を形成している。しかしこの図Bでは、拡大が小さいので、この構造物は示されていない。

一方、図Cはラットの第三脳室であり、セロトニン陽性線維は脳室上皮細胞の上に一つの線維網を形成している。そして前図Bの視床下部の諸亜核のセロトニン陽性線維と↑印で示すように連結していることは確実である。この線維網が演ずる生理機構は何を意味するかは、現在のところよく分かっていない。言葉を換えると、脳脊髄液に対してセロトニンを分泌しているのか、それとも髄液中に存在する化学物質などを取り込んでいるのかは不明というほかはなく、今後の研究に待つほかはあるまい。

次に、**図3—19**A、B、C、Dを説明する。図Aは前述の縫線核の一つのセロトニン・ニューロンを示すが、その突起は樹枝状に枝わかれして、その一つ一つの線維にまた多数のコブ状の結節が見られるという特徴が極めて明瞭である。

図Bはそのコブ状の形態がさまざまであるが、本来のニューロンなら軸索に相当するものは、幹線維と呼ばれ、それには二つの亜型が示される。しかもこの幹線維は、A線維、B線維、C線維となるほど幹線維も次第に細くなり、C線維に至っては一つの網を形成し、コブも次第に明確化するものの、円形状の形態の方はもっと明らかになっていく。これらは後述の拡大した光学顕微鏡像や電子顕微鏡像を見ると、もっとはっきりしてくる。

図Cになると、前述の縫線の神経細胞の樹状突起の方にも幹線維は脳室壁に近接するに従ってB線維に近くなり、さらに脳室上皮上に**図3—18**Cのような C線維網を形成する。幹線維の突起の方は、幹線維、A線維、B線維、C線維の形態をとり、脳血管にからみついたものはC線維型をとって、脳軟膜を貫いてクモ膜下腔の血管壁周辺にまつわりついていく。またシナップスは付近のコブが小球状の集団形態をとって

図3—19　セロトニン・ニューロンとその突起の基本形態
（出典は図3—18と同じ）

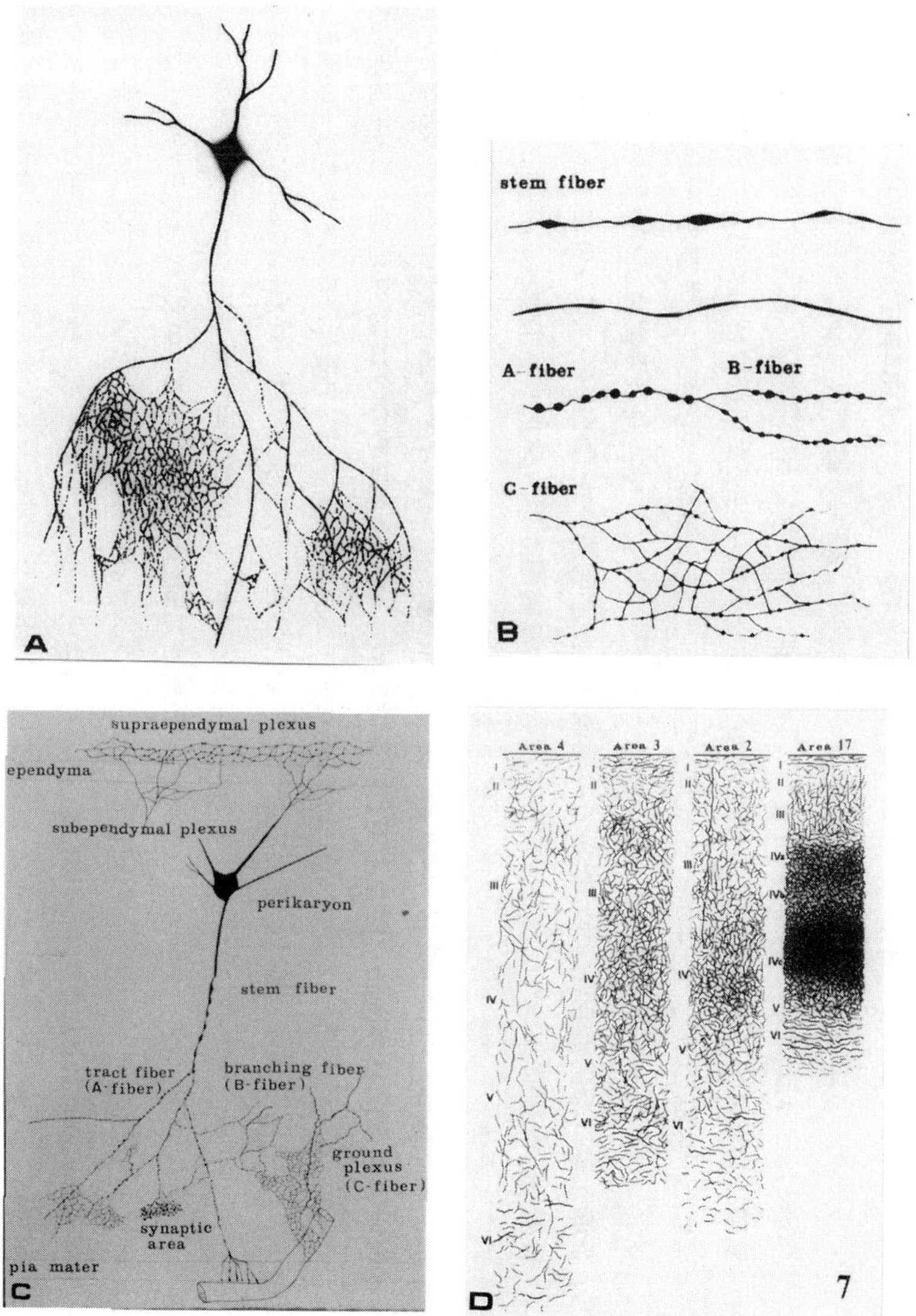

いる。

図Dは大脳皮質の各領域のセロトニン・ニューロン網を示しているが、いずれも軟膜を含めて、皮質各層に濃淡さまざまな分布像を示すことが明瞭となる。いずれにしても、第17の皮質領野（視覚の最高中枢皮質）に最も緻密な線維網を形成しているのが明瞭となるであろう。

口絵③A、B（本書巻頭参照）は**図3—19**のDのうちの第17領野の強拡大像に相当している。図Aは前図**3—19**Dのうちの第7領野のⅠ、Ⅱ、上部Ⅲ層の各セロトニン陽性線維の比較的疎らな線維網形成を示しており、その背景に淡い青紫色に染まっているのは、本来の古典的神経細胞を示している。

図Bは、前図**3—19**Dで真っ黒に染まっている第Ⅳe層を示している。つまり、この皮質箇所におけるセロトニン陽性線維は、前図**3—19**BのC線維網がびっしりと青紫色の神経細胞や小血管や毛細管周辺を非常に緻密に取り巻いていることが明瞭となる。したがって弱拡大の前図**3—19**Dでは、この層は真っ黒になって見えたのは無理もないことがはっきりしよう。

これから示す二つの図は、側脳室の走査電子顕微鏡像であり、立体的に見えるという特徴がある。**図3—20**は、前図**3—18**Cまた**19**Cに見るような脳室上皮細胞上の神経線維である。普通、側脳室壁には一層の上皮細胞があって、その上に脳脊髄液の流れをコントロールすると言われている絨毛《じゅうもう》がある。

図3—20Aには、ラットの側脳室の典型的な絨毛のほかに、短い微絨毛がみられる。一方、**図3—20**Bはウサギの第四脳室を示しており、これには典型的な絨毛も見えるが、その中に出現する大きな神経結節が見える。一方、それと結合している枝分れ線維がより薄く見えているが、これは密接な線維網を形成する。前者は四〇〇〇倍、後者は四一〇〇倍であり、立体的構造が明らかである。

図3—21は、イヌの第三脳室の視神経交叉部後部である。ここには、ほとんど典型的絨毛は見られず、ごく微細な絨毛しか見られない。そこには、〇・五ミリミクロンの胞状の膨らみのように、水泡様突起が集

図3—20　ネズミの二様のセロトニンとその突起の分布像
（出典は図３—18と同じ）

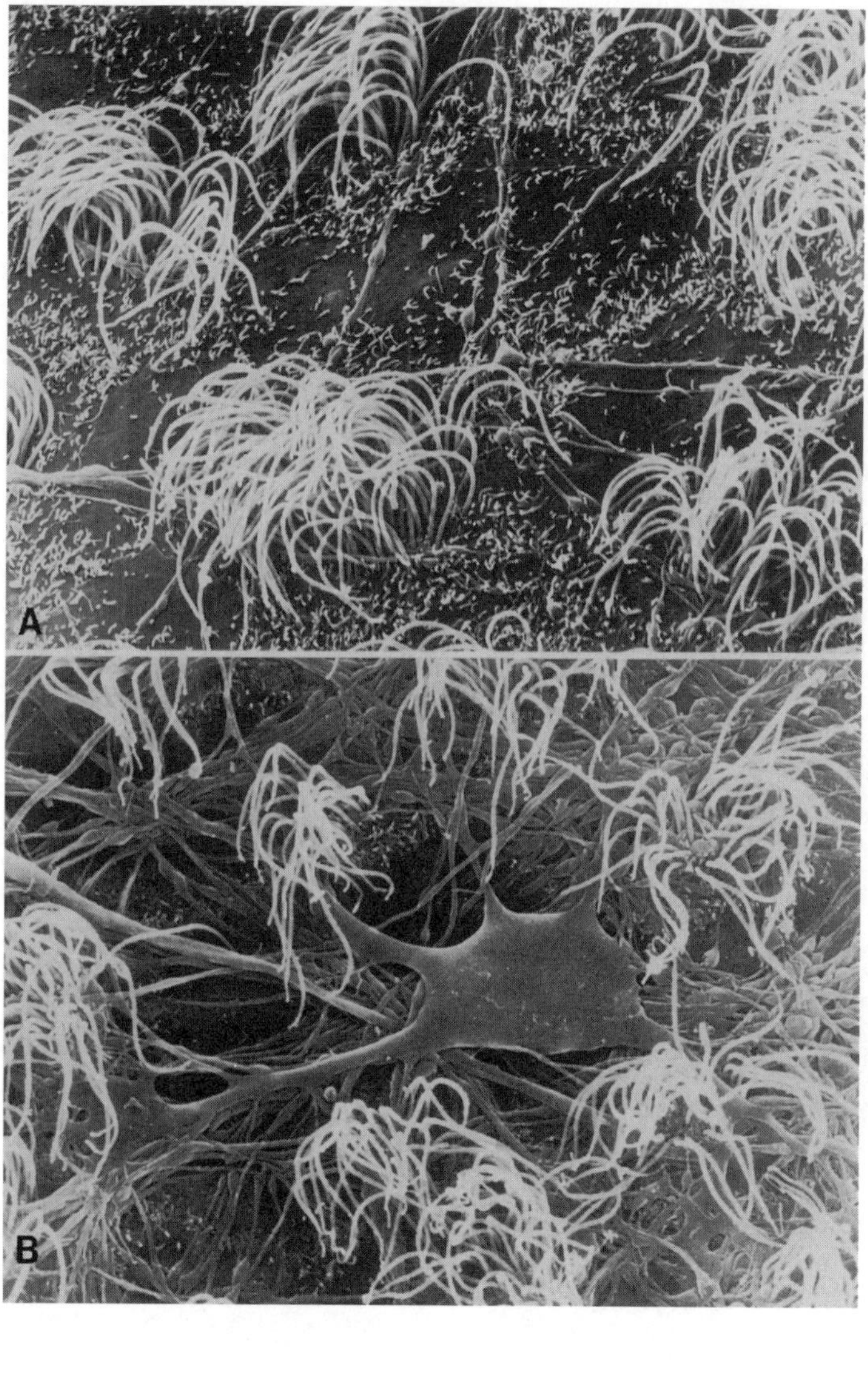

図3—21　イヌの第三脳室の視神経交叉部後部領域
（出典は図３—18と同じ）

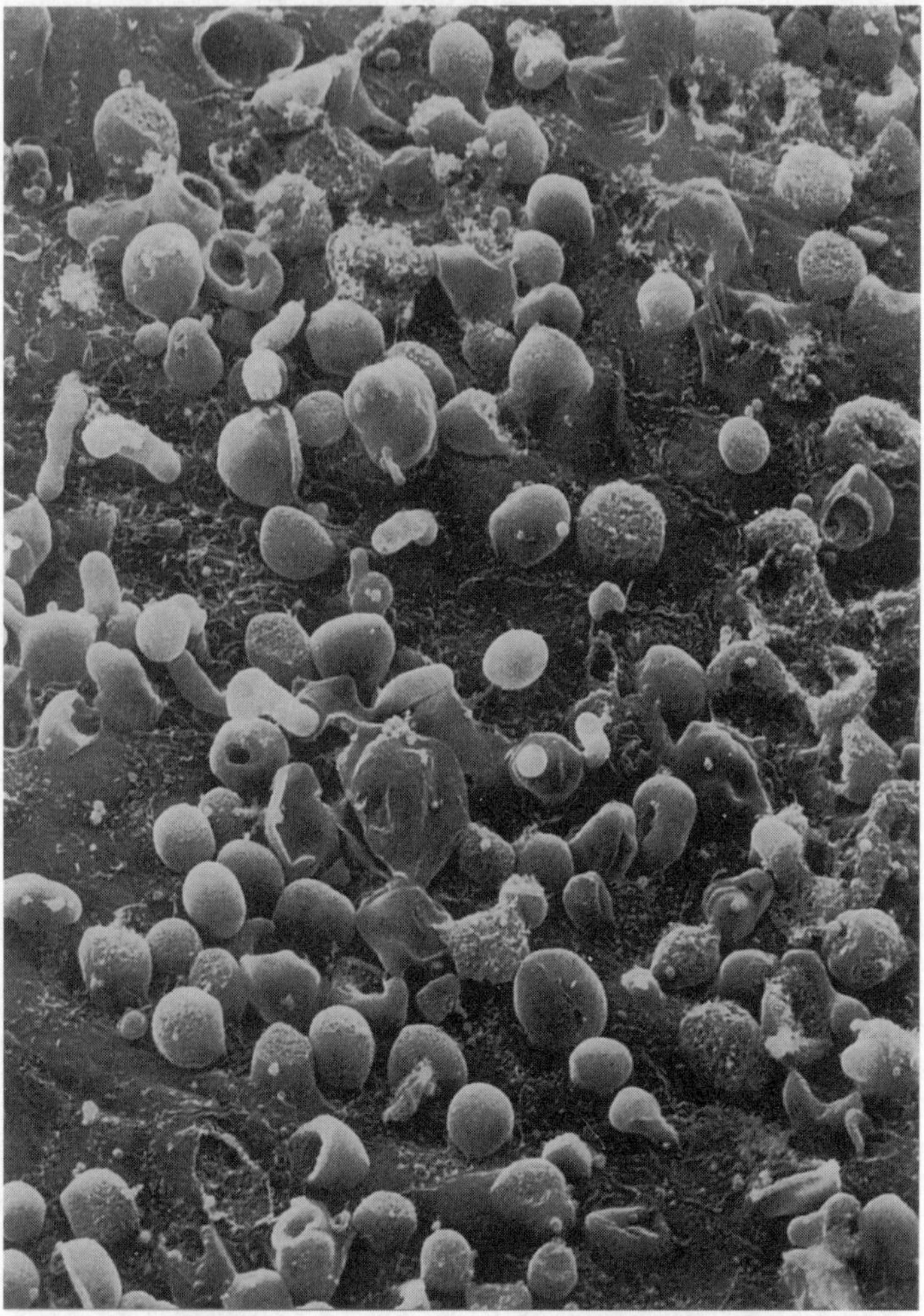

団をなしている。これは前図3—19Cのうちのシナップス領域に相当する形態に酷似すると言っても大過ないであろう。その倍率は二〇〇〇倍である。

この種のセロトニン・ニューロンは、ほかにもかなり数多く存在する。しかし、これらのいわば「正常解剖学」的所見を基にして、それらを病理解剖学の領域に応用したという成果は、私が知る限りまだ存在していないと断言して差しつかえない。近年、遺伝子の研究、その他の神経科学の発展は、一見めざましいものがあるように見えても、少なくともそれらの病理解剖学の領域への応用は、なお前途遼遠であると言うほかはない。

4 水俣病と環境問題

水俣病第三次訴訟の名判決

私は水俣病の訴訟には、かなり遅れて参加し、一九八四年十月十二日に第三次訴訟の原告側証人として最初の証言をし、八五年二月七日には、被告側からの反対尋問を受けている。私の証言内容は、水俣病の一般論というか、総論的なものであり、またその認定基準についても、個別ではなく、総論的な病因・病像論的証言に終始している。これに対する判決は、八七年三月三十日に、熊本地方裁判所の相良甲子彦裁判長（当時）によって下されている。

判決の要旨のみを述べると、病像論については「水俣病は中枢神経のみならず、血管、臓器その他の組織にも作用して、その機能を弱体化させた可能性を否定し得ない中毒疾患である」としている。

私自身は、とくに病理学的に中枢神経のみならず、末稍神経系疾患である可能性をも水俣病の重要な特徴の一つであるとし、さらに全身病という表現を重ね合わせながら証言してきたつもりであった。この判決はこうした私の考え方を取り入れた内容で、それまでの判決には見られなかったものということができる。

この判決では、病型のひとつとして初期症状の見られない者、あるいは軽症者が、後年に至り水俣病の症状が明らかとなり、或いは重篤化することがあるとした上、水俣病に見られる中枢神経の障害および自覚症状を具体的に認定している。

このことは、新潟における遅発性水俣病の存在を認める考えに立っていると解釈でき、極めて重要である。また自覚症の重要性、実態的には第三水俣病の存在も認める考えに立っていると解釈できるところが、とくに重要であると考える。

つまり、熊本の第一水俣病、新潟の第二水俣病、さらに第三水俣病における神経精神症状、それも遠位部優位性の症状に加えて、自覚症の重要性が、単に医学のみならず、哲学的・倫理学的にも重要この上ないという視点が、それまでの判例とは相当異なっているというのが私の感想であった。これに他の病像論を重ね合わせていくと、病像論の判決は、それまでの判断よりも明らかに、一歩どころか二歩も三歩も前進していたと高く評価されてよい。

この判決では、国家賠償法が適用されているが、この考え方は至極当然だと受け止められたし、同時に常識人を納得させるのにも十分なものであったと考えられる。つまり、責任はひとり企業のみでなく、国や県の行政にもある点を認めていた点である。言葉を換えると、水俣病の患者にとっては、第一から第三までの水俣病全体を含めて、原告側の方々は、「公害病としての被害」を受けた側にいることは明らかであり、一方、被告側は、企業、県、国を含めて加害者側に立っていることは明白である。

いずれにしてもこの判決は、その病像も認定の評価も正当であり、他方、工場側はもちろん、国ならびに県の責任についても、極めて明快な判決を下していたことは疑いを入れない。この考え方に基づき、企業、県と国の行政の三者に対して、国家賠償法に基づき、損害賠償請求権を発動し、賠償金を三等分して支払えとの判決を下しているが、私には完全に近く、納得できる判決であった。

一方、新潟水俣病の第一次訴訟における判決は、「企業は常に最高の知識と技術を用いてその安全性を確認し、それでもなお人の命・身体に危害が及ぶおそれが生じた場合は、直ちに企業の操業短縮はもちろん、操業停止するなど、必要最大限の防止措置を講じ、危害を未然に防止すべき高度の注意義務がある」となっている。

さらに、「昭和電工の反応塔から有機水銀が排出されたか否かは、工場の排水口直下の水ゴケから有機水銀が検出されたので、経験則によって反応塔からの有機水銀の排出が当然推測出来る」と、過失の挙証責任の一部転換が計られたことを意味する判決だった。

七三年三月二十日の熊本水俣病第一次裁判の判決は、「いかなる工場といえども、その生産活動を通じて環境を破壊してはならず、いわんや地域住民の生命・健康を傷害し、これを犠牲に供することはゆるされない」となっている。

この両判決は、「人の生命・健康に対する危険を無視するわけにはいかない程度の危惧感」がそこにあれば、「予見可能性」の成立は、それで満足されるという法的解釈であるとの評価を受けたことになる。当初は旧来の「過失責任論」の枠内から出発した水俣病の裁判も、歴史的、経時的に見ていくと、最終判決の結果は、人の生命・健康に危害を及ぼすおそれのある企業活動によって生じた被害者がそこにある場合、憲法の基本的原理である人間尊重の立場を、何よりも優先させるという、「無過失責任論」という法的解釈が与えられたことを意味すると考えられる。

とすると、それは、いわゆるＰＰＰ（汚染者費用負担の原則）の原則論とともに工場側の責任が最大であるという考え方にそのまま当てはまるかもしれない。しかもそれらを監督する県や国の行政、ひいては政治の責任をも同時にともなうものであるというのが、私の考える公健法の成立の精神であるとするならば、熊本の第三次水俣病の相良判決は、ＰＰＰの原則を超えたものであったと評価せざるを得ないし、私としては、むしろ当然のことであるとして、一般国民、つまり、常識人にも素直に受け入れられていたのではあるまいかと考える。

勝訴でなかった水俣病裁判

ところで、私が参加しなかった熊本水俣病第一審の判決の要約は、「加害者がいたずらにその賠償義務を否定し、被害者の無知、急迫に乗じて、低額の補償をするのと引き換えに被害者の正当な損害補償請求権を放棄させたような場合に、その契約は公序良俗に違反するから、無効といわざるを得ない」とされている。

その結果は、斉藤恒氏によれば、「昭和四十年の新潟第一次訴訟判決では、最高一千万円、熊本第一次訴訟判決では最高一千八百万円であった。判決後の自主交渉の妥結額が、新潟は死者と重症者は一千五百万円となっており、熊本では最高一千八百万円となっている。そしてどちらにも年金がついている。新潟での昭和四十八年の年金五十万円が物価スライドにより、現在では百四十万円にもなっている。これでなんとか生活している家族がいることを私は知っている」となっている。

一方、私自身も参加した福岡高裁の一九九二年の和解案が提出された時に、水俣病被害者・弁護団全国連絡会議（全国連）では直ちに「これは検討に値する数字である」として、国に和解の席に着くよう運動を進めた。福岡高裁の裁定内容は、同年三月二十四日には一時金は三〜四百万円、重い原告だけ八百万円と全体として低額化しており、さらに九三年一月七日には最終意見として、一時金は二百万〜八百万円となり、ここで二百万円という低額が表面化してきたのである。

したがって、九二年以後は福岡、新潟、京都、熊本、関西の各訴訟などでも、申し合わせたように最高が八百万円とランク付けが行われており、私も参加した東京地裁判決に至っては、一率四百万円の低額になってしまった。

斉藤恒氏によると、「裁判所がこれらの低額を提示するようになったのは、明らかに九二年の福岡高裁の和解案が出されてから以降である。この変化を見ると、福岡高裁の和解案の提示は一地方だけの問題ではなく、関係裁判所全体の申し合わせであったと見られても不思議はあるまい」となっている。この考え方には、私も全面的に賛同したい。

未認定患者との和解が成立した時、当時の村山首相から謝罪声明があったが、それは通り一遍のもので、およそ解決には程遠いものであるといわざるを得なかった。なぜ「水俣病は終わっていない」かというと、一時金は極めて低額であるうえに、水俣病と認めてほしいという患者の願いに、国は答えていない。チッソや昭和電工の排水が疑われだしても、国や県の行政は何らの解決策を打ち出さなかった。それどころか厚生省（当時）は、原因の本格的解明を遅らせて、被害の拡大を招いたとさえ言える。環境庁（当時）について言えば、次官通達の形をとって患者認定制度を次々と改悪し、裁判の正しい判決に抵抗して、救済を延ばしてきた。

ハンター・ラッセルの臨床像と同一か酷似するものが水俣病にも確実に存在するし、しかも、その原因がメチル水銀にあったことははっきりしていた。しかし、そうした見方は、後に環境庁の次官通達や環境庁を取り巻く学者たちによって、次々に押し切られていった。そのことは、その臨床・疫学・病理像について、総論的な基本原則を水俣病として打ち出し得なかったことと、第一、第二水俣病から第三水俣病まで広く包括できる原則論を打ち出し得なかったことによるものだと悔やまれる。

しかし、その愚を再び繰り返さないためにも、またそれをどのようにして有機塩素化合物汚染の責任追及にまでつなげていくかを考えていくためにも、第一から第三の水俣病を含めてそれらの共通基盤となる基本原則を、現時点においてすぐにも打ち出しておく必要性を痛感せざるを得ない。

この水俣病の過去の悲惨な体験を、現在から将来に向けてどう生かすかを真剣に考慮しなければならないのはもとよりであるが、それは同時に、広く一般国民のためにも貢献できるであろうという意味からも、以下の六つの基本原則をまず最初の段階として、医学的立場から、言葉を換えると、病因・病像論の立場から提唱しておかなければならなかったのである。

一、水俣病は有機水銀化合物（主としてメチル水銀）による公害病である。
二、ハンター・ラッセル症候群と共通する面もあるが、異なる面もある。
三、神経障害に中核があるが、同時に全身病的色彩がさらに重視される。

四、他覚症と自覚症は同格であり、また社会医学的側面からも患者の疎外現象は明らか。
五、汚染地区での居住期間、急性大量中毒、慢性少量中毒、遅発性中毒、その他の中毒学・疫学的側面が重視されるのは正しいが、こと胎児性水俣病に関しては、その中毒量は超微量単位のものが適用される。
六、第三水俣病と有機塩素化合物との連続的・複合的汚染の問題が重視されるべきである。

蒸発した水銀はどこへ

有馬澄雄氏（『水俣病――二十年の研究と今日の課題』の編集者、一九七九年一月、青林舎）によると、チッソ水俣工場でのアセトアルデヒド＝酢酸設備廃水の放流経路とその処理の変遷についての検討は、原因究明の過程で熊大医学部の入鹿山且郎氏らによって、その後は水俣病民事裁判の過程で水俣病研究会によってなされた。それらの調査結果を手掛かりに、水俣工場における廃水放流経路とその処理方法を整理すれば、大まかに四つの時期に区分されるとしている。

①一九三二年～五八年九月＝設備の稼働スタート時からほぼ無処理で百間港を通じて水俣湾に放流された。したがってこの時期は、工程で消耗されメチル化した有機水銀は、飛散・沈着する分を除き、海に流出されていたと考えて間違いない。

②五八年九月～六〇年五月＝ピットを経て八幡プールへ送り、中和沈殿の後水俣川河口へ放流した。この時期の特徴は、水俣病の社会問題化、原因究明の進展に伴い、廃水放流を従来の水俣湾から水俣川河口へ変更するとともに、ピット、八幡プール、後に酢酸プールへ通し、固形分の除去、酸の中和、水銀の回収などを試みざるを得なくなった点である。この時期は、放流までの経路が長くなり、処理

過程が若干加わったことが従来と異なり、迂回した分だけ工程で消耗された水銀は、八幡プールをはじめ、工場地内に堆積される率が高かったと考えられる。したがって、損失量に対し流出量の比率は低下した。しかし、メチル水銀の物性は水溶性であり、以上述べた処理ではその除去に対し効果はなく、損失量に対するメチル水銀の流出率はほとんど変わらなかった可能性がある。

③六〇年六月〜六六年五月＝六〇年以後の排水は、八幡プールからその上澄液を原水槽に送り、重油ガス化設備廃水などとともにサイクレーターと称する浄化装置を通し、百間港に放流された。サイクレーターは水俣病の社会問題化とは別に計画されたもので、メチル水銀そのものの回収だけに利用された訳ではないと言ってよかろう。この時期の処理の中心は、水俣病原因物質を含む疑いがいよいよ濃厚になった精ドレインおよび水銀スラッジなどを系外へ出さず、また母液の廃棄や洗滌水の使用料をできるだけ抑えようとしたことである。最終的には百間港へと放流されたが、一部は浸透水となって水俣川河口へ流された。したがって、端的に言えば②と同格といえる。その後、幾つかの改良が試みられた結果、この時期から少なくとも表面的には急性発症患者がみられなくなり、また入鹿山氏らが調べた水俣湾産貝類の含有水銀量は、六〇年一月には乾燥重量当たり八五ｐｐｍあったものが、同年十月頃から一〇ｐｐｍ付近となり、その後、六六年十月まではほとんど変化がなかったことから、その処理が一応の効果があったものと思われる。

④六六年六月〜稼働停止＝六六年六月からは、精ドレイン、各ポンプグランド洩れ、定期修理時の洗滌水などすべて地下タンクに集め、生成器などが再使用されるようになり、ここで初めて系外へ廃水が出なくなった。しかし、稼働停止二年前、アセトアルデヒドの生産の主力は、子会社チッソ石油化学（千葉県五井市）に移ってからのことで、この時から初めてアセトアルデヒド装置からの水銀・メチル水銀の流出がなくなった。

以上は、主として有馬澄雄氏の記載と関連する日窒水俣工場排水系統図、また同工場の八幡プール群、嵩上プール断面等は、いずれも判例事報九三一号に法廷用資料として転載された図による。いずれも六〇年代の資料であり、それらは原告側、被告側いずれの提出資料であるか一寸判然としない一面があるが、いずれも水俣病の最盛期前後のものである。巷間よく言われているように、排水口が百間港から水俣川河口に変更された後にも、水俣病は南北両方向にかけて拡大していったとみて差支えないであろう。

要するに、主たる排水口は依然として百間港そのものであったわけで、水俣川河口はあくまで副排水路というか、第二排水路に過ぎなかったと解釈してよかろう。とすると、これらのサイクレーターなどの構造物は、完璧であったとは到底考えられないということになる。私自身も、カーランド、マッカルピンその他の人々と一緒に八幡プールが不知火海にすぐ接して建設されていた現場を視察しており、その堆積物の深さは約五十メートルと聞いた記憶が残っている。

その時、私の脳裏をかすめたのは、日本は地震をはじめ天然災害の発生しやすい地域であり、特に熊本は阿蘇をはじめ普賢岳などの、現在でも活動火山地域であることであった。さらに一九九九年の高潮・高波の被害が不知火海東海岸の北部地区に発生したことを考えると、もしこれが八幡プールに起こったとしたら、それは新潟の阿賀野川の被害どころではないとの感を深くしている。

さらに汚泥浚渫計画と仕切網計画はまがりなりにも実践されたことは確かである。しかし特に後者などは、外界からの汚染魚の侵入、また網内から網外への汚染魚の侵出などに対しては、ほとんど役にたっていないという批判があることは、今更述べる必要を感じないし、それが撤去され、水俣湾の安全性が水俣市から誇張的に発表されたものの、それらを信ずる方々はほとんどいなかったであろうとのみ言っておこう。

新潟の阿賀野川昭和電工については余りにも未知の要素が多くて、私自身はもとより、文献的にも分からない点が多すぎ、当事者以外にとっては不明と言う外はない。河辺広男氏の測定値によると、無機水銀の大気中の水銀の損失量は膨大なものであったことを述べるに止めたい。五九年一月二日、第一堆積場のカーバイドスラッジ三万トンが自然災害によって阿賀野川へ流入し、上流から下流にかけての川魚が全滅に近かったと聞き及んでいる。カーバイド残渣による、魚のエラ呼吸への至大な影響が主原因であったとしても、その中に水銀が残っていることもまた否定できなかったであろう。

ここでは、**表4―1**に見るように、決壊した第一堆積場の他にも、まだ少なくとも九カ所以上は残留したままであり、それらに対して、基本的な手が加えられたと言う話は未だに耳にしたことはない。

第二水俣病の発生地である新潟阿賀野川では川辺広男氏によって、昭和電工の工場付近の杉林の木の年輪が年を追って調べられたことがある。前述したように損失した無機水銀量は膨大な量に達しており、この調査によって工場が公表していない生産量が推定できる程であった。

損失総水銀量は五万五〇八〇キログラムに達しており、その内訳をみていくと大気中のものが総水銀量四

表4―1　産業廃棄物堆積場調査

（新潟水俣病共闘会議『阿賀の流れに』15頁, 1993年）

番号	廃棄物 堆積場	カーバイドかす	カーバイド炉掘灰, 同風化灰, 炉修, 家屋解体品, 土砂, その他	合金鉄スラグ	計
1	決壊地	有機創業（昭12）～昭和37年頃　約100, 000m³	—	—	約100, 000m³
2	赤崎南側	昭25～30年頃　約20, 000m³	—	—	約 20, 000m³
3	工場北側	昭34～39年　約30, 000m³	電炉創業（昭４）～昭27年　約30, 000m³	—	約 60, 000m³
4	工場東側	昭35～36年頃　約20, 000m³	—	—	約 20, 000m³
5	グランド	昭47年　約10, 000m³	—	少　量	約 10, 000m³
6	地獄窪	昭37～39年頃　約40, 000m³	昭35～49年　約50, 000m³	昭35～48年　約30, 000m³	約120, 000m³
7	裏山頂	—	昭22～29年頃　約10, 000m³	—	約 10, 000m³
8	町焼却場	—	昭４～終戦頃　少　量	—	
9	役場裏	昭30～33年頃	昭30～33年頃　約10, 000m³	昭35～46年　約15, 000m³	約 25, 000m³
10	常浪橋	—	—	昭35～36年頃　約5, 000m³	約　5, 000m³
	計	約220, 000m³	約100, 000m³	約50, 000m³	約370, 000

（昭和50年6月, 鹿瀬電工株式会社）

万四〇〇〇キログラムで全体の八〇%に達しており、排水中のものはわずかに五五〇〇キログラムで一〇%にすぎない。この数字を見ると昭和電工の場合は、排水口に対して濾過装置は果たして取り付けてあったのであろうかという根本的疑問が生じて来ざるを得ない。一方、熊本の第一水俣病の科学者たちは、この種の蒸発水銀の研究をほとんど考慮していなかったことも確かであろう。

これに関連して、鶴見和子氏の『鶴見和子曼荼羅Ⅵ　魂《こころ》の巻　水俣・アニミズム・エコロジー』（藤原書店、一九九八年）の一七六〜一七八頁にかけての記載で、水俣の自然に触れられた部分がある。

「湯堂で生れ育った坂本嘉吉三（一八九六年生まれ）は、二十二歳の時に新潟に働きに行って終戦の年に湯堂に帰ってきた。その時『茂道山の松は大きく茂っていた』。五七、八年頃から『最初は一本、二本虫食いしてあとから順々に真っ赤になってしまった。今は松も枯れてしもうて茂道は昔に比べて一転してしもうた』。湯堂の前島日与喜さん（一九三二年生まれ）は言った。『湯堂が急激に発展したのは、チッソのためです。物凄く急速に発展したかわりに海は死んでいったことです。十年位前までは（この話を聞いたのは、七六年八月）まだこんもりしていた。とにかく私たちが三人や四人で取り巻いても取り巻けんような松だった』。」

次は、石本寅重さんの茂道松の死を悼む文章の抜粋である。

「茂道山と言えばご存じの通り、つい最近まで大きな黒松がのびのびと高くそびえ、また密林を思わせるように黒々と繁っていたものです。……私どもの子供の頃は樹齢二百年以上という大木がぎっしりと植わり、鬱蒼と繁っていました。中でも山神様（大山神社）の前にある二本の大木は、三百年以上のものとかで、大人が六人位で抱きまわす位のものでした。……茂道と言えば字の如く、とにかくしげった道だったのです。」

「私は公害が松に直接影響しているとは言いませんが、何らかの形で日本の公害を帯びた空気が間接的に影響しているのではないかと思います。茂道松を例にとりますと、……戦時中幹にのこ目をたくさん刻まれ樹脂を取り痛められた木も昨今まで生き続き、松食い虫なら大昔からいたはずでしょうが、三百年も経った空洞の老い松もなお、生きていたのに。私は考えます。松の病気か害虫か知らないが、大自然にはそれを抑える天敵がいたはずだと思います。その天敵が公害のため無力化したので、病害虫が極端に拡がったのではないかと。……松の枯死は、重ねて言いますが、大自然の一角が崩れようとしている、自然のバランスが崩れようとしている警鐘かもしれません。」

鶴見和子氏はさらに言う。「魚と鳥と猫の死は、人間の死と損傷の予兆であった。それは、海の死によってもたらされた。海を巡って生きる人間を含むすべての生き物の死を、最も鮮烈に印象づけたのが、茂道松の死であった」

以上をみていくと、私は果たしてこれは第一水俣病の大気中に蒸発した水銀——それには無機も、また一部はメチル水銀も含まれるかも知れないが——に加えて、むしろ工場からの排気ガスによる酸性雨などがあったのかと考えてみたりするが、そこに何ら実証性のあるデータは存在していないので、これ以上、批判のしようもない。

図4—1

A　スウェーデン産淡水魚のメチル水銀

(G. Westöö, 1967)

種　類	捕獲地	メチルHg (ppm湿重量)	総水銀量に対する%
Perch (淡水すすぎ)	Lessebo	0.25	86
	Ludvika	1.20	92
	Linneryd	2.18	99
Pike (かわかます)	Stockholm	0.44	90
	Stockholm	1.21	97
	Vaxholm	4.33	83
	Linneryd	3.13	95
Pike-perch	Stockholm	0.38	95
		平均(51試料)	92%
Haddock (太平洋たら)	Norway	0.014	82
Cod (たら)	Norway	0.079	72
	Norway	0.022	85
Whiting (こだら)	Denmark	0.036	75
		平均(17試料)	82%

B　キハダマグロ肝臓ホモジューネートによるメチル水銀の生成

(故・浮田教授〔東大薬学部〕のデータ)

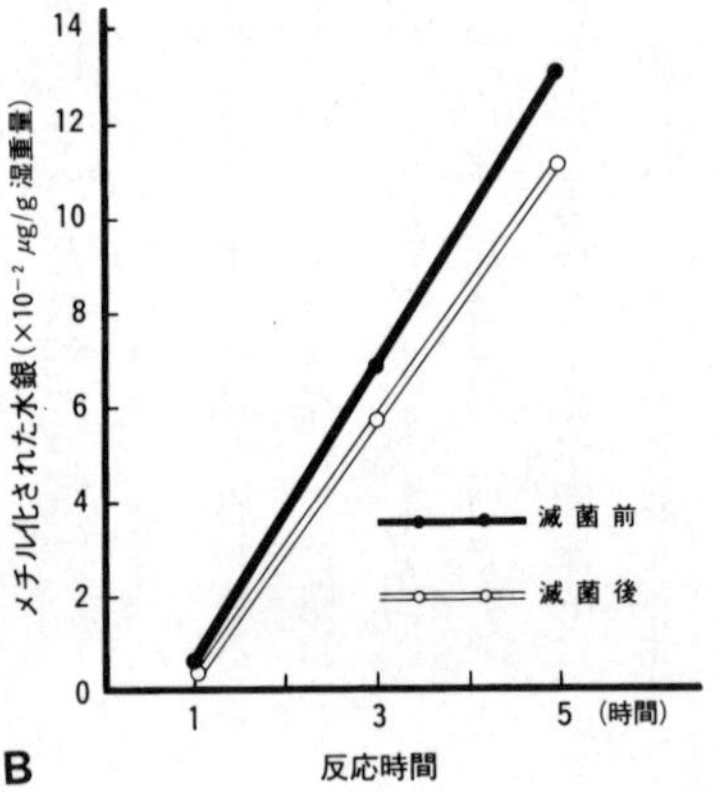

B

日本人の毛髪中の水銀値は世界最高

わが国では、徳山湾や新潟の関川において、無機水銀の有機化が起こる事実が藤野糺、斉藤恒両医師によって証明されていた。その後、浚渫が行われて湾内のクロダイなどのメチル水銀値は減ってはいたが、比較的海底近くのミノカサゴのメチル水銀値は減っていなかった。

一方、両地域とも臨床的に見て、漁師の家族たちには水俣病乃至その疑いがあることが既に証明されていた。我々はすでにスウェーデンにおいて、**図4―1A**に見るように、特に淡水中では生態の連鎖反応を経て、川魚の比較的大型の魚、例えば淡水スズキ、カワマス、バイクパーチの体内では総水銀中の八〇～九五％がメチル水銀に変わっているし、海水魚でも量はそれより少ないが、七〇～八五％はメチル水銀に変わっている

表4―2

A　マグロ漁船員の頭髪中メチル水銀量

被験者年齢	経験年数	メチル水銀(ppm)	総水銀(ppm)
60	25	67.0	60.1
34	15	48.0	54.1
33	15	29.0	51.8
35	20	37.8	49.5
29	10	32.9	49.4
36	19	30.7	45.7
35	9	33.7	43.7
27	10	27.6	43.6
26	18	27.0	45.3

＊メチル水銀の方が高い数値を示したのは，同一人物の頭髪の異なった部分による蓄積濃度の違いによると考えられた。

B　メチル水銀生成活性と肝臓中ビタミンB_{12}含量の関係

（井村ら『水俣病に関する総合的研究中間報告集』10頁，1975年）

	メチル水銀生成量 (ng/10g of wetliver)	Vitamin B_{12}含量
キハダマグロ	2,984±126	21.0±1.2
メヌケ	2,355±250	16.0±1.0
ブリ	2,064±276	13.1±1.9
カツオ	2,026±169	13.8±1.3
カジキ	952*	8.7*
アコウダイ	583*	6.8*
サケ	451±69	5.4±0.7
牛	427±33	6.1±0.8
豚	345±30	3.5±0.4
ヒラガシラザメ	300*	4.2*

＊は１検体のみ，ほかは５検体の平均値±標準偏差。

各検体（肝臓）の10％ホモジェネートを，あらかじめ蛋白分解酵素（プロナーゼ）で処理した後，一部を20mMHgCl と37℃，16時間反応させて生ずるメチル水銀を定量，他の一部についてL. Leichamannii を用いたbioassay によりB_{12}含量を測定した。

ことを知っていた。

また**図4—1**Bに示されるように、実験的に見ても、キハダマグロの肝臓をすりつぶしたものに無機水銀を加えると、五時間もたたないうちに、メチル水銀が合成されてしまうことが知られていた。

さらに**表4—2**Aに見るように、マグロ魚船員のうち、年齢が高く経験の多いもの程、頭髪の総水銀値の一〇〇乃至九五%は、メチル水銀に変化している。その理由は、**表4—2**Bの網かけ印のついている魚類は、メチル水銀生成量も高いが、それはビタミンB12の含有量も高いことが分かっていたのであって、これは前**図4—1**Bに実験的に分かっていた通りである。

水銀農薬の場合にしても、散布した水銀農薬は無機のフェニール水銀であっても、泥中にあるバクテリアの菌体内にある活性B12、つまり、メチル基を持ったB12が自分の自衛作用としてメチル水銀をつくり、脱フェニールが生じてメチル水銀に変わってしまい、これを菌体外に放出することが既に証明されていた。

塩化水銀がメチル水銀化していく過程を見ると、**図4—2**に見るようにこれにメチルコバラミンを加え、

図4—2　メチルコバラミンの存在下での塩化第二水銀からメチル水銀の生成
（出典は図４—１Ｂと同じ））

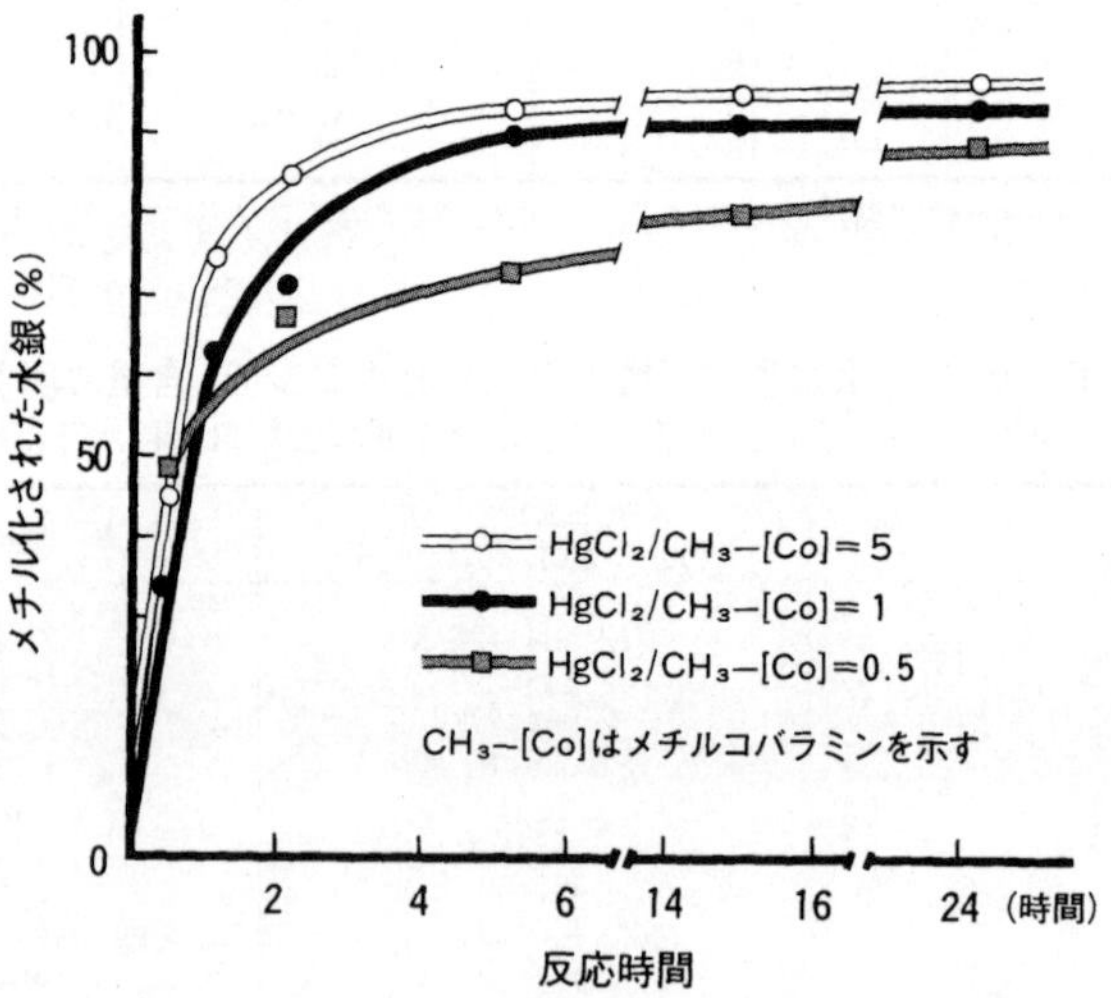

いろいろな濃度の溶液反応をして二十四時間経ってみると、ほぼ完全にメチル水銀に合成されてしまうという実験だった。

しかも、その時の条件が極めて簡単であるが、考えようによっては極めて恐ろしいことである。つまり、その条件というのは、「三十七℃、PH七・〇、暗室」という、まさに我々の体内、特に腸内と同じ条件ではないか！ 我々の腸内とくに盲腸付近には、活性B12を持ったバクテリアがおり、それをこの条件下で培養してみると、見事にメチル水銀が生産され、それが人体内に吸収されていくことは目に見えている（**図4―3**A）。

また淡水魚の場合なら、川の底質には活性B12を持っているバクテリアがいるので、それを培養すると、メチル水銀が少量とは言え合成される。また無機水銀は比重が軽いため水中を上昇していき、ついで蒸発して大気中に拡散していく（**図4―3**B）。これはメチル水銀について言えるかどうか、私にはよく分かっていない。

ここで一般国民の水銀値を考えてみよう。一九六四年に東京オリンピックが開かれた折に、東大薬学部の浮田忠之進教授らは、世界各国から来た若い選手の頭髪を集め、毛髪に含まれる水銀値を調査した。その結果、西ドイツの若者の頭髪の水銀値は〇・一ppmで最低であるのに対し、日本は各国の中で最高の六・五ppm、つまり、西ドイツの六十五倍の総水銀値を示していたのである。

西ドイツは、大麦の種につく黒カビと苗床の土の消毒のみに限定してメチル水銀を使用するという、閉鎖的システムをとっていたが、日本ではヘリコプターから水銀農薬を水田全体に散布するという、開放的使用を続けてきた。

このことについては七〇、七一年頃、宇井純氏（現沖縄大教授）の計算によると、水田または畑一ヘクタール当たり、過去十二年にわたって使用された総水銀量は、日本はなんと七三〇グラムで、西ドイツの六グ

図4—3

A　腸管内容物によるメチル水銀生成

(Rowland, et al., Biochem. Soc. Trans., 3, 502, 1975.『水俣病』702頁, 青林舎, 1979年)

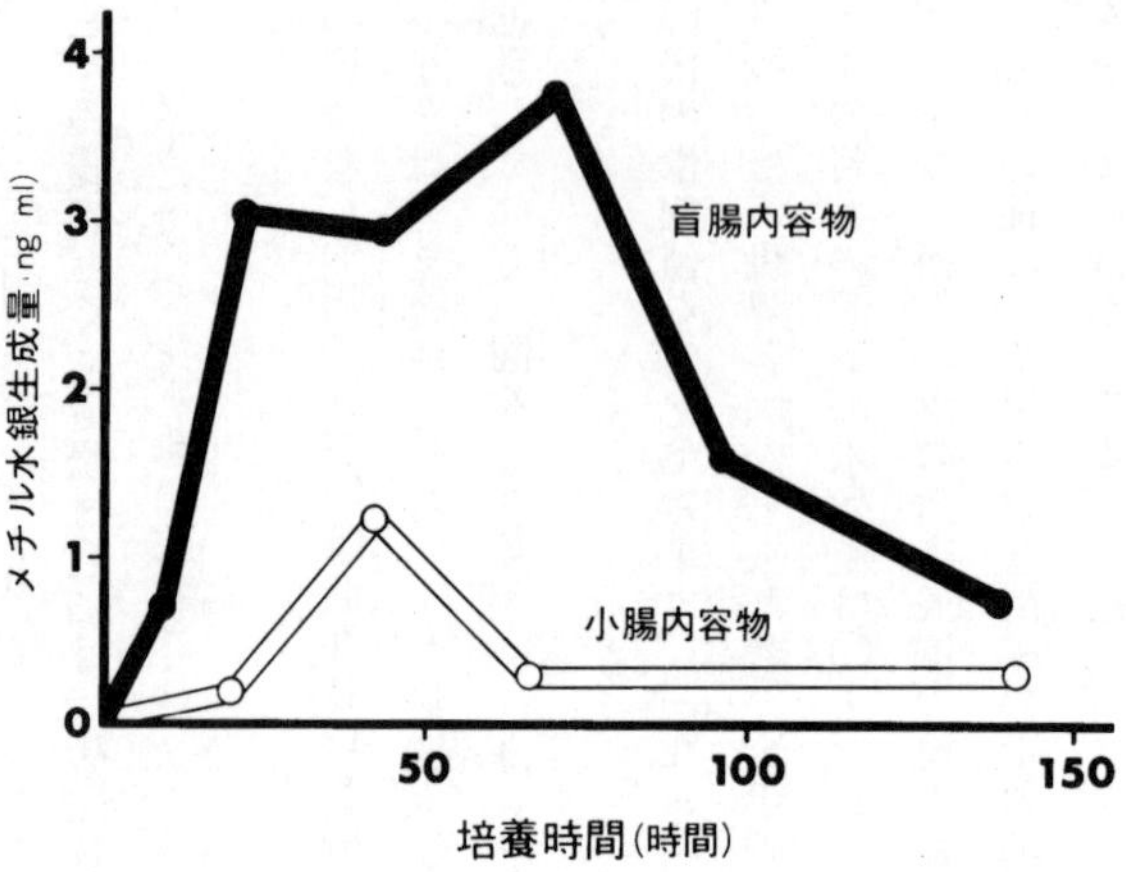

B　底質によるメチル水銀の生成と Hg°の発生

(Spangler, et al., Science, 180:192, 1973.『水俣病』703頁, 青林舎, 1979年)

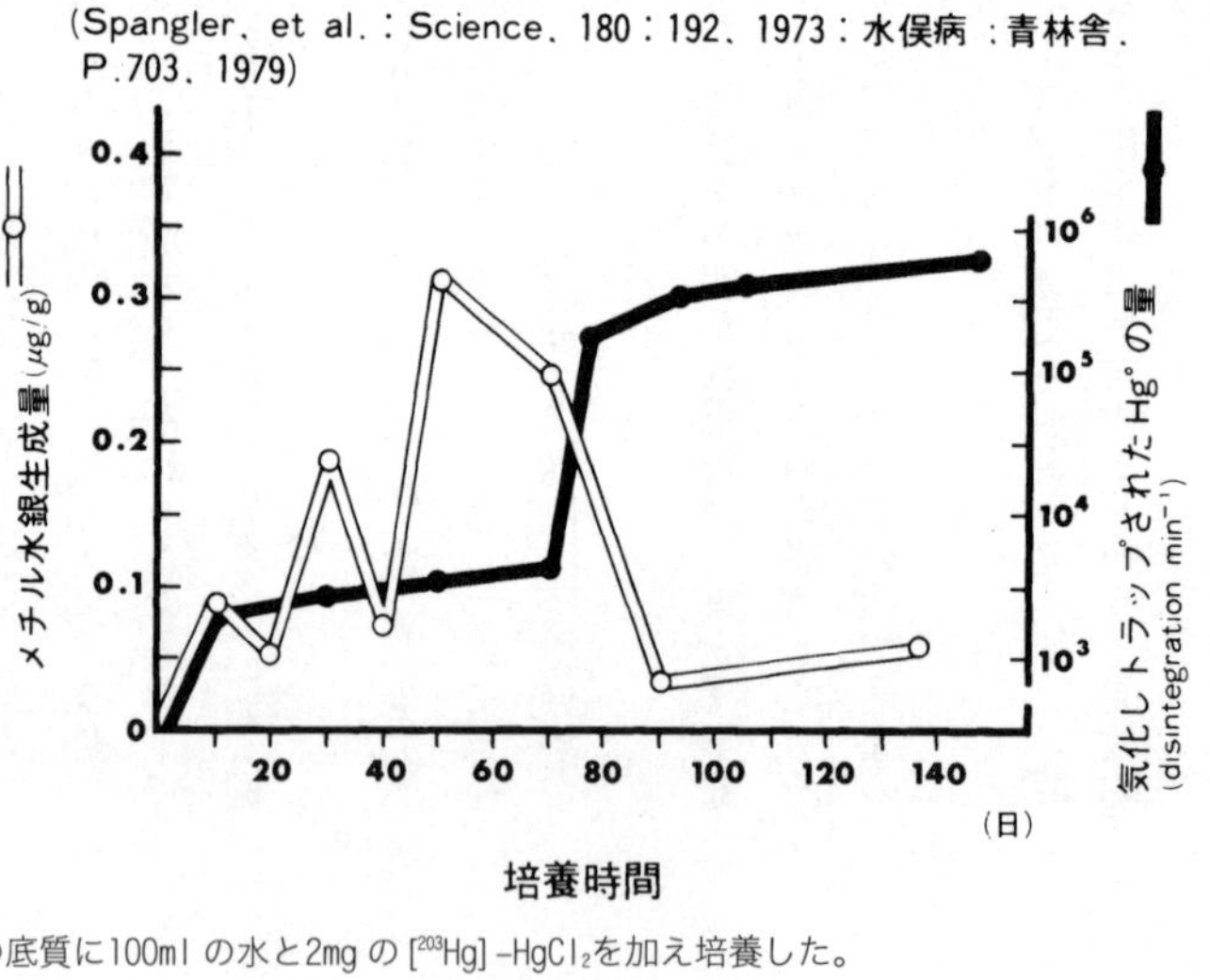

(注)150g の底質に100ml の水と2mg の [²⁰³Hg] -$HgCl_2$を加え培養した。

ラムの百倍以上であるということが判明していた。ここで最も重要なことは、農薬の「薬」という言葉に対する基本的な思想・哲学の違いがドイツと日本との間であまりにも明瞭であったことである。

日本が完全な水銀汚染国になってしまったことを、二、三の例を挙げて説明しておこう。私は南極越冬隊の健康管理委員長を務めていたことがあり、越冬隊員たちの頭髪の水銀値を計ったことがある。南極への出発前は三ｐｐｍから一〇ｐｐｍとばらつきがあったが、南極から帰国直前の計測では三ｐｐｍから五ｐｐｍに下がっていた。それでも、米を主食とする日本人と他の南極基地の外国人とを比べてみたことはないが、おそらく日本人の水銀値は外国人より高かったのではあるまいか。

問題は、隊員たちが帰国してからで、半年もたたないうちに水銀値はぐんぐん上昇し、四〜九ｐｐｍに跳ね上がってしまったのである。つまり、先に言った日本は完全に水銀汚染国である例の一つが証明されたのである。

同じようなデータは、一年半以上外国に住んでいた日本人の留学生の帰国後二年以上にわたって毛髪の水銀値を計ってみると、ウナギ登りに上昇して行く。これも浮田氏の測定値である。

また七二年の都民調査結果を見ると、男性は年をとる毎に上昇し、女性は比較的低いが、いずれも他の先進国よりは高く、特に寿司職人のように水銀値の高いマグロのトロの切れ端などを多く食べる機会のある人は、平均一九・三ｐｐｍと格段に高い値であった。

私が最も心配するのは、日本の将来を担う子供たちのことである。なぜなら、水銀農薬が盛んに使用されていた頃の子供たちの毛髪の水銀値を調べていくと、農家、非農家の別なく、新生児の方が母体のそれより高かったからである。**表4―3**に見られるように、長野県佐久病院の農村医学研究所のデータによると、ヘソの緒から計測され、またそれが初乳期にもちこまれた水銀値は、母親の値より高くなっていた。

表4―3ａにおける佐久農村部の妊婦と新生児の毛髪中の総水銀値を比較してみると、農家の妊婦の二

十六例の平均水銀値は七・三一ｐｐｍであるが、新生児二十六例の平均水銀値は九・八九ｐｐｍであって、後者が前者を上回っている事実に対して、私は大きなショックを受けた。新生児の吸収ルートが、胎盤と授乳の二つのルートによることは**表４－３**ａに明瞭である。

一方、同じ佐久地方の非農家についても、全体として農家に比べると低いが、新生児が妊婦を上回っていることには変わりはなかったのである。これらの事実を模図にしたものが前出**図３－７**Ａであり、ここでも単に胎盤を介するだけでなく、新生児には母乳を通じ二つのルートが示されている（**図３－７**Ｂ）。

この後者の説明では、母体の血球のアルキル水銀値が直線的に伸びていくのに対して、新生児の場合は曲線を描いて放物線的に増大しており、誠に恐ろしい事実を示していると言わなければなるまい。また、この種のアルキル水銀の投与量はナノグラム（十億分の一）単位の微量で測定されることを考えると、その悪影響のほどは想像を絶するといわなければなるまい。この事実は、海の哺乳類（クジラ、アザラシ、イルカその他）にも

表４－３　佐久農村部（ａ）（ｂ）ならびに東京都（ｃ）における妊婦と新生児の平均水銀値

（当時佐久病因院長であった若月俊一先生から提供されたデータ）

（ａ）佐久農村部の農家と非農家の両家族における総水銀値（若月1966）

妊婦の頭髪（Ａ）（検査数）	新生児の頭髪（Ｂ）（検査数）	比率（Ｂ／Ａ）	胎盤（検査数）	初乳（検査数）
農家　7. 31(26)	9. 89(26)	1. 35	0. 35(24)	0. 54(26)
非農家　5. 82(25)	7. 38(25)	1. 27	0. 28(24)	0. 51(25)

（ｂ）佐久農村部の10家族における平均総水銀（T-Hg）とメチル水銀（Mt-Hg）

妊婦の頭髪			新生児の頭髪			比率		胎盤			初乳
Mt-Hg (A)	T-Hg (B)	比率 (A/B)	Mt-Hg (C)	T-Hg (D)	比率 (C/D)	C/A	D/B	Mt-Hg (E)	T-Hg (F)	比率 (E/F)	T-Hg
1. 07	3. 45	24. 8%	1. 32	4. 72	22. 4%	1. 22	1. 37	0. 012	0. 171	5. 6%	0. 038

（ｃ）東京都における９家族の頭髪の平均総水銀（東京都衛生局, 1974）

妊婦（平均：Ａ）	新生児（平均：Ｂ）	比率（Ｂ／Ａ）
2. 4-9. 8(4. 90)	3. 9-10. 8(6. 97)	1. 4

該当することは間違いないところである。

一方、**表4―3b**をみると、総水銀とメチル水銀の比率が農家の十家族について計算されている。しかも母体と新生児についても挙がっているが、当時に比べて現在では、それ以上のものとなっていることもほぼ間違いないと言ってよかろう。また一九七四年、東京都民の総水銀も調べられているが、農村部程ではないが、新生児が妊婦のそれを上回っていることは間違いない（**表4―3c**）。

一九九〇年に国連のＷＨＯ（世界保健機関）のＩＰＣＳ（臨床と安全性の国際的プログラム）は、日本政府に対して問題提起をしてきた。その内容は、①大気中に放散された水銀の拡散の問題、②無機水銀の有機水銀化の問題と、酸性雨との関係の有無の問題、③遅発性水俣病の問題、などであった。ＩＰＣＳの問題提起の狙いは、日本の安全基準は五〇ｐｐｍであるが、胎児への影響を考えると、妊婦についてはこれでいいだろうかと問うたものであった。

原田正純氏によると、これに対する環境庁（当時）の対応は、このＩＰＣＳの書類に「マル秘」の印を押し、非公開にしてしまったのである。しかし、その秘密保持のための予算請求を出したことで、マスコミに察知されてしまった。

その予算請求の説明を見ると、ＩＰＣＳのデータが認められると、水俣湾のヘドロの埋め立てをやり直さなければならなくなる。また知恵遅れを持つ家族が補償を要求してきたらどうするか、などと書かれている。これこそがいわゆるお役所仕事であり、責任逃れそのものであろう。しかも、そのための予算を請求し、六人の学者を並べてＩＰＣＳの論文をいかにつぶすかの研究会を開いている。

国の行政や政治に関係する人たちは、本来国民の健康を何と考えているのか。またこれに協力する学者は一体誰で、何のためにそんなことをするのか。

有機水銀は第一、第二水俣病のみならず、第三水俣病へと連鎖的に発展し、さらに苛性ソーダの製法がイオン交換膜法に切り替わってからは、有機塩素化合物の諸物質による複合汚染の問題に発展せざるを得なくなる。**図4―4**にみるように、イオン交換膜法に完全に切り替わるのに一九九二年までの歳月を要しているのである。したがって、環境庁の妊婦に対するメチル水銀の許容値や、とくに複合汚染などを考えると、甘さの極みという以上に、全く疫学研究に手を付けていないのではないかと指摘せざるを得ないし、国際的責任感など皆無に等しいといわざるを得ない。

彼らには、水俣病の全容を明確化する意思もなく、もし次世代、次々世代にこれらの悪影響が現れてくるとすれば、日本における唯一の天然資源とも言える「頭脳」がどのような運命をたどるかについての責任感はもとより、いささかの見通しも持っていないと言われても、果たして弁解の余地があるとでも言うのであろうか。

水銀から有機塩素化合物への連続性

ところで第三水俣病の発端となったのは、一九七一

図4―4　各国における苛性ソーダ製法の変遷
（中西準子『環境リスク論』54頁, 岩波書店, 1995年）

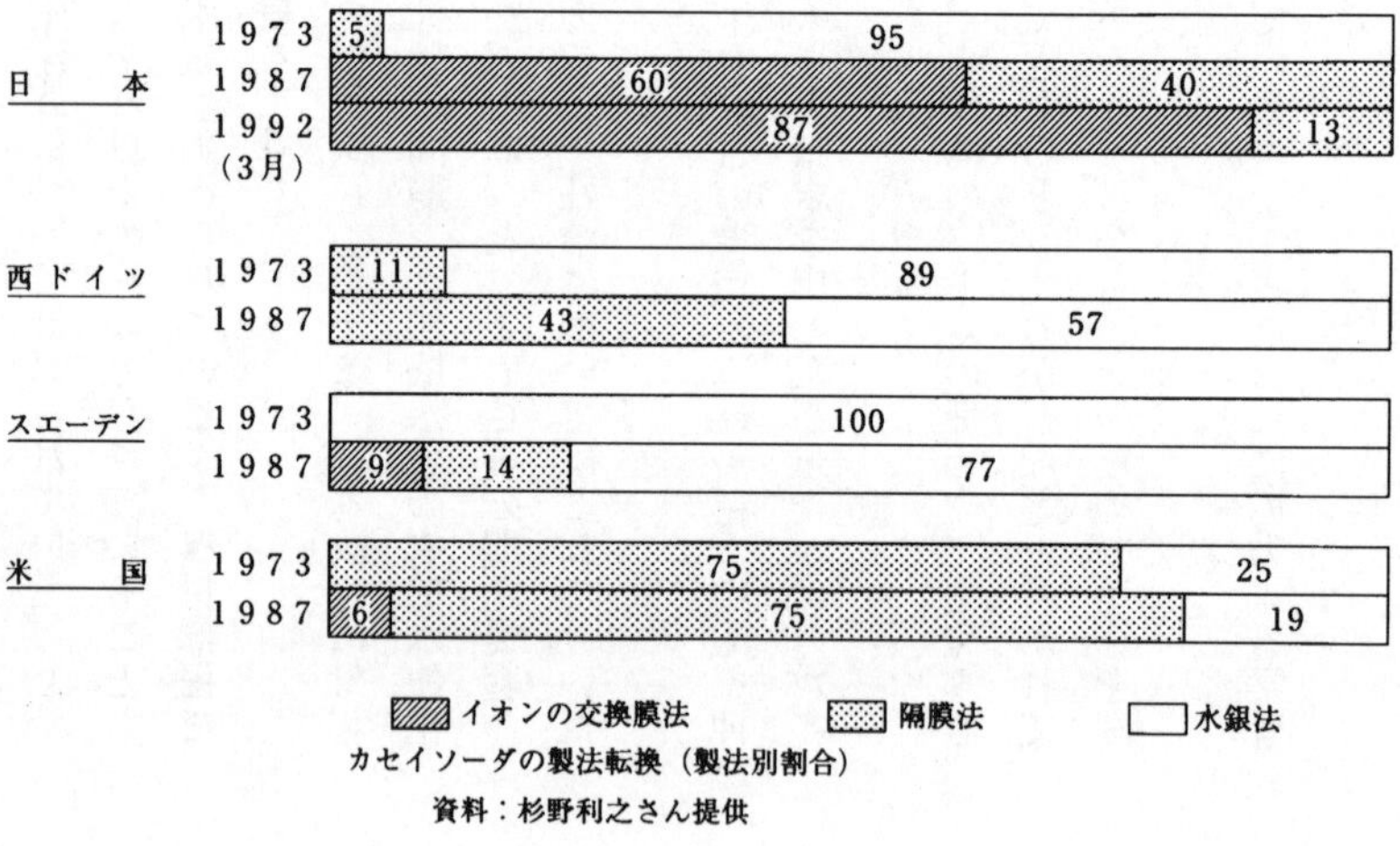

カセイソーダの製法転換（製法別割合）
資料：杉野利之さん提供

年八月から熊本大学水俣病第二次研究班が不知火海一帯の住民を対象に行った検診だった。検診の結果、それまでは汚染はないとされていた有明海地区で、十人の水俣病類似患者が発見され、問題は複雑となった。

ところが、環境庁の「健康調査分科会」(椿忠雄会長)では、なぜか本質的な議論をさけて決着を急ぎ、「大騒ぎした第三水俣病の疑いはない」と結論付けてしまった。その決定的要因となったのは、患者を写した八ミリフィルムであったと言うことである。写された患者の動作を見て、「運動失調はない」と断定したのが、分科会椿会長だったという。彼自身がこの患者の診察をしたという記録は残っていない。しかし私たち神経病理学者からみると、この判断は誠に愚かなことと考えざるを得ない。小脳に少しくらいの変化があっても、運動失調などの臨床症状が出てこないケースは決して珍しくないからである。

この問題に最初に火をつけたのは、熊本大医学部の原田正純氏だった。一九六〇年頃、健康を害して仕事を休み、リハビリテーションをかねて毎日釣りに通っていた大牟田市の男性がいた。その釣り場は大牟田川口の六百間という堤防だった。男性はここで釣った魚をよく食べた。

何年もたってから男性は手足がしびれ、関節が痛くなり、ふるえるようになった。視野狭窄もあった。原田氏は男性を診察してショックを受け、九州大脳研の神経内科の黒岩義五郎教授のもとへ送った。

ところが二週間後に出た結論というものは、毛髪水銀値は低く、構音(言語障害)は入れ歯のせい、感覚障害と運動失調は頸椎変性症によるもの、難聴は老人性のもの、視野狭窄はヒステリー性(心理的)というものだった。このように症状をバラバラにするのが、水俣病否定論者がよく使う手であった。そして毛髪水銀値が低いのは、過去の摂取であるから当たり前のことである。

その後すぐ、大牟田市では「先般、水俣病の疑いありとして騒がれた大牟田事件は、九大の権威ある先生によって完全に否定されました。安心して魚を食べて下さい」という看板があちこちに立てられた。その後、原田氏の現地調査研究は事実上一切できなくなってしまった。

表4—4　全国の水銀汚染

（化学経済所編『化学製品の実際知識』1970年）

番号	水域名		底質濃度（最大）ppm		備　考
1	北海道	渚滑川		(38.74)	竜昇殿鉱山・鉱床
2	〃	無加川		(249.82)	イトムカ鉱山・〃
2	〃	清水川		(384.25)	〃
2	〃	豊前川		(218.53)	常呂鉱山・鉱床
2	〃	愛の川		(52.71)	置戸鉱山・〃
3	群　馬	利根川上流渋川附近		(164.0)	関東電化
4	千　葉	千葉港（市原前面入江）	181.69		旭ガラス
5	〃	〃（北袖ヶ浦前面入江）	23.7		日本燐酸
6	東　京	隅田川尾久橋下流		(180.0)	旭電化
7	神奈川（川崎市）			(17.5)	
		京浜運河（セントラル化学排水口付近）			セントラル化学
7	〃	〃（昭電排水口付近）		(207.7)	昭和電工
8	長　野	岡谷市都市下水路		(95.0)	岡谷計器製作所
9	岐　阜	西部幹線排水路		(180.0)	日本合成
10	愛　知	名古屋市大江川		(627.0)	三井東圧
11	三　重	丹生川		(110.0)	丹生鉱山・鉱床
12	大　阪	鳥飼井路		(75.5)	鐘ガ淵化学
13	〃	東大阪市加納井路		(1560.0)	白水化学
14	兵　庫	高砂本港	34.1		鐘ガ淵化学
15	〃	尼崎市庄下川河口		(47.0)	大阪ソーダ
16	和歌山	和歌川仮堰直上流		(25.0)	南海化学
17	徳　島	那賀川水井町付近		(34.0)	水井鉱山・鉱床
18	香　川	坂出港	3.3	(61.0)	東亜合成
19	福　岡	洞海港	34.4		旭ガラス・三菱化成
20	大　分	乙津川，海原橋上流		(47.0)	住友化学
				※大浜運河	
21	山　形	酒田港	15.43	(171.0)	鉄興社・日新電化
22	富　山	富山港関連運河	7.1	(100.0)	鉄興社
23	〃	小矢部川	1.9	(220.0)	日本ゼオン
24	山　口	徳山湾	31.59	(20.8)	東洋曹達
25	福　岡	大牟田港	※86.61		三井東圧
26	〃	大牟田川			
27	熊　本	水俣湾	※3300	◎(7700)	チッソ
28	青　森	八戸港	16.3		
29	秋　田	船川港	13.23		
30	京　都	舞鶴港	4.03		
31	山　口	下関港	7.19		
32	〃	小野田港	7.14		
33	〃	宇部港	5.16		
34	〃	岩国港	5.61		
35	長　崎	長崎港	5.40		
36	大　分	別府港	1.30		
37	宮　崎	延岡港	8.64		
38	新　潟	阿賀野川流域			昭和電工
39	〃	関川流域			大日本セルロイド
					日本ソーダ
					信越化学
40	鹿児島	錦江湾			自然界汚染
41	〃	トカラ列島			

（　）は排水路　　　※　県

◎　市の調査による　他は環境庁調査

有明海の第三水俣病に際して用いられた官・学協同の考え方は、否定のための否定の論理に過ぎなかった。つまり、医学を模図化し、パターン化し数値化し、デジタル化するという自然科学的方法がこれらの医師たちの常套手段であった。

私の調査によると、一九七〇年の統計値で見るかぎり、全国的にみて、一、二の自然現象的汚染を除くと、大部分の水銀汚染は苛性ソーダの製造に用いられた水銀法に基づくものであった。このうち有明海の底部の水銀値は八六・六一ｐｐｍで、全国的にみても高い値を示しており、その原因は大牟田市にある三井コンツェルンの一つ、三井東圧にあったと記されている（**表4—4**）。

西村肇氏（東大名誉教授）がつくった二つの図がある。一つは日本の一九六三〜一九七一年の水銀化合物の消費量。そのうち、唯一上昇を続けているのは、触媒として水銀を使った苛性ソーダの製造であったことを示す図である（**図4—5**）。もう一つは、一九三二年には水銀法と隔膜法の二つの製造方法がほぼ同等であったのが、年を経るごとに両者の開きが増大して行き、水

図4—5　日本の水銀の消費量
（西村, 1963-71年）

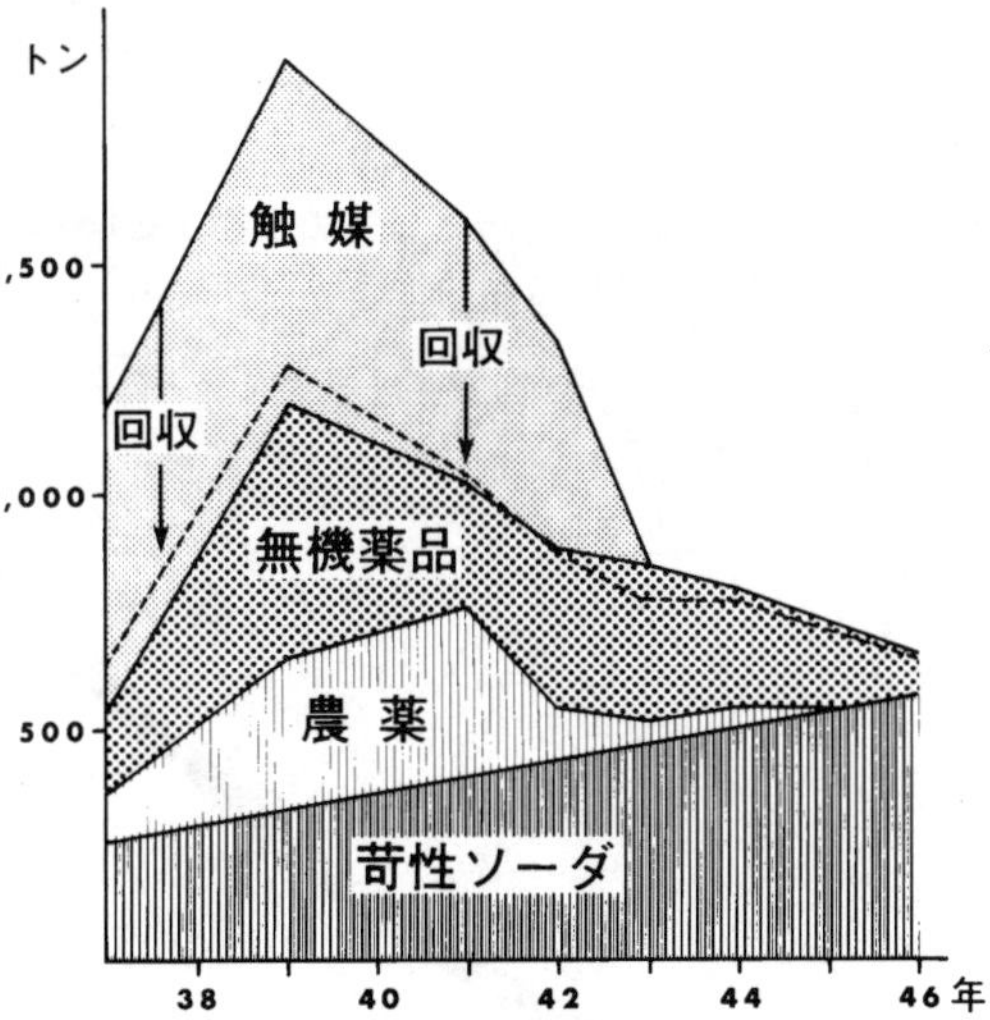

図4—6　二つの苛性ソーダ製造法
（磯野直秀『科学と人間』中公新書，1975年）

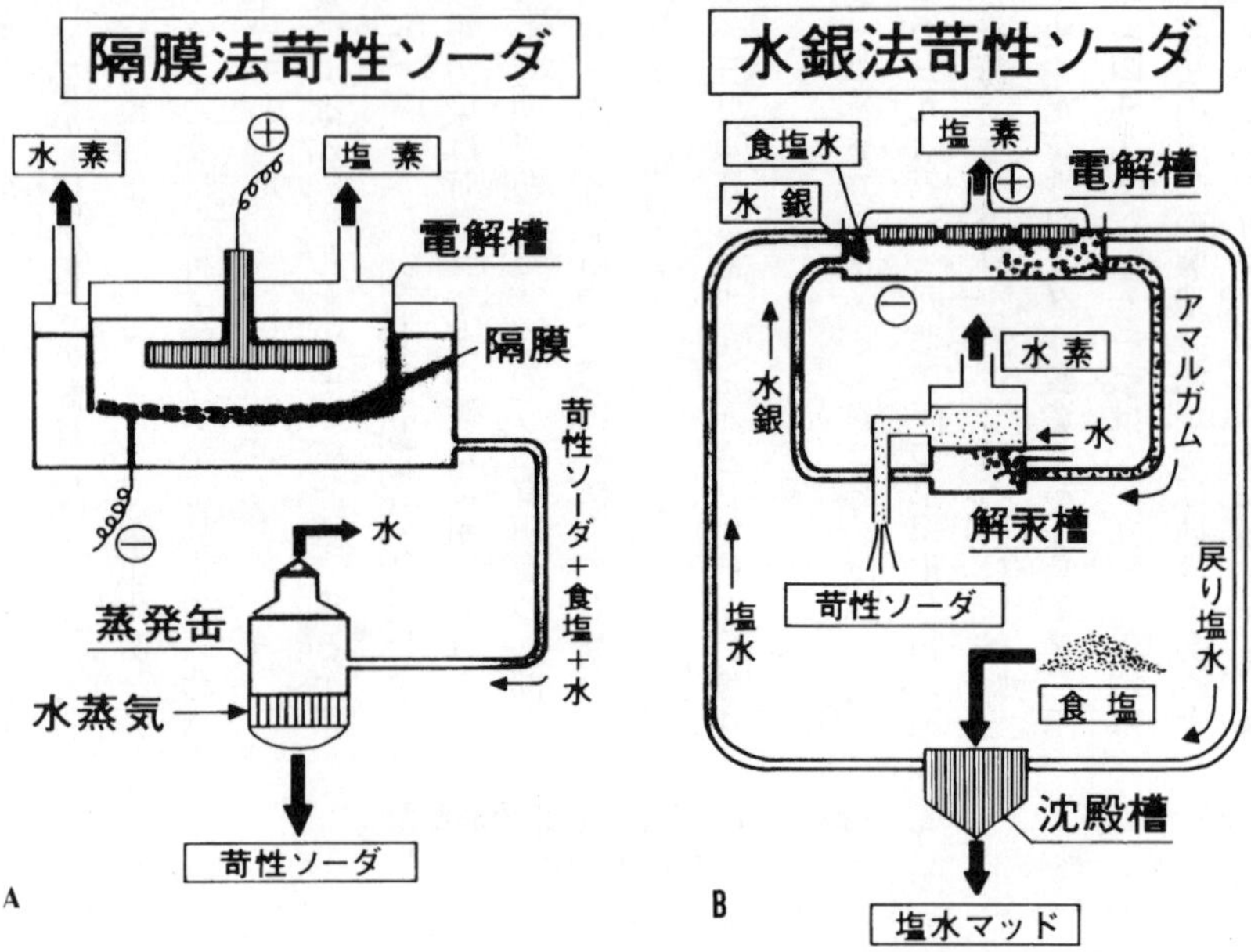

C　苛性ソーダの製造法としての水銀法と隔膜法
（昭和32年から42年まで）

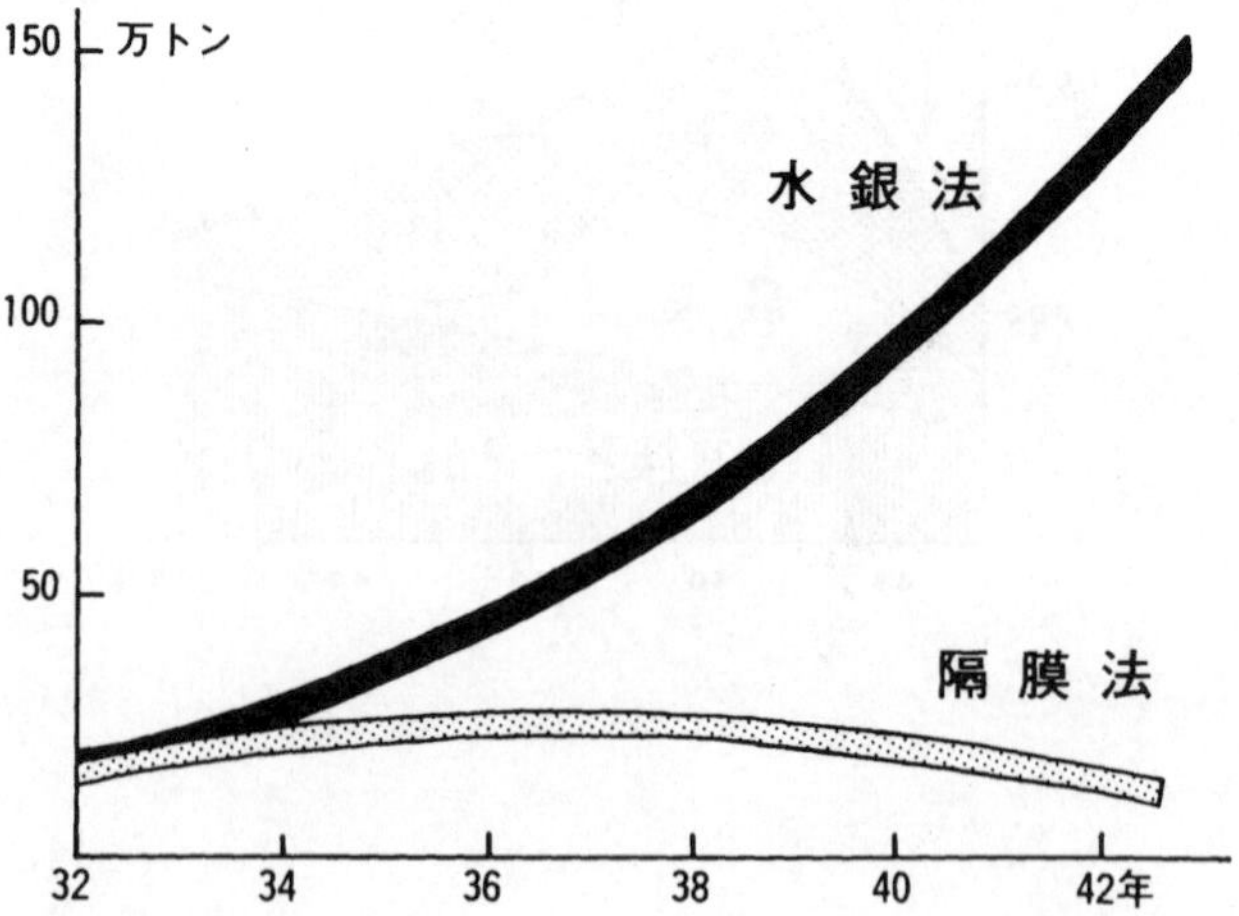

銀法が隔膜法を圧倒的に上回ってきたことを示す図である（**図4—6**A、B、C）。

しかも両者とも電解法を使用するが、水銀法に使用される無機水銀は、一応、閉鎖系を取ってはいるものの、その電極が分解して無機水銀の一部が溶け出し、汚水とともに大気中に拡散し、一部は汚水中にも流れ出す。この欠点は、その後に改良されたことは事実である。しかし問題は、濃縮した食塩中には無機水銀が含まれているので、それが塩水マッドとして他の汚物共々そのまま海水中に垂れ流されていたことである（**図4—6**B、C）。

苛性ソーダ製造工場は、当時、全国に四十近くあった。磯野直秀氏の『科学と人間』（中公新書、一九七五年）によれば、苛性ソーダは前世紀から現在にかけて、石鹸、織物、紙パルプなどの製造に欠かすことのできない重要な化学薬品であり、現代経済の基礎をなす重要な薬品であったと言える（**図4—7**）。

二十世紀に入って、電気分解法によって食塩水から直接、苛性ソーダを大量に分離する方法が普及し始めた。前図**4—7**に示すように、製造の過程で苛性ソー

図4—7　苛性ソーダと塩素

（出典は図4—6と同じ）

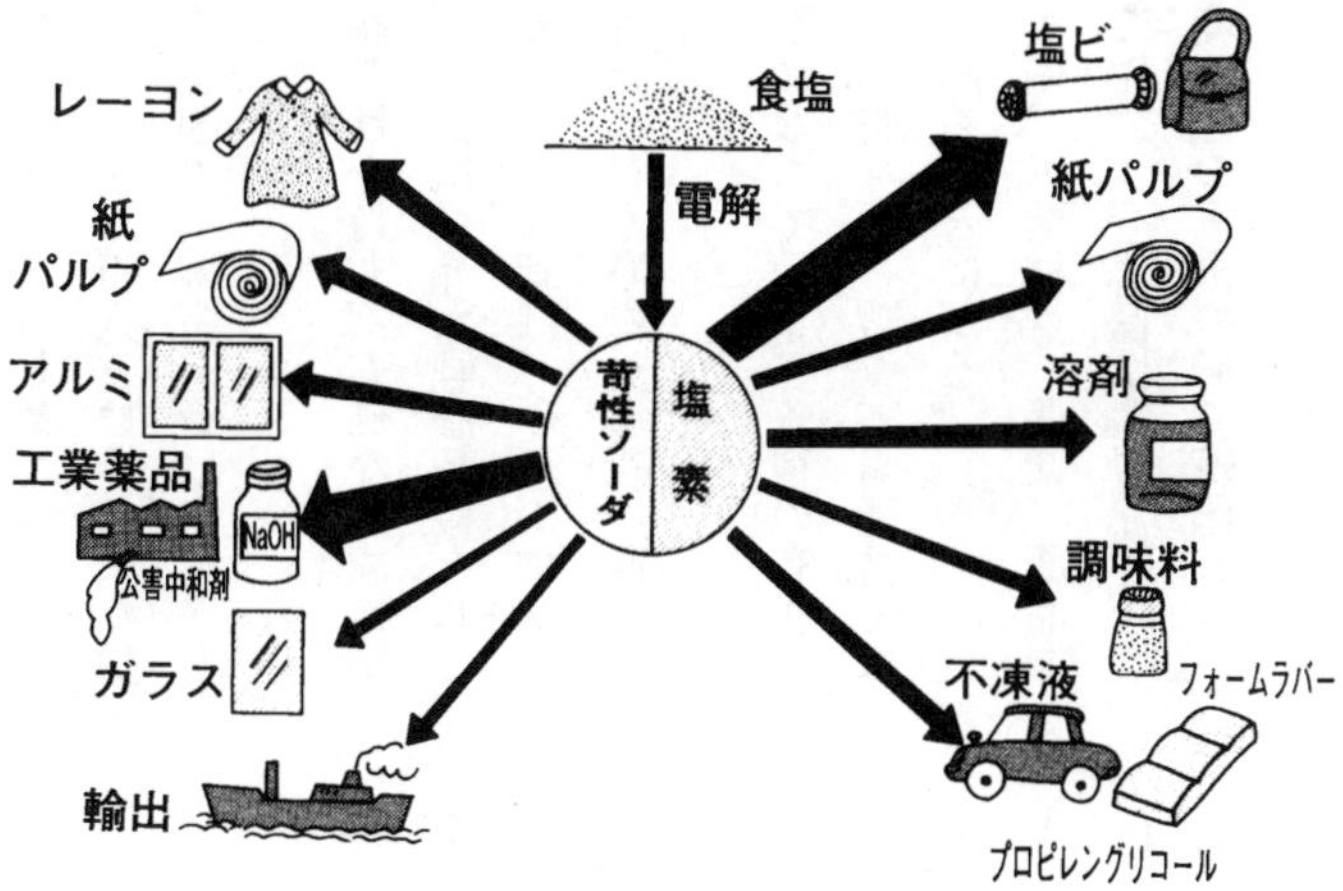

ダとほぼ同量の有毒な塩素ガスを発生する欠点があった。したがって当初は、苛性ソーダの生産量も百トンを超すものではなかったという。

この歯止めを外したのは第一次世界大戦だった。一九一五年四月、ドイツ軍は初めて塩素ガスを英仏連合軍に対して使用し、連合軍は死者五千人、中毒者一万五千人、捕虜二千五百人という甚大な被害を受けた。そこで連合軍も対抗上、塩素ガスの開発につとめた結果、欧米各国の塩素製造量は、第一次大戦の間に合計二十万トンを超えるまでに急成長した。

その後、第二次大戦が勃発すると、天然ゴムに代わって優れた耐久性を持ち、安価な合成樹脂や合成ゴムが軍需用として増産につぐ増産を重ねていった。つまり第一次、第二次世界大戦を契機として、有機塩素工業は急速な成長を遂げたことになる。この結果、安価な塩化ビニール樹脂は、今日のプラスチック時代では不動の地位を占め、同時に苛性ソーダは、そのはけ口を求めなければならない脇役に回る羽目になってしまったのである。

有機塩素化合物は、現在では日本のみならず世界中で大きな問題になっている。各種の有機塩素化合物が社会の隅々にまで入り込んでおり、これなしには現代文明は成立し得ないと言っても過言ではない。しかし、扱い方いかんによっては、地球的規模の環境汚染に連動していくことになる。

代表的な有機塩素化合物というと、プラスチック、合成繊維、溶剤、工業材料、農薬、薬品などが挙げられ、さらに、それぞれ各種製品に細分されていく。また水銀農薬に代わった有機塩素系農薬については、結局は使用禁止になったものの、そのあるものは、未だに内外両環境にそのままの形で残留していると言ってよい。

ここでは、代表的な有機塩素化合物や猛毒性の不純物である塩化ダイオキシンの種類は多く、この中の幾つかのものは「典型的環境ホルモン」のカテゴリーに入るものがあることは、私も含めて皆様もよく承知して頂きたい。

このように水俣病は第三水俣病を通じて、その連続線上に各種有機塩素化合物の二重汚染、或いは複合汚染の形態をとりつつあると言ってよい。つまり、石油化学協会の参入によって各種塩素化合物の産出につながり、これが近代技術文明の根底をなすと同時に、それこそがわが国の環境汚染問題を形成していったわけである。それは国民一人一人の身にふりかかりつつある事態であり、この事態に対して、まだ決して水俣病は終わっていないどころか、第三水俣病を介して、それは全国民自らのこととして、深く思いを致して頂くことを切望してやまない。

メチル水銀汚染が経年的にどのように推移しているかの実態、とくに妊婦の汚染が胎児に及ぼす悪影響についても、過去十八年或いはそれ以上もデータを欠いたままである。ここに挙げる図4―8、4―9については、明らかに公衆衛生上の最も重要な課題に対する認識不足である。国家的視野にたって、疫学的に大規模な調査・研究の対象とすべきことは、憲法第二十五条第二項に、国の義務として明記されている（「国は、すべての生活部面について、社会福祉、社会保障及び公衆衛生の向上及び増進に努めなければならない」）以上、国は明らかに憲法違反を犯していると断言してはばからない。

有機塩素化合物のひとつ、ＰＣＢ（ポリ塩化ビフェニール）は極めて優れた特性を持つ化学物質である半面、取扱いを間違えると、とんでもない欠陥をひきおこすという側面を持っていると言うことができよう。最近、ＰＣＢのみならず、有機塩素系製品の不完全燃焼による煤煙の不純物、それよりもむしろその「燃えかす」の処理の問題などが、塩化ダイオキシンともども大問題となりつつある。またそれ以上に、あらゆる有機塩素化合物の不法投棄が問題化しつつあるのは周知のことである。

レイチェル・カーソンは『沈黙の春』の中で、ＤＤＴ農薬によって、どのようなことが起きたかを、見事に描き出している。それに気付いたケネディ大統領は、独断に近い形でＤＤＴの毒性調査をさせ、使用

図4—8　農業・非農業別にみた平均値

（長野県日本農村医学研究所，鈴木彰ほか「毛髪中に残留する水銀量の研究」56-73頁，
昭和56年度厚生科学補助研究報告書）

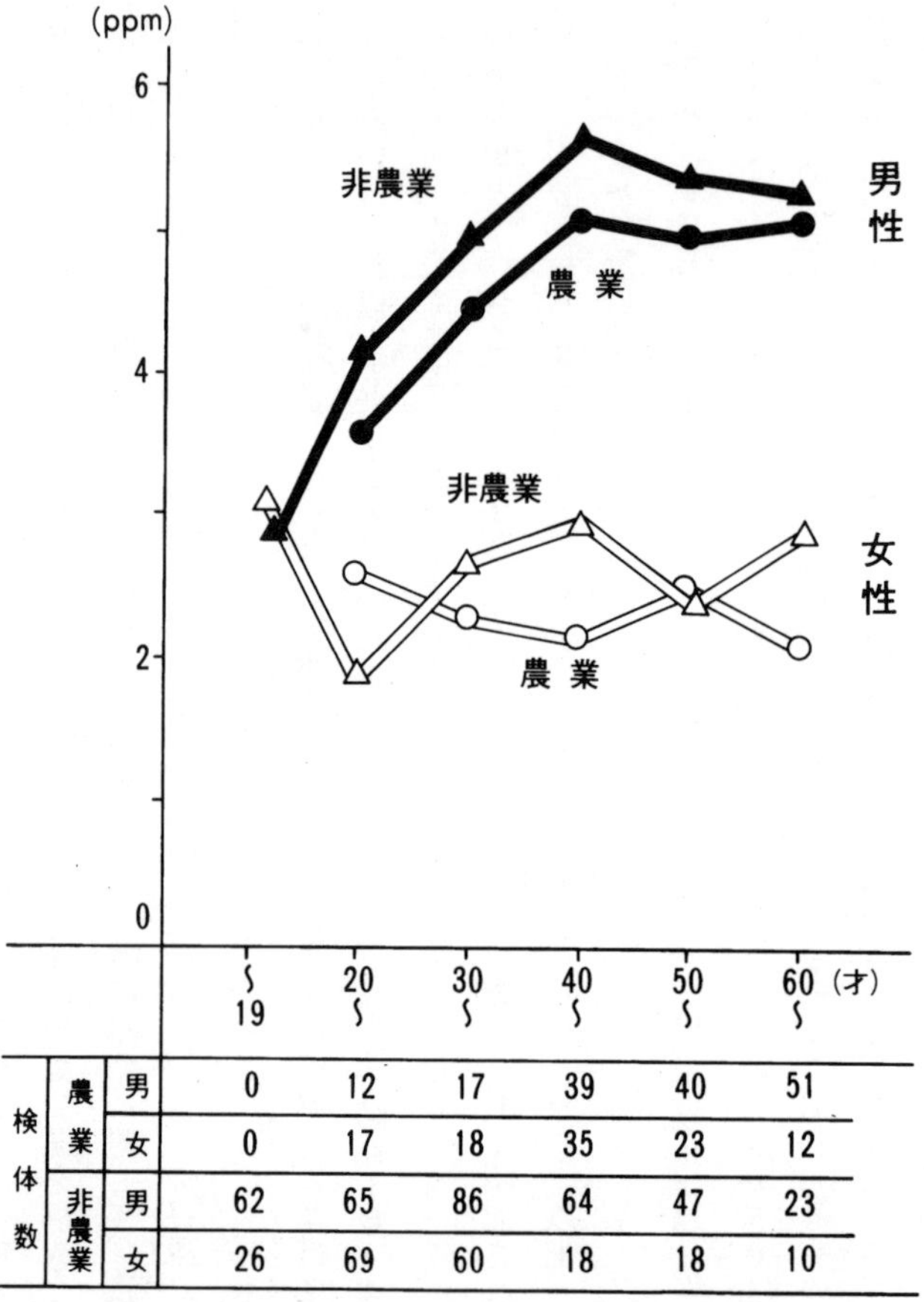

			〜19	20〜	30〜	40〜	50〜	60〜（才）
検体数	農業	男	0	12	17	39	40	51
		女	0	17	18	35	23	12
	非農業	男	62	65	86	64	47	23
		女	26	69	60	18	18	10

1981年になると，男女とも毛髪中の水銀値は，それ以前の値と比べて農家よりも，非農家の方が平均して高くなっている。その理由の詳細はよくわからない。

図4—9　生活環境別毛髪中水銀量

（長野県日本農村医学研究所，鈴木彰ほか「毛髪中に残留する水銀量の研究」56-73頁，昭和56年度厚生科学補助研究報告書）

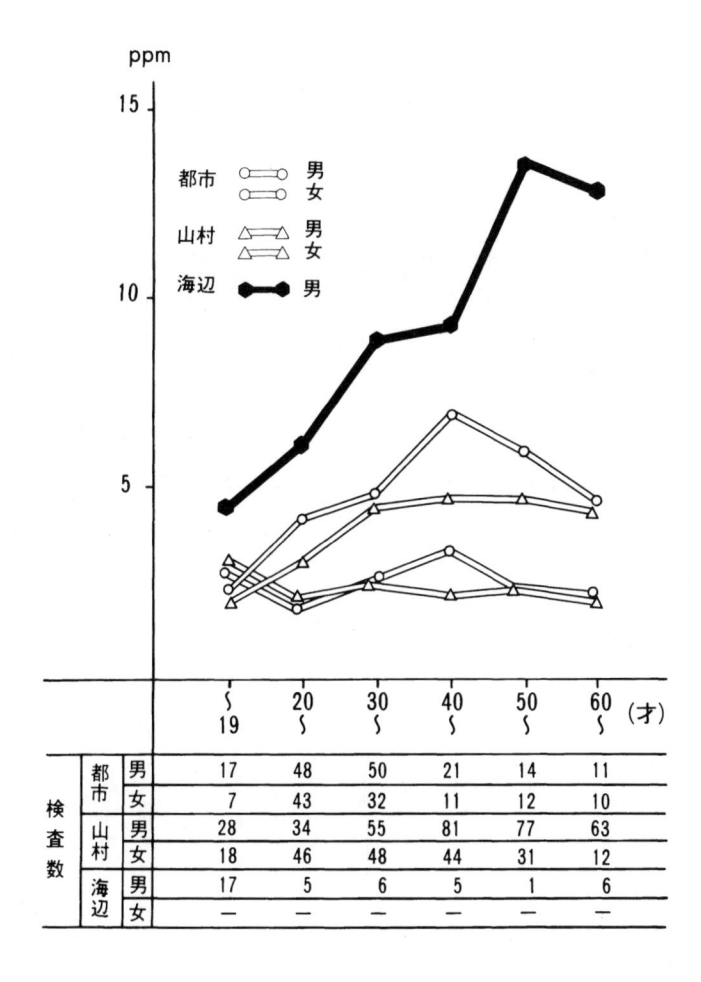

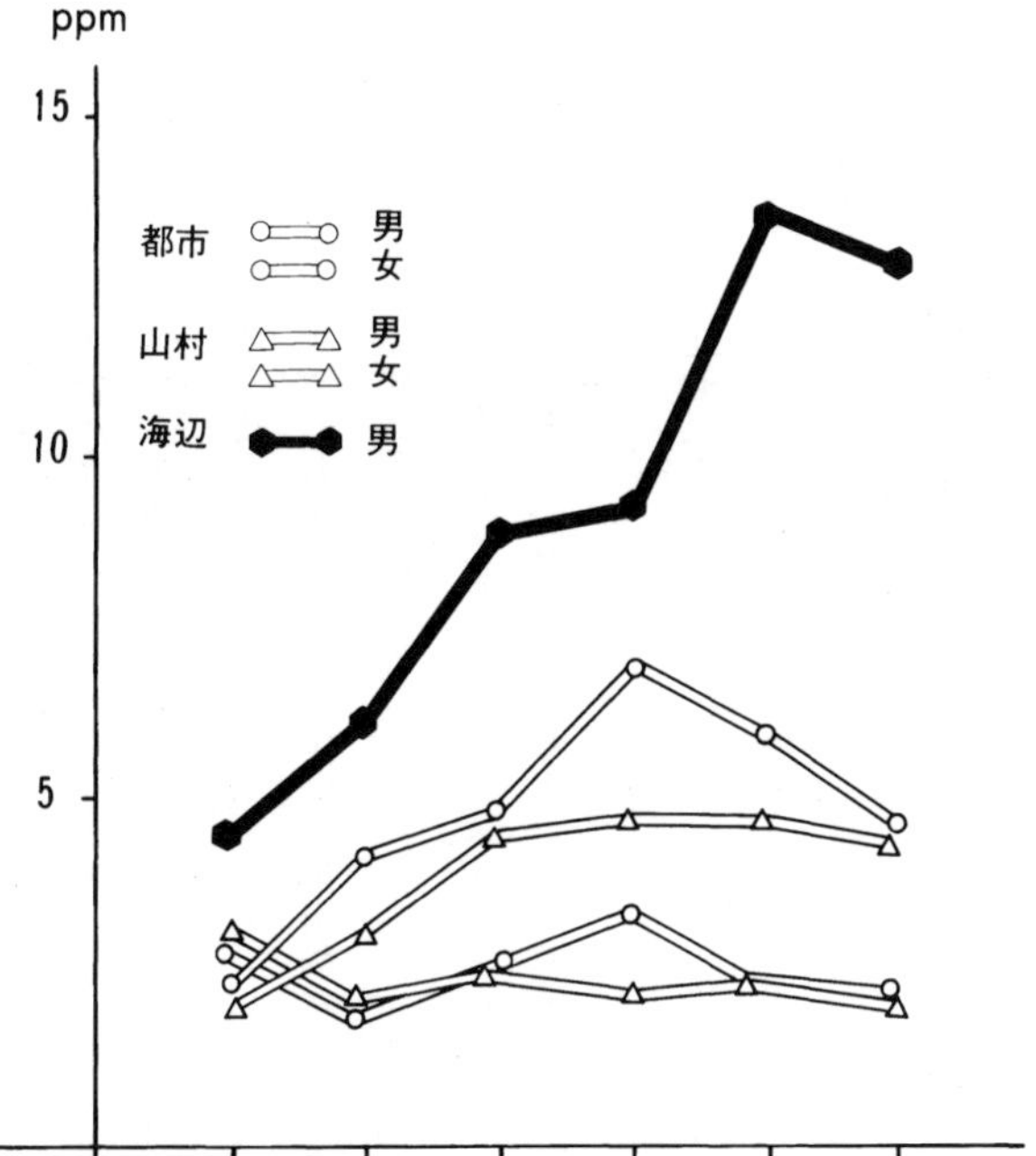

			〜19	20〜	30〜	40〜	50〜	60〜（才）
検査数	都市	男	17	48	50	21	14	11
		女	7	43	32	11	12	10
	山村	男	28	34	55	81	77	63
		女	18	46	48	44	31	12
	海辺	男	17	5	6	5	1	6
		女	—	—	—	—	—	—

同じ1981年になると，海辺の男性の毛髪中の水銀値は，10〜15ppm に増大し，その中間に都市があり，さらにその下方に山村が位置している。

禁止の決定を下した。

その頃、農薬（ＤＤＴ、ＢＨＣ、ディルドリン）の分析を進めていくと、農薬以外の有機塩素化合物が含まれているらしいことがわかった。それは鳥からも多く発見されたので、〝鳥物質〟とか〝Ｘ物質〟と呼ばれるようになった。ストックホルム近くで死んだオジロワシを質量分析器にかけたところ、その正体が判明した。それは、農薬効果延長剤としてＤＤＴに含まれていたＰＣＢだった。この仕事は、一九六六年、スウェーデンのストックホルム大学のイエンセンによるもので、『ニューサイエンス・サイエンティスト』誌に紹介され、共同研究者ウィドマークによって、農薬分析者の国際連絡会に詳細が報告されたのである。

ＰＣＢ汚染発見の翌年の一九六七年の初頭、製造元である米国のモンサント社の研究陣はＰＣＢ分析法の研究と環境調査にとりかかり、六八年には大規模な長期実験に着手している。その結果、環境を汚染する開放型用途の販売を一切中止するとの決定をし、イギリス、カナダに徹底させている。

日本ではこの間、何の手も打たれていない上、開放型のＰＣＢ使用である感圧紙製造に乗り出している。モンサントが日本にも知らせたかどうかは判然としないが、日本の関係者が知らなかったはずはないという見方もある。

日本では一九六五年から一九七二年にかけて、ＰＣＢ使用工場数は大手だけでも一一五八にのぼり、主要工場からの出荷だけでも三万四二三九トンにのぼっていたのである。これに中小の工場を合わせると、その数は恐らく万を超えるのではなかろうか。

このため欧米の魚類は、ＰＣＢの濃度が一ｐｐｍを超えるのはまれなのに、わが国では数ｐｐｍの汚染は珍しくなく、時に二〇～三〇ｐｐｍかそれ以上あるケースもある。どう見ても、日本のＰＣＢ汚染は、世界最悪と考えざるを得ない。

一九九八年に出版された『奪われし未来』（翔泳社）は、思わざる天災によってＰＣＢが北米の五大湖を汚染し、長い年月をかけてさまざまな生物の体内で食物連鎖を繰り返しながら濃縮され、行き着く所は北極圏であったと結論づけている。北極圏といえば、地球上で最も環境汚染とは関係がない場所と考えていただけに、私はこのリポートから大きなショックを受けた。

要は、ＰＣＢ汚染の範囲は常識を遥かに超え、生体内ＰＣＢは食物連鎖が進むにつれて濃縮され、地球規模にまで広範囲に拡大化する現象となっているということだ。この本には見事なデータの蓄積が盛り込まれているが、そこには多少とも推論が混じえられていることも筆者自身が認めている。しかし、このような事態が続けば、胎生期の胎児に対するホルモン攪乱作用に及ぶという本質論を述べなければならなくなるだろう。

ＰＣＢの自然界汚染の経路はさまざまであり、工場廃水か焼却炉を経て、大気中か、廃水として植物や魚を経由し、または牛乳などの諸ルートをへて、結局は、人体内に侵入することになる。一九七五年度の魚類の汚染度は、アメリカの五大湖と日本の近海が最高であった。日本人はアメリカ人の五倍も魚を食べる国民であるだけに、体内の汚染は、アメリカ人より高いのは少しも不思議ではない。

以上述べてきたところを要約してみると、アメリカではモンサント社の自主規制が始まり、ＦＤＡ（Food and Drug Administration ＝米食品医薬品局）も他の省との合同調査会を始めたと言うのに、日本では凄まじい工場の建設ラッシュが始まっていた。特にＰＣＢの使用工場が多いのは、一九六五年から七二年にかけては、東京、神奈川、大阪、兵庫等だった。

またＰＣＢだけでなく、塩化ビニールを中途半端に焼却すれば、猛毒の塩化ダイオキシンに変わってしまうので、まさにベトナム戦争の時のジャングルの枯れ葉作戦そのものと考えればよいことになる。

ＰＣＢを初めとする有機塩素化合物は、先に述べた苛性ソーダ工業→無機水銀→メチル水銀化→第三水俣病という一つの連続線上に乗ってしまったことになる。こうした連続線を形成しているのも、世界中を見渡してみても日本が初めてである。このような広範囲を極める電化製品の普及度の視点から見ても、それは最早一般国民の問題となりつつあることは言を待たない。

厚生省は九二年度に、ＰＣＢやＰＣＢ使用器具などの保管状況の全国調査を行った。ＰＣＢ原液やＰＣＢを扱う事業所は一五二〇カ所で、その量は計五三三四トン。コンデンサーについては、財団法人「電気絶縁物処理協会」のＰＣＢ使用電気台帳を基に、約二万二九〇〇の事業所を調査したところ、約九割から回答があり、計九万一五〇〇台の七％に当たる六四九四台の所在が不明になっていたという。

東京都の上下水道取水量の二割を占める多摩川の上流から下流までの広い範囲にわたり、川底の泥から発ガン性の猛毒物質と言われているダイオキシンが検出されているし、ごみ焼却場や下水処理施設に近い場所では、魚にも含まれていた。殊に多摩川のオスの鯉から、メスしか持っていないはずの「卵細胞」が発見されたことは、最近の新聞紙上を賑わしている。

厚生省は「体重一キログラム当たり一日一〇〇ピコグラム（一ピコグラムは一兆分の一グラム）以内なら安全」としている。仮に処理場に近い場所で捕れたモロコ（コイ科の淡水魚）を、体重六〇キログラムの人が食べたとしても、指針値の四分の一以下で安全だと言うことになっている。

しかし、米環境保護局（ＥＰＡ）が現在提案している摂取許容量は、「体重一キログラム当たり、一日〇・〇一ピコグラム」で、わが国の指針に比べ、実に一万倍の開きがある。しかも「ＥＰＡ」のＰＣＢ摂取許容量は、一応〇・〇一ピコグラムとなっているが、それは限りなく〇に近付けよとの警告が同時になされているのが実情である。

日本の環境庁の担当者は「ＥＰＡが提案中の基準は、到底達成不可能」と指摘しているが、欧州の基準値でさえ「体重一キロ当たり一日一～一〇ピコグラム」が主流である。

多摩川での検出量は、これらの基準値を大きく上回っており、いずれにしても、食物連鎖で濃縮され、連鎖の最終点にいる人間が、ＰＣＢやダイオキシンを高濃度に取り込む可能性は高いと考えざるを得ない。

環境庁は最近になってやっと、ＰＣＢや塩化ダイオキシンの摂取許容量について、かなり厳格な値を発令している。しかし、ＥＰＡの前述の考え方からみてなお程遠いものがある。

先に触れたように、第三水俣病の連続線上に水銀法によってつくられた有機塩素化合物がのっている以上、有機水銀と有機塩素化合物の二重汚染が考慮される必要性が現在はもとより将来にかけての重要課題である。しかしこれらについての、しっかりした研究は実践されてはいないと言ってよく、可及的早急かつ迅速に実践すべき諸課題が目前の問題として立ちはだかっている。

5 有機塩素化合物の薬害、スモン

かつて、有機塩素化合物のひとつであるキノホルムの過剰投与によってスモンという疾病が全国的に大量に発生し、大きな社会問題になったことがある。スモンは「環境ホルモン」のカテゴリーに入るものではなく、単なる中毒現象に過ぎないといってよかろう。しかし、そのキノホルムが体内のどの部分に、どのように入っていくかが動物実験によって見事に解明されたので、その結果を記述してみよう。

原因究明

スモンという病気は、まず下痢・腹痛その他の腸疾患が先行し、やがて原則として下半身以下の感覚障害と運動マヒや中心性視野狭窄がおこってくる（図5―1）。視野狭窄とは、見ようと思うところに視線を合わせてもその領域が見えないことである。この病気は同じ病院内でも一つの病棟から他の病棟で患者が発生するのに数カ月かかり、時には主治医の家族内にも患者が発生する。したがって、最初はどうも感染症らしく、しかもその潜伏期間が比較的長い（数週から数カ月）こと

図5―1　SMONの1患者の典型的臨床像とその経過
(58歳, 男子, 高須により報告, 1967年)

（甲野礼作『亜急性脊髄視神経末梢神経症――日本に好発した新しい神経疾患』Jap. J. Med. Sci & Biol., 24: pp. 195-216, 1971年）

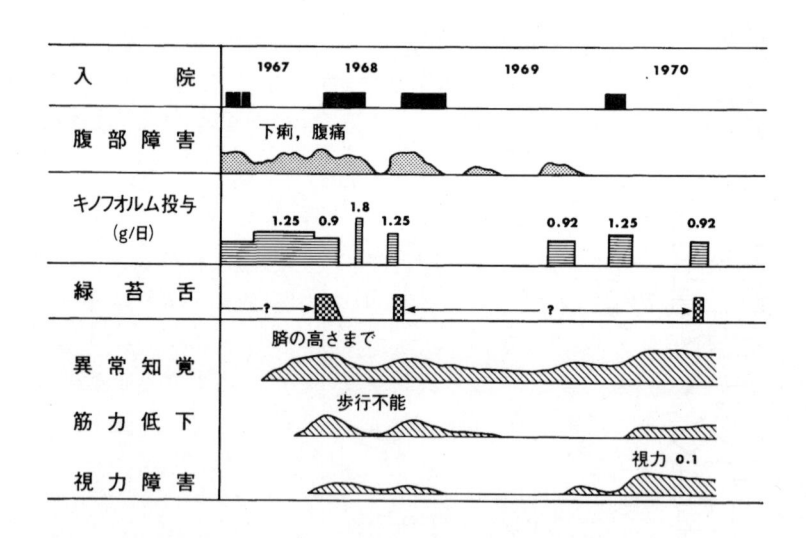

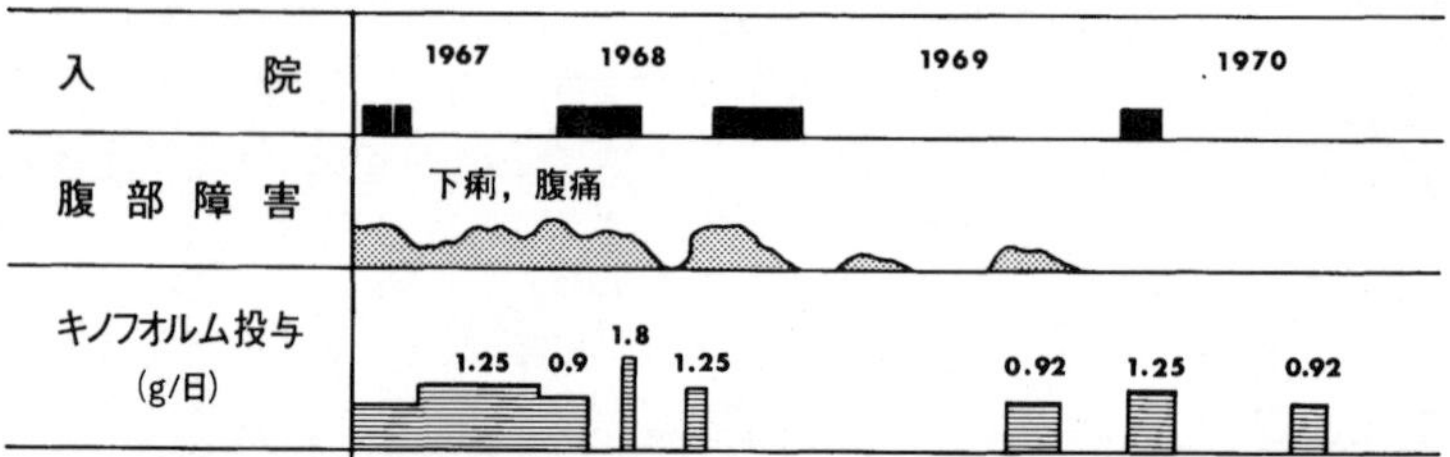

から、それはいわゆる「ゆるやかなウイルス感染」らしいというのが、疫学者の有力な見解だった。

スモンという疾患は亜急性脊髄・視神経・末梢神経症(Subacute Myelo-Optico-Neuropathy)の頭文字をとってSMONと略称したのが始まりで、巷間ではよく「スモン病」と言われるが、正式にはスモンと言うのが正しい。

スモンは一九六七年ごろから多発し始め、最初は岡山地方を中心に患者が多数記録されたため、この地域を中心に、まず疫学専門の学者が登場してきた。疫学という学問は一種の公衆衛生学の手段であって、あらゆる疾患についてその要因は何であり、どこに問題があるかなどを、内外環境を通じて分析していくものである。

患者数が全国で一万人以上になったこともあって、厚生省は六九年秋、比較的大きな予算をつけ、スモン調査研究協議会を設けて本格的に原因の究明に乗り出した。その会長には、当時の国立予防医学研究所のウイルス中央検査部長だった故甲野礼作先生が就いた。スモンは厚生省の言う「難病」の定義、つまり「原因

図5—2　キノホルムと緑舌・緑尿・緑便

(白木博次「スモンの原因・病因論の神経病理学的視点」,『臨床神経学』1979年)

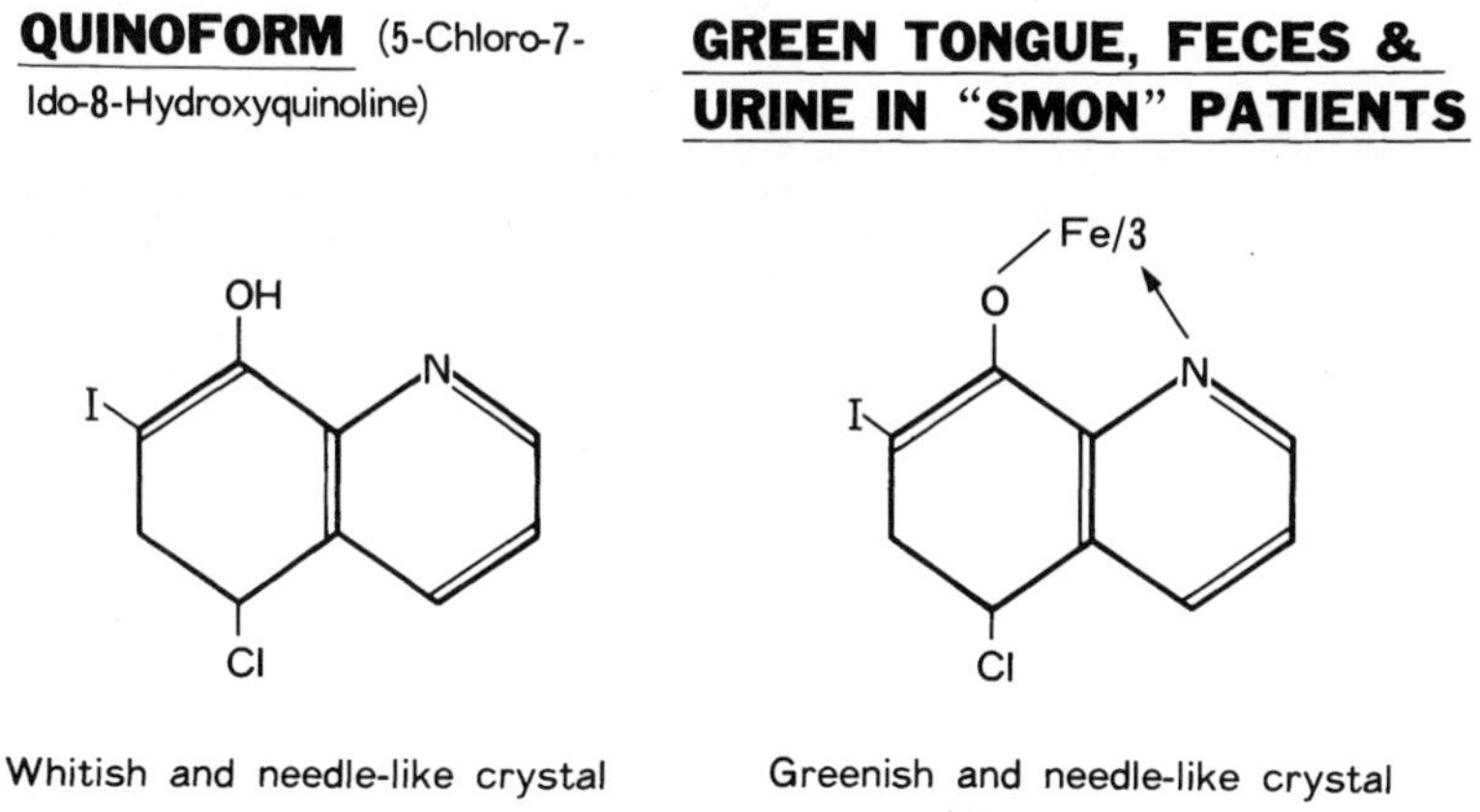

不明、治療法なし」に相当していたわけである。

スモンの手掛かりの一つは「緑舌」、「緑尿」、「緑便」、つまり、舌のとくに奥の方が緑色に変色し、尿が緑色に変わり、糞便も緑色に変色する点にあったので、医学関係者はその究明に必死になったが、解明することはできなかった。

そこで、新しい視点に立ったのが、東大薬学部の田村善蔵教授だった。彼がまず手始めにしたことは、スモン患者に使った薬の資料を全部提出して欲しいと全国の病院に申し出たことである。集まった資料によって、患者のほとんどすべてに、後述の有機塩素系のキノホルムという下痢止めの薬が使われていたことが判明した。同教授は即刻、この薬の分析に取りかかった。

田村教授としては、万が一感染症であっては大変だということで、臨床は豊倉康夫教授、神経病理は私に研究室内でのレクチャーを頼んでこられた。豊倉教授がどう言われたかは知らないが、私はスモンはウイルス疾患ではないとはっきり述べたものの、自然科学としての医学には、絶対ということは有り得ないのもまた現実であった。そして田村教授はまず緑尿を調べた

B　岡山におけるスモン（堤啓助氏による報告, 1976年）

症例番号	年齢(年数)性別	全経過	投与されたキノホルム総量(mg/kg)	先行する腹部症状とそれに引き続く腹部症状ならびにキノホルム投与後の神経学的障害
●急性期				
11	65歳 男子	B：22日 C：18日	1：623(13日) 2：623(13日)	下痢→腹痛, 便秘, 両手と両口唇まで上行する知覚障害→両下肢の筋力低下, 軽度の会話障害, 排尿と排便, 視力障害なし
●慢性期				
12	59歳 男子	B：18日 C：2年82日	1：360(9日) 2：2, 935(72日)	下痢, 腹痛→腹痛, 便秘, 臍より上までの知覚障害, 両下肢と両上肢の運動機能障害, 軽度の会話障害, 排尿と排便, 重篤な視力障害
13	60歳 男子	B：29日 C：1年135日	1：301(18日) 2：6, 564(370日)	下痢, 腹痛→腹痛, 便秘, 臍下と両上肢の知覚障害, 両下肢と両上肢の運動機能障害, 軽度の会話障害, 排尿と排便, 重篤な視力障害

A：腹痛または下痢から始まり, 死亡まで
B：キノホルム投与から神経障害発現まで
C：神経障害発症から死亡まで
1：キノホルムの全量と神経障害発現までの治療期間
2：投与キノホルムの全量と治療の全日数

表5－1　スモンの各症例の臨床

A　亜急性脊髄―視神経―末梢神経症(スモン)における臨床像とキノホルム(Qf)治療(白木の整理による)

症例番号	年齢(年数)性別	既往歴(外科手術)	全経過	主要臨床像と投与キノホルム(→推移)
●急性期				
1	70歳男子	糖尿病, 高血圧, 動脈硬化症（胃癌)	A:19日 B:13日 C:12日	上腹痛, 下痢→Qf:42g(14日)→視力障害, 両下肢麻痺→両上肢麻痺→全盲→第一腰髄以下の感覚鈍麻と異常知覚→ショック様症状→四肢麻痺→半昏睡→球麻痺
2	76歳女子	高血圧、腎盂炎(結腸のポリープ, 手術後の腹膜炎と汎発貧血症)	A:30日 B:12日 C:18日	腹痛, 下痢→Qf：37. 5g(25日)→視力障害→両下肢の筋力減弱→両下肢感覚麻痺→嗜眠, 両上肢の筋力低下 ?→腸出血, 気管閉塞症
●亜急性期				
3	42歳男子	高血圧, 貧血, 腎炎(腹腔透析1カ月)	A:3カ月 B:　5日 C:55日	下痢→Qf：10. 5g(7日)→Qf：24. 5g(23日)→両下肢のシビレ感, 腰部領域, 腹部と両上肢まで上昇→貧尿→Qf：27. 5g(11日)→痛覚麻痺, 視力障害→下血→尿毒症
4	26歳女子	なし	A:3カ月2週 B:10日 C:56日	腹痛→Qf:108. 5g(58日)→歩行と直立不能→両下肢の感覚鈍麻と異常知覚→四肢麻痺→視力障害→臍下の知覚異常→盲目→嚥下困難, 構音困難→呼吸麻痺
5	46歳女子	腎炎, 腎盂炎, 肝炎, ヘルニア, 腸捻転（長くなった結腸の手術)	A:4カ月10日 B:22日 C:125日	腹痛→Qf:76. 5g(51日)→下腹部以下のシビレ感, 両下肢の筋力低下→乳線までの感覚障害→手指のシビレ感と筋力低下→“緑舌”, 両下肢感覚鈍麻, 下肢麻痺, 構音障害→Qf：58g(29日)→著明な貧血→視力障害→鼓腸, 嚥下障害→昏睡, 無尿症, 腹水
●亜慢性期				
6	60歳男子	皮膚筋炎（10年), 胃潰瘍様症候群, 肝肥大。死後：胃潰瘍と一部癌性変性, 日本住血吸虫の感染を伴う肝の顆粒性萎縮	A:視力障害が生じてから1年8カ月 B:8日以内 C:7カ月	リュウマチ性関節炎, 皮膚発疹→脱毛, 紅色発疹→高血圧→歩行障害, 下臀部の筋肉痛→皮膚筋炎と診断→両上肢の筋肉痛, 両上肢近位筋力の減弱と萎縮→視力障害, 両下肢のシビレ感と痛覚→軽度の肝肥大と黄疸→Qf：37. 2g(31日)→直腸出血, 進行性肝肥大, 視神経萎縮, 重度視力障害→乳線以下の異常知覚→両膝以下と手指突端部の感覚麻痺と異常知覚→聴力障害→下痢, 嗜眠性→幻覚, 指南力障害→譫妄→昏睡, 両上肢の強直
●慢性期				
7	81歳女子	高血圧, 静脈性血栓(異常なし)	A：?(腹部障症の記載なし) B:8カ月15日 C:2年3カ月	Qf:514g(275日)→上腹部不快感, 両下肢の筋力低下, 病的諸反射→Qf:156g(78日)→両下肢の筋力低下→両上肢の筋力低下, 言語障害, 麻痺性腸捻転症→呼吸困難→気管切開→気管カニューレが自然に抜けたための気管閉塞症
8	37歳女子	神経鎮静剤で治療した精神分裂病, 腎炎(腸管膜の嚢胞)	A:2年9カ月 B:8日以上 C:2年8カ月	下痢→Qf:45g(15日)→両下肢のシビレ感→歩行障害→Qf:123g(41日)→視力障害→歩行不能, 両上肢の筋力低下→手指の先端のシビレ感→病的諸反射→第四頸髄以下の感覚鈍麻と異常知覚, 視神経萎縮→歩行には大きな困難さを伴う→尿毒症
9	40歳女子	重い飲酒癖, 偏食（十二指腸潰瘍のため胃切除, 癒着のため再手術)	A:6年6カ月 B：Qf？(入院前の投与の病症不明) C:3年6カ月	水様性下痢→Qfを投与された可能性がある→再手術→両下肢の感覚鈍麻, 痛覚と異常知覚→5回入院：両下肢の感覚鈍麻, 異常知覚と筋力低下, 継続性下痢, 貧血, 浮腫, 肝機能障害, 意識障害と異常行動の発作が時々ある。Qf:222. 5g(11カ月)→“緑舌, 緑尿, 緑便”→意識混濁→貧尿, 皮下出血斑
10	13歳男子	蛋白喪失性腸症(13年2カ月), 慢性腎機能不全, 鼠蹊ヘルニアが嵌頓したため手術施行, 高血圧	A:13年 B:2週以内 C:6年11カ月	生後7カ月から蛋白喪失腸症があり死亡まで継続, 頻回に入院。重篤な下痢, 腹痛, 貧血, 蛋白尿, 低蛋白血症, 微少の血尿, 腎症, 高血圧, 腹水, BUN上昇 7歳時スモン;Qf:235g(24日)→両下肢の不快感, 足の筋力低下, ロンベルグ症候群, 正常諸感覚→自転車に乗れる→Qf：14g(14日)→Qf:63g(35日)。終末期にハンター・ラッセル症候群：エチル水銀を含む人血漿により中毒。手指, 両手, 両口唇の感覚麻痺, 四肢麻痺, 構音障害, 呼吸困難, 手の不随意運動, 企図振戦, 精神運動興奮, 昏睡状

結果、キノホルムが体内に多くある三価の鉄イオンと結合したもの（専門用語で「キレートした」という）であることを見事に解明したのである（**図5―2**）。

キノホルムという薬は、一種の安価な消毒薬で、傷口に塗ると消毒の効果を発揮する。しかし、アメーバ赤痢感染による下痢止めに使用する場合は、一週間続けてから副作用をチェックせよということがはっきり使用法として記されている。それなのに、日本の病院では毎日使用し、ひどい場合はそれを数年にわたって連日患者に使用していた。岡山などでは、キノホルム中毒にかかると下痢や胃腸障害が悪化するので、それを止めるためにまたキノホルムを飲ませるといった悪循環をたどっていたのである。それらのキノホルムの量や臨床像などについては、**表5―1**を参照されたい。

キノホルムを国内で独自に生産していたのは田辺製薬であり、大手の武田製薬はスイス最大の製薬会社であるチバガイギーのものを委託販売していた。したがって、武田製薬の扱いが大部分を占めていたと思われる。委託販売だけでは利益が薄いので、その用途を広げる以外に販売成績を延ばす方法はなかったのだろう。こうしたことによって、腹部手術後の整腸薬としてもその使用が拡大されていったのである。

標識キノホルムによる経時的全身オートラジオグラフ

まず、**図5―3**を見ていただきたい。動物実験はまず小動物であるマウスから始め、ついで、より大きな動物である犬、サルの順に実施していく。その理由はまず小動物を使って実験の方向性を決め、それからより大きな動物に入るという手順があったからである。まずマウスは図e〜iである。標識キノホルムを静注すると図eに示すように、三十秒で神経系をはじめ全身が放射活性を示すが、時間とともに放射活性は神経系から急速に低減していく。図gに見るように二十分もたつと、↑印で示すように末稍神経である座骨神経のみに放射活性が認められ、全神経系の活性が低下していく。このような像は水俣病とは全くちがった関係にある。

マウスで見当をつけてからサルの放射活性を見ると、大脳や脊髄では図aのごとくであり、図bでは五分後の↑印で示すところを拡大すると、放射活性は仙髄から出入する末梢神経にかなり強い。また♂印の座骨神経を拡大してみると、図cのように中等度の活性を示すようになり、マウスの二十分（図g）のものによく似ている。また図kを見ると、馬尾（CE）のレベルでは後根神経節（DRG）に放射活性が高いが、P1、P2の末稍神経根となると放射活性は低い。

この関係は、図jに示すように犬においては明瞭であって、仙髄レベル（CyC）で見ると、末稍神経の断面であるP1よりも、もっと遠位部に位置するP2乃至P3の末稍神経根により強い放射活性があり、キノホルムの集積は末稍神経遠位部に優勢である。

図5―3のkの関係は、次の**図5―5**のa、b、c、dのサルで見るともっと明瞭化してくる。つまり、**図5―5**a、bでは既に五分後においても、中部頸髄（a）と腰髄（b）の後根神経節（DRG）の放射活性を比較すると、後者が前者よりは著しいことが分かるし、さらに二十分たつと、**図5―5**のcとdとでは後者に高い放射活性があり、そこには格段の差があることが明瞭となる。

これらの所見を見ていくと、**図5―1**の臨床例において、異常知覚は原則として臍の高さまでであって、特に下肢に強く、筋力低下も下肢に強く、歩行不能となっている臨床像が見られる。したがって中部頸髄と腰髄とでは、両者の後根神経節のヒトの臨床像と放射活性程度の間には、量的にみて格段の差がある実態とよく対応している。

標識キノホルムによる経時的差が一時間、さらに二十四時間もたてば、少なくとも神経系の放射活性は皆無になってしまう。この種の実験をしていた多くの方々は、既に消失してしまった後の放射能を見ていたに過ぎなかったわけで、見当違いも甚だしいことが分かるというものであった。

しかし、**表5—1**に見るように、ヒトにおけるキノホルムの投与量を各症例別でも総量としてみると、何百、何千グラムの単位になるわけで、ここにヒトと動物の投与量の間には超え難い格差があったわけである。したがって、前述の有機水銀同様、キノホルムの場合にも、ヒトと実験値の間に違いがあったわけである。

特に岡山の例におけるヒトに投与されたキノホルムの全量は、全く凄まじいものがあったわけで、これはまさに中毒性疾患そのものと考えざるを得ない。ましてスモンのキノホルムは、「環境ホルモン」のようなごく微量な物質によるものとは桁違いであることは明瞭というほかはなく、それは今更、水俣病のような胎児実験をする気も起こらなかったわけである。

ここで、**図5—5**のf、g、i等を見る。fはサルの五分後のものであるが、その放射活性は眼球の網脈絡膜に著しいことが分かり、それと共に網膜自体の放射活性も中等度である上、◎の付いた↑印の視神経は、その中心部に線状の放射活性が明らかである。これは

◀
(a～d)サルの正中断によるもの。(10mg^{131}I-Qf/kg/40μCi)
(e～i)マウスの正中および前額面によるもの。(30mg^{14}C-Qf/kg/60μCi)
(j)イヌの水平断。(20mg^{14}C-Qf/kg/40μCi)
(kとl)サルの正中断。(20mg^{14}C-Qf/kg/40μCi)

(a)5分。全身。(倍率0.56倍)
(b)(a)に↑印で示した領域の拡大像。(倍率3.3倍)
(c)(a)に♂印で示した領域の拡大像。(倍率3.3倍)
(d)20分。脳とその近接領域。(倍率0.67倍)
(e)30秒。全身。(倍率1.8倍)
(f)7分。脳とその近接領域。(倍率1.8倍)
(g)20分。全身。↑印は末梢神経と下半身の強い放射能を示す。(倍率1.8倍)
(h)20分。前額断した脳領域。(倍率3.0倍)
(i)60分。脳とその近接領域。(倍率1.8倍)
(j)20分。仙髄とその近接領域。(倍率1.5倍)
(k)20分。馬尾レベル。(倍率2.8倍)
(l)20分。(k)よりも,もっと後方の馬尾レベル。(倍率2.5倍)

図5—3　標識キノホルム(Qf)の静注後の動物の経時的全身オートラジオグラフ(1)

（出典は図5—2と同じ）

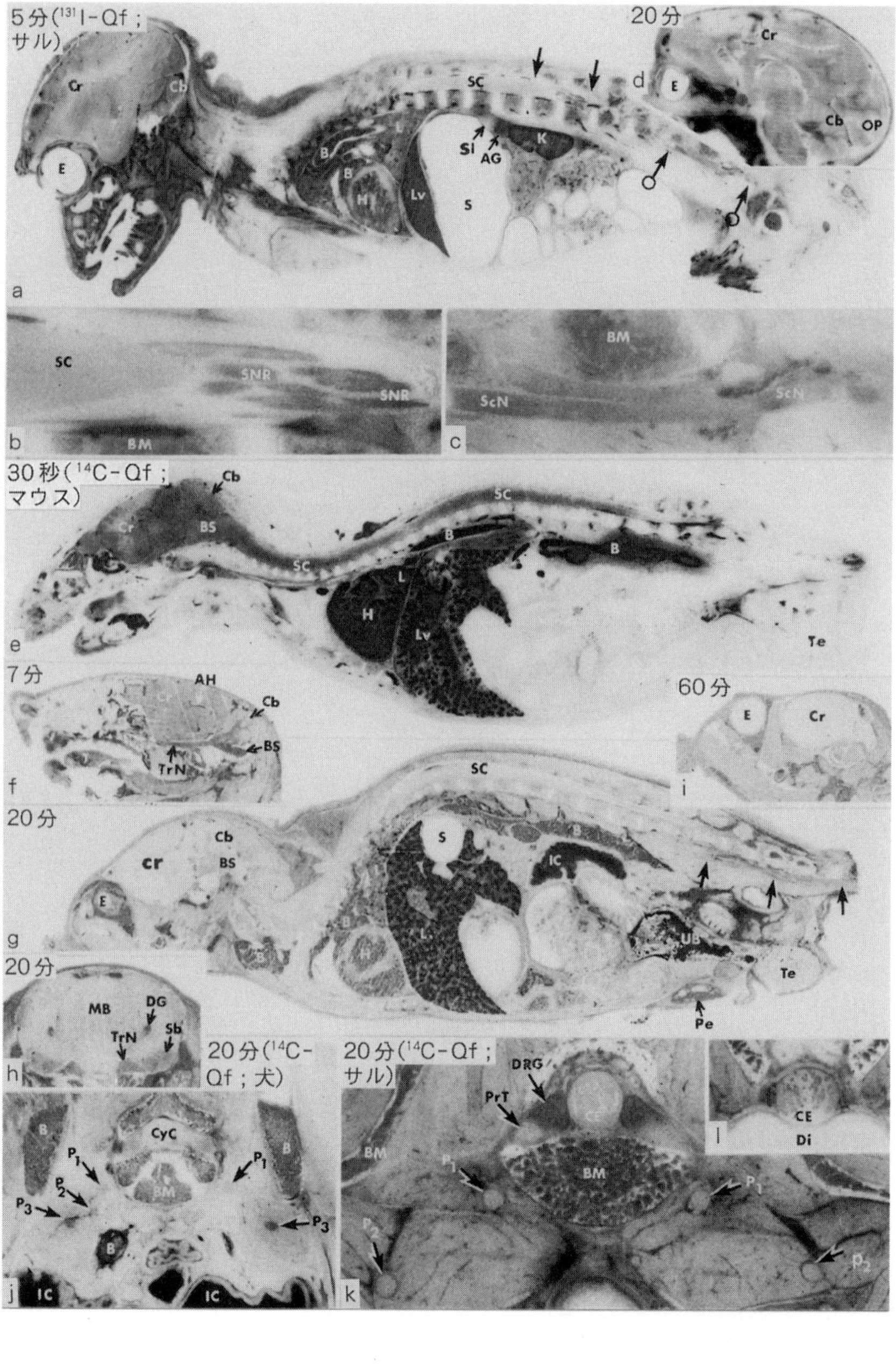

網膜の黄斑部、つまり、視線の中心視野と関連が深いことを明示している。一方、前頭葉皮質（ＰＦ）の放射活性は中等度である。

図５—５のｊでは、二十分たつと皮質の放射活性が低くなり、むしろ白質に放射活性がシフトしたように見える。一方、眼の網脈絡膜の放射活性は高いが、網膜自体と視神経の放射活性はほぼ陰性に近くなっている。つまり、初期には網膜そのものにも高いが、時間がたつとその活性が低くなることを意味している。これは前述の末稍神経以上の放射活性の経時的減退を示すことになる。しかし、ヒトと動物の投与量の差は、やはり格段のものがあることに変わりはない。

図５—５のｉの延髄の迷走神経核（ＤＶＮ）やオリーブ核（Ｏｖ）の放射活性が両側性に高いが、この持つ意味がヒトの神経病理学にどう反映するかの点も興味深いので、後のスモンの神経病理学を参照されたい（二五一頁のｉ）。図ｈ、ｋの持つ意義についても、**図５—４**のａ〜ｆと同様に考えて、スモンの例外例の神経病理学の時に後述しよう。

図５—４のｊ、ｋの五分と二十分のもののサルの→

◀

（ａ，ｂとｈ）脳の前額断。（20mg ^{14}C-Qf/kg/40μCi）

（ｃ～ｅ）モルモット。

（ｆ）ネコ。

（ｇ）子猫。

（ｉ～ｋ）サルの正中断。（10mg　I-Qf/kg/66.5μCi）


（ａ）黒質を通る断面。（倍率2.0倍）

（ｂ）（ａ）の右の海馬角の拡大像。↑印はH_2とH_1の境界領野を示す。（倍率8.0倍）

（ｃ）最大の亜鉛強陽性が歯状核（ＦＤ）に直接する領域に見られ，一方，H_2とH_1ではそれほどでない。（倍率8.0倍）

（ｄ）（ｃ）に↑印で示した領域の拡大像。強い亜鉛陽性小顆粒は，H_2領野の皮質下白質に限られている。（倍率2.0倍）

（ｅ）（ｄ）のH_2の拡大像。夥しい数の亜鉛陽性顆粒は放射線層（ＳＲ）の神経線維に沿っている。また神経細胞層（ＳＰ）では，わずかか或いは陰性である。（倍率900倍）

（ｆ）亜鉛陽性顆粒はH_2の細胞層が主体で，一方，H_1のそれはより少なくなる。

（ｇ）放射層（ＳＲ）の神経線維の拡大像。ここにはたくさんのとげとげがみられる。

（ｈ）５分。後頭極部と小脳。（倍率2.0倍）

（ｉ）20分。後頭極，小脳と幹脳。（倍率1.2倍）

（ｊ）５分。（倍率3.0倍）

（ｋ）20分。（倍率3.0倍）

（c-5：テイム　4：ゴルジ孚の各染色）

図5—4　標識キノホルム(Qf)の静注後のサルの経時的全身オートラジオグラフ／動物の海馬の亜鉛の組織化学的標識

（出典は図5—2と同じ）

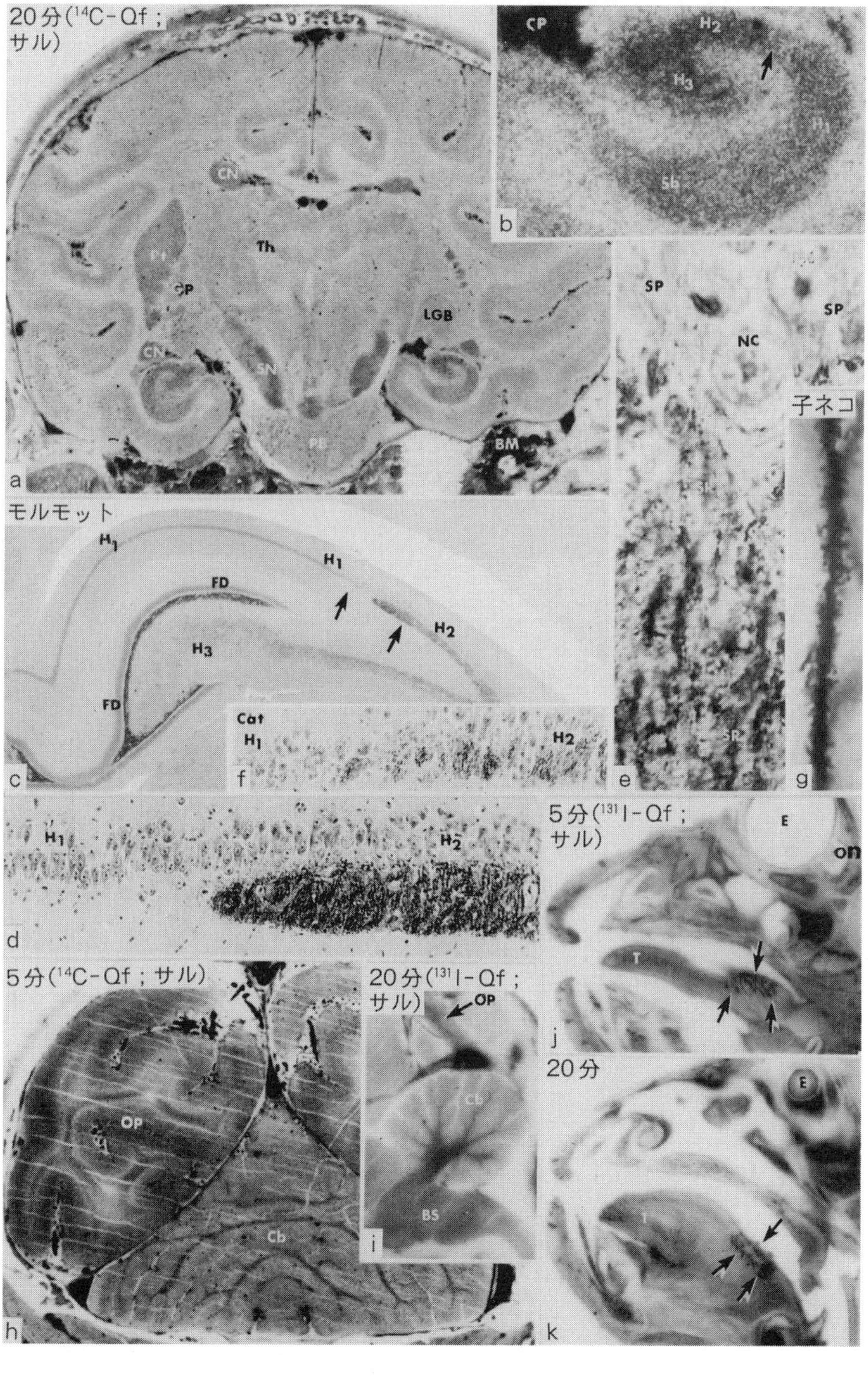

印部の高い放射活性は、これも後述の緑舌の局在性のそれとよく一致しているので、ヒトの神経病理学との関連において論議に値する領域である。
なお**図5—4**のhとr、またとくに**図5—4**のj、k以外の領域の諸像の説明は、後述の項にでてくるので、それを参照されたい。

末梢神経を冒されたスモン

スモンの神経病理学はこれから説明する**図5—6**以下であり、しかもそれぞれの図の中に幾つかの例が混在していて、それは水俣病についても全く同様であった。**図5—7**から**14**までの中の写真の各症例の臨床像は**表5—1**を見て頂きたい。キノホルムの投与量、またそのきっかけとなった既往歴なども参照されたい。
図5—6は、そのほとんどが末稍神経系である。図a〜eは脊髄の最末端から出る運動・感覚両神経が混在し、一見、馬のしっぽのように見えるので、これに馬尾（CE）の名がつけられている。図dは髄鞘染色でみると、左右の馬尾の末稍神経系は黒っぽく、この

◀
(a-dとf-k)サルの前額断あるいは水平断。(20mg^{14}C-Qf/kg/40μCi)
(e)マウスの前額断。(30mg^{14}C-Qf/kg/60μCi)

(a)5分。中部頸髄とその近接領域。(倍率2.0倍)
(b)5分。腰髄とその近接領域。(倍率5.4倍)
(c)20分。中部頸髄とその近接領域。(倍率3.0倍)
(d)20分。腰髄とその近接領域。(倍率3.0倍)
(e)20分。腰髄とその近接領域。(倍率3.0倍)
(f)5分。眼球と前頭葉。◎付↑印は視神経の中心部の強い線状の放射能を示している。(倍率2.2倍)
(g)(f)に相当する右眼球の凍結乾燥生標本。(倍率2.2倍)
(h)5分。外膝状体(LGB)と海馬。(H_1, H_2, H_3, Sb)(倍率1.9倍)
(i)5分。延髄と海馬。(倍率1.8倍)
(j)20分。左頭と前頭葉。(倍率2.5倍)
(k)20分。脳下垂体(Hy)を通る間脳領域の前額断(倍率2.5倍)

図5—5　標識キノホルム(Qf)の静注後の動物の経時的全身オートラジオグラフ(2)

(出典は図5—2と同じ)

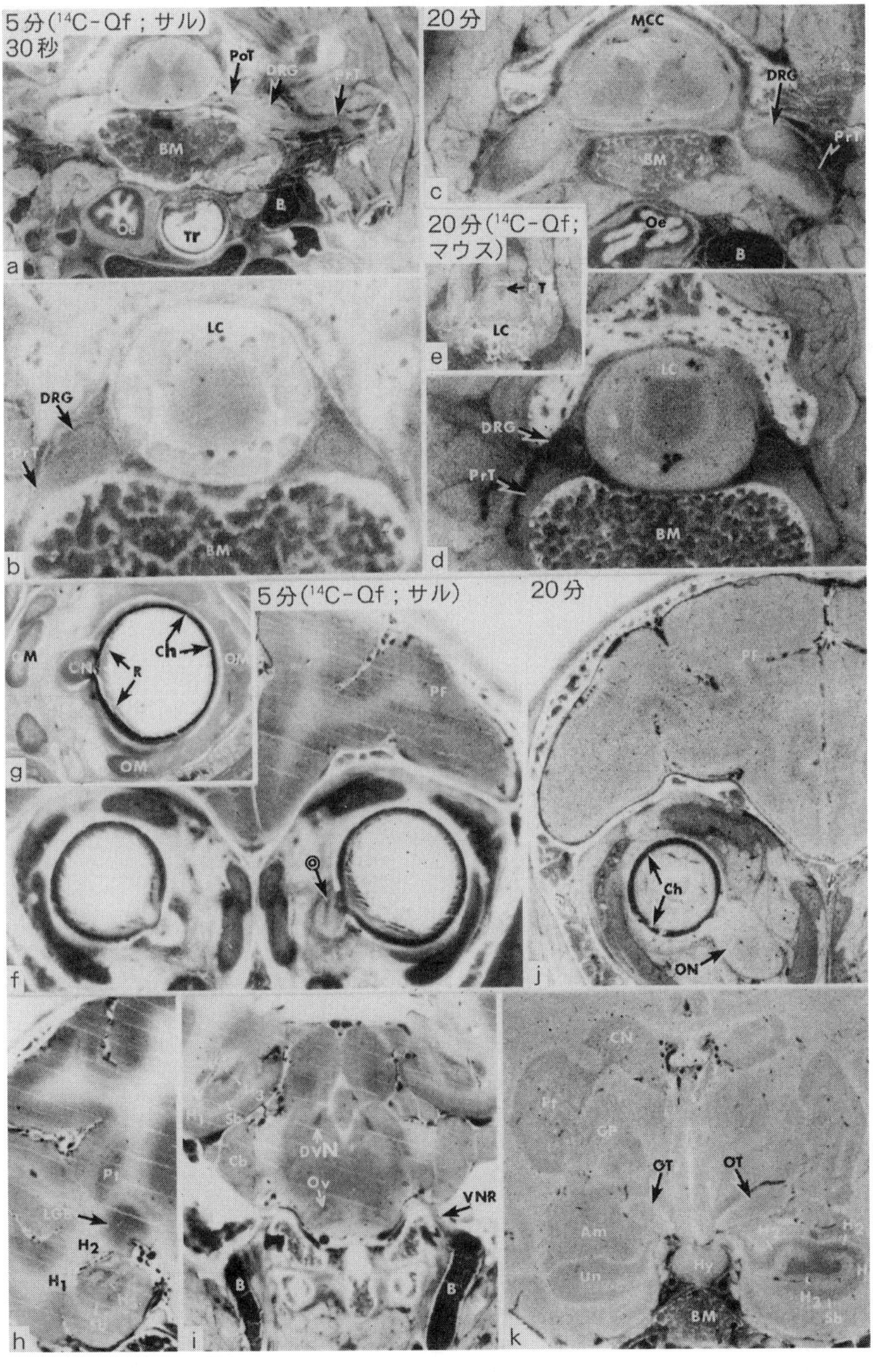

拡大ではあまり冒されていないかに見える。しかし、中央に束になっているものは淡くしか染まっておらず、一見脱髄が起こっていないように見えるし、後根神経節（DRG）も一見異常ないようにも見える。しかしこのような馬尾を傷痕染色で見ると（図e）、ほとんど全ての馬尾の線維も、また後根神経節も傷痕線維が増えていて、既にこのレベルの弱拡大でも冒されたことが明白となる。

図aはこれを軸索染色で弱拡大したもので、全体としては軸索は残っているように見えても、それが切れ切れになっている。これを拡大したのが図cであり、もっと拡大したのが図bである。例えば図aの↑印を強拡大したのが図bであって、回りの染色部を残して、真ん中は空胞化が起こって、軸索は凄く冒されたことが分かる。

また図cを見ると、軸索は空胞化したものが散在し、↑印で示した箇所は破壊され、断片化していることが明白となる。つまり、この変化は髄鞘よりも軸索が強烈に冒されたことを意味している。これではいわば電線の最も大切な銅線が冒されたことを意味してお

◀
表5―1　aとb：症例1，cとi：症例2，d，eとf：症例7，g，h，jとk：症例9
（a－e）馬尾を通る正中断。

（a）髄鞘線維の中等度の障害。（倍率84倍）
（b）（a）の印で示した領域の拡大像。局所性の軸索の腫脹が目立つが，周辺の髄鞘はまだ多少とも残っている。（倍率513倍）
（c）軸索の局所性腫脹，空胞性変性ならびに蛇行が目立つ。↑印は断片的に切れ切れになった一軸索を示す。（倍率440倍）
（d）中等度に障害された神経線維束を示すが，馬尾（CE）の髄鞘線維はまだかなり残ったように見える。DRG：背部神経節　（倍率2.5倍）
（e）（d）と同領域。すべての神経線維と背部神経節内には膠原線維の増加が著しい。（倍率2.5倍）
（f）座骨神経根。各神経束内の髄鞘の髄鞘線維は軽度から中等度に冒される。（倍率87倍）
（g）大腿骨神経。軸索は比較的よく残っている。（倍率110倍）
（h）（g）に矢印で示した領域の強拡大。著しく細い軸索は，太い軸索の間にシュワン細胞核の増殖を伴っている。（倍率1000倍）
（i）延髄レベルの迷走神経根内の髄鞘はひどく冒されている。（倍率96倍）
（j）（i）と同様の迷走神経根であるが，シュワン神経細胞核の増殖が著しい。（倍率115倍）
（k）（j）内の強拡像。著しく細い軸索は太い軸索の間にシュワン核の増殖を伴っている。（倍率590倍）
（a，b，d，f，iとj：ルクソール青とクレジール・ビオレット，c，g，hとk：ボディアン，e：ホルツァーの各染色）

図5―6　スモンの神経病理(1)

(出典は図5―2と同じ)

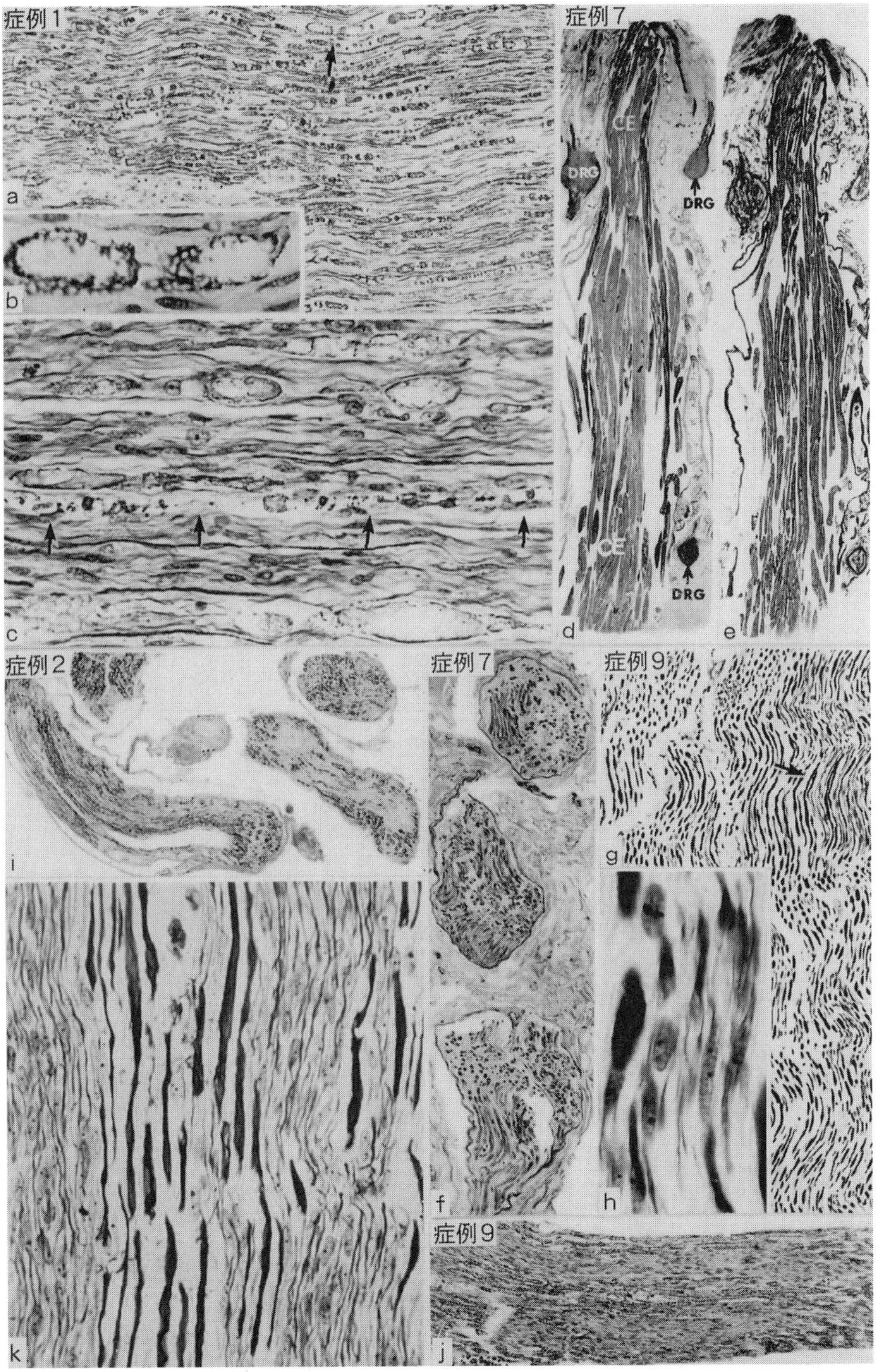

り、前述のネズミでも猫でもそこにキノホルムが侵入し、軸索そのものを破壊してしまうことを意味している。

図f、g、hは座骨神経や大腿骨神経で、いずれも末稍神経である。また図i、j、kは迷走神経から出る副交感神経という自律神経系であり、これまた末稍神経である。これらも馬尾程の強い変性はないが、やはり、末稍の軸索障害があり、ここにもキノホルムが侵入していたことは、マウス、サル、犬などの実験で明瞭であった。しかも、その神経核、例えば迷走神経核にはキノホルムが侵入し、神経細胞自体にはよく残っているものの、それから出ていく末稍神経系は、遠位部ほどキノホルムが侵入していたのである。

図5—7では同じ末稍神経でも運動性のものはどうであり、また感覚性の後根神経節の神経細胞はどうであるかの問題が出てくる。図a〜eは、第四胸髄から出ていく運動性の末稍神経の横断面を示している。図aでは髄鞘線維が所々抜け落ちたように見えるが、図bはそのあとに傷痕線維が増えたように見えるので、それを↑印で示した。そこと同じところ（↑印）を拡

◀
表5—1　a-e：症例9，f-h：症例2
(a-e)第四胸髄レベルの前根の横断面を示す。
(f-h)馬尾レベルの背側神経節。

(a)シュワン核増殖を伴う多数の局所性髄鞘障害像。(倍率120倍)
(b)(a)の脱髄巣に相当する強い膠原線維増殖を示す。(倍率120倍)
(c)(a)と(b)の膠原線維増殖を伴う脱髄巣に相当して，著しく細い軸索線維集団が示される。(倍率120倍)
(d)(a)に矢印で示した増殖したシュワン細胞核を伴う小脱髄巣の強拡大像。(倍率920倍)
(e)各(b)と(c)に矢印で示し，また(d)と同病巣と拡大像。(d)の脱髄巣内には著しく細い線維集団像が示される。(倍率920倍)
(f)大多数の神経細胞の中には著しい腫脹と空胞化が生ずる。(倍率105倍)
(g)神経細胞周辺の軸索には局所性に腫脹し，継片化した軸索がみられる。(倍率440倍)
(h)神経線維束の中には均等性の強い膠原線維増殖像が著しい。(倍率86倍)
（aとb：ルクソール青とクレジール・ビオレット，b：アザン，c，e，fとg：ボディアン，ホルツァーの各染色）

図5—7　スモンの神経病理（2）
（出典は図5—2と同じ）

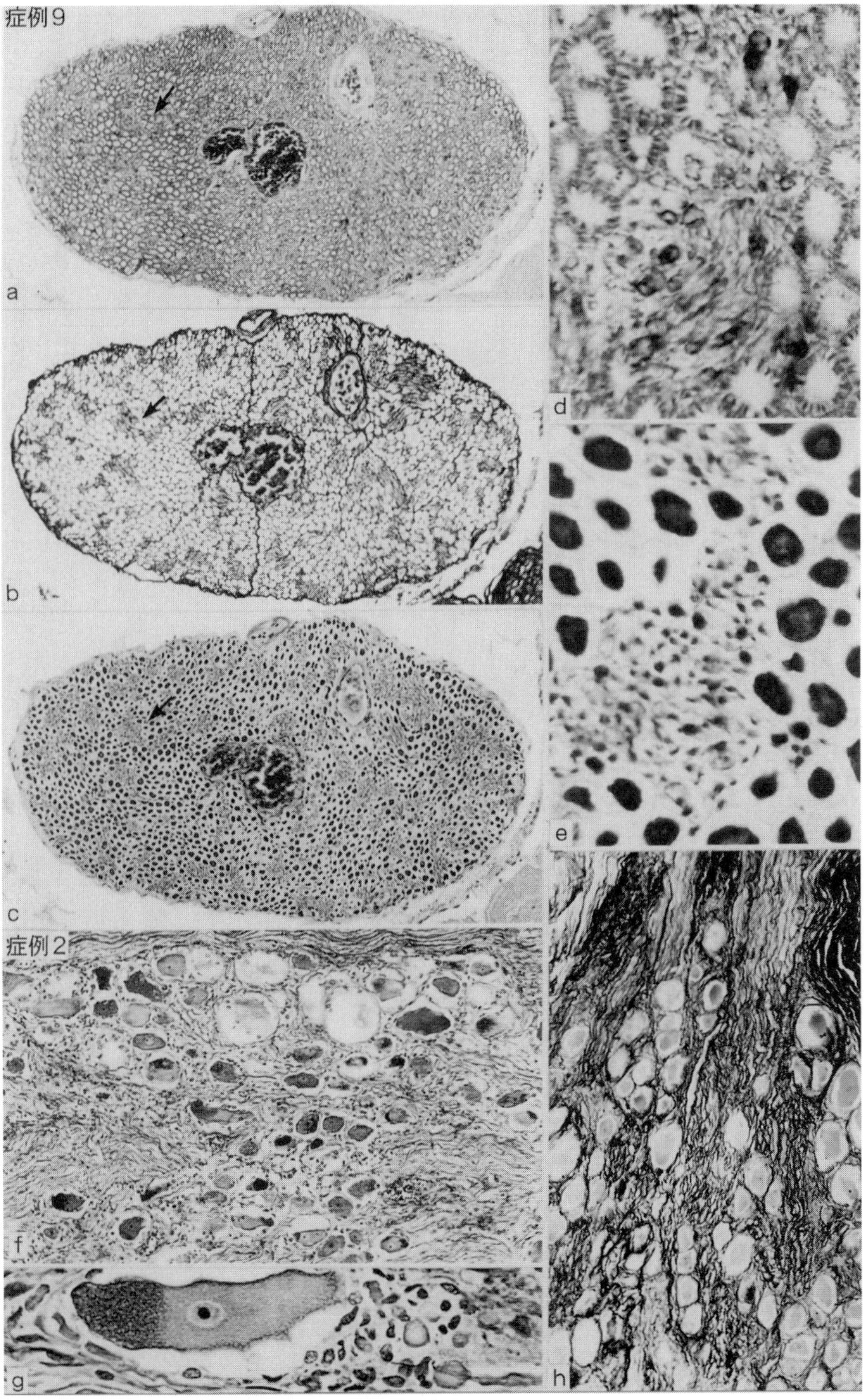

大したのが図dであり、その下部の髄鞘は抜け落ち、そこに傷痕としての膠原線維が増えていることが分かる。

ところが図cで同じ→印のところを拡大したのが図eであるが、これは軸索を染める染色で、実は抜け落ちたあとに無数の小形の軸索の集団でうめられていることが分かる。つまり、この種の小形軸索の多くが無髄性のものであり、これは再生されたものと考えられる。しかし、果たしてそれがうまく機能を発揮しているかどうかは分からないが、その可能性があることもまた十分考えられる。

次に前図**5—6**d、eの馬尾の後根神経節（DRV）を拡大したのが、**図5—7**のf、g、hである。fを見ると大多数の神経細胞の胞体内は空胞性に腫大し、変性する。一方、逆に暗く萎縮している神経細胞も数多い。また図gを拡大してみると、その神経細胞の周辺、つまり神経細胞の樹状突起の多くは変性し、バラバラになって軸索は集団的に変性していることが分かる。

また図hにおいては、神経細胞の間に多数の傷痕と

◀
表5—1　a-c：症例2, dとk：症例3, e-g：症例8, h-jとi：症例7

(a)第二頸髄。ゴル索(GT)とブルダッハ索(BT)深部には中等度の対称性蒼白化が生ずる。(倍率5.7倍)
(b)(a)のゴル索の拡大像。神経線維の腫脹は著しいが, 周辺の髄鞘は比較的よく保たれる。(倍率455倍)
(c)第五腰髄レベルのゴル索の強拡像。軸索の消失が著しく, 腫脹し空胞化した残遺がみられる。
(d)下部胸髄の正中断。軸索の著しい腫脹と空胞化がみられる。(倍率460倍)
(e)第四頸髄。著しく対称性の脱髄はゴル索に限られている。BT：ブルダッハ索。(倍率4.0倍)
(f)第四胸髄。中等度で対称性の脱髄はゴル索(GT)と皮質脊髄側索路(LCT)に生ずる。(倍率4.0倍)
(g)第二腰髄。軽度の脱髄は後索(PT)のほぼ全領域に, 一方, 明瞭な脱髄は両側の皮質脊髄側索に生ずる。(倍率3.9倍)
(h)第七頸髄。完全な脱髄は両側のゴル索(GT)が, 一方, 軽度の対称性脱髄は側(LCT)ならびに前皮質脊髄路(ACT)にみられる。脊髄神経節の後路(PoT)よりも, 前路(PrT)のもっと明瞭な脱髄がみられる。DRG：脊側神経節　(倍率86倍)
(i)(h)と同じ領域。ゴル索, 背側神経節, 前脊髄神経または路に著しいグリオーシスと膠原線維増殖が著しい。一方, 軽度から中等度のグリオーシスは前·側皮質脊髄路と後脊髄神経節路にも生ずる。
(j)第二腰髄レベルの前角の腹側領域。多数のスフェロイド小体がみられる。(倍率440倍)
(k)薦髄の前角。多数の腫脹した神経細胞。(倍率100倍)
(l)延髄の被蓋部。周辺に押しやられた核(N)を持つ典型的な腫脹した神経細胞。(倍率476倍)
(a, b, e-hとl：ルクソール青とクレジール・ビオレット, c, dとj：ボディアン, i：ホルツァー, K.H.E.の各染色)

図5—8　スモンの神経病理(3)

（出典は図5—2と同じ）

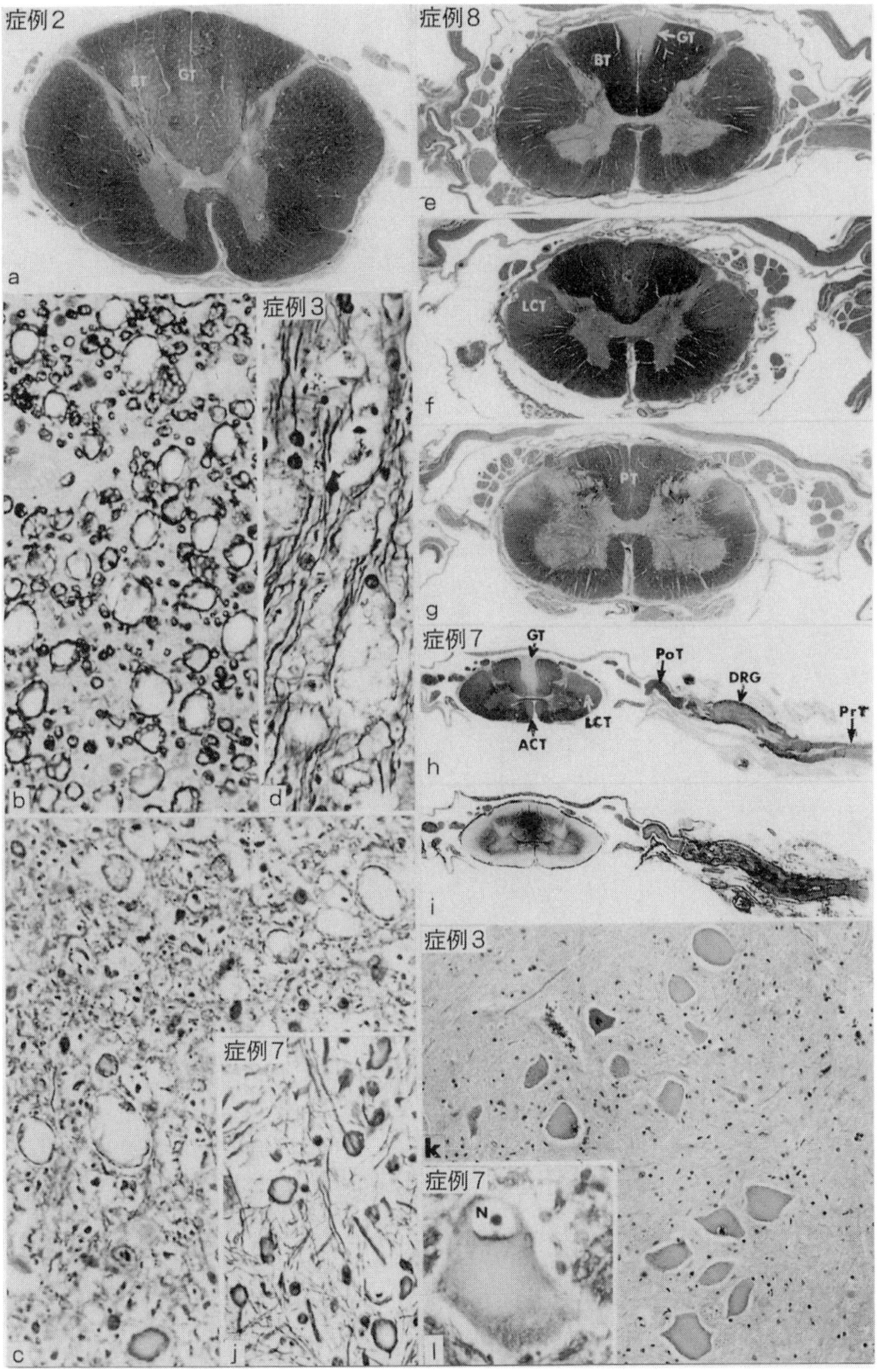

しての膠原線維が増殖している。この図eによって、前図**5—6**のeの後根神経節が暗っぽく見えたことが分かるであろう。**図5—6**は、全体として運動・感覚双方にキノホルムが侵入し、それらが変性した事実を物語っている。

図5—8は、急性期、慢性期の差はあるが、前図の運動・感覚両神経経路が脊髄において、どのように変性しているかを物語っている。まず図a～dは、いずれも急性期から亜急性期のスモンの脊髄病変を示している。

図aは第二頸髄の感覚路を示しており、上半身の感覚経路であるブルダッハ索（BT）も、また下半身の感覚経路であるゴル索（GT）も左右対称性に淡く染まって見える。図bは図aのブルダッハ索の強拡大であり、髄鞘がかなり減ったように見え、また中には軸索が空胞化したか、変性したように見える。

図cは、これを軸索染色したもので、軸索もかなり減少しているし、残ったものも明らかに空胞化が生じており、どうもキノホルムは主として軸索病変を招いた可能性が高い。事実、図dの場所はゴル索で、軸索の空胞化、或いは変性して顆粒状になった変性像を示しており、本質変性は軸索病変に主体がある可能性が高い。

図e～iは、いずれも**表5—1**に見るように慢性期のスモン例である。図eは第四頸髄を示しており、ここでは下半身の感覚を支配するゴル索（GT）変性が極めて明瞭となる。図fは、もっと下の第四胸髄で、ゴル索の変性はぼんやりしてくるが、逆に運動路（LCT）は両側性に淡くしか染まってこない。

さらに図gの第二腰髄になると、後索（PT）の淡染は全体としてもっとぼんやりするが、逆に運動路の淡染はもっとはっきりする。つまり、臨床的に下半身の感覚路は下方程ぼんやりし、上方に行く程はっきりする。一方、下半身の運動路は、上方程ぼんやりし、下方にいく程はっきりする。これは一種の逆転現象を示すとでも表現できようか。

図hは第七頸髄のゴル索で、両側性のはっきりした淡染性を示し、逆に運動路（ＬＣＴ、ＡＣＴ）は淡染性は低いというやはり一種の感覚・運動両路の逆転現象を示している。図ｉはホルツアー染色という傷痕を染めるものであるが、これも感覚と運動両路の逆転現象が見られる。だが、もっと末稍神経路（ＰｒＴ、ＤＲＧ、ＰｏＴ）の方では、傷痕の程度が脊髄レベルよりもっと目立っているという一つの原則を示している。これをどう解釈するかは、次の**図5―9**を見た方がよい。

図のＪ、ｋ、ｌは脊髄の運動路の中継核で、前角の神経細胞とその付近を示している。図ｋは**表5―1**の亜急性期であるが、いずれも神経細胞は膨大し、核は細胞体の片隅に押しつけられている。この像は、キノホルムが末稍神経遠位部に強いことに対する一種の二次性運動路の起始神経細胞の反応像を示している。

そのことは図ｌの慢性期でも同様であるし、また図ｊに示すように、軸索線維が球状にふくれ上がっている。これを専門的にはスフェロイドと呼んでいて、その意味は、いろいろ考えられているが、余り専門的になり過ぎるので、ここではこれ以上触れない。

図5―9のａ～ｅは、**表5―1**の慢性期に属するスモン例である。図ａは第三頸髄で、下半身の感覚路であるゴル索（ＧＴ）に両側性に淡染化が最も明瞭である。したがって、図ｂでのゴル索は強い傷痕を示すが、軽いものは上半身の感覚路、また運動路（ＬＣＴ、ＡＣＴ）にも見られる。図ｃになると、軸索染色でゴル索は見事に陽性に染まっている。そこで↑印の部分を強拡大すると（図ｅ）、そこには多量の細い線維が張り巡らされていることが分かる。

しかし、その方向性をみると一方向ではなく、多方向性であることが明瞭である。それは抜け落ちたものではなく、明らかに再生されたことは間違いないと言ってよかろう。これでは下半身の感覚路の刺激はここでショートし、上方には伝わって行かないことを示唆している。

その臨床像は、**図5―1**に示すように異常知覚と表現されている。しかし、その内容は決して数値化、パターン化、デジタル化できる性格のものではない。つまり、これは客観化できない性格を明らかにしている。これは神経生理学や神経生化学が発達してもどうにもならないものであって、病理学的には確かであっても、異常感覚はあくまで異常感覚としてとどまる以上、それは主観性の強いものであって、決して客観的、数値化できるものとはなり得ない。神経科学がどのように進歩しようと、コンピューター技術がどのように発展しようと、その分析は不可能である。

図ｄは第二腰髄で、今までの諸図で述べたように、運動路（ＬＣＴ）と感覚路（ＰＴ）の〝逆転現象〟が起こる事実に変わりはない。

図ｆ～ｈは、**表5―1**に従えば急性期から亜急性期に属する症例で、一部は視神経系（ＯＮ）に、また一部は視索（ＯＴ）に生じた境界鮮明で、図ｇに示すような血漿液の侵入があったものを示している。図ｉは図ｈの病巣内の軸索線維のスフェロイドを示している。標識キノホルムでは、これらのメカニズムは今のところ

◀
表5―1　a–e：症例7, ｆとｇ：症例2, h–ｉ：症例4
(a–c)第三頸髄。

(a)著しく対称性の脱髄はゴル索(ＧＴ)に限られ, 軽い脱髄がブルダッハ索(ＢＴ)にも見られ, また同様のものは, 側(ＬＣＴ)と前皮質脊髄(ＡＣＴ)にもごく軽度にみられる。
(b)著明, 等質性グリオーシスはゴル索にあるが, その表面の領域(↑印)は限られている。ブルダッハ索その他のグリオーシスは軽い。
(c)深い嗜銀性は表面部分(↑印)のみならず, ゴル索全体に著しい。
(d)第二腰髄。中等度から強度の対称性脱髄は, ほとんど後索(Ｐｒ)の全領域にみられるが, Flechsigの真中域と側皮質脊髄路(ＬＣＴ)に著しい。
(e)(a)(b)と(c)に各↑印で示したゴル索の表面拡大像。多数の著しく細い軸索は網状に形成されている。Ｘ印はアミロイド小体を示す。(倍率1050倍)
(ｆ)視神経交叉部。視索内の限局性病巣。(↑印：ＯＴ)(倍率3.5倍)
(g)(ｆ)内の視神経(ＯＮ)の拡大像。血漿液が実質内に侵入する。(倍率120倍)
(h)視神経交叉部。視神経内の限局性脱髄巣(↑印：ＯＮ)。(倍率3.8倍)
(ｉ)(h)内の視神経。スフェロイド小体は軸索(↑印)と連結している。
(a, d, ｆとh：ルクソール青とクレジール・ビオレット, b：ホルツァー, c, eとｉ：ボディアン, g. H. E. の各染色)

図5—9　スモンの神経病理（4）

（出典は図５—２と同じ）

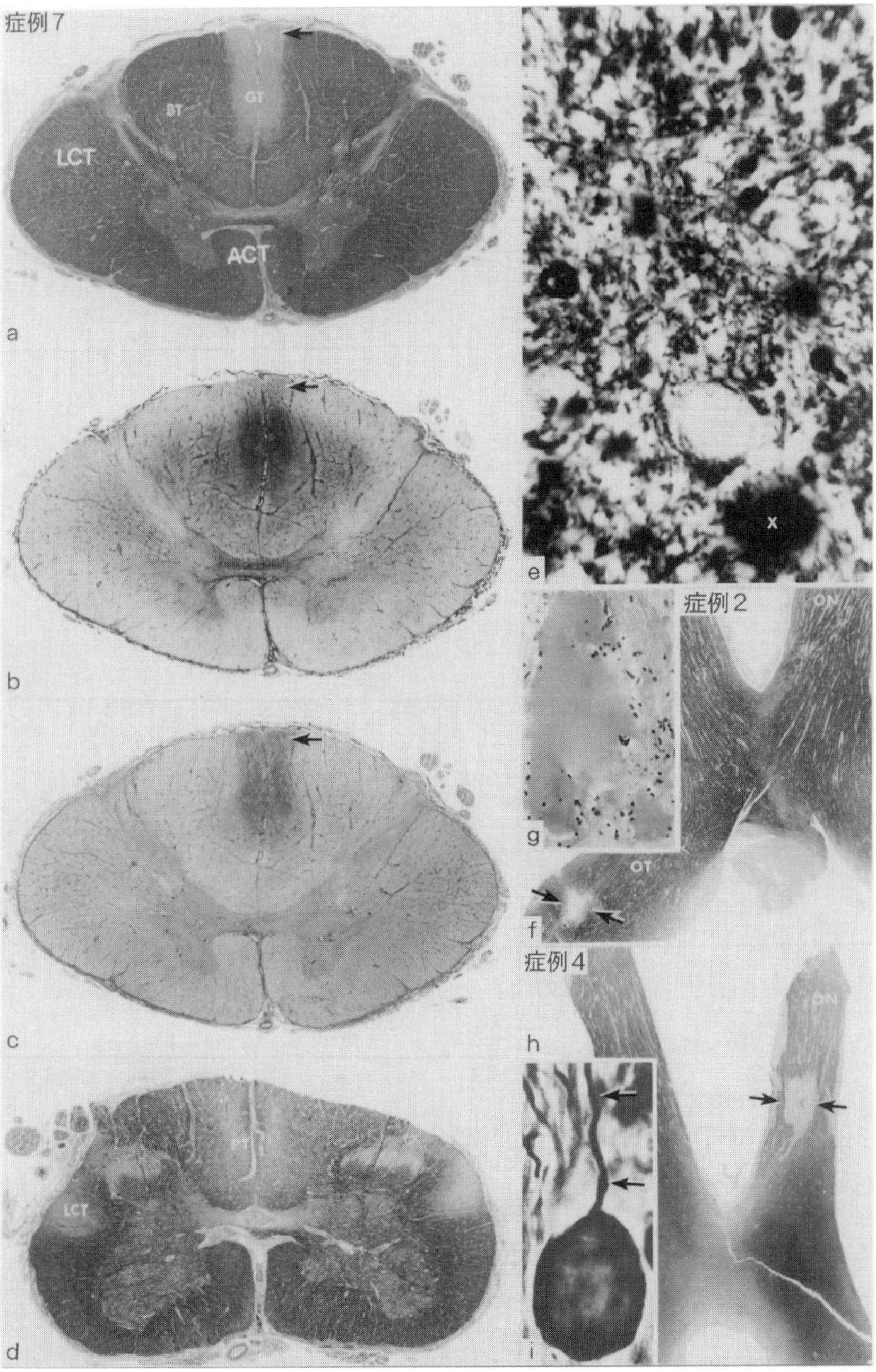

ろ不明と言うほかないが、それが役立つとすれば、むしろ後述の**図5—11**であろう。

図5—8では余り説明しなかったが、図h、iにおける後根神経節（DRG）について、脊髄のどのレベルでキノホルムによる冒され方がどう違うかを**図5—10**で説明したい。図a、b、d、fは第三頸髄であり、図c、e、g、hは**表5—1**に見るように慢性のスモン例である。いずれも腰髄レベルの後根神経節を示している。つまり、時期の違いとレベルの違いがあることをまず頭に入れておく必要がある。

図aは神経細胞はあまりやられていないが、それでも図dに示すように、一つの神経細胞は、他の細胞が集合して最早崩壊しようとしている。また図bではほぼ同じレベルでも、既にその中の神経線維束には膠原線維が増えており、冒されたことを示している。一方、図fでは、冒された神経細胞（×印）のまわりに大小の軸索がからまる像を示しており、これは比較的初期像である。

図c、eでは慢性期であっても後根神経節のレベルによってその反応像が異なっている。つまり、図cは

◀
表5—1　aとb：症例3, c-h：症例9

(a)腰髄レベルの背側神経細胞節。変性した神経細胞は, 空胞, 喰現象と軸索のからまり像を示す。各神経線維束内には中等度の損傷がみられる。(倍率110倍)
(b)(a)内とほぼ同領域の拡大像。各神経線維束内には, 同質性に強い膠原線維増殖像が生ずる。
(c)頸髄レベル。神経細胞と髄鞘は比較的よく保たれる。一方, ある数の神経細胞は冒され, 喰現象が著しい。(倍率96倍)
(d)(c)の喰現象を起こした神経細胞の強拡大像。(倍率476倍)
(e)腰髄レベル。(c)に比べると, 神経細胞と髄鞘の冒され方はもっと明瞭である。(倍率476倍)
(f)冒された神経細胞(X印)の拡大像は, 大小の軸索のからまり像が著しい。(倍率476倍)
(g)完全に壊れた神経細胞は, 増殖した周囲性またシュワン細胞核細胞でおきかえられているが, これは(e)の強拡大像である。↑印は, 太いがほとんど髄鞘を欠く神経線維を示す。(倍率530倍)
(h)(g)とほとんど同じ領域。極めて明瞭な, 著しく細い軸索網からなる。↑印は(g)で↑印で示した神経軸索を示すが, ここでは軸索の著しい腫脹が明らかである。(倍率530倍)
(a, fとh：ボディアン, b：アザン, c-eとg：ルクソールファスト青とクレジール・ビオレットの各染色)

図5—10　スモンの神経病理(5)
(出典は図5—2と同じ)

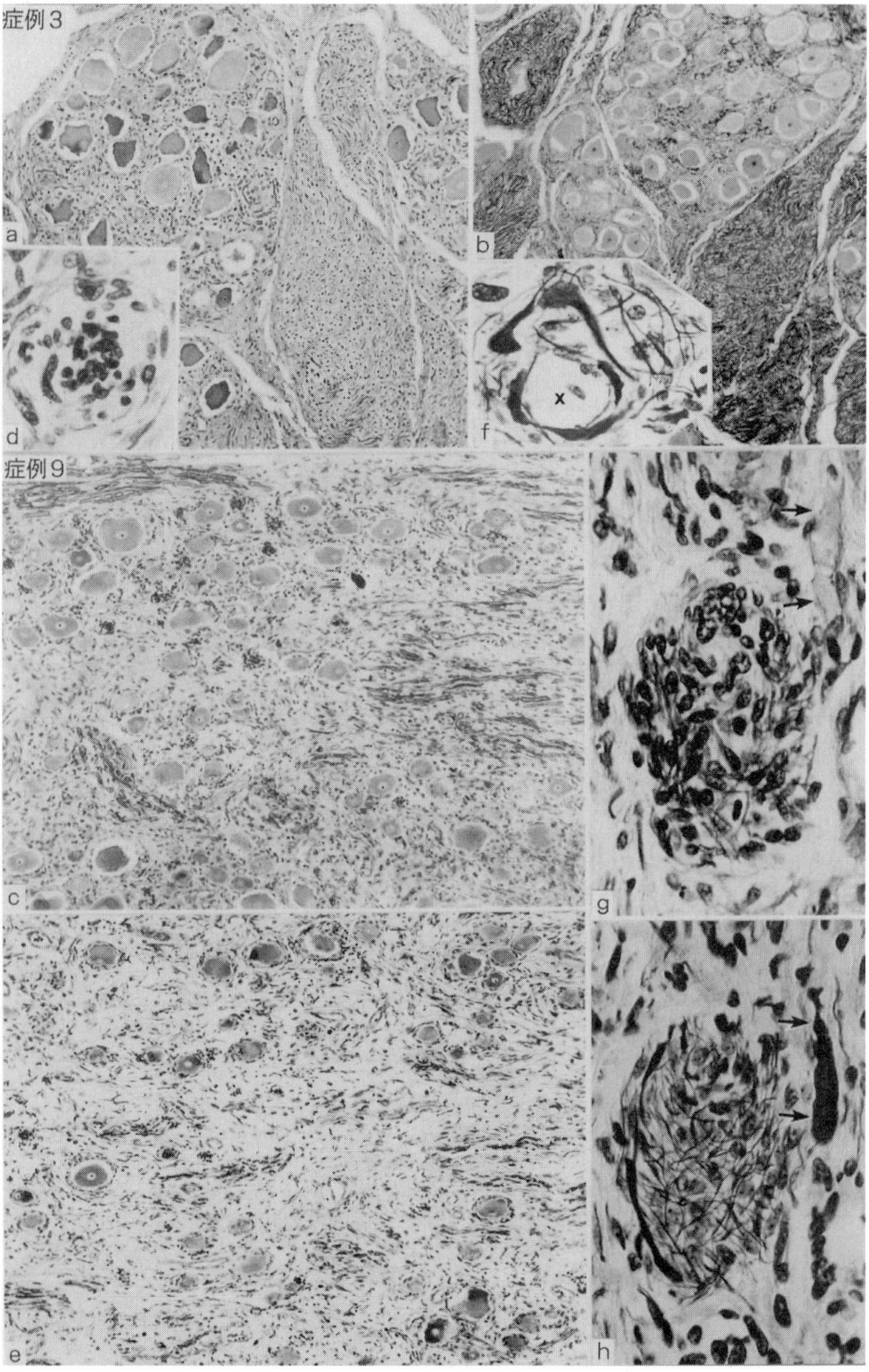

頸髄レベルで神経細胞は冒されているものの、図eはもっと下のレベルの後根神経節で、神経細胞の冒され方が図cよりひどいことを示している。このことは異常感覚に関係深い神経細胞は、上半身よりも下半身の神経細胞に著しいことを示すものであって、それは**図5―1**の臨床像ともよく一致している。

しかし、神経細胞の冒され方となれば、多少の差はあっても、完全に喰細胞に置き替わっていることを図gは示している。図hは軸索染色で、これで見ると冒されたように見えてもその中に実に細かい軸索線維が網状に形成されている。図gで↑印を示したものは、中が空洞化したように見えるが、図hで見るとその中には極めて太くなった軸索が見えているという違いが明瞭となる。

つまり、ここでもキノホルム中毒の本質は、軸索病変にあることを示している。と同時に、これはなくなった神経細胞に対する一種の軸索の再生現象を示しているると考えられる。しかしそれが、神経細胞の正常機能を発揮しているとはどうしても考えられない。こうしたことも感覚障害が異常知覚の臨床像をとっているこ

◀
表5―1　a-g：症例8，h：症例11，iとj：症例4，kとl：症例12
(a-h)眼球，視神経，視索と外膝状体

(a)乳頭体(Pa)に近接する視神経(↑印)に近位部にかぎられる脱髄。Ls：レンズ　R：網膜　Ch：脈絡膜　(倍率2.5倍)
(b)他の視神経。視神経の腹側近位部に限られる脱髄であるが(↑印)，それは乳頭体(Pa)にすぐ接している。(倍率2.0倍)
(c)フォベア(Fv)のまわりの網膜。Macuro-papillar 領域(Ma-Pa)の内神経細胞層における神経細胞の脱落がある。一方，側方部(La)の網膜の神経細胞はよく保たれている。(倍率82倍)
(d)萎縮した内神経細胞層の神経細胞層は，完全に脱落するが，↑印はたった一個残存する神経細胞を示す。(倍率86倍)
(e)灰白結節(TC)を通る前額断。視索(↑印：OT)の中心から背部に限って脱落が生ずる。(倍率1.5倍)
(f)赤核(RN)を通る前額断。外膝状体(LGB)に近接する視索(↑印)の全領域は完全に脱髄する。SN：黒質　Pt：被殻　(倍率1.5倍)
(g)(f)の視索の最遠位部の脱髄と外膝状体(LGB)の拡大像。両者の境界線は↑印で示してある。◎付↑印はスフェロイド小体を示す。(倍率490倍)
(h)外膝状体の強拡像。◎付↑印は強嗜銀性のスフェロイド小体を示す。
(i)オリーブ核。多数の腫脹した神経細胞があり，その胞体内には空胞が形成されている。一方，実質内の星状細胞は肥大化している。(倍率120倍)
(j)(i)と同領域。(i)と同様であるが，神経細胞突起の巻き込み現象を欠いている。(倍率140倍)
(k)中部延髄。オリーブ核(Ov)の対称性両側性肥大があり，またその周辺白質の脱髄が生じている。HN：舌下神経核　(倍率3.0倍)
(l)(k)と同領域。オリーブ核内には主として周辺白質内に，軽度から中等度のグリオーシスが生じている。(倍率3.0倍)
(a，b，fとk：ルクソールファスト青とクレシール・ビオレット，cとd：チオニン，e：ウェルケ髄鞘，gとi.H.E，hとj：ボディアン，l：PTAHの各染色)

図5―11　スモンの神経病理(6)

（出典は図５―２と同じ）

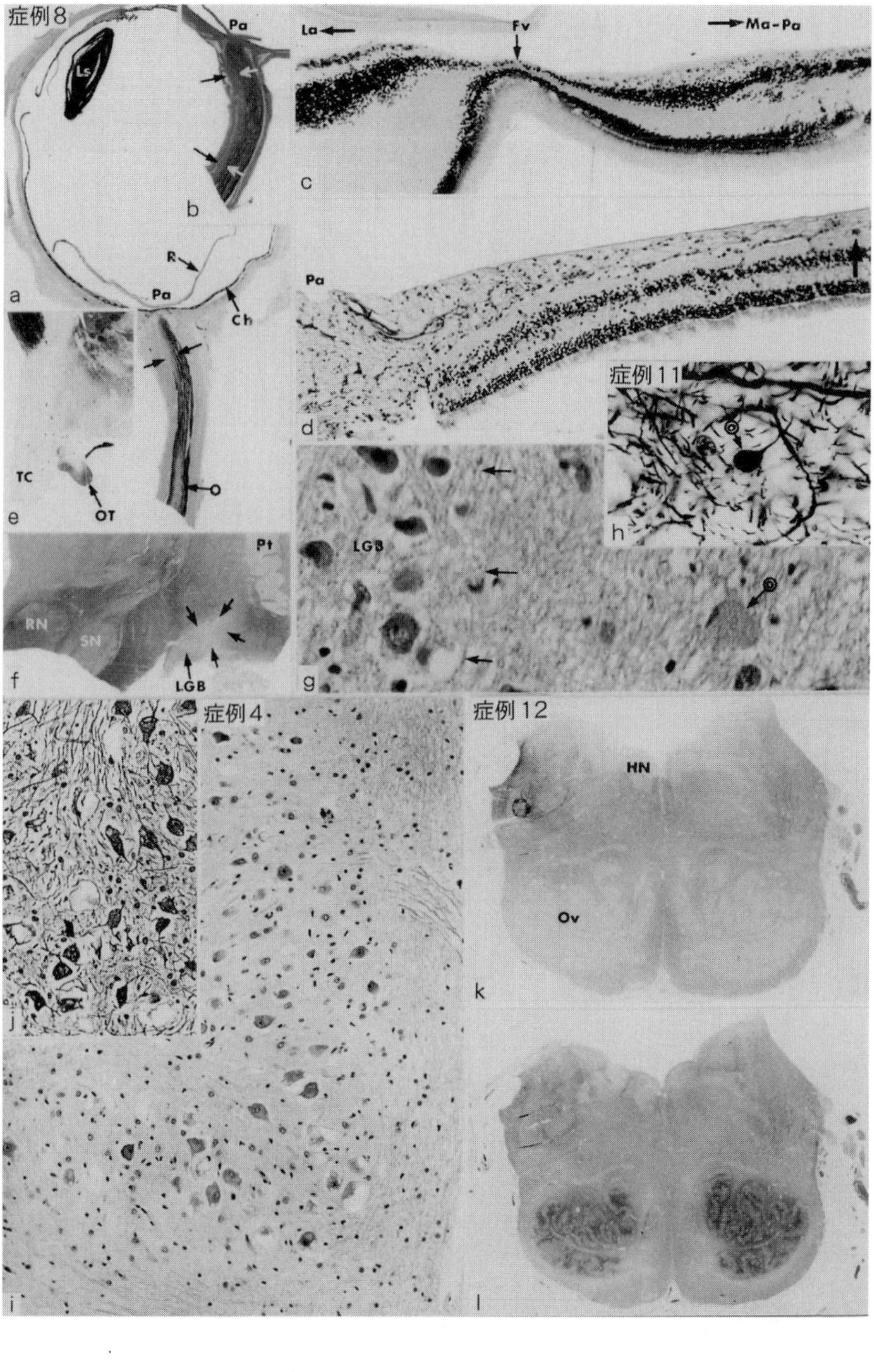

とと、およそ無関係ではあり得ないのではなかろうか。

図5―11は二つの病変を示している。上半分は視覚に関係する領域、下半分は延髄にあるオリーブ核の病変を示している。図a～hは眼球とその網膜、さらに外膝状体までの病変を示している。

図aは眼球を示し、レンズ（LS）を通して光線が入ってきて、それを受け止める網膜（R）と、乳頭（Pa）に集まった光刺激を視神経に伝えていく経路を示しており、ここでの病変は↑印と↑印で示す視神経線維の病変を示している。これが何を意味しているかは、他の図を見ないと分からない。

図aでは薄く見えていた網膜（R）だが、拡大してみると（図b）相当厚いことが分かる。この矢印の領域をさらに拡大したのが図cである。光刺激の視線が集中する黄斑部（Ma）で、その最表層の神経細胞がキノホルムによってほとんど消失していることを示している。これはむしろ図dに明瞭であって、↑印にたった一個の最表層神経細胞しか残っていない。この黄斑部の神経細胞からの軸索も消失しているため、それが図aの乳頭（Pa）に集まり、さらに視神経に連続し

◀
表5―1　a-d：症例12, e：症例9
(a-d)図kにおけるオリーブ核の拡大像

(a)一つの神経細胞はその胞体内に空胞を形成する(↑印)。他の神経細胞の多くは, その分枝突起がまきつき複合体を形成する。
(b)(a)の拡大像。一つの肥胖星状グリアは, 多核と膨化した胞体を示す(○印)。こうしたグリアが散在する。一つの代表的神経細胞は, その胞体が膨化し(X印), その分枝が典型的なまきつき複合体を形成する。
(c)一つのこの種の神経細胞の強拡大像。細胞突起は厚薄様々の分子突起のまきつき複合体を形成, その胞体は強嗜銀性を示す(◎印)。X印は隣接する肥胖性星状細胞を示す。
(d)二つの肥胖細胞は, 薄く嗜銀性胞体の中に, 肥大した多核を含んでいる。
(e)プルキンエと小顆粒細胞層の拡大像。プルキンエ細胞の軸索(↑印)と連結したトルペドー(○印)を示す。(倍率570倍)
(a-e：ボディアンの各染色)

図5—12　スモンの神経病理(7)
(出典は図5—2と同じ)

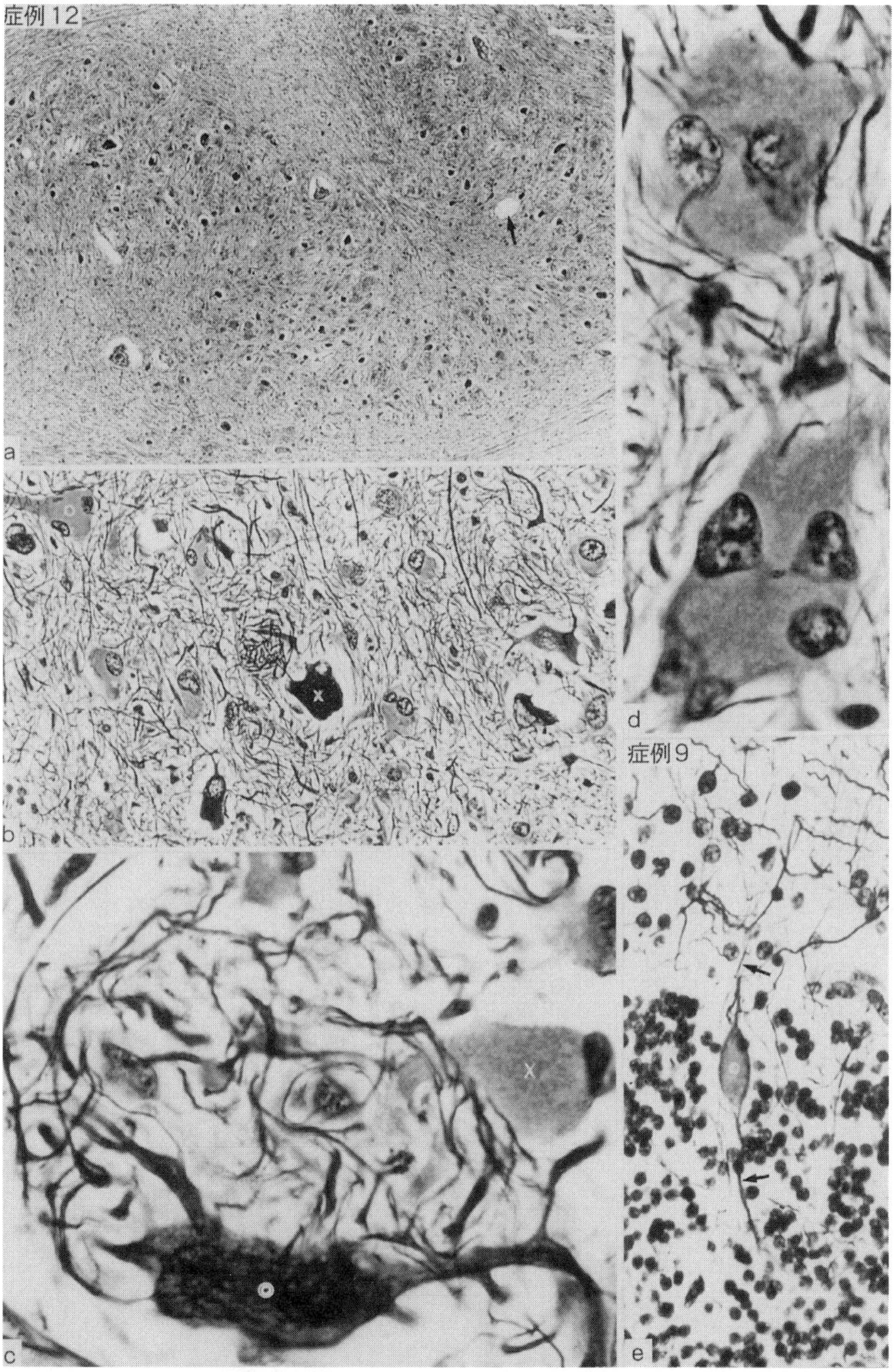

ている領域が、薄く染まって抜けたように見える。それらが図aの↑印と♂印で示した領域である。これが視神経交叉部を経て、さらに反対側の視索（OT）にいくと、その上部がほとんど抜けたように見えるのが図eで、これが外膝状体（LGB）につながる領域では、ほとんど視索全領域に及んでいることが分かる（図fの↑印）。

図gは、外膝状体（LGB）と視索との境界領域（→印）を示している。しかし視索の領域には、◎付↑印で示したような一種のスフェロイドが見える。これは**図5―9**のiで示したものとほとんど同性質のものであることは、外膝状体内部の図hの◎付↑印で示した通りである。

表5―1は岡山例の急性期の例であり、投与されたキノホルムの量は、それ以外の慢性期よりも遥かに膨大な量に達していることが分かる。その成立機転については、ここでは述べないが、いずれにしてもスモンの視力障害は外膝状体で終わっており、水俣病とは全く違うメカニズムを示しているとのみ言っておこう。この模図は、**図5―16**に出てくるので、それを参考にされたい。

図5―11の下半分は、正確に言うと延髄から橋後部にかけて存在するオリーブ核の病変である。図i、jは、亜急性期のスモン例であり、図k、lは岡山の慢性期に属するスモン例で、次の**図5―12**のa～dと同一例である。

図iにおいては、神経細胞自体は少し減少したように見えるが、問題は残った細胞体中に空胞変性が生じ、それが肥大したかの観があることである。その一部と共に、やや肥大したアストログリア核が汎発性に見える。それはむしろ次の岡山の慢性例に著しい。ともかく図jは銀染色で見ると肥大空胞化が明瞭になっている。

図k、lは慢性期の岡山例であるが、図kで見るとオリーブ核（Ov）周辺の髄鞘は極めて淡染してしまい、やや肥大して見えるが、これは真の肥大ではなく、〝仮性肥大〟の名称が付されている。その証拠に図lを見ると、オリーブ核の中の傷痕染色であるホルツァー染色では、その核自体の傷痕は大したものでなく、むしろオリーブ核周辺の白質領域の傷痕が陽性である。

図5―12a～dは前図5―11k、lと同一例のオリーブ核の拡大像である。図aは前図iやjとほとんど同一のように見える。しかし、もう少し拡大したのが図bで、ここでは空胞というより、オリーブ核の神経細胞の突起の巻き込み現象がもっと明瞭になってくると同時に、前図iに見られたアストログリアの胞体が肥大し、その中に二つの核を持ったものが散見される（○印）。

図cは、神経細胞（◎印）の樹状突起の巻き込み現象が極めて明白となっている。また図dは、アストログリアが二核性、多核性に肥大し、全体として肥大化している。これに対しては、専門的にはランゲルハンスの肥大アストログリアの名称が付されている。

要するにこれらは、前図5―11のk、lのオリーブ核の仮性肥大の原因となっていると見て大過ない。これはいろいろな原因によって惹起される現象であるが、端的に言ってスモンの場合は、キノホルムにその原因があると言うほかはない。なぜなら、標識キノホルムは前図5―5iでも分かるように、オリーブ核（Ov）に見事な放射活性を示しているからである。

なおスモンの慢性例には、小脳のプルキンエ細胞から歯状核に向かって出ていくところが膨れ上がっているが（白○印）、これは魚雷艇から発射される魚雷に似ているので、トルペードー形成と呼ばれている。これはスモンだけに特有のものではなく、さまざまの神経疾患によく見られる。

図5―13は、自律神経系の病変を示している。図aは副交感神経系に属する延髄の迷走神経核の神経細胞であり、その数はそれ程減ってはいないが、ここに標識キノホルムがバッチリ放射活性を示していることは、前図5―5のiに明らかである。にもかかわらず、神経細胞はそれ程減っていないが、グリア細胞核は汎発性に増えている。むしろそれから出る迷走核の末稍線維に変化が著しいことは前図5―6のiに

示した。

その目で自律神経系の交感神経節を見ていくと、脊髄の後根神経節ほどの強烈な変化ではないが、あちこちの交感神経節関係に変化が起こっていることは、図b〜jを見て頂ければ納得できるであろう。

最後に**口絵④**のa〜c（本書巻頭参照）を説明する。神経線維が数多い淡蒼球（図a）、神経線維のみからなる後頭葉白質（図b）、そして小脳白質（図c）などを見ると、グリア細胞が汎発性に増えているのが明瞭である。そしてそこに標識キノホルムの放射活性が高いことは、前図の淡蒼球（GP）また黒質（SN）で明瞭に認識できるが、しかしそこの神経細胞は、決して減ってはいないこともまた明瞭である。

また後者は、前図**5—4**のh、iにも明らかであった。しかしそれが、明瞭に臨床像にも反映していると は結論できないし、動物実験とヒトとの質量的差を考えざるを得ないにしてもである。

口絵④のd、e、fは緑舌（緑苔舌）、緑尿である。田村善蔵氏による緑尿の分析については、前述した通りであって、**図5—1**のキノホルム投与から同時かや

◀
表5—1　a：症例6，b-g：症例4，h-j：症例8

（a）延髄の迷走神経核。神経細胞はよく保たれるが，実質内の星状グリアが汎発性に増える。（倍率110倍）
（b）腰髄レベルの傍脊髄性の交感神経節。シュワンと交感神経膜細胞核が著しく増加するが，神経細胞はよく保たれる。（倍率86倍）
（c）（b）の拡大像。↑印は変性し，空胞化した神経細胞を含む。（倍率490倍）
（d）（b）につながる交感性神経線維（TS）の拡大像。よく残った神経線維の間の膠原線維の増加が著しい。（倍率2130倍）
（e）腹膜内の交感神経節（×印）とその線維束を示す。Ln：リンパ節　（倍率6.5倍）
（f）（e）中で↑印で示した交感神経節の拡大像。変性し減少した神経細胞と神経線維束内の著しい脱髄を示す。（倍率100倍）
（g）（f）と同じ切片。神経線維と神経細胞の間の膠原線維の著しい線維増殖。（倍率100倍）
（h）傍大動脈性交神経節。↑印は空胞化した神経細胞を示す。（倍率135倍）
（i）（h）の強拡大像。ひどく変性した神経細胞は喰現象を示す。（倍率900倍）
（j）（h）の強拡大。神経細胞の空胞化が著しく，また実質内の細胞核増加が著しい。（倍率440倍）
（a-c，eとj：H.E.，dとg：アザン，f：ルクソール青とクレシール・ビオレット，hとi：ボディアンの各染色）

図5—13　スモンの神経病理（8）

（出典は図５—２と同じ）

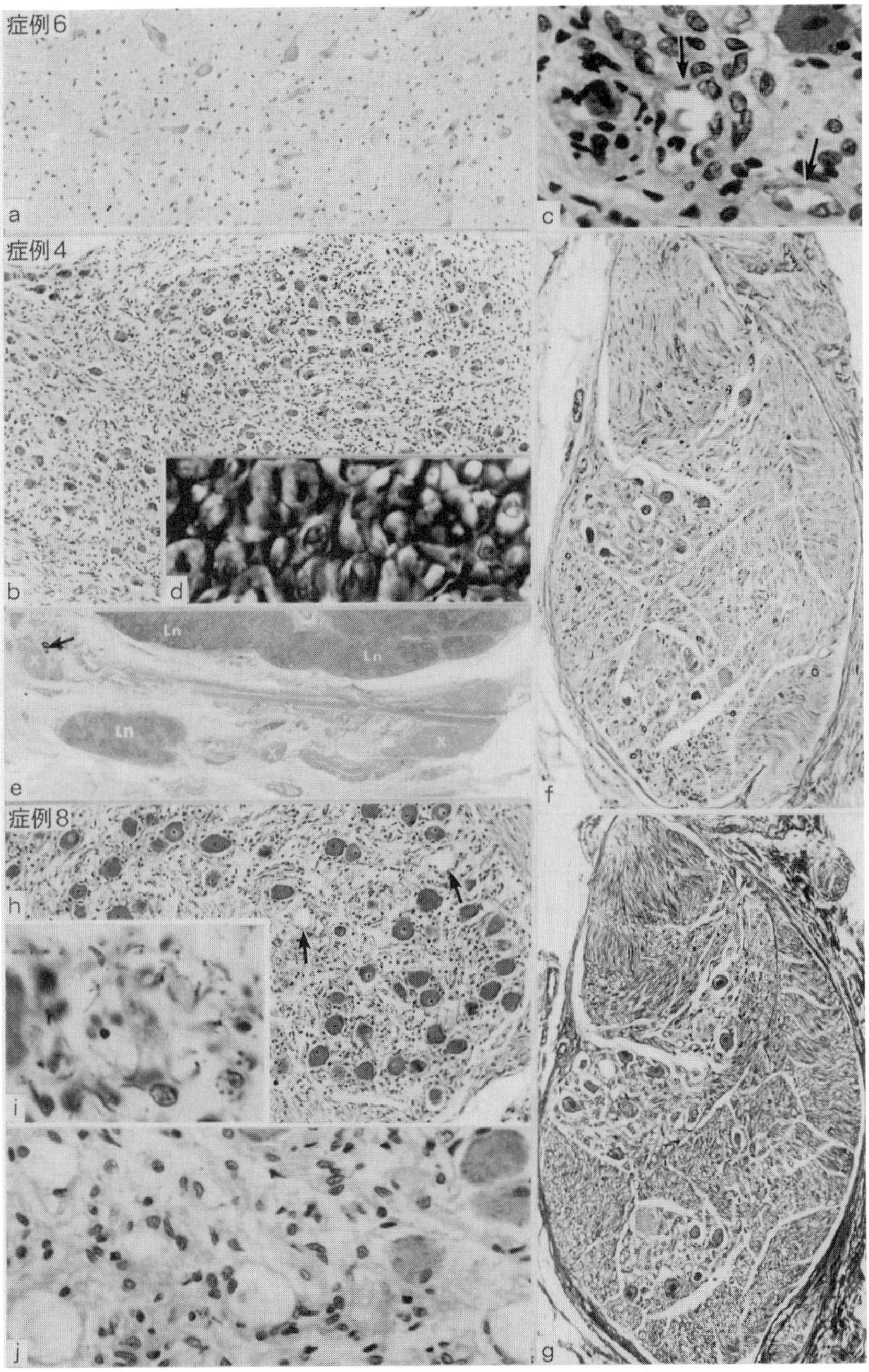

や遅れて緑苔舌が発生する。また緑苔舌は**図5—2**に見るように、もともと白い針状結晶であるキノホルムが、OHとNのところに三価の鉄が固く結合した（専門用語では「キレートする」と言う）ためで、緑色に発色する。この三価の鉄は、赤血球をはじめ人体の至る所にあるので、それは外来性の付着物ではないことも田村氏によって明白となった。

また舌の緑苔状の病理は、舌表面のパス染色で陽性の異常に肥厚し角化した突起物であることが図g、hで示されている。ここにキノホルムが多量にあり、三価の鉄と結びついたことは、標識キノホルムをサルに投与して五分、二十分経過した結果からも明らかであった。

スモンの非典型例や例外例に入る前に、今まで述べたヒトのスモンの典型例、それも特に慢性期の病巣分布の模図を総括的な意味で述べておきたい。

まずヒトのスモン患者の脊髄と末稍神経系に限って各病巣分布を模図化したものを、スモン（I）として**図5—14**に総括的に示してある。この模図は、体性神経系の運動・感覚両系路の分布に加えて、末稍神経分布をも模図化したものである。神経病理学から動物の標識キノホルム像をみると、一般的に言って末稍神経系に関する限り、感覚系が運動系よりも変化がより強いことを示している。

また自律神経系でも、とくに交感神経系の分布のものが加わっている。このうちには副交感神経路が混在しているものもあるのはもとよりである。しかし、その詳細をこのようなレベルの拡大図だけで模図的に現すことは不可能に近いので、省略させて頂いた。

ヒトのスモン（II）の場合、有機水銀の場合と違って、同じ網膜でも中心性視野を支配する網膜の領域が冒されることを**図5—15**のaが示している。それをもっと拡大した図で見ると、網膜の1、2、3の領域の神経細胞とその軸索線維が消失してしまうことが図bに破線で明示されてある。しかも視神経となると、図cにみるように、交叉部から視索に行く程変化は次第に増強され、外膝状体で終わっており、視放

図５—14　慢性期(2年8カ月〜3年6カ月)におけるスモン患者の脊髄と末梢神経の各病巣分布の模図

(白木博次, 1981年)

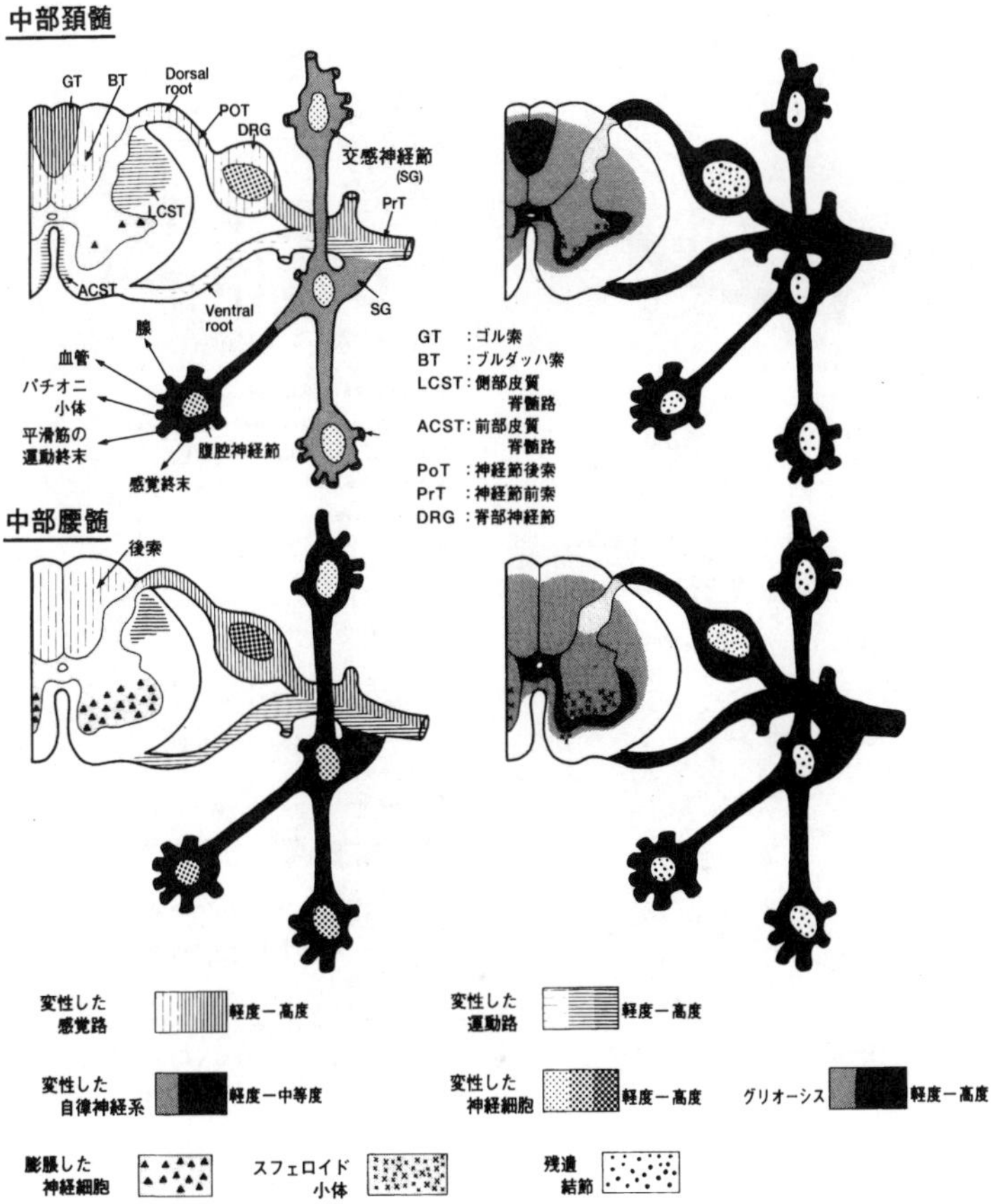

図5—15　スモンの視神経の冒され方

（出典は図５—14と同じ）

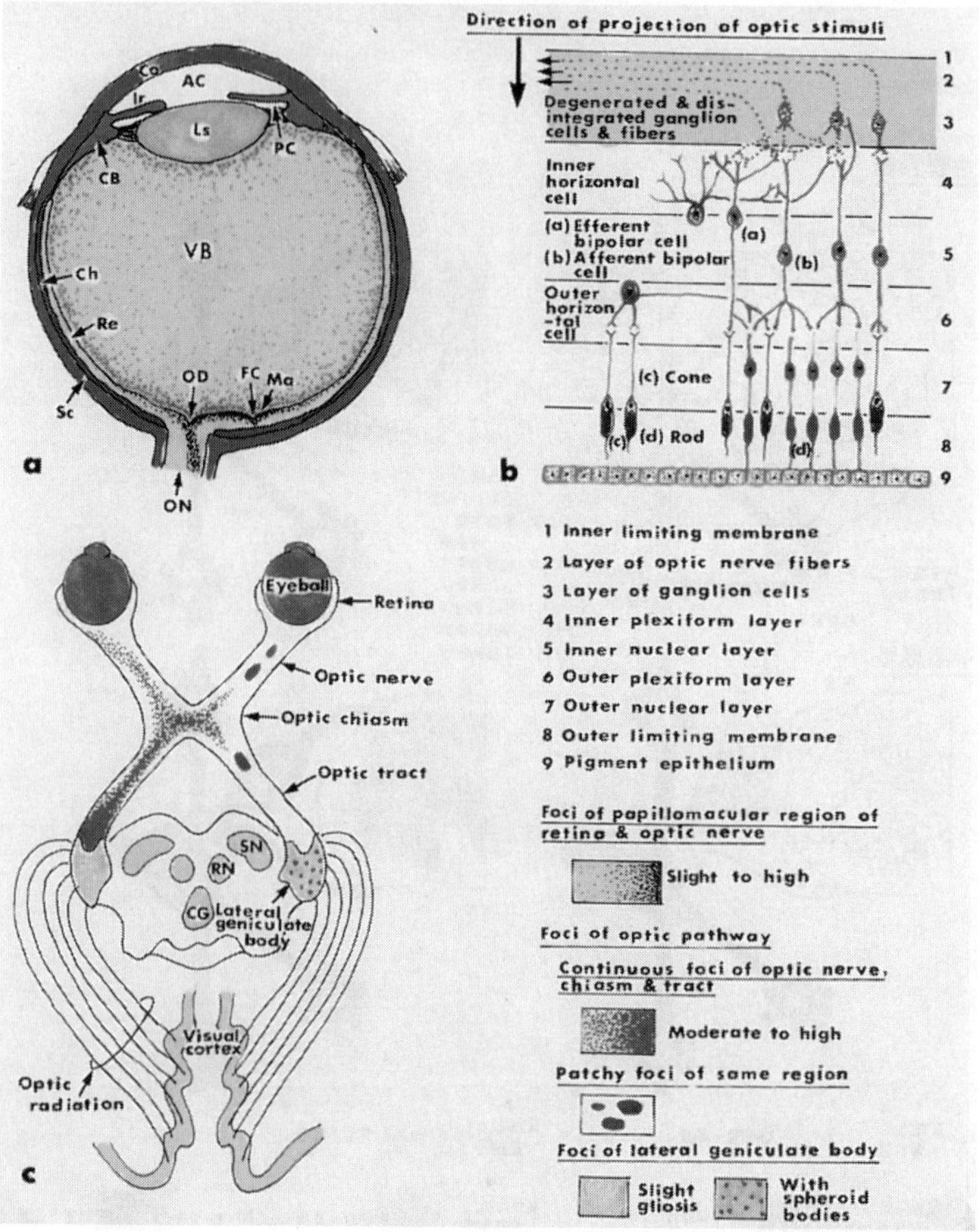

線や後頭葉の視覚の最高中枢は全く冒されていない。したがって、有機水銀中毒の視力障害とは、全くその病巣分布がちがったパターンを示していると言ってもよかろう。

また標識キノホルムの実験動物では、三価の鉄反応が強い。一方、ヒトの場合を図5—16のbやcで見ると、一般的にグリア細胞核は増えていても、神経細胞はもとより、白質それ自体にもこれと言った病変は生じていない。したがって、ヒトと動物における標識キノホルムの放射活性度との間には、必ずしも一致性はないという点がb、c、dにみられる。量的にはヒトの場合は問題にならない程持続的かつ多量である点が最も重視されるにもかかわらずである。これがスモン(Ⅲ)に模図化されている。但し、海馬の病変のみは、その限りではないが、これについては非典型例として後に述べることになる。

スモンの非典型例

スモンの神経病理学の中には非典型例があり、抗結

図5—16　スモンの海馬他の冒され方
(出典は図5—14, 5—2と同じ)

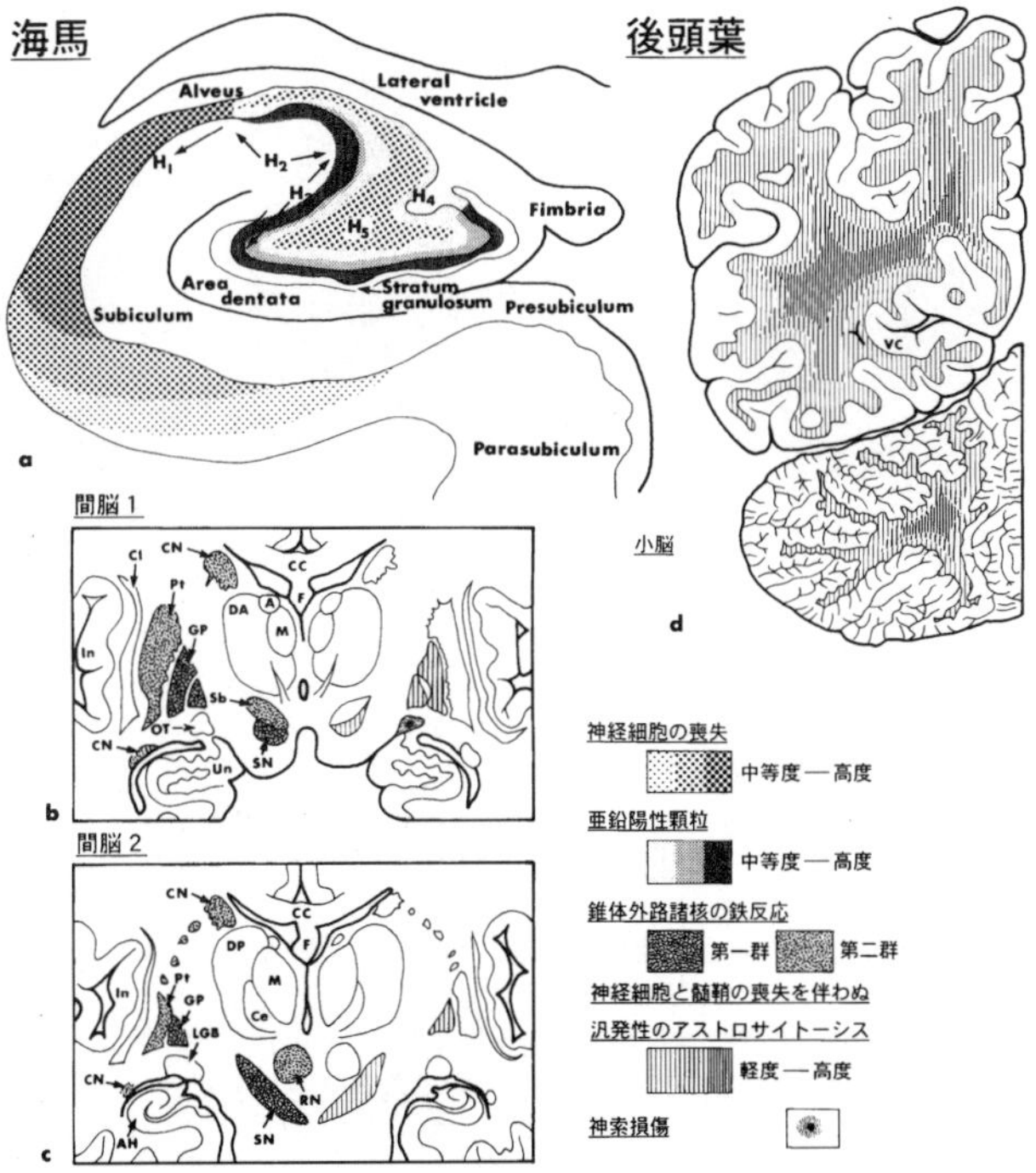

核剤であるＩＮＨ（イソニコチン酸ヒドラジッドやエンタブトール、クロロマイセチン）なども、さらに皮膚・筋炎の合併したスモンに酷似する臨床病変を発展するヒトの症例もある。これらが、キノホルムという有機塩素化合物例のみならず、そのバックグラウンドを構成していたと考えられるメチル水銀との複合汚染の可能性を全く否定できるかどうか、これについてのデータは、まだ誰も検討をしてはいない。

もう一つの非典型例として**表5―1**の慢性期の症例tXがある。これについては、最急性期のメチル水銀中毒例に先行するスモンが約六年十一カ月続いたのであって、既に有機水銀中毒例の模図を入れて詳述してあるので、ここでは、スモンの典型像である延髄オリーブ核の病変のみを**図5―14**のａとして取り上げた。

詳細は水俣病の項のところで、**図1―33～36**にそれぞれ示してあるので、それらを参照され、本文の説明も見て頂きたい。本例はむしろ、最急性期のメチル水銀中毒（二週以内）と最慢性期（六年十一カ月）のキノホルム中毒の合併例とみなし、一種の例外例と判断する方が正しいかもしれない。

◀
表５―１　ａ：症例10，ｂ-ｄ：症例５，ｅ-ｇ：症例13

（ａ）中部延髄，著明なグリオーシスがオリーブ核とその周辺白質内に生じている。（倍率3.7倍）

（ｂ）最上部の頸髄。強烈かつ非対称性の脱髄が両側のゴル索（ＧＴ）とブルダッハ索（ＢＴ）にも生じている。スモンとしてはむしろ例外例に属する。（倍率6.5倍）

（ｃ）H_2野。神経細胞は軽度から中等度に減少する。

（ｄ）H_1野。神経細胞は完全に消失し，かわって肥大性星状グリア細胞が増殖する。

（ｅ）第十胸髄。軽度から強烈な脱髄が前（ＡＣＴ）と側皮質脊髄路（ＬＣＴ），またゴル索（ＧＴ）に生ずる。ＢＴ：ブルダッハ索　（倍率8.0倍）

（ｆ）（ｅ）における中心溝に面するゴル索の拡大像。増殖した血管を入れた軽度から高度の嚢胞性空胞が形成されている。

（ｇ）縦切りした胸髄の断面。連続性の嚢胞性空胞がゴル索（ＧＴ）に生ずるが，ブルダッハ索（ＢＴ）はよく保たれている。一方，軽度から中等度の脱髄が，側皮質錐体路に生ずる（ＬＣＴ）。（倍率6.2倍）

（ａ：ホルツァー，ｂ，ｃ，ｅとｇ：ルクソールファースト青とクレシール・ビオレット，ｄとｆ：H.E.の各染色）

図5―17　スモンの神経病理(9)

（出典は図５―２と同じ）

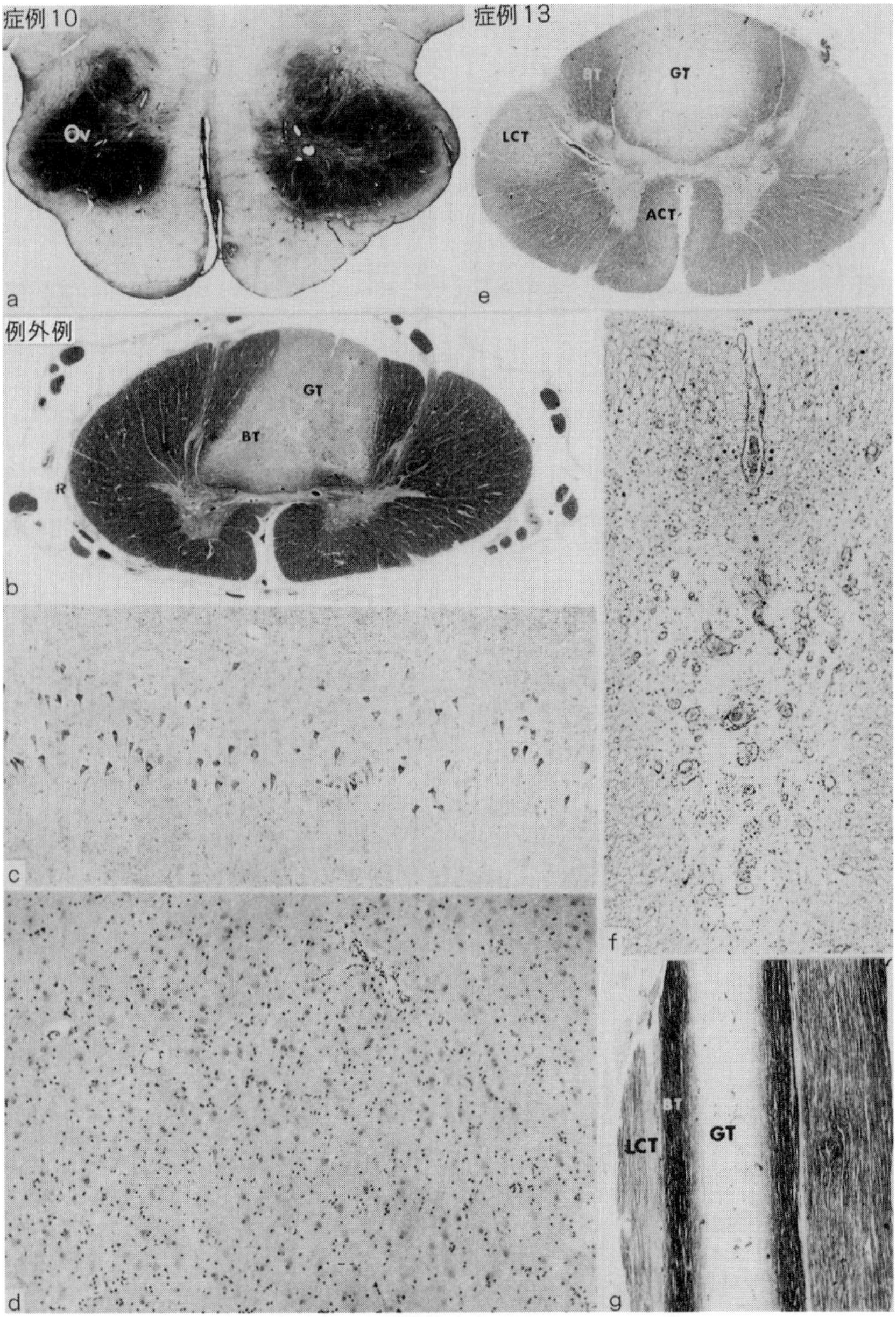

表5—1の症例13は、神経障害発症までの十八日間に三〇一グラムのキノホルムが投与され、全経過三百七十日のキノホルムの総量は六五六三グラムという驚くべき大量投与がなされた。

したがって、**図5—17**のeに見られるように、第十胸髄の高さで、下半身支配のゴル索（GT）のみならず、一部はブルダッハ索（BT）にも及んでおり、運動路（LCTとACT）までもこの高さで明瞭に冒されている。図fで見るとゴル索の中心部が軟化しているのも、キノホルムの大量投与と無関係ではあり得ないであろうし、これは図gの縦切り標本でもすでに明瞭である。

私自身は、スモンの解剖例を**表5—1**以外にも数多く見ているが、この岡山例のような例に出会ったことはない。これは明らかに医療過誤というより、医療災害といった方が適切で、その意味では非典型例の一つと言った方がよいかもしれない。

以上述べたところから、スモンの発病因子はキノホルムであってウイルス性のものは全く考えられないことは、疑問の余地はない。

図5—18　海馬と亜鉛
（出典は図5—2と同じ）

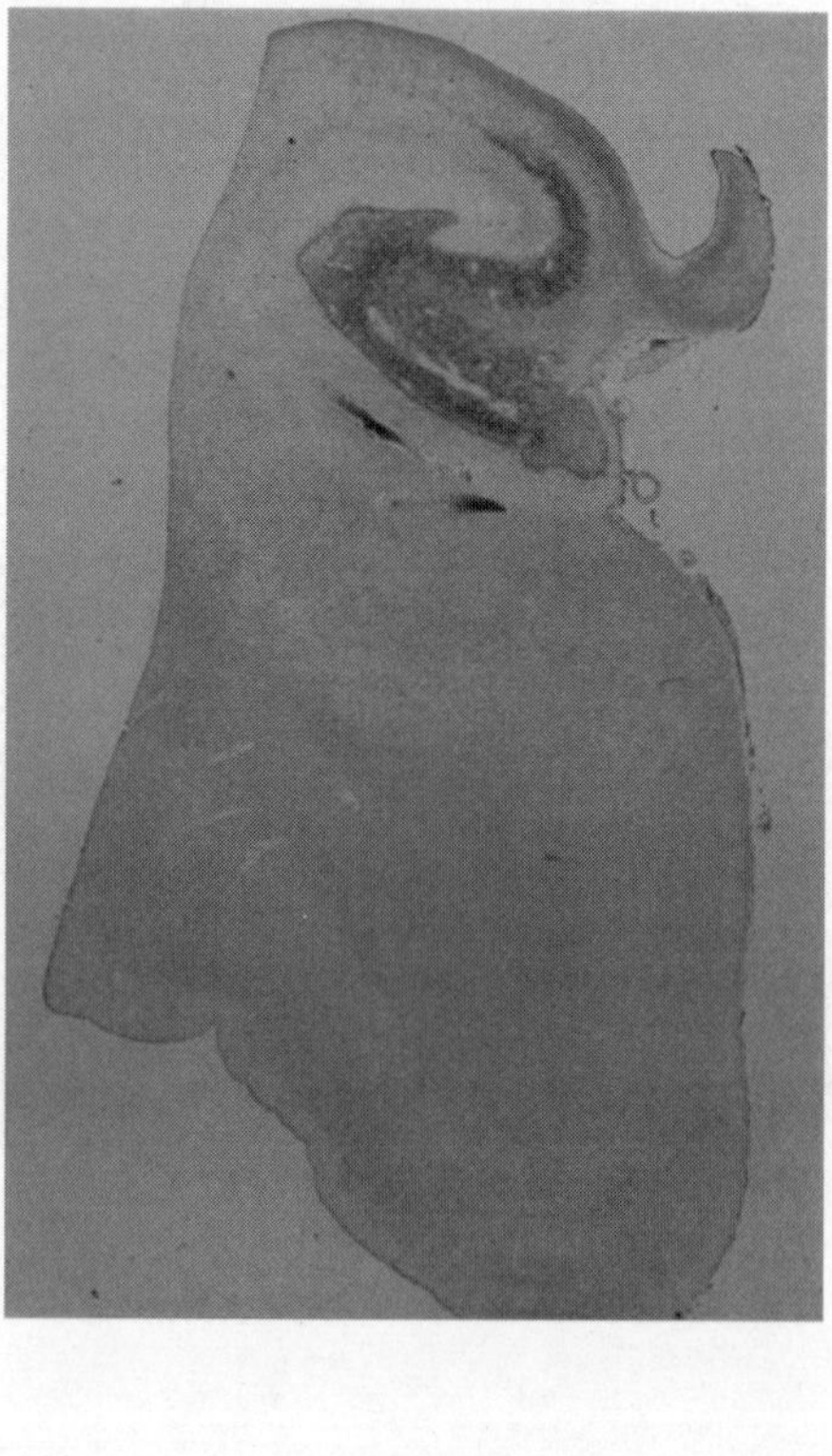

キノホルムは、三価の鉄イオンのみならず、亜鉛とも結合することによって、脳内の記憶の中枢の一環をなす海馬回の損傷を来すことがある。そこでその臨床像を見ると、その経過中において明らかに健忘症候群を来すことがある。しかしスモンの剖検例では、私の経験の範囲内では唯一の例であったので、あえて例外例として若干触れておく必要があると考えた。

四十一歳の女性に腹痛があり、キノホルム七六・五グラムを五十一日にわたって投与され、下腹部以下のしびれ感、下肢筋力の減弱があり、知覚障害は乳線レベルにまで達し、ついで、手指のしびれ感と握力減退が上行していって、下半身のみならず上半身にも問題が及んでいたのである。

さらに緑舌、両上肢の感覚鈍麻、下肢マヒ、言語障害も生じながら、なお二十八日間にわたってキノホルム五八グラムが投与された。そして死亡一カ月前に重篤な健忘症が生じた。しかし、痙攣発作などは全くみられず、視力障害、鼓腸、嚥下障害、昏睡、腹水、無尿のもとに全経過四カ月で死亡した例である。

本例は、脊髄その他の領域にもスモンの典型的病変を示したものの、上半身にも問題があった。これは投与量が多すぎたことが問題視されるが、それだけではとても説明がつかない。海馬回のＨ１からSubiculum（Ｓｂと略称：この領域はテンカンなどでよく冒されるが、本例にはテンカン発作は全くみられなかったし、いわゆる痙攣障害なども全く存在しなかった）にかけては、神経細胞の脱落に代わって、アストログリアの二次反応像が生じていたが、これらは従来のスモン例には全く見られなかった神経病理学的所見を示していた（**図5―17**のｂ、ｃ、ｄ）。

この海馬をＴｉｍｍ法によって見ると、亜鉛顆粒が強染する部位の神経細胞の脱落は、Ｈ２～Ｈ５にはむしろ比較的軽度であった。一方、それが全く見いだされないＨ１からＳｂにかけてはむしろ強かったのである（**図5―17**のｃ、ｄ）。これは模式的に示すと、**図5―16**のａに示される通りである。

なお前**図5―4**のｃ、ｄ、ｆに示すように、モルモットのような小動物の海馬のＴｉｍｍ法による亜鉛陽性顆粒も、また図5—18に示すヒトの場合も、この方法による亜鉛陽性顆粒の分布は、全く同様の形態をとるのであって、ここには動物の種類の差はないと言ってよい。専門用語を使えば、系統発生学的に差はないと言い換えることもできる。

もともと海馬は、生理的に亜鉛の多い神経領域であることが昔から分かっていた。したがって、キノホルムが三価の鉄イオンとキレートして生ずる緑舌、緑尿、緑便などが、亜鉛の多い海馬で起こったとしても不思議はないと考えることもできる。

一方、炭素（C14）に標識したキノホルムをサルに注入して五分と二十分の経時的オートラジオグラフで見ると、その放射活性は、前図5—5のh、k、5—4のa、bに見るように、H5からSbにかけて放射活性が高いことを明示している。しかしTimm法で染まるH5〜H2により強く、H1〜Sbは放射活性がやや低い特徴がある。

にもかかわらず神経細胞の脱落の程度は、むしろH1〜Sbにかけてより強いか、軽度であるが、一方、H5〜H2の方が中等度なのはなぜかという謎が湧いてくる。これを解くには生化学的分析が必要であろう。いずれにしても、Timm法で染まるのは、比較的遊離型の亜鉛であり、H1〜Sbの亜鉛は、或いは蛋白物質などと結合して、Timm法ではマスクされている可能性があるが、神経科学はまだそこまでの分析が進んでいるとは言えない。

三価の鉄イオンの多い錐体外路中枢（被殻、淡蒼球、黒質）等では、放射活性は強くても、神経細胞の脱落はほとんど見られないという海馬の場合とは逆の現象がある。これは不思議と言えば不思議と言うほかはないが、要は、現在の神経科学的研究は、まだこれらの謎解きに確たる返答ができていないと言ってよいだろう。

本例の臨床を見ると、二回目にキノホルムを飲ませ過ぎたという量の問題も全く無視できない。なぜならスイスでは、キノホルム大量投与によって、一時的またかなり長く続く記憶障害があった臨床例が三例報告されているからである。

この日本人の例では、頸髄の病巣は、**図5—17**ｂに示すように、ゴル索（下半身の知覚を支配する線維束）のみならず、ブルダッハ索（上半身の知覚を支配する線維束）をも非対称的に冒している。また中部胸髄の病変は確かに対称的であるが、脊髄前角の運動性神経細胞の脱落は明瞭であり、これは他のスモン患者には原則としてみられない所であった。これは前述の普通の左右対称性の脊髄病巣と比べるとその対比が鮮やかとなる。

一応本例において、もしキノホルムが多量に与えられたのが主原因とするなら、何で他のスモン例にもそれが見られなかったかという基本的疑問を拭い去ることができない。なぜなら、**表5—1**のように、岡山の三例には疑問の余地がない程の大量のキノホルムが一年以上にわたって投与されているのに、本例のような海馬回の病変は全く見られていないからである。むしろこの岡山の三例は、オリーブ核の典型的仮性肥大像が認められていたわけである。とするとこのようなオ

図5—19　海馬と亜鉛陽性顆粒
（出典は図５—２と同一）

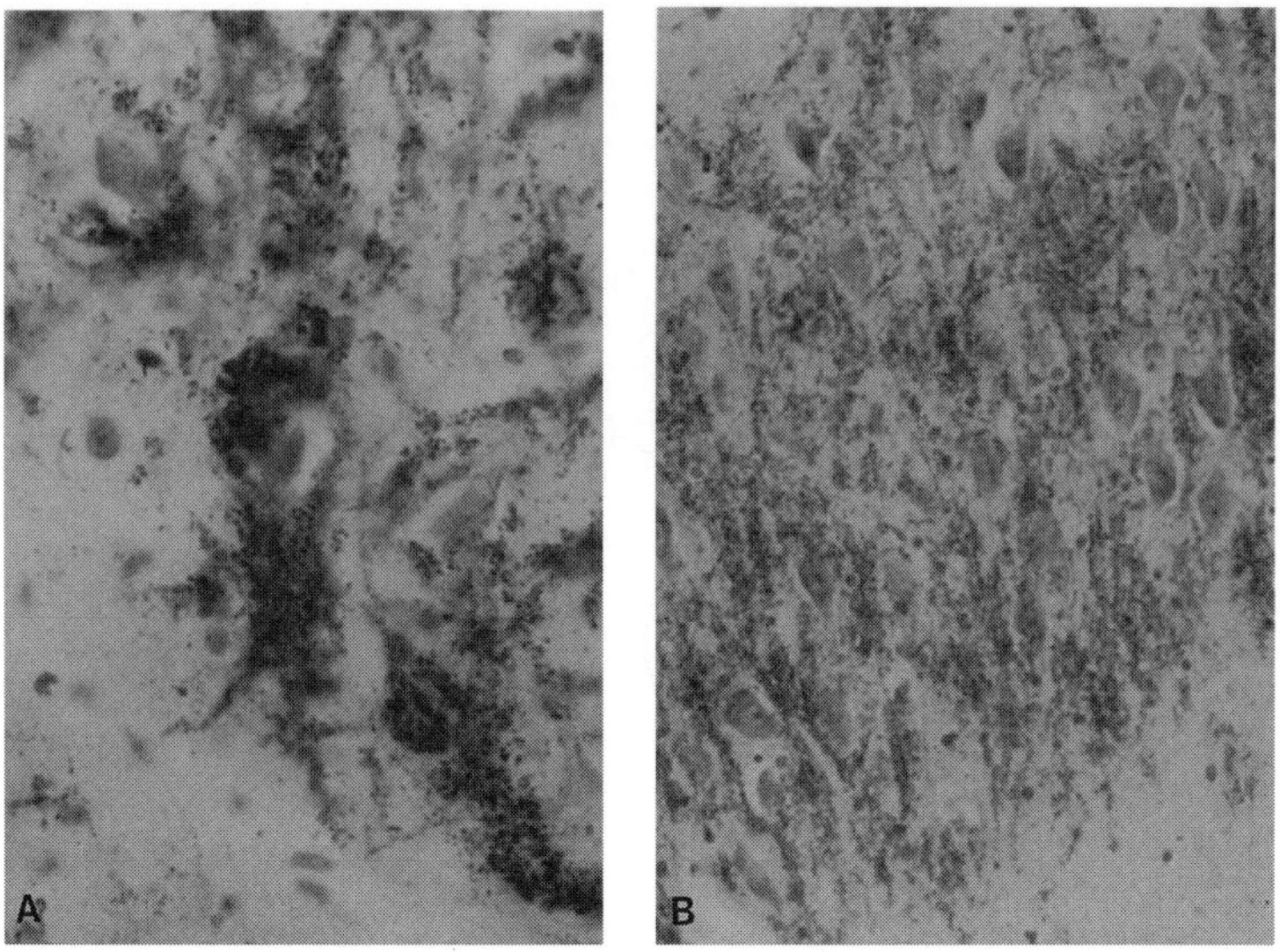

図5—20　アンモン角の解剖図
(R.Cajal の原図から)

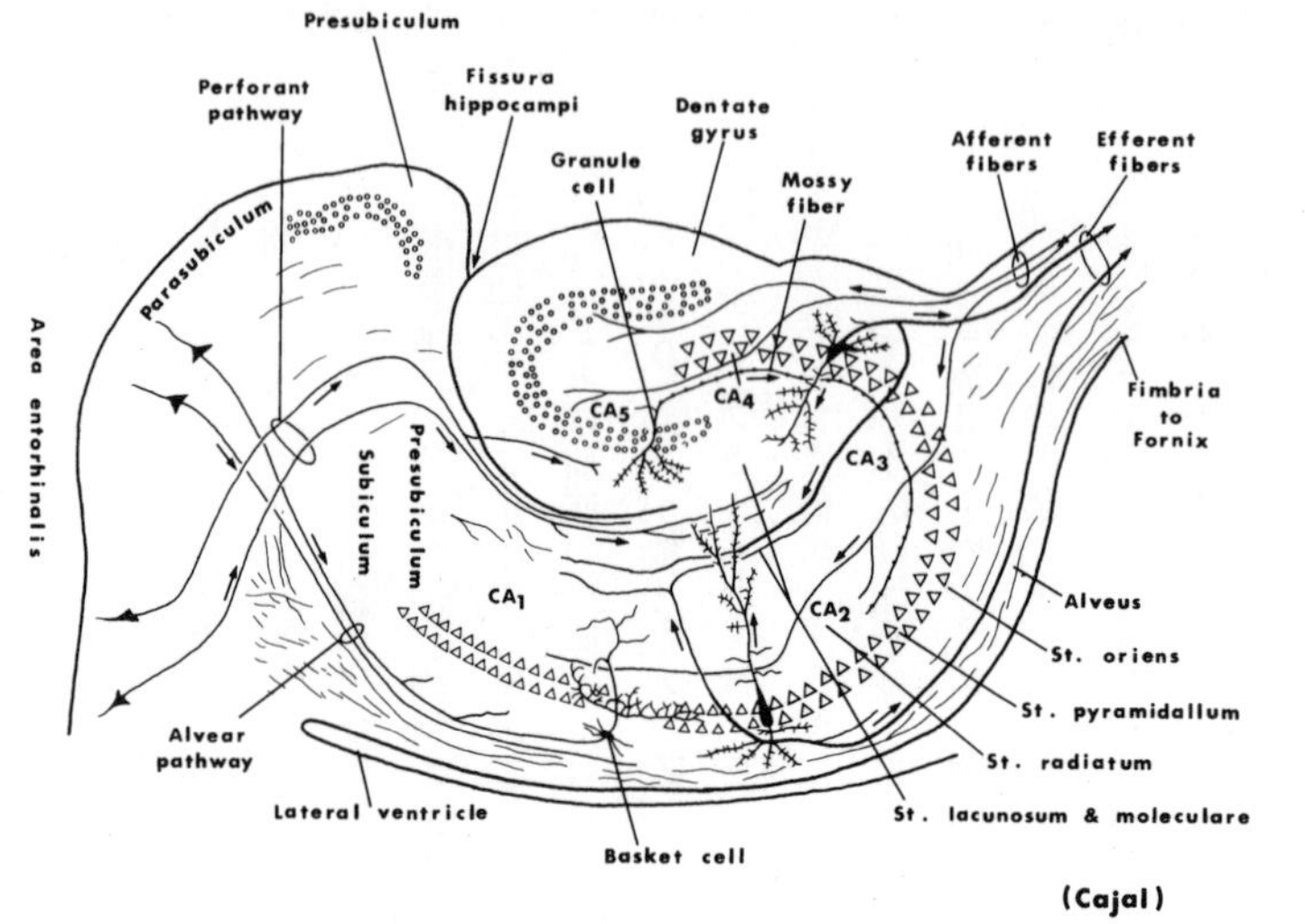

図5—21　アンモン角の標識亜鉛顆粒

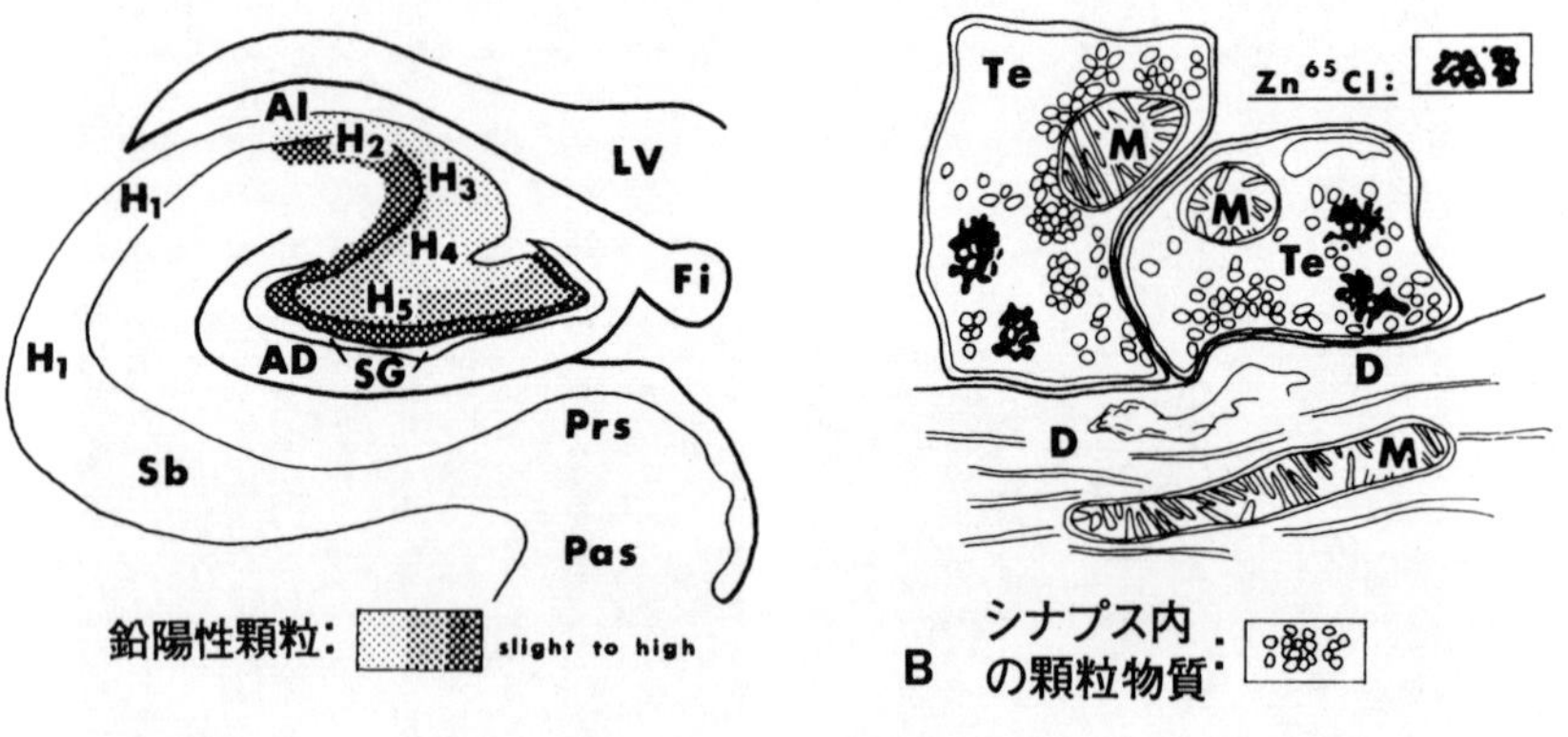

左図は海馬角のＴｉｍｍ法による亜鉛陽性顆粒を，右図は mossy-fiber 内のシナプスの放射性亜鉛($Zn^{65}Cl$)と海馬の神経細胞の樹状突起とのシナプスを示す

リーブ核の病変は、臨床像としては何を意味するかの疑問が湧いて来ざるを得ない。

Ｔｉｍｍ法によって、亜鉛陽性顆粒が入ったＨ２領野を拡大してみると（**図5—19**Ａ、Ｂ）、神経細胞の胞体内やその樹状突起の中には存在していない。しかし、普通の光学顕微鏡を五千倍位に強拡大し、焦点をずらして見ていくと、その外側に存在していることが分かる。電子顕微鏡を使わなくても、極めて明瞭に観察できるのである。

とすると、この亜鉛小顆粒はどこからきたか、またその起始細胞はどこかという疑問が生ずる。**図5—20**は、海馬の歯状回の小型顆粒細胞である。特にゴルジ染色（鍍銀染色）で見ると、その軸索が伸びて（ＣＡ５～ＣＡ２）、内側にかけて多数のコブを持つ線維を送っている。これはＭＯＳＳＹ線維（ＭＦと略称）と称されており、これがＣＡ５からＣＡ２にかけてそれらの神経細胞の軸索やその樹状突起とからみ合っている。そして鍵と鍵穴というシナップス結合を形作っている。それは**図5—20**に示される通りであり、また**図5—21**Ｂであるが、この場合、放射性亜鉛は、前シナップスにはあっても、後シナップスである樹状突起内には見出されない。その理由の詳細はわからない。

その鍵穴を形成しているのは前図**5—4**のｅ、ｇであるが、とくにｇを見ると、Ｈ３からＨ２の神経細胞の樹状突起が見られ、その一つの樹状突起には、トゲトゲが無数にあって、これが鍵穴を形成しているわけである。しかもこの神経細胞は、**図5—21**に見るように、物凄い数の軸索とその枝別れ突起を形成している。

一方、亜鉛に放射能（$Zn^{65}Cl$）を付けてみると、**図5—21**Ｂに示されるように、この鍵の中に亜鉛小顆粒が多数あることが分かる（Ｔｅ）。そしてそれらがＨ５からＨ２までの樹状突起（Ｄ）の鍵穴とぴったりとはまり込んでいることが分かる。

しかも不思議なことに、鍵（Ｔｅ）の中の亜鉛小顆粒は、鍵穴（Ｄ）の方に決して受け渡されていくことはない。したがってこの亜鉛小顆粒は、どのような生化学的・生理学的機能を果たしているのか、まだ未知と言わざるを得ない。にもかかわらず、鍵穴を提供しているH5からH2のみならず、H1やSbの神経細胞がなぜ脱落しているかは、既に**図5−17**c、dで示した所であるし、また標識キノホルムは、これた前図**5−4**a、bでも示した通り陽性の放射活性がある。

スモンの神経病理学のうち、初発病巣が末梢神経の遠位部にあることは明らかで、中枢神経系には全く問題にならぬことはよくわかり、また、三価の鉄反応とキレートする緑舌・緑尿・緑便のメカニズムは確かに解明された。しかし、海馬の亜鉛については、まだ不明の研究領域が数多く残っているという点では、まだ終わっていないということを、ここで、ごく概括的に述べて、一応の終わりとしておきたい。つまり、スモンでは、まだ研究の余地が残っているわけである。

おわりに

自然科学としての医学の限界と哲学

私は公害・薬害の二大裁判であった、水俣病とスモンをこの本の中核対象としながら、それに関連する経験科学としての医学の問題点の幾つかを項目別に分けつつ記述してきた。また、この二つの裁判のほかにワクチン禍裁判にも大きくかかわり、いずれの裁判でも原告・患者側に立って、因果関係論や損害論などを証言してきたことは、前著『冒される日本人の脳』にも詳しく触れた。医学の研究をしながら、これらの裁判を通して社会とのかかわりについても考える所が多々あった。

毎年八月初めに、九日間にわたって夏期講習を八十年以上も続けている信濃木崎通俗大学というのがあり、私はかつてここの理事長をしていた。そのころ、私が司会をして「二十世紀末と人間のあり方」というテーマで三年間連続して「学際シンポジウム」を開催したことがある。この時の講師のひとりに、哲学者の藤澤令夫先生がおられ、先生のお話は、医学と社会のかかわりを模索していた私にとって極めて貴重なものになったので、まず先生の「哲学の在り方」を紹介したい。

藤澤氏の哲学については、藤澤令夫著『ギリシャ哲学と現代――世界観の在り方』（岩波新書、一九九一年）の中心部分を紹介し、それに対する私の意見を付け加えたいと考えた。まず、この岩波新書から深く印象付けられた冒頭の部分を断片的ではあるが紹介しておきたい。

古代ギリシャにおいて、哲学という営みが誕生してから二千数百年を経過した時点に今日我々はいるわけであります。ちなみに、アリストテレス（プラトンと並んで、ソクラテスの哲学を継ぐ二高弟の一人）が死んだ紀元前三二二年から数えますと、去る一九七八年がちょうど二千三百年目に当たることになります。

イタリア半島の南端に相対してシケリア（シシリー、イタリア読みでシチリア）という島がありま
す。……このシチリア島の首都シュラクサイ（プラトンが生涯三度も訪れている）に、紀元前五世紀
の劇場の遺跡が残っておりまして、これは古代の劇場の跡としては、最も古くて大きく、よく保存さ
れた劇場の一つであるとされています。むろん野外劇場でありまして、ご承知のようにギリシャの劇
は、我々の劇のように外界から隔絶された建物の中で、人工的な照明のもとで上演されるのとは違っ
て、白昼、大空のもとの舞台で上演されたのであります。

いまこのシュラクサイの劇場を訪れてみますと、観客席の上段からは、遠く大地をこえて真っ青な
海が、明るい太陽の輝く天空とくっきりとした境界線を形づくっているのを、一望のもとに見晴らす
ことができます。その光景は、まさしくこのシケリア島のアクラガスに出た詩人哲学者エンペドクレ
スが、自然を大きく形づくるものと見た「四元」（四つの根）＝太陽（火）と、天空（空気）と、大海
（水）と、大地（土）という、「四元」の世界そのものであると申せましょう。

その様な四元の鮮明なあり方によって構成される広大な世界と直接相対し、まばゆい自然のただ中
で繰り広げられた劇（ドラーマ）の光景ほど、世界や自然のあり方と人間やその行為のあり方との間
の分かち難い一体性を端的に象徴するものはないでしょう。

次に藤澤氏のギリシャ哲学の文言をそのまま記載し、ついでそれに対する私の意見を医学的視点から述

べておこうと考える。

自然科学というものは、当面の研究対象となる特定の仕組みや構造の究明ということに直接関係のない事柄…その中には、研究者自身の感情とか価値観、人生観といったことも含まれるが……とにかくその様な事柄は一切切り捨てて関心の外に置き、ひたすら当の対象の「客観的」在り方だけに全注意を集中することによって、目覚ましい成果をあげてきた。このような自然科学の「没価値性」はヴァリアレスということであろうし、世界・自然の在り方から人間の生き方・行為の在り方に関する事柄を切り離すことである。

このコトバに内包されるものは、人間の知或いは経験の二つの局面を引き離すこと自体が、一方の項である生き方・行為の「空疎化＝エンプチネス（この英語の単語は私自身の解釈）」という形で我々自身にはね返ってくる。

プラトンの哲学、つまり世界や自然について要請される哲学的世界観の具体的な在り方の原型は、「生命と物質」に対応するギリシャ語として「プシュケー」は命、魂、心をカバーする意味を持ち、「ソーマ」は物体・物質を意味する。心をカバーする広い意味とは、結局は「プシュケー」で「自分で自分を動かすもの」と定義されることによって、万有全体の動きの根源とみなされることにより、個人の魂・生命としてだけでなく、いわば宇宙の魂・生命として、プラトンの宇宙論、自然学において重要な役割を果たす原理として確立されるに至っている。

少なくともプラトンが一番重要な点としてとらえたのは、「全面的にプシュケー」を持たないと強調的に規定されているような、非生命的な物質（ソーマ）を世界の最も基礎に据えて、生命とか価値といったものに第二次的・派生的な位置付けを与えるということです。その限りにおいてはこの世界観はセンスレス（無感覚）であり、ヴァリアレス（没価値）であり、パーパスレス（無目的）であるような無生命の物質を世界の基礎に置く、はじめに述べた近代自然科学の根本思想と完全に合致するものといえましょう。

ここに赤い花があるとすると、我々はこれを「この花は赤い」と表現する。すると主語となる「花」は実体に属し、「赤い」はこれに依存してはじめて存在し得る（属性）であるという考え方が生ずる。

藤澤氏によると、アリストテレスが創始した「主語・述語＝実体・属性」という把握形式は、結果的には、やがて近代自然科学によって定量的にその細部の仕上げが施されることになるアイデアの芯がここに作られることになる。

これに対して水俣病或いはスモンの自覚症に関する医学者としての私の意見は次のようなものになるであろう。

水俣病の自覚症を取り上げていくと、「物忘れがひどい」、「根が続かない」、「疲れやすい」等など、それらの多彩さ、豊富さ、頻度等は他覚症に比すべくもなく、確実に存在している。しかもそれらは、人により、職種により、年齢により、様々の表現型をとりつつ出現してくる。また〝遅発性水俣病〟の場合には、自覚症が他覚症に先行して存在する。一方、仮に他覚症が改善し、一見、消失したように見えても、その後遺症としての自覚症がなお残存してしまう場合も珍しくない。

水俣病のみならず、たとえばスモンの異常感覚などは、絶対に数値化し、模図化し、統計処理などになじむ性格のものではあり得ない。ところで、医学を自然科学としてのみ認識していく限り、これらの自覚症は医学の対象としては価値の低い存在となってしまう。これらは他覚症状（客観症状）と同列に並ぶべき存在ではなく、少なくともそれら自覚症を他覚化すべき対象と価値づけるという考え方が、いつの間にか医学はもとより、自然科学としての医学、もっと拡大すれば生命科学、神経科学の中で定着しつつある現状にあるといっても過言ではなかろう。

自然科学の最も大きな対象となるのは、まさに「他覚症状の客観化」それ自体が主となり、一方、自覚症というものは、「没価値性」また「空疎性」、「無目的性」の諸領域に属すべきという一種の奇妙な現象となってしまう。つまり、自覚症を客観化しない限り、医学が自然科学として意識に上ってきた時点で、狭い意味での合理主義（ギリシャ語では「ロゴス」に行きあたる）につながっていくと考えざるを得ない。とすれば「ロゴス」の対語である「エートス」や「パートス」などは、もはや消え去ってしまった自覚症（患者自体の自己内部のもの）などと一緒にして、果たして「ロゴス」化する以外は考えられないとでも言うのであろうか。

だがしかし、アリストテレスの「プシュケー」と「ソーマ」の考え方、意義付けに医学的な光を当ててみると、ソマトロジー医学（身体医学）であり、プシュケー医学（精神医学）であり、さらに心身医学（Psycho-Somatic-Medicine）などに範疇化されながら、さらに両者の総合化が、とくに近代になって次第に重視されつつあると言えるであろう。いずれにしても、精神医学の一方の大きな極に「プシュケー」の問題が重く位置付けられ、「自分で自分を動かす」という方向性の中で、自覚症それ自体は、精神内界の重要課題として、大きくクローズアップして来ざるを得ない。

ところで私から見ると、ここに「美しい赤い花」を感じ、体験するとなると、プラトン流に見れば、「美しい」が主語・実体そのものであり、「赤い花」はその述語・属性となるであろう。むしろ大胆な飛躍になるかも知れないが、「美しい赤い花」は「エートス・パートス・ロゴス」になるかもしれない。私は、「美しい」というのは、主語というより、人格・知覚・感情であり、「赤い花」は属性・述語となるとすると、このパターンは、人格・知覚・感情＝述語・属性という関係になるかもしれない。

このことが、自覚症・他覚症との対比に酷似してくるならまだしも、自覚症・他覚症というのが、現実の医学の実体であるとすると、そこには本来厳密な意味での自然科学は介在していないという「価値観」がすでに導入されていることになる。したがって、ここで、本来のギリシャ哲学の在り方を導入するとすれば、自覚症と他覚症は同列であり、同格と考えるのが正しいのではあるまいか。

さらに、藤澤氏の哲学とそれに対する私の意見を付け加えておきたい。

藤澤氏はさらに言う。

デカルトのように、心と物、精神と物質がそれぞれ独立の実体としてきっぱり区別されてくるし、これに（主観）—（客観）という別の概念がそれぞれ対応する形で結び付けられてくる。

しかし明治以降のわが国の哲学はロマン主義と親しく、これと仏教思想との結び付きが一つの特色となって、デカルト主義は一度も思想の主流とはならなかった。ロマン主義に対しては、自然を知る場合、自然と共感し、共鳴する態度を尊重する思想であった。

物理学者で哲学者であるヴァイツゼッカーは、科学のやり方を局部照明に例えた。強い光を当てられたその部分、その当の対象は、確かによく見えるようになるが、しかしその代償として、それまでおぼろげに見えていたもの、その対象を取り巻くものは、完全に暗闇の中に沈んでしまい、全体としての関係が見失われてしまう。

今の問題とも関連して、近世から現代に至る哲学的状況というべきものの間に伏在する最も基礎的な形での問題点を四つ取り出し、その項目を要約し、それを自然科学の前提とする「物」とその運動の世界に当てはめて見ると、①それに対する価値・道徳・倫理の世界の乖離、②同じくそれに対する生命の乖離、③同じくそれに対する知覚的な諸性質の乖離、④最後にヴァイツゼッカーの言葉を要約すると、全体と部分の乖離にも関係することになる。

もともとセンスレス、ヴァリアレス、パーパスレスを本性とする〈物〉の概念とコトバはまさに〈感覚〉や〈目的〉の顕在をこそ特質とする生命に対しては、はじめから適合しないように出来ているとも言える。一九六〇年代の初めから分子生物学は、この越え難いこの問題に対して、正面からチャレンジしつつあると言ってよかろう。しかし、〈感覚〉、〈学習〉、〈思考〉といったアリストテレスの生命(プシュケー)の能力として取り上げるもののうち、高度で複雑なレベルの問題は、依然、分子生物学の手の届かないところにある。

藤澤氏は本の中で次のような言葉で結んでいる。

十年以上前になりますが、岩波の〈哲学〉の第四巻の中で私はこう書いた。哲学とは、世界に関する客観的(科学的)知識とその世界の中における人間の生の意味を見、或いは善を選ぶところの主体的知恵とを、どこまでもロゴスの基本に徹しながら、一つの総合的な視野のもとに収斂することによって、形而上学を指摘することである。

従来の中毒学を超えて

この項で述べる私の意見は、水俣病そのものの本質、またスモンの本質をそのまま表現していると理解して頂きたい。

熊本の第一水俣病は、「ハンター・ラッセル症候群」にとらわれ過ぎていた感がないでもない。一方、新潟の第二水俣病では、遠位部優位性の多発性末梢神経障害が、長期少量ないし微量のメチル水銀汚染にせよ、また遅発性水俣病にせよ、その中核症状を構成していた。いずれが本質的であるかについては、両者とも真実であると考える。何故なら、第一水俣病では、脳や脊髄を中心とする病変があっても、同時に末梢感覚神経系には、バイオプシーによる障害が併存していた厳然たる事実がある。つまり、どちらが優位というものではなく、それは一つの相互回路系を構成していたと考えるべきである。

確かにメチル水銀の微量汚染による長期慢性例では、末梢遠位部優位性の感覚性多発神経障害が中心となることは、第三水俣病においても顕著である。しかしそれ以上に、第一、第二、第三の各水俣病に共通するのは、そこに多彩、豊富でしかもほぼ全例に共通する同性格、ときに異質のものを混じえた自覚症が必発・併存する臨床的実存性を到底無視できなかった。何故なら、「哲学的考察によっても、自覚症・他覚症は、その価値観、世界観からみても全く同格」であり、両者の間に優劣性をつけるべき性格のものではないからである。

「ハンター・ラッセル症候群」の剖検例は、たとえその数は一例であっても、その原因がメチル水銀であることで、極めて高く評価されるべきことは疑いない事実である。しかもこの剖検例は若年成人例であったにもかかわらず、とくに血管系を通じて心臓、腎臓が急性期にすでに侵され、それに基づく全身病的色彩が、一部は濃厚であった。一方、とくに臨床医学的側面から、昔から数多くの外国例においても、この全身病的視点が繰り返し指摘され、私自身もこの事実を法廷内外において何度も主張したにもかかわらず、これを無視した〝権威あると称せられる認定医委員会〟の責任は極めて重大である。

とくに熊本水俣病における十歳以下の小児の全例に、神経系のみならず、全身の病理学所見が必ず併存していた。これらは、私たちの標識エチル水銀の経時的全身オートラジオグラフの全身像、また高橋等氏の生体内でのメチル水銀化合物の生化学的実験その他によっても、質・数量的によく裏付けられていたところである。

第一から第三までの水俣病を含めて、神経系障害がその中心になることはもとよりである。しかし一方、全身病の存在は確実であり、それは体性神経系か、自律神経系か、また脳下垂体を中心とするパラニューロン系の神経系の存在に加えて、全身の内分泌諸器官がどう関係するか、さらにそれ以上に神経系以外の諸臓器、諸腺、諸組織にメチル水銀化合物が、直接・間接にどう障害性に働き、後者の変化がどう前者にフィードバックするか等の諸考察は、なお今後の最重要の研究課題である。それらは中毒学の本質であり、そこには他覚症と同格である自覚症の存在が、この重要課題に確実に結び付いていることを忘れてはならない。

なお、水俣病には胎児性水俣病の存在がある。しかし氷山の海面上の不妊、死産、流産の問題の詳細は、現在のところ不明というほかはない。一方、胎児性水俣病の存在は、海面直下の氷山の一部を形成し、さらにその氷山の底辺には、精神薄弱、脳性麻痺が位置し、さらにその下には、全国民の世界に冠たる有機水銀汚染の不顕性中毒の実態が存在している。しかもそれらが次第に氷山の底辺に到達し、胎児性水俣病となっていくという逆方向の医学は、少なくとも現在は存在しないと言ってよい。この種の考え方を単なる中毒学の範疇の中で論じてよいものであろうか。私はとてもそうは考えられない。つまり、誰の目にもそれが明らかとなった時点では、もう後戻りできないからである。

その意味では、水俣市の中で工場に近接する袋地域、特にその中でも漁業に携わっている職種からは児の出生の性比を見ていくと、明らかに女性が男性を上回っているという疫学が、統計学的に有意の差となって現れてきているし、しかもそれが、さらに数十年に亘って続くかどうかの疫学調査は、今後の重要問題として残っている。一方、わが国全土の出生児の性比は、既に一九七〇年を頂点として統計的に有意差となって女性が男性より多い状態が十年近く続き、その後、ほぼ横ばい状態になっているという事実がある。

スモンの問題については、医療災害となって大きな訴訟に発展したが、原因物質としてのキノホルムは同じ有機塩素化合物であっても、完全な中毒現象以外の何ものでもない。しかも、患者たちの示す異常感覚の性格は、これを数値化、デジタル化、パターン化できるものではない事だけは述べておかなければなるまい。

一方、第三水俣病は、苛性ソーダを生産する際に触媒として水銀が使用されたが、第一、第二水俣病にこりて、閉鎖系を採用していた。しかし、無機水銀は塩水マッドとして河川または海水中に垂れ流され、これがメチル水銀に変換することは既に本文中で詳細に述べた通りである。したがって、第三水俣病とPCBやPCDFのような塩素系化合物汚染との間には、歴史的な連続性があるといった理由がある。一方、これがイオンの交換膜法に切り替わってからは、メチル水銀と有機塩素化合物との複合汚染が問題となるわけである。

PCB、PCDFにしても、全てが人為的に作り出された化学物質であり、しかも有機塩素化合物の多くのものは、ppm（百万分の一）の単位ではなく、ナノグラム（十億分の一）単位、またピコグラム（一兆分の一）単位で、胎児に対しても成人に対しても鍵と鍵穴の関係を攪乱する。つまり、これらの物質がいわゆる環境ホルモンとしての作用を持つ以上、それは概念的に考えても、従来の中毒学の常識を遥かに超えた存在であることを忘れ去ることは到底出来ない。

以上が端的に言って、この本を総合した最終結論である。

◎図表一覧

著者紹介

白木博次（しらき・ひろつぐ）

1917年東京生まれ。

1941年，東京帝国大学医学部卒業。56年，東京大学医学部助教授，59年，同教授。学生紛争の最中の68年，医学部長に就任するが，翌69年，辞任。70年には美濃部都知事より東京都参与を委嘱される。75年，東京大学医学部教授を定年前に辞職，以後，在野で研究に取り組む。現在，白木神経病理学研究所を主宰。医学博士，日本神経病理学会元理事長，国際神経病理学会名誉会員（元名誉会長），信濃通俗大学元理事長。

スモン訴訟，ワクチン禍裁判，水俣病訴訟などの裁判で証言台に立ち，「医の魂」の立場から生涯をかけて被告国側に対峙し，勝訴に導いた。

著書に『冒される日本人の脳』（1998年，藤原書店）ほか多数。

全身病《ぜんしんびょう》——しのびよる脳・内分泌系・免疫系汚染

2001年９月30日　初版第１刷発行©

著　者　白　木　博　次
発行者　藤　原　良　雄
発行所　株式会社　藤　原　書　店

〒162-0041　東京都新宿区早稲田鶴巻町523
電　話　03（5272）0301
ＦＡＸ　03（5272）0450
振　替　00160-4-17013

印刷・製本　美研プリンティング

落丁本・乱丁本はお取替えいたします
定価はカバーに表示してあります
Printed in Japan
ISBN4-89434-250-2

「母親」「父親」って何？

母親の役割という罠

〈新しい母親、新しい父親に向けて〉

F・コント　井上湊妻子訳

女性たちへのインタビューを長年積み重ねてきた著者が、フロイト／ラカンの図式的解釈による「母親＝悪役」イメージを脱し、女性も男性も子も真の幸せを得られるような、新しい「母親」「父親」の創造を提唱する、女性・男性とも必読の一冊。

四六上製　三七六頁　三八〇〇円
（一九九九年一一月刊）
◇4-89434-156-5

JOCASTE DÉLIVRÉE　Francine COMTE

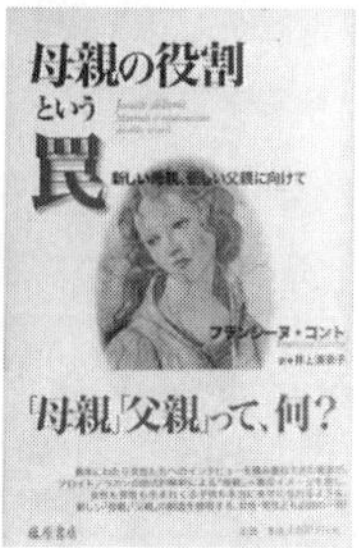

「医の魂」を問う

冒される日本人の脳

〈ある神経病理学者の遺言〉

白木博次

東大医学部長を定年前に辞し、ワクチン禍、スモン、水俣病訴訟などの法廷闘争に生涯を捧げてきた一医学者が、二〇世紀文明の終着点においてすべての日本人に向けて放つ警告の書。

四六上製　三二〇頁　三〇〇〇円
（一九九八年一二月刊）
◇4-89434-117-4

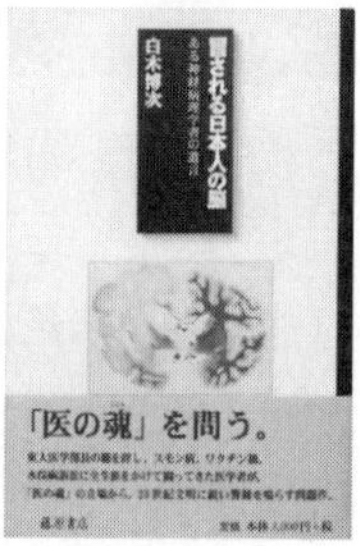

あたらしい共生論

多時空論

〈脳・生命・宇宙〉

西宮　紘

脳科学、分子生物学、量子論、相対論、宇宙論の最先端をつきぬけた、全くあたらしい「共生論」。近代主義をこえた最先端の科学を、人が生きるための思想として読む斬新な視点を呈示。多様性を認めない「一時空世界」から、共生する「多時空世界」へ。

四六上製　三〇四頁　三六〇〇円
（一九九七年一〇月刊）
◇4-89434-083-6

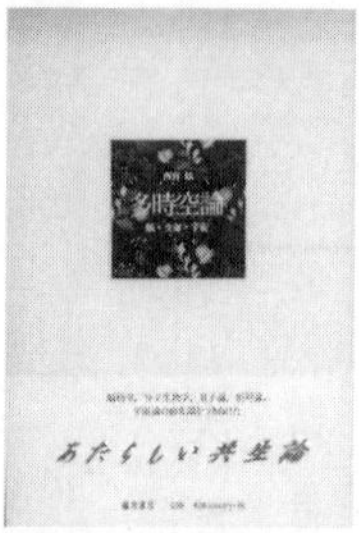

脱近代の知を探る

近代科学の終焉

北沢方邦

ホーキング、ペンローズら、近代科学をこえた先端科学の成果を踏まえつつ人文社会科学の知的革命を企図し、自然科学と人文科学の区分けに無効を宣言。構造人類学、神話論理学、音楽社会学、抽象数学を横断し、脱近代の知を展望する問題の書。

四六上製　二七二頁　三二〇〇円
（一九九八年五月刊）
◇4-89434-101-8

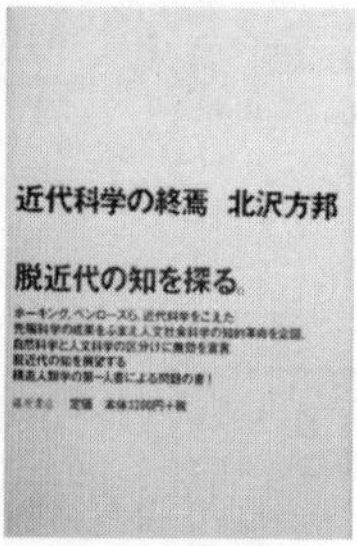

身体化された社会としての感情

増補改訂版

生の技法

〔家と施設を出て暮らす障害者の社会学〕

安積純子・岡原正幸・尾中文哉・立岩真也

「家」と「施設」という介助を保証された安心な場所に、自ら別れを告げた重度障害者の生が顕わにみせる近代／現代の仕組み。衝突と徒労続きの生の葛藤を、むしろ生の力とする新しい生存の様式を示す問題作。詳細な文献・団体リストを収録した関係者必携書。

A5並製　三六八頁　二九〇〇円
（一九九〇年一〇月／一九九五年五月刊）
◇4-89434-016-X

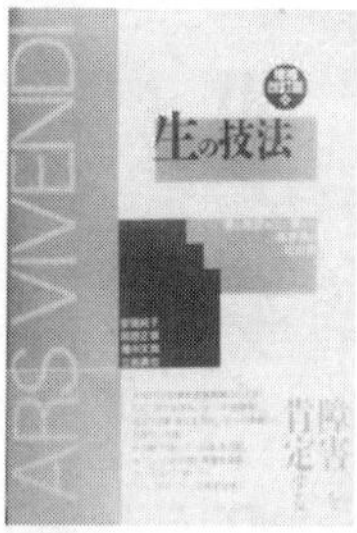

市民活動家の必読書

NGOとは何か

〔現場からの声〕

伊勢﨑賢治

アフリカの開発援助現場から届いた市民活動（NGO、NPO）への初のラディカルな問題提起。「善意」を「本物の成果」にするために何を変えなければならないかを、国際NGOの海外事務所長が経験に基づき具体的に示した、関係者必読の開発援助改造論。

四六並製　三〇四頁　二八〇〇円
（一九九七年一〇月刊）
◇4-89434-079-8

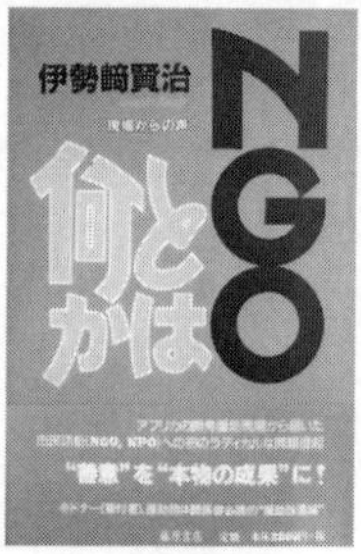

初の国際フォーラムの記録

介入？

〔人間の権利と国家の論理〕

E・ウィーゼル、川田順造編
廣瀬浩司・林修訳

ノーベル平和賞受賞のエリ・ウィーゼルの発議で発足した「世界文化アカデミー」に全世界の知識人が結集。飢餓、難民、宗教、民族対立など、相次ぐ危機を前に、国家主権とそれを越える普遍的原理としての「人権」を問う。

四六上製　三〇四頁　三二〇〇円
（一九九七年六月刊）
◇4-89434-071-7

INTERVENIR?——DROITS DE LA PERSONNE ET RAISONS D'ÉTAT
ACADÉMIE UNIVERSELLE DES CULTURES

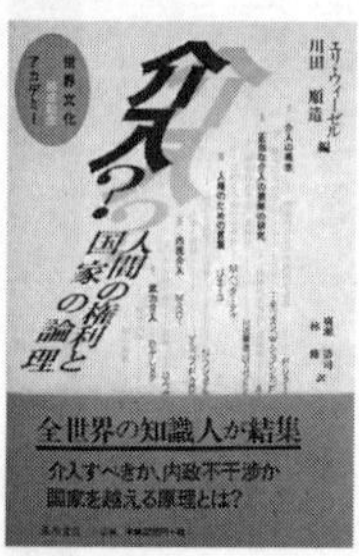

グローバル化と労働

アンペイド・ワークとは何か

川崎賢子・中村陽一編

一九九五年、北京女性会議で提議された「アンペイド・ワーク」の問題とは何か。グローバル化の中での各地域のヴァナキュラーな文化と労働との関係の変容を描きつつ、シャドウ・ワークの視点により、有償／無償のみの議論を超えて労働のあるべき姿を問う。

A5並製　三三六頁　二八〇〇円
（二〇〇〇年一月刊）
◇4-89434-164-6

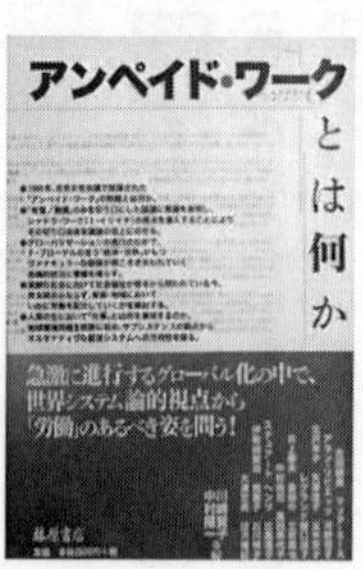

「環境学」生誕宣言の書

環境学 第三版

（遺伝子破壊から地球規模の環境破壊まで）

市川定夫

多岐にわたる環境問題を統一的な視点で把握・体系化する初の試み＝「環境学」生誕宣言の書。一般市民も加害者となる現代の問題の本質を浮彫る。図表・注・索引等、有機的立体構成で「読む事典」の機能も持つ。環境ホルモンなどの最新情報を加えた増補決定版。

Ａ５並製　五二八頁　**四八〇〇円**
（一九九九年四月刊）
◇4-89434-130-1

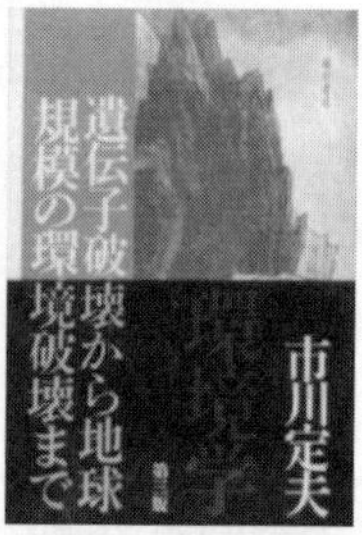

名著『環境学』の入門篇

環境学のすすめ 上・下

（21世紀を生きぬくために）

市川定夫

遺伝学の権威が、われわれをとりまく生命環境の総合的把握を通して、快適な生活を追求する現代人（被害者にして加害者）に警鐘を鳴らし、価値転換を迫る座右の書。図版・表・脚注を多数使用し、ビジュアルに構成。

Ａ５並製　各二〇〇頁平均　**各一八〇〇円**
（一九九四年一二月刊）
上◇4-89434-004-6
下◇4-89434-005-4

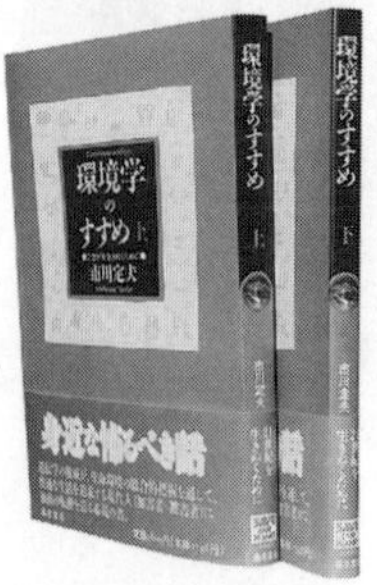

次世代の「いのち」のゆくえに警告

大地は死んだ

（ヒロシマ・ナガサキからチェルノブイリまで）

綿貫礼子

生命と環境をめぐる最前線テーマ「誕生前の死」を初めて提起する問題作。チェルノブイリから五年、子ども達に、そして未だ生まれぬ世代に何が起こっているのか？　遺伝学の最新成果を踏まえ、脱原発、開発と環境、生命倫理のあるべき方向を呈示する。

Ａ５並製　二七二頁　**二一三六円**
（一九九一年七月刊）
◇4-938661-30-6

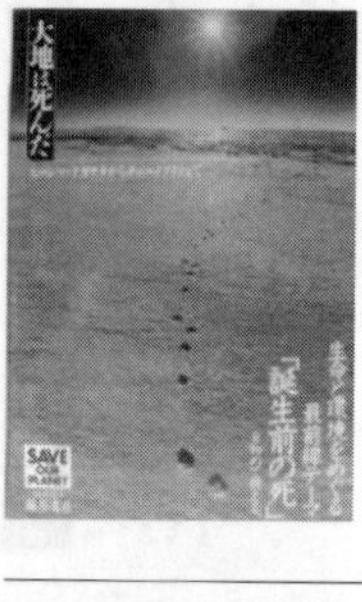

〝放射線障害〟の諸相に迫る

誕生前の死

（小児ガンを追う女たちの目）

綿貫礼子＋
「チェルノブイリ被害調査・救援」女性ネットワーク編

我々をとりまく生命環境に今なにが起っているか？　次世代の生を脅かす〝放射線障害〟に女性の目で肉迫。その到達点の一つ、女性ネットワークの主催するシンポジウムを中心に、内外第一級の自然科学者が豊富な図表を駆使して説く生命環境論の最先端。

Ａ５並製　三〇四頁　**二三三〇円**
（一九九二年七月刊）
◇4-938661-53-5

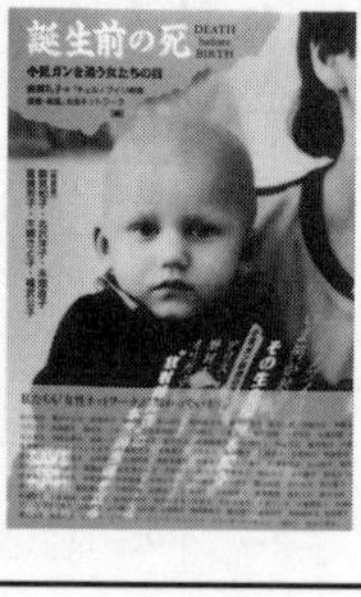

「南北問題」の構図の大転換

新・南北問題

〔地球温暖化からみた二十一世紀の構図〕

さがら邦夫

六〇年代、先進国と途上国の経済格差を俎上に載せた「南北問題」は、急加速する地球温暖化でその様相を一変させた。経済格差の激化、温暖化による気象災害の続発——重債務貧困国の悲惨な現状と、「IT革命」の虚妄に、具体的数値や各国の発言を総合して迫る。

A5並製　二四〇頁　二八〇〇円
（二〇〇〇年七月刊）
◇4-89434-183-2

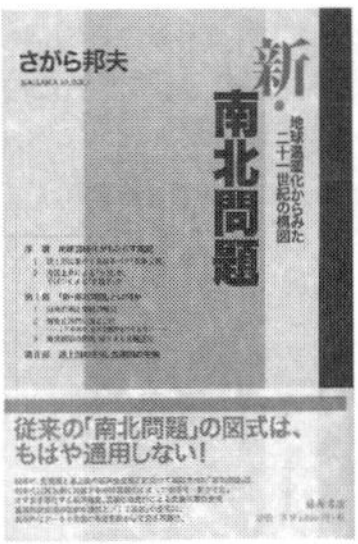

最新データに基づく実態

地球温暖化とCO_2の恐怖

さがら邦夫

地球温暖化は本当に防げるのか。温室効果と同時にそれ自体が殺傷力をもつCO_2の急増は「窒息死が先か、熱死が先か」という段階にきている。科学ジャーナリストにして初めて成し得た徹底取材で迫る戦慄の実態。

A5並製　二八八頁　二八〇〇円
（一九九七年一一月刊）
◇4-89434-084-4

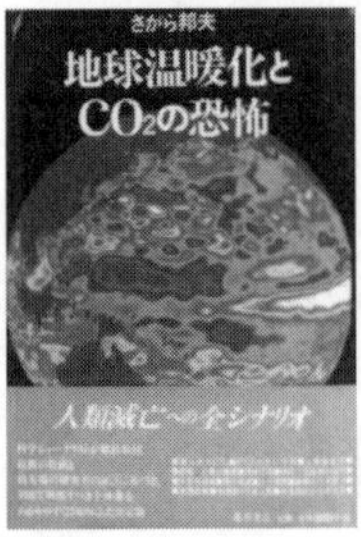

「京都会議」を徹底検証

地球温暖化は阻止できるか

〔京都会議検証〕

さがら邦夫編／序・西澤潤一

世界的科学者集団IPCCから「地球温暖化は阻止できない」との予測が示されるなかで、我々にできることは何か？　官界、学界そして市民の専門家・実践家が、最新の情報を駆使して地球温暖化問題の実態に迫る。

A5並製　二六四頁　二八〇〇円
（一九九八年一二月刊）
◇4-89434-113-1

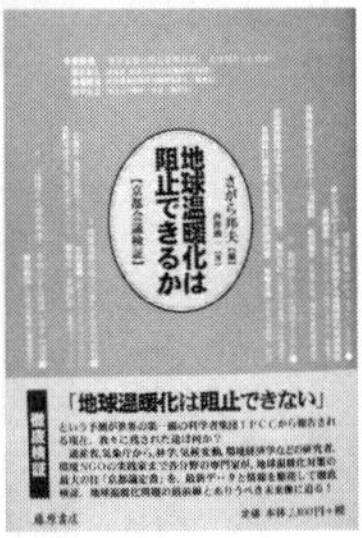

湖の生理

新版 宍道湖物語

〔水と人とのふれあいの歴史〕

保母武彦監修／川上誠一著

国家による開発プロジェクトを初めて凍結させた「宍道湖問題」の全貌を示し、宍道湖と共に生きる人々の葛藤とジレンマを描く壮大な「水の物語」。「開発か保全か」を考えるうえでの何よりの教科書と評された名著の最新版。

小泉八雲市民文化賞受賞

A5並製　二四八頁　二八〇〇円
（一九九二年七月／一九九七年六月刊）
◇4-89434-072-0

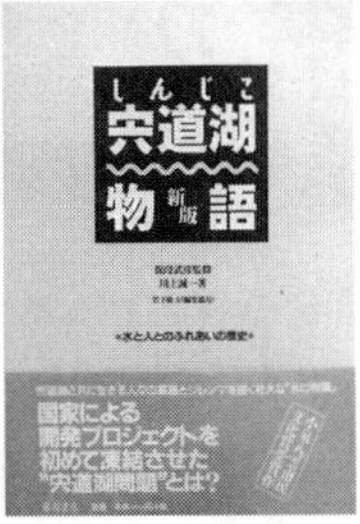